系統看護学講座

専門分野

精神看護の展開

精神看護学 2

武井　麻子	日本赤十字看護大学名誉教授
末安　民生	佛教大学教授
小宮　敬子	日本赤十字看護大学教授
下平美智代	国立精神・神経医療研究センター精神保健研究所
白柿　綾	聖カタリナ大学准教授
松本　佳子	日本赤十字看護大学准教授
柴田　真紀	北里大学教授
鷹野　朋実	日本赤十字看護大学教授
堀井　湖浪	日本赤十字看護大学准教授
仲野　栄	日本精神科看護協会医療看護部長
鎌田明日香	札幌市スクールカウンセラー
森田　牧子	埼玉県立大学准教授
月江ゆかり	国立精神・神経医療研究センター精神保健研究所リサーチフェロー
青戸由理子	花みずきナースステーション
西村　友希	川越同仁会病院看護部
江波戸和子	前杏林大学准教授
古城門靖子	日本赤十字看護大学講師
赤沢　雪路	松岡訪問看護ステーションコスモス
曽根原純子	日本赤十字社医療センター精神看護専門看護師

医学書院

系統看護学講座 専門分野

精神看護学[2]　精神看護の展開

発　　　行	1997 年 2 月 1 日	第 1 版第 1 刷
	2000 年 2 月 1 日	第 1 版第 5 刷
	2001 年 2 月 1 日	第 2 版第 1 刷
	2008 年 4 月 15 日	第 2 版第11刷
	2009 年 2 月 1 日	第 3 版第 1 刷
	2012 年 2 月 1 日	第 3 版第 9 刷
	2013 年 1 月 6 日	第 4 版第 1 刷
	2016 年 2 月 1 日	第 4 版第 5 刷
	2017 年 2 月 1 日	第 5 版第 1 刷
	2020 年 2 月 1 日	第 5 版第 4 刷
	2021 年 2 月 15 日	第 6 版第 1 刷 ⓒ
	2024 年 2 月 1 日	第 6 版第 4 刷

著者代表　武井麻子

発 行 者　株式会社　医学書院
　　　　　代表取締役　金原　俊
　　　　　〒113-8719　東京都文京区本郷 1-28-23
　　　　　電話　03-3817-5600（社内案内）
　　　　　　　　03-3817-5657（販売部）

印刷・製本　大日本法令印刷

はしがき

第6版への序▶ 今回，第6版を刊行するにあたり，従来の内容を見直し，大幅な改訂を行うことにした。その背景には，近年における日本の精神科医療および精神保健福祉サービスのあり方の急激な変化がある。これまでも，国は精神保健福祉対策として，精神科病院を中心とした入院治療から地域ケアへという方針を打ち出してはいたが，現実にはその転換は遅々として進まず，入院患者の大幅減少とはならなかった。したがって，精神看護といえば，必然的に入院時のケアが中心となっていた。

　しかし，いまや日本でも多くの精神科病院に急性期病棟が設置されるなどして，入院患者の早期退院がはかられるようになってきた。その結果，全体として精神病床の数は減らないものの，平均在院日数は明らかに短縮してきている。実際には，長期入院患者の退院はさほど進んではおらず，急性期の入院患者の回転が速くなってきているのである。そのため，急性期病棟の看護は，従来の慢性期の患者，とくに長期入院の患者に対する治療やケアが中心であったころとは，看護業務の内容も看護師の役割も大きくかわってきている。また，障害者権利条約の発効などもあり，患者の権利擁護についての要請も高まってきている。

　一方病院外では，地域の状況に応じた精神保健福祉サービスのシステム構築が求められるようになった。当事者(患者)や家族などのためのさまざまな事業が全国で行われ，多様なサービスが提供されるようになった。地域ではたらく看護師も増え，訪問看護をはじめとして看護ケアのあらたな方法が模索され，実践されるようになった。それに伴い，精神障害をもちながら地域で生活している人々と看護師との関係にも，あらたな発想が求められるようになってきた。すなわち，当事者中心の考え方である。

　そこでは，疾患の治療よりも回復(リカバリー)が目標となる。そして，回復のビジョンは当事者1人ひとりによって異なる。しかも，地域で暮らす当事者のニーズは医療に限られたものではない。そこで看護師には，患者の介護や指導といった役割ではなく，自己実現に向けて回復への道のりを進んでいこうとする当事者のパートナーとしての役割が期待されるようになった。それは，これまで病院という枠のなかであたり前のように行ってきたケアとは異なるものである。

　当事者中心のケアやエンパワメントという考え方の重要性は，従来の精神看護においても違いはなく，これまでの版でも強調してきたつもりである。しかし，地域においてはさらにその側面が強くあらわれてくる。

　そこで第6版では，第2巻にあたる『精神看護学[2]精神看護の展開』において，地域における看護ケアを前提として，入院時のケアをそのなかに位置づけることにした。すなわち，看護は入院からはじまるのではなく，地域で暮らすことから出発するのである。また，さまざまな地域での実践例を豊富に紹介することで，当事者中心の地域ケアのイメージを明確に示していくことにした。

　また，第1巻にあたる『精神看護学[1]精神看護の基礎』においても，大きな改訂を行った。それは，「トラウマ」についての理解である。第5版でも，東日本大震災をはじめとするかずかずの大規模災害を経て，多くの人々がトラウマ体験をくぐりぬけ，その影響をこうむってきたことから，トラウマを重要な視点として取り上げてきた。

　今回は，最近のトラウマに関する脳神経学的研究の進展をふまえ，新たな生物学的知見を付け加えた。それによって，これまでの心理学的な知見の妥当性が裏づけられているのである。自然災害のような突発的なトラウマだけでなく，児童虐待などの日常的なトラウマが生み出す愛着障害は，近年とくに注目されているテーマであり，看護においても「むずかしい患者」の理解ともつながる重要な視点を提供するものである。

　このように，今回の改訂では，さまざまな領域で注目されている多くの情報を盛り込み，広い視野で精神看護を考えることができるようなテキストとすることにした。多くの読者の皆さまに，知的な楽しみを味わいながら，精神看護学を学んでいってほしいと願っている。

　2021年1月

著者を代表して

武井麻子

目次

第8章 ケアの人間関係

小宮敬子・鷹野朋実・武井麻子

第9章 回復を支援する

白柿綾・堀井湖浪・下平美智代・武井麻子

第10章 地域におけるケアと支援
下平美智代・白柿綾・小宮敬子・仲野栄・鎌田明日香・森田牧子・武井麻子

第11章 入院治療の意味

柴田真紀・武井麻子

第12章 **身体をケアする**　白柿綾・月江ゆかり・青戸由理子・
西村友希・武井麻子

第13章 安全をまもる

松本佳子・江波戸和子・武井麻子

**第14章 医療の場における
メンタルヘルスと看護**

古城門靖子・赤沢雪路・
曽根原純子・武井麻子

第15章 災害時のメンタルヘルスと看護

武井麻子

● Column・NOTE

総目次 （本巻は第2巻です）

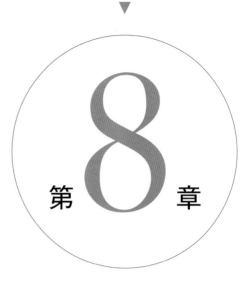

精神看護の展開

▼

第 **8** 章

ケアの人間関係

ケア care というと，スキンケアやフットケアなど，おもに身体の手当てを考えがちだが，本来は「気にかける」「大切に思う」という意味で，「気づかいからの行為」のことをいう。安永浩は精神療法について，「援助のしかたに"公式"はない。その"結果"そのものには責任はない。しかし思慮をつくして場面を構成したかどうかには責任がある」[1]と述べている。これはケアに関しても言えることだろう。本章では，本来の意味でのケアを中心に考えていく。

なお，便宜上，「患者」と表記するが，適宜「利用者」や「当事者」と読みかえてほしい。

A ケアの前提
——感情を通して自分を知り，相手を知ること

感情がポイントになる ▶

ケアの核となるのは人間関係である。そして，そこには感情が介在している。たとえば，あなたをケアへと向かわせるのは，どんな感情だろうか（▶図8-1）。相手のことが気になる，心配だ，なんとかしてあげたい，役にたちたい，自分を受け入れてほしい，好かれたいなどの気持ちがあるかもしれない。

一方，ケアを受ける側にも，つらい，苦しい，たすけてほしい，なんとかしてほしい，わかってほしいといった感情があり，それが相手を動かすのである。

そしてケアすることによって，相手も癒やされ，満足したと感じれば，ケアしたほうも喜びや満足をおぼえる。しかし，なにかモヤモヤする，なんとなく気に入らない，ガッカリする，腹がたつ，悲しいといった，いやな感情がおきてくることもある。そのときは，きっと相手も満足はしていないのだろう。

1）安永浩：精神療法. 浜田晋ほか編：改訂版　精神医学と看護. pp.507-520, 日本看護協会出版会，1982.

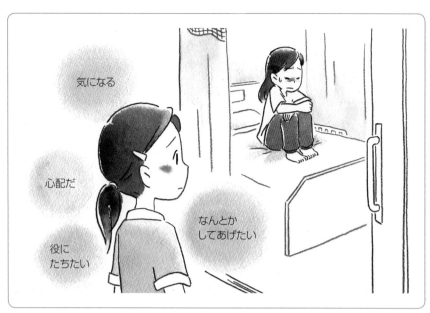

▶図8-1　あなたをケアへと向かわせるのはどんな感情か

自己一致している▶
　ことが一番

　ロジャーズ C. R. Rogers（1902～1987，▶図8-2）は**クライエント中心アプロー**
チ（来談者中心療法）の提唱者として知られるがそれ以前は「自分が信頼にあた
いすると思われるために，約束をまもる，秘密をまもるといった外的条件を満
たし，すべての面接でつねに一貫してふるまうこと」を心がけていたという。
ところが，実際には「どんなに一貫して受容的にふるまおうとも，相手は不愉
快に感じたり，懐疑的になったりする。いずれ必ず，この人は一貫していない，
信頼できないと感知される」ことを痛感してきたという。そこで彼は，信頼に
あたいすると相手に感じられるためには，外的条件や態度などを整えるよりも，
自分が一貫して「本当の自分」であることが必要なのだと認識するようになっ
た[1]。これが，彼が最も重要だとする「**自己一致**」である。

　彼は援助的な関係について，次のように記している[2]。

> 　私が自分自身との間に援助的な関係を形成することができるならば――自分自
> 身の感情に感受性豊かに気づくことができて，それを受容することができるなら
> ば――私は他者に対しても援助的関係をつくることができる可能性が高まる。

　看護においても，どんな感情であれ，自分がいま体験していることに気づき，
その感情の意味を考えながら矛盾しない態度をとることが重要なのである。

1）ロジャーズ，C. R. 著，諸富祥彦ほか訳：ロジャーズが語る自己実現の道．p. 51，岩﨑
　　学術出版社，2005.
2）ロジャーズ，C. R.：上掲書，p. 52.

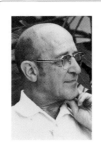

アメリカの臨床心理学者。現代のカウンセリングの中核的理論ともなっているクライエント中心アプローチ（来談者中心療法）の創始者である。従来のカウンセリングは，セラピストが助言し，クライエント（来談者）が従うというものであったが，ロジャーズはそれを批判し，治療者がなにかを教えるのではなく，来談者の体験に心を寄せつつ，自分らしくあること（自己一致）の重要性を説く来談者中心の考え方を打ち出した。晩年は，一対一の個人カウンセリングに限界を感じ，エンカウンターグループの実践と研究に力を注いだ。

（写真提供：Getty Images）

▶図 8-2　カール＝ロジャーズ Carl Ransom Rogers（1902〜1987）

① 自分について知ること

自分がケアの道具になる ▶　精神看護においては，自分自身が「ケアの道具」となる。自分のもっている知識や技術だけでなく，これまでの体験や感情，そしてパーソナリティすべてがケアのために使われる。

自分のタイプは？ ▶　では，いったいあなたはどんな人だろう。たとえば，はじめて精神科病棟に足を踏み入れたとき，そこで会った患者にあいさつしたのに，なにも答えてくれなかったとする。そのときのあなたは，どんな反応をするだろうか。

「自分の言い方がわるかったのだろうか」「嫌われたのだろうか」とくよくよ悩む**自罰タイプ**だろうか。

それとも，せっかくあいさつしたのに無視するなんてひどい。感じわるい」と腹をたてる**他罰タイプ**だろうか。

「聞こえなかったかな？　今度は大きな声であいさつしてみよう」と，あまり深く悩まずに次に向かっていく**試行錯誤タイプ**だろうか。

「返事がなかったのはなぜだろう。私のあいさつの仕方がいけなかったのか。それともきげんがわるかったのか。精神科の患者には，こちらからは声をかけないほうがいいのかも。でも……？」とあれこれ考えてしまい，なかなか次の行動に移れなくなる**慎重熟慮タイプ**だろうか。

ほかにも，「患者はこわい」と思い，患者に近づけなくなる人や，「病気のせいだからしかたがない」と自分を納得させ，「学生としてやるべきことをやればいい」と割り切るといったタイプの人もいるだろう。

医療従事者にも偏見はある ▶　医療従事者なら，精神障害者に偏見をもたないと考えている人は多いだろう。意外にも医療従事者のほうが，そうではない人よりも偏見をもっているという海外の調査結果がある[1]。医療従事者は，混乱した精神障害者をケアするなか

---

1) 宮本真巳：「異和感」と援助者アイデンティティ（感性を磨く技法2）．日本看護協会出版会，1995.

で，実際にその混乱ぶりを目にする。その衝撃が，根深いおそれを心のなかに植えつけてしまうというのである。とくに実際に暴力の被害にあった場合などは，その危険性が高くなる[1]。しかし，患者をこわいと感じること自体を，「医療者としてあってはならないこと」として否認してしまうと，ますます修正することがむずかしくなってしまう。

自分のありのまま▶
を受け入れる　こうして身についた意識的・無意識的な感情的反応が，次の行動につながり，関係のありようを決定していく。つまり，患者との間に援助的な関係を築いていくには，まず自分自身をありのままに知り，受け入れていくことが必要なのである。受け入れがたい自分とどう和解していくのかは，人として成長するための試金石である。

② ケアする相手を知ろうとすること

相手に関心をもつ▶　さて，それではケアする相手を知るとは，いったい，どのようなことだろうか。人は他者を本当に知ることはできるのだろうか。私たちにできることがあるとすれば，知ることではなく，知ろうとすること，関心をもつということであろう。相手の人がら，その生き方や価値観などをひっくるめて，全体として理解しようとするのである。

　とくに現在の関係には，過去の人間関係が映し出される。そこで，これまでどのような体験をしてきたのか，生活史や家族背景といった患者のヒストリーに目を向けてみると，いろいろなことがわかってくる。

　たとえば，先にあげた，「実習初日に学生があいさつしても，なにも答えなかった患者」について考えてみよう。こうした患者に出会うと驚いて，がっかりしたり，こわいとしり込みしてしまったりする。だが，過去にたいへんな苦労をしてきたことを知ると，あいさつしても返事をしないのは，人への警戒心が強いせいかもしれない。誰とも親密感をもてるような経験をしてこなかったのかもしれないなどと，現在のその人のありようとつなげて理解してみることができる。

もし私が患者の▶
状況になったら　中井久夫（▶1巻：第2章，23ページ）は，「患者の置かれている状況にもし自分が置かれたら，こう感じるかもしれない」[2]と考えてみることを**状況的エンパシー**[3]とよんだ。もちろん患者になりかわることはできない。しかし，想像力をはたらかせることはできる。「もし私が患者の状況におかれたら，新しく

1）冨川明子：精神科に勤務する看護師が患者に「脅かされた」と感じる体験．日本精神保健看護学会誌 17(1)：72-81，2008.
2）中井久夫：治療と治療関係（中井久夫著作集4）．p.131，岩崎学術出版社，1991.
3）エンパシー empathy とは，いまでは一般に「共感」と訳されるが，この語が日本に輸入された際には「感情移入」と訳されていた。もともとは，絵画を見た際にある感情がかきたてられるような心的現象をさしていた。

やってきた若い看護学生を見てどう感じるだろうか」というふうに想像して理解しようとするのである。これは，患者の過去を知らなくても，いまの状況をよく考えてみることで可能になる．

患者の生きにくさ▶がみえてくる　この患者は，自分が精神科の患者だということで，若い学生はばかにするのではないかと警戒したのかもしれない。あるいは，人付き合いが苦手で，話しかけられてうれしかったのに，それを表現できないだけかもしれない。または，健康そうな若い学生がうらやましくて，わざと無視したのかもしれない。あるいは，こうした感情すべてが少しずつあったのかもしれない。

こうふり返ってみると，さまざまな感情が考えられ，あいさつといったささいなことから，患者の生きにくさを理解するきっかけがみえてくる。

③ 関係性を理解すること

あなたの反応が，▶関係性をつくる　ひとくちに「かかわる」といっても，学生のタイプも患者の反応のありようもさまざまである。**ケアの人間関係**とは，そうした異なる2人の人間が出会い，関係性を築いていくプロセスである。

過去の養育体験が▶反映する　とくに，ケアしケアされる関係には，それぞれの養育者との関係が映し出される。それは人格のなかに組み込まれた非常にパーソナルな経験であるため，それが現在の人間関係にどのような影響を及ぼしているかを自覚するのは，意外とむずかしいのである。しかも人と人との関係は相互的なもので，単純な2人の足し算ではない。互いに影響を与え合って，関係は変化していくのである。

ラポールはふれ▶合いの程度を示す　はじめは，表面的な社交的会話に終始していても，しだいに，相手が信頼にあたいする人と感じられれば，安全感が増し，いままで心にしまっていた感情を少しずつ言葉にできるようになる。こうした治療者とクライエントとの心理的接触（ふれ合い）の程度を，**ラポール rapport** とよぶ。

ラポールが深まったかどうかは，言葉の内容だけでなく，その重みや真実味，感情のこもり方，さらには，こちらから促さなくても自分から語りだすことでわかる。ただし，よく話してくれる，あるいはおとなしく聞き入れてくれるからといって，ラポールが深まったわけではないことに留意しよう。

B ケアの原則

ケアの仕方は，その相手や状況に応じて異なるものだが，精神障害や疾患をかかえた人をケアする際には，最低限ふまえておくべき原則がある。

① 人としての尊厳を尊重する

1 患者の主体性と自律性を尊重する

国連原則でも示さ▶
れた普遍的原則
　最も大切なことは，**人としての尊厳**を尊重することである。国際連合(以下，国連)の「精神疾患を有する者の保護及びメンタルヘルスケアの改善のための諸原則」(国連原則)でも，精神疾患を有する者は，「人道的に，かつ，生まれながらにして持つ人間としての尊厳を尊重されつつ処遇される」と明記されている(▶1巻：第7章，340ページ)。

　ケアする相手の意志を第一に，その自由と権利を最大限に保障すること，主体性と自律性を尊重することである。当然のことのようだが，このあたり前のことを実践するのがむずかしいのである。

「精神科では無理」▶
という思い込み
　とりわけ精神科では，ときに患者の意に反しても治療が必要なときがある。自発的な入院が原則とはいえ，患者の同意を得るのが困難な場合には，強制入院がみとめられている。さらに入院すれば患者はたいてい生活全般にわたって管理され，さまざまな制約を受けることになる。もちろんそれは患者の生命と安全をまもるためであり，こうした治療上の制約は精神科に限ったことでもない。

　しかし，ときに精神疾患患者には適切な判断ができない，もしくはむずかしいという誤った思い込みが，必要な説明を省かせ，制約や管理に拍車をかけてしまう。たとえば，金銭管理がうまくできずに，いつも小づかいが不足してしまい，ほかの患者と金銭の貸し借りをしてトラブルになる患者に，担当看護師が1週間分の小づかい額を決めて計画的に使うというケアプランをたてたとしよう。そうした計画をたてること自体は誤りとはいえないが，そこにいたる過程でどれだけ患者の気持ちや考えを聞いて話し合ったかが重要なのである。

　とくに関係性が深まり，患者に親しみを感じるようになると，患者の尊厳を傷つけることになるという自覚なしに患者を子ども扱いしたり，本人はユーモアのつもりで，からかったりするようなことがおこりやすくなる。

ケアには支配の▶
側面がある
　そもそもケアには，**コンテイン** contain(含み込む)と**コントロール** control(支配する)という2つの側面がある。誰かに世話されるということは，その人に依存することでもある。その立場でケアする相手に「ノー」とは言いにくい。患者からすれば，自分の無力さや無能さを痛感させられることである。しかも，相手のためによかれと思ってする「善意の行為」であるという意識が，ケアの支配(コントロール)の側面をみえにくくさせている。

おびやかさない・▶
追いつめない・
おとしめない
　しかも，第9章以降でみていくように，患者の多くは傷つき，おびえている。したがって，「おびやかさない・追いつめない・おとしめない」ことがケアの原則である。

　そして，可能な限り相手の意見や意志を確かめながらケアすること，そして相手の生活を管理したり制約したりする場合には，相手にわかるように説明し

て納得してもらう努力を怠らないこと，管理や制約は最小限にとどめることが不可欠である。こうした日常的な配慮が，患者の尊厳を尊重することになる。

2 患者のペースをまもる──待つこと

1週間後に返事が▶
返ってくることも
　患者のペースは独特である。少なくとも長期入院している慢性期の患者の生活のペースは，若い学生とは大きく異なっていることを知っておこう。ふつうに会話しているときも，すぐに返事が返ってこないかもしれない。ときには1週間もたってから，「あのときの質問に答えてくれた」と気づくこともある。

呼吸を合わせる▶
　患者の呼吸に合わせることは，たいへん重要なことである。中井久夫はぐあいのわるくなった統合失調症患者の自宅を訪問して，黙って語らない患者のそばで自分も黙って座っていると，自然と呼吸や脈拍まで近づいていき，患者と話ができるようになったと記している。患者のペースに合わせて，患者みずからが動きだすのを待つことは，こちらのペースで能率的にことを運ぶよりも，ずっと治療的で予後もよいのである。

3 守秘義務をまもる

信頼関係をそこな▶
わないために
　学生であれ，スタッフであれ，患者との関係は公式に認められた職務の範囲内に限られ，プライベートな付き合いは避けなければならない。また，職務上で知り得た人の秘密をもらしてはならないことは，「保健師助産師看護師法」第42条の2のほか，「精神保健福祉法」第53条や「個人情報保護法」に規定され，罰則も設けられている(▶1巻：第7章，357ページ)。

　とりわけ精神障害者は，いまもさまざまな差別や偏見にさらされており，守秘義務をまもることは，患者のプライバシーをまもることであると同時に，患者との信頼関係を築くための最低限の基本的ルールでもある。

個人情報をまもる▶
ためのルール
　患者の個人情報[1]をまもるためには，具体的に次のような配慮が必要である。

(1) 患者に関することがらを施設内外で不用意に話題にしない。実習の行き帰りはもちろん，食堂やエレベーター内，廊下などで患者のことを話さない。

(2) 患者に関することがらを直接患者とかかわりのある人以外には伝えない。たとえば，同級生や後輩，自分の家族などにも話してはならない。

(3) 患者の情報を記録する際には，氏名・出身地・出身校・勤務先などの固有名詞をけっして用いない。イニシャルも使わず，記号化して，個人が特定されないようにする(▶表8-1)。

(4)SNSやブログなどで患者や家族，スタッフについて見聞きしたことや記録類，写真，動画などをのせない。自分のことであっても避ける。

---

1) 個人情報とは，生存する個人に関する情報であり，その情報に含まれる氏名，生年月日などによって，特定の個人を識別することができるもの，もしくはほかの情報と容易に照合することができ，個人を識別できるものをいう。

▶表8-1　プライバシー保護のための記録記入上の注意

項目	注意事項
1．氏名	A氏，Bさんなどと，記号情報におきかえる。名前を特定できるイニシャル（T氏，K氏など）は使用しない。
2．生年月日	記載しない。
3．入院年月日	記載しない。
4．年齢	40代前半，50代半ば，60代後半などと略記する。
5．経過の記述	「18歳で就職」「25歳で就職」「30代で発症」「31歳時に入院し半年後に退院」など，生活年齢で表記する。これと合わせて，西暦年を表記することは絶対にしてはならない。
6．学歴および職歴	学校名はA大学など，記号情報におきかえる。職業に関しては，運送業，販売業，デパート勤務などと業種・職種で表記し，社名は記載しない。
7．施設名	病院名・施設名は記載しない。「A総合病院精神科外来に通院」「B精神科病院に入院」など，イニシャルではなく記号情報で記載する。
8．地名	A県，B市など記号化して記載し，イニシャルは使用しない。また，地域が限定されるような表現は避ける。

② 互いの境界をまもる

精神障害や疾患をかかえた人とかかわる際には，相手の領域をむやみに侵害しないことが重要である。なかでも，自我境界があやうく，外界からなにかが侵入してくる，聞こえてくると感じたり，あるいは自分の考えが外に伝わってしまうと感じたりする症状をもつ患者には，とくに注意が必要である。

心理的にも物理的にも互いの**境界（バウンダリー）**をまもることは，患者と自分の双方の安全をまもることでもあり，信頼の基礎となる。

1 患者への接近はゆっくりと

近づけばよいわけ▶
ではない

患者との関係は，単に近づけばよいというものではない。深く親密な関係ほど，互いに傷つくことも大きい。とくに，患者のなかには家族や親しい人との関係のなかで傷ついた経験をもつ人が多いので，安全で安定したケアを提供するためには，近づき方にも工夫が必要である。

患者とはじめてかかわるときは，相手のことをよく知らないので，たいてい不安をおぼえるが，患者も同様に不安を感じているものである。しかしその不安は，互いを危険からまもるために大切な感覚である。

適切な距離は▶
安全感で決まる

つまり，距離が適切かどうかは，お互いに安全と感じられるかどうかで判断する。「こわいな」と思ったときは，心理的に近づきすぎていると思ったほうがよい。そのときは，そこで立ちどまろう。

疲れに敏感に▶
なろう

　２人だけで長時間話し込んだり，いきなり患者の過去や家族について聞いたりすると，患者は侵入されたような気持ちになりかねない。とくに知り合ってまもないときに，気をつかいながらおしゃべりするのは，非常に疲れるものである。疲れは，無理をしているサインである。

　たくさん話してくれたと思って喜んでいると，翌日は拒否されるというようなことはよくおこる。なにも話さなくても，安心してそばにいられるようになることを目標としたい。

2　パーソナルスペースをまもる

他者からおかされ▶
たくない空間

　人にはそれぞれ，他者からおかされたくない自分の空間があり，そこにふみ込まれると不快感をおぼえる。アメリカの文化人類学者ホール E. T. Hall は，これをパーソナルスペースとよんだ[1]。

パーソナルスペー▶
スに侵入しない

　たとえば，ベッドは患者の大事なプライベートな空間(つまり，パーソナルスペース)である。患者がすすめたとしても，患者のベッドに座ることは性的な親密さを意味することもあるので避ける。また，患者の身体や私物にむやみに触ったり，書いている手紙やノート，読んでいる本やスマートフォンの画面などを断りなくのぞきこんだりするのも，パーソナルスペースの侵害になる。

自分と相手の▶
違いを知ろう

　パーソナルスペースには個人差があり，文化や民族によっても異なるので，自分と相手の違いを知るようにしよう。最初のうちは少し離れた距離，少なくとも 50 cm 以上は離れて話をするほうがよい。統合失調症をもつ患者はたいていパーソナルスペースが広く，近づかれることに対して敏感である。

自分のパーソナル▶
スペースをまもる

　同時に，こちらが自分自身のパーソナルスペースをまもることも必要である。なかには，身体的にかなり接近してくる患者もいるので，不快や脅威に感じたら，「そんなに近づかれたら，困ります」「こわいです」「話しにくいので，このくらいは離れてください」とはっきり言葉で伝えよう。その際，言葉と表情や態度が一致していることが重要である。

3　不用意に個人的なことをさらけ出さない

親密さとはき違え▶
ないように

　患者との信頼関係を築くとは，親密になることではない。患者とのかかわりは，友人関係とは異なるのである[2]。率直に自分の考えや感じたことを相手に伝えることは，自分のプライベートを話すこととは違うのだということを理解しておこう。

断ることも必要▶

　患者のほうも，「どこに住んでいるの」とか「電話番号，教えて」などと聞

1) ホール，E. T. 著，国弘正雄ほか訳：沈黙のことば——文化・行動・思考. p. 216, pp. 235-236, 南雲堂，1996.
2) Bailey, D. S. and Bailey, D. R.: *Therapeutic Approaches in Mental Health/Psychiatric Nursing* (*Ed. 4*). p. 179, F. A. Davis Company, 1997.

いたり，「恋人はいるの」とか「お父さんはなにをしている人なの」などとプライベートなことについて質問したりしてくるかもしれない。そのようなときは，「それは言ってはいけないことになっています」「それには答えられません」「困ります」などとはっきり言おう。

相手にどう▶
受け取られるか　答えても差しつかえないと思うときにも，その答えが患者にどう受け取られるか，患者との関係にどのような意味をもつかを考えて話すようにしよう。個人的なことを打ち明けられると，患者は相手が自分に特別の好意をいだいていると誤解してしまい，それがセクシュアルな行為の引きがねになるかもしれない。互いの安全をまもるためにも，慎重でなければならない。

悩みを聞いて▶
もらう場ではない　なかには，人の話を聞くのがじょうずな患者がいる。学生のほうも患者と同じような悩みや問題をかかえていると，つい打ち明けて仲間だと教えたくなるかもしれない。けれども治療の場は，あくまでも患者のための場であって，学生の悩みを聞いてもらう場ではない。聞いたことで患者が負担を感じて不安定になったり，自分の問題から目をそらすことになったりする場合もある。もし，患者に，自分の体験を語ることが役だつとすれば，それは自分自身の葛藤を十分に理解し，乗りこえたと思える場合に限られる。

4 「秘密」の取り扱い

「秘密」は聞かない▶　患者が，「これはあなただけに話すから，ほかの人には秘密にして」と言うことがある。それは，妄想めいた内容の話のときもあれば，過去に自殺をはかったことがある，飲むべき薬を飲んでいないといった，聞き逃せない話の場合もある。そんなとき，患者の言葉どおりにそのまま黙っていたほうがいいのか，それとも，患者を裏切ってでも主治医やスタッフに言うべきなのか。聞かされたほうとしては，**倫理的なジレンマ**に陥ることになる。

　原則は，「秘密の話はしない」ことである。この場合なら，患者に「そんな大事なことは私1人だけの秘密にできない」とはっきり告げなければならない。本来は，主治医も受け持ち看護師も知っておくべき話だからである。短期間だけかかわる学生が聞いてどうなるわけでもない。患者がみずから主治医や受け持ち看護師などに話すように伝えよう。

秘密はワイロの▶
意味もある　だが，「秘密にして」と言うことは，たいていほかの人も知っているものである。そう言うことで，ほかの人にも伝わることをひそかに期待しているときもある。また，特別な関係を求める気持ちから，「ワイロ」のように秘密をもち出すことで，関心を引こうとする場合もある。そうしたことをしないでも，関心を寄せていることをわかってもらえるように努めよう。

5 プレゼントや物の貸し借りはしない

ワイロが介在した▶
らケアではない　秘密以外にも，患者がなにかをくれようとすることはよくある。逆に，学生のほうから患者にプレゼントをしたり貸したりしたくなることもある。

　プレゼントをもらうと，うれしい反面，なにか相手に「借り」ができたような気分になる。人によっては，お返しをしなければならないように感じる。実際にお返しをしないまでも，その「借り」の気分が個人的な好意や特別な配慮に転化すると，プレゼントは「ワイロ」になる。ワイロが介在した関係は，もはやケアの関係からはほど遠いものである。こうした「モノ」がなくても関係が築けることを，患者も学生も体験できることが重要なのである。

③ 応答性を保つ

その場で正直な ▶
反応を返そう
　応答性とは，患者からのサイン，とりわけ感情に対して，**自分らしい本物の反応を返す**ことである。前に学んだ「**ほどよい母親**」を思い出してみよう（▶1巻：第3章，93ページ）。子どもは適切なタイミングで母親から応答されることによって**自己感覚**をはぐくむ。治療においても，患者からの問いかけや頼みごと，あるいは苦情や文句といったようなことにも，タイミングよく応答することが必要なのである。それは，必ずしも患者の言うとおりにするというわけではない。

　患者から質問されてもなんと答えてよいかわからないときには，はっきりと「わかりません」と言い，頼まれてもできない，しないほうがよいと思ったときには「できません」と言うのがよい。患者の苦情や文句も，もっともだと思えばあやまり，いちゃもんややつあたりだと思ったら，「そう言われても困る」「がっかりした」などと伝え，「どうしてそう思うのか」と聞いてみるとよい。このとき，言葉だけではなく，気持ちが伝わることが大事なのである。

言葉にならない ▶
メッセージに注目
　患者の出すサインには，言語以外のものもある。たとえば，部屋に物を散らかしている，大きな声で独語を言う，落ち着かず歩きまわるといったような気がかりな行動から，ルール違反や暴力などのほうっておけない問題行動までさまざまである。それは，患者がなにか言いたいことがあっても言えないでいるサイン，なんらかのメッセージである可能性がある。どうしたのか，なにかあったのかとたずねてみよう。

　もちろん，患者はすぐには返事ができないかもしれないが，そう問いかけられたことで，患者は気にかけてもらっている，ひとりではないと感じることができる。それが最も大切なのである。

「愛」の反対は ▶
「無関心」
　マザー＝テレサ Mother Teresa の有名な言葉に，「愛の反対は憎しみではなく無関心である」というものがある。患者に「ノー」というのも，なにも反応しないよりはずっとよいのである。無視することは，サインを出している患者の存在をないがしろにすることであり，ネグレクトである。応答することは，患者を尊重することなのである。

　子どもたちのいじめのなかでも，「シカト」は目には見えないけれど深い傷を子どもの心に残す。患者の場合も，同じである。

④ 現実検討をする

空想の世界で▶
格闘する患者

　最後のケアの原則は，**現実検討**をすることである。人は誰しも精神的に不安定になるとしばしば現実検討力が低下し，認知がゆがんでしまう。

　たとえば，気分が落ち込んでうつ的になると，ものごとの見方が悲観的になる。すると，すべてがだめになったように思えたり，周囲の人々からは嫌われてしまっていて，将来は暗いことばかりのようにみえてきたりする。それがさらに進むと，誰かが自分をおとしいれようとしている，自分は取り返しのつかない罪をおかしてしまったなどといった，妄想的な考えにまで発展してしまうことがある。

　反対に躁状態になると気が大きくなって，自分はなんでもできる，まわりの人からも一目おかれているといったような誇大的な考えに支配される。そして，空想（ファンタジー）の世界ばかりがふくらむと，人はますます現実との接点を失ってしまう。

一緒に行動して▶
確かめてみる

　たとえば，ある患者が「私の夫がいま，外来に私を迎えに来ている」と訴えたとしよう。たとえそれが現実ではないとわかっていても，「それは妄想です」「勘違いです」などと言わずに，とにかく一緒に外来まで行ってみよう。そして誰もそのような人はいないということを患者が見てわかれば，それが現実検討になる。それで患者の妄想がすっかり消えることはないにしても，看護師が自分の言うことを聞いてくれたと思えること，そして自分の目で現実を確認したことが大切なのである。

患者の「文脈」▶
を知る

　またそのとき，実はその患者は兄の結婚が決まって，さびしさやうらやましさを感じているとか，自分の居場所がなくなるのではないかと不安になっているといった，現実の問題があるのかもしれない。そこにある患者なりの「文脈」を理解し，その不安に寄り添い，「一緒に確認する」といった現実のかかわりを提供することで，患者が現実に向き合えるよう援助するのである。

身体感覚に▶
着目する

　さらに，看護師としては，できるだけ現実的なレベルでかかわることを心がけよう。そのためにはまず「身体的なこと」に着目するとよい。中井は，「食欲，睡眠，便通，目ざめごこち，朝食の味，身体的なさまざまな好不調を話題にすること」は，治療の全期間を通して有益であるというサリヴァン H. S. Sullivan（▶第 11 章，223 ページ）の考えを紹介している[1]。日常のさまざまな場面で，こうした身体感覚を確かめることは，患者が現実感覚を取り戻し，認知を修正していくきっかけになる。

1）中井久夫：治療（中井久夫著作集 2），p. 15，岩崎学術出版社，1985.

C ケアの方法

患者へのケアは一様ではないが，いくつかの基本的な方法がある。かかわりの実際を示しながら，それについて考えてみよう。

① そばにいること──「対象」となり，「環境」となること

拒否的な患者に ▶
どう近づくか

精神科におけるケアでは，患者にどのように接近していくかがむずかしい。とりわけ，拒否的な患者や自閉的な患者に近づくときは悩むものである。しかし，患者は人とのかかわりをいやがっているようにみえても，実は人とかかわりたいという思いをどこかにもっている。自分のことをわかってほしいという気持ちと同時に，わかられると相手から嫌われたり，傷つけられたりするのではないかという不安もある。かかわりを求めると同時に恐れる気持ちは，多かれ少なかれ誰もがもつ基本的なアンビバレンスである。

黙ってそばにいる ▶

こうした患者に近づくには，まず「黙ってそばにいる」ということが重要なケアの第一歩となる。1人の男子学生の実習での体験から考えてみよう。

> **事例①　少し離れて座る──学生「三島さん」と患者「山口さん」**
>
> 　男子学生の三島さんが受け持ったのは，70代の統合失調症をかかえる女性患者，山口さんだった。山口さんは，10代の後半で発病して以来，自宅に何十年もこもりきりの生活をしていた。自宅ではどうしようもなくなって，ようやく家族が病院に連れて来たときには，「いやー」と「ダメー」という言葉しか発しなくなっていた。
>
> 　三島さんは，山口さんとどのようにかかわればよいか，悩んでしまった。というのも，山口さんは鋭い視線をまわりに向け，誰かを求めているようでもあるが，近づくと「いやー」と激しく拒絶するのである。
>
> 　山口さんはよく病棟の廊下の椅子に座っていた。そこで三島さんがまず試みたのは，そばに座るということだった。しかもすぐ隣にではなく，椅子2つ分のスペースを空けて座ってみた。それは，隣だと近づきすぎて，山口さんがこわがると感じたからである。
>
> 　けれど，三島さんが座ると山口さんはすぐに「いやー」「ダメー」と声をあげて立ち去ってしまった。三島さんがそばに座る，山口さんが立ち去る，の繰り返しだった。こんなやりとりをするのは三島さんにとってもはじめてのことで，不安と緊張はとても強かったが，しんぼう強く1日に何度もこのやりとりを繰り返した。
>
> 　受け持って3日目，三島さんが少々疲れて廊下の椅子に座っていると，どう

いうわけか山口さんが近づいてきた。それを見た三島さんは，なんとなく思いつ
いて両手で顔を隠してみた。山口さんが人に見られるのを恐れているように感じ
たからである。すると，山口さんはそのまま三島さんの隣に座り，しばらく一緒
にいた。この日，そんなことが何度か続いた。山口さんがなぜ隣に座ってくれた
のかわからなかったが，三島さんはうれしかった。

　翌日，山口さんが病室から出て来なかったので，三島さんは思いきって山口さ
んの部屋に行ってみた。すると，ちょうど山口さんがベッドから起き上がろうと
しているところだった。三島さんが思わず手を差しのべると，山口さんはそれに
つかまって起き上がり，そのまま手をつないで2人で病棟の中をしばらく散歩
した。三島さんにとっては，思いがけない展開だった。

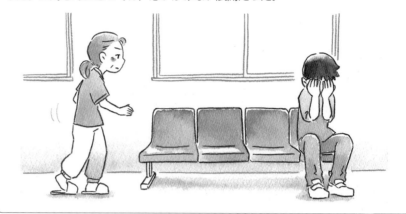

患者は人間への ▶
好奇心が旺盛
　慢性統合失調症者の多くは見られることを嫌うが，見ることは好きであり，
「人間への好奇心が旺盛」であるという[1]。山口さんは最初，自分に近づいて
きた三島さんを警戒していたようだったが，やがて三島さんが自分をおびやか
す存在ではなく，気づかってくれていることがわかり，興味をもったようだ。

　三島さんが急に近づいたりせず，少し離れて座るという工夫をして距離を
もってかかわったこと，さらに三島さんが「思わず顔を隠した」ことが功を奏
したようであった。どうしたのだろうと心が動いたのかもしれない。

　三島さんの「黙ってただそばにいる」というかかわりは，簡単そうに思える。
しかし実際にやってみればわかるが，これは容易な方法ではない。ただ座って
いるだけなのに，なぜかイライラしてきたり，これでいいのだろうかと不安に
なったりして，数分もすれば立ち去りたくなるのである。しかし，そうした気
持ちになんとか耐えてそこにいつづけると，この事例のように思いがけなく患
者が心を開いてくれることがあるのだ。

「ほどよい母親」 ▶
の役割
　赤ん坊が分離不安をおぼえる段階になったときに支えになるのは，赤ん坊の
万能感を理解し，その錯覚を維持しようとしてくれる「**ほどよい母親**」である

---

1) 中井久夫・山口直彦：看護のための精神医学(第2版)．p.150, 医学書院，2004.

とウィニコット D. W. Winnicott はいう[1]（▶1巻：第3章，93ページ）。「ほどよい母親」とは，赤ん坊の要求にこたえることに失敗しても，抱っこしたりあやしたりすることによって，赤ん坊を無力感と崩壊の恐怖からまもり，自我の統合を促す。このとき，抱っこは赤ん坊にとって安全で共感的な環境そのものとなる。つまり，赤ん坊にとって母親は，欲求を満たしてくれる対象であると同時に，自己を形成し発達させていくうえで不可欠な「環境」でもあるのだ。

　三島さんは，何度も拒否されながらもそばにいつづけることで，山口さんにとって必要とされていた「対象」となり「環境」となることができたのだった。

② 遊ぶこととユーモア

遊びは言葉をこえる ▶　「遊ぶこと」もまた，重要な患者へのケアの方法である。遊びには，「成長を促進し，健康を増進し，集団関係を導く」という特性があり，かつ「精神療法のコミュニケーションの一形態となりうる」といわれている[2]。

　遊びのなかでは，人は言葉を使わなくても自然にコミュニケーションがとれる。創造性のある遊びには健康な喜びがあり，リラックスしてかかわり合うことができる。たとえ失敗したり，負けたりしても，遊びなら笑いやユーモアをもって受け入れることができる。

　もう1人の看護学生の例をみてみよう。

> **事例②-1　折り紙で遊ぶ──学生「松原さん」と患者「矢野さん」**
>
> 　学生の松原さんが実習で受け持ったのは，矢野さんという60代後半の統合失調症の女性であった。矢野さんの入院生活は30年以上にも及んでいたが，日常生活は自立していて会話もスムーズだった。しかし，部屋から出て来ることは少なく，日中もベッドに横になっていることが多かった。
>
> 　受け持った初日に，松原さんは矢野さんに「話すことはあんまりないのよね」と言われ，かかわることになんとなく気まずさを感じていた。
>
> 　ある日，松原さんは指導者からのすすめもあり，「一緒に折り紙をしてみませんか」と矢野さんを誘ってみた。すると矢野さんが自分から「袴を折りたい」と言って，ベッドの上で折りはじめたのである。ところが，途中から折り方がわからなくなってしまった。松原さんは困ったなと思いながらもなんとか完成させようと四苦八苦するうちに，自分のなかに矢野さんに喜んでもらいたいという気持ちがわいてきていることに気づいた。
>
> 　見かねた同室の患者さんたちもいろいろと教えてくれたのだが，結局，袴はで

---

1) ウィニコット，D. W. 著，牛島定信訳：情緒発達の精神分析理論．p. 58，岩崎学術出版社，1977.
2) ウィニコット，D. W. 著，橋本雅雄訳：遊ぶことと現実．p. 58，岩崎学術出版社，1979.

きず，風車になってしまった。それでも，できた風車を持って矢野さんはうれしそうに笑った。同室の患者さんたちも笑っているのを見て，松原さんもうれしくなり，はじめて矢野さんと気持ちが通ったように思った。

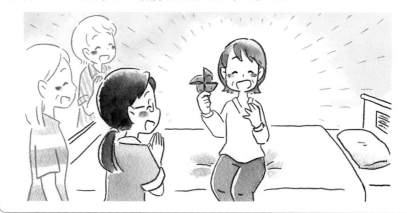

遊びがかかわりの糸口に ▶ 　松原さんが矢野さんを折り紙に誘ったときに，矢野さんの「袴を折りたい」という気持ちが動いたことが，2人の関係が変化するきっかけとなった。矢野さんのように長期に入院している患者が，みずからなにかを「したい」という気持ちをみせるのはたいへん貴重なことである。遊びには，こうした意欲や自発性を引き出すという面がある。

遊びを通して関係が変化する ▶ 　しかし，矢野さんは途中で袴の折り方がわからなくなってしまった。松原さんも折り方を知らなかったので途方に暮れ，誘って失敗したかとあせってしまった。ところがそのことが予想外の展開を生んだ。2人が困っているのを見て，まわりにいた患者がたすけようとしてくれたのである。

　ほかの人に関心がないようにみえる患者たちも，けっこう注意深く観察していて，治療者に援助の手を差しのべようとしてくれることはめずらしくない。サールズ H. F. Searles は，それを患者の「無意識の治療者欲動」とよんでいる[1]。ここでもその健康な欲求が自然なかたちで「教え合う」という関係をつくり出したのだった。

「通い合う」感覚がケアの土台 ▶ 　結局，折り紙の「袴」は「風車」になってしまったが，それはどこかユーモラスな展開であり，みんなの笑いを誘った。矢野さんも笑った。2人は，「袴を折ること」には失敗したが結果的にともに困難を共有し，さらにほかの患者のたすけを借りてそれを乗りこえたことで，喜びを共有することができたのだった。

　それまでどこか実習に及び腰だった学生の松原さんにとっては自分のなかに「矢野さんに喜んでもらいたい」という気持ちがあることに気づけたことが，なによりうれしいことだった。こうした**「通い合う」**感覚は，ケアの人間関係

1）サールズ，H. F. 著，松本雅彦訳：逆転移 1．みすず書房，1991.

を築くうえでは欠くことができない大切な土台なのである。また，遊びに限らず，患者の健康な一面を発見できると，かかわる側の不安も軽減し，押しつけがましさのないケアが提供できるようになる。

③ 話すこと，聞くこと

ここまでは，かかわりの非言語的な側面に注目してきたが，言語を介したかかわり(対話)ももちろん重要なケアである。患者と対話するときには，「なにを話すか」ということばかりにとらわれがちであるが，その前に「どのように話すか」「どのように聞くか」について心がけておきたいことがある。

1 視線

視線を同じ高さにする▶ 患者と話をするとき，視線の位置はできるだけ相手と同じ高さになるようにしよう。上から見下ろすと，それだけで威圧的で見下した感じになる。逆に，あおむけに寝て人を見上げるときは，生まれてすぐの赤ん坊と同じように依存的で無力な自分が意識される。

見つめられると狼狽する人もいる▶ 話をする際には，あまり相手の目を見つめないようにする。アイコンタクトが大事とよくいわれるが，実際には苦手な人もけっこういる。

サリヴァンは，統合失調症の患者は「目をじいっとのぞき込まれる」ことは嫌いで，「見つめられると狼狽する人」であると述べている[1]。前述の事例で紹介した山口さんのように，顔を隠すことで安心して興味を示す患者や，後ろ向きで話す患者もいる。

目を見つめるかわりに，相手の口もとから鼻のあたりに視線をただよわせるだけで見ている感じは伝わる。また，ときどき視線をそらすのもよい。ただし，あまりせわしなく動かすと，落ち着かない感じで，うそをついているようにも見えるので注意しよう。

不安や緊張感などは，顔よりも身体の動きや姿勢にあらわれることが多い。そこで，顔よりも手の動きや足の位置，姿勢など，身体全体にまんべんなく注意をはらい，なにかを感じとることが重要である。

周囲の人の視線も意識しよう▶ 話しているときは，相手の患者だけではなく，ほかの患者の様子やその場の雰囲気なども把握しているようにしたい。折り紙遊びをした学生の松原さんの事例のように，患者と2人でいるとき，受け持ち以外の患者もたいていそれに注目しているものである。周囲からどう見られているのかということを，いつも意識のどこかに入れておき，あいさつしたり，話しかけたりする気配りが必要である。

---

1) サリヴァン，H. S. 著，中井久夫ほか訳：精神医学的面接. p.23, 岩崎学術出版社，1986.

2 立ち方と座る位置

● 正面に座る

重要な話を▶
するとき

患者と座って話す場合には，話す内容や関係のあり方によって，座る位置にも気をつけよう。

テーブルをはさんで正面に向かい合うと，「対決ムード」や「指導ムード」になりやすい[1]（▶図8-3-a）。いかにも公式な話し合いという感じで，重要なことをきちんと話しておきたい，こちらの立場をはっきりさせたいというときには向いているが，自由に会話するには少々気づまりである。

● 横並びに座る

「一緒にいる」▶
という感じ

ベンチやソファに並んで座ったり，テーブルの同じ向きにつくような場合である。相手の表情を直接見ることも少なく，肩を寄せ合うような親密さがあり，「一緒にいる」感じが強くなる[2]（▶図8-3-b）。プライベートな会話にはいいが，公式な会話には向かない。ただ，さりげなく近づくにはよい方法である。

また，散歩のように横に並んで歩くのも，緊張をやわらげてくれる。

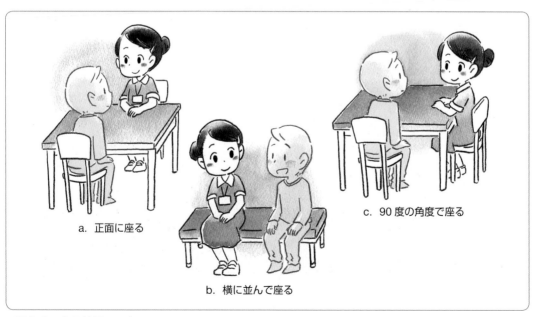

a. 正面に座る

b. 横に並んで座る

c. 90度の角度で座る

▶図8-3　座る位置の工夫

1) 中井久夫・山口直彦：前掲書. p.57.
2) 中井久夫・山口直彦：前掲書. p.57.

● 90 度の角度で座る

共同注視の位置▶
になる

　この角度で座ると，相手を見ることもできるし，相手から視線を外しても不自然ではないので，緊張せずじっくり相手の話を聞きたいという場合にはこうした座り方がよい。「多少の距離をおいて相談にのっている」という感じになるので，相談の場合などにも適している[1]（▶図 8-3-c）。

　折り紙や編み物を教えたり，一緒に絵や写真を見たりするときは，自然とこの 90 度の位置か，横に並ぶ座り方になる。一緒に同じものを見るのに適した座り方である。こうした視線のあり方を心理学では**共同注視**といい，赤ん坊のある発達段階を示している（▶NOTE「共同注視」）。

● 身体を開いて立つ

顔はきちんと▶
相手に向ける

　看護師の場合は，相手と座って話すより，病棟の廊下や病室で立ったまま話すようなことも多い。そうしたとき，どんな姿勢で立つかも重要である。

　視線と同じく，患者の真正面に向いて立つより，多少自分の身体を開くようにして立つほうがよい。**オープンスタンス**である。そして，話をきちんと聞いていることを示すために顔は患者のほうに向けるようにする。そうすると，視線も自然に動かしやすい。

不都合ならば率直▶
に伝えること

　ただし，ほかの用事が気になって身体だけは別の方向を向いていたり，せわしなく歩きながら話したりするのは，話に集中していない，心ここにあらずといった印象を与える。指で髪の毛をもてあそんだりする癖などにも注意しよう。患者は自分が軽んじられていると思うかもしれない。

　いまはゆっくり話をしていられないという事情があるのなら，そうしたボ

📖 NOTE
共同注視

　生まれてすぐの赤ん坊は，自分を見つめる人の目や口もとを注視し，見つめられると自分も見つめつづけるようになる。やがて生後 9 か月ほどになると，赤ん坊は見つめていた人がほかに視線を移すと，敏感にそれに反応し，移った視線の先に自分の視線を向けるようになる。これが共同注視である。

　視線が他者の関心のありようを示していることを理解していなければ，このように人の視線の先にあるものを自分も見ようとすることができないので，これは赤ん坊が他者の「心」を理解しはじめたあかしとみることができる。

　自閉症者は視線を合わせようとしない特徴があるといわれるが，それは「心の理論」（▶1巻：第 3 章，71 ページ）が獲得されず，したがって「目の言語」が理解できないためではないかという説がある。

---

1) 中井久夫・山口直彦：前掲書，p.57.

ディランゲージ body language で伝えるより，率直に言葉で伝えたほうがよい。

3 声のトーンと速度

低いトーンで▶
ゆっくりと
患者や家族と話す場合は，低いトーンの声で，ゆっくりと相手に届くように話す。とくに高齢者は高音が聞きとりにくいので，声のトーンが高い人，早口な人は，意識してテンポやトーンを落とすようにしたい。

サリヴァンは，「精神医学的面接とはすぐれて音声的(ヴォーカル)なコミュニケーションの場である」として，イントネーションや話す速さ，ある言葉にくるとつかえることなどに，注意をはらうようにと述べている[1]。

声のトーンや調子には，その人の気持ちが意識せずにあらわれる。自信がないときには，声のインパクトも弱く，早口で聞きとりにくくなる。患者は，言葉の意味よりそこに含まれたニュアンスに敏感に反応する。

自分の話し方の癖や，自分の気持ちがどのように声の調子にあらわれているのかをふり返って自覚するようにしよう。

4 時間と場所の枠組み

長く話せばよい▶
わけではない
どのくらいの時間，話すかということにも注意しよう。長く話せばよいというものではない。とりわけかかわりの初期は，せいぜい5分か10分も話せば十分である。それ以上話し込むと，そのときには気づかなくても，あとでぐったりしてしまうものだ。患者はサービスしてくれようとするので，それ以上に疲れると考えたほうがよい。

短時間での会話を，1日に何回か試みたほうが，互いに息がつけてよい。慣れてきて黙っていても緊張しなくなれば，話をする時間は長くても平気になるが，それだけ心理的な距離が近くなっていることに気をつけなければならない。学生が1対1で話すとしたら，長くても30分が限度であろう。

また，時間が限られている場合は，「これから○時までなら，いられます」「10分だけ時間があります」などとあらかじめその時間の枠を告げておくとよい。そうすれば互いに，無用な気づかいをしなくてすむし，自分をまもることにもなる。

どこで話すかも，関係の質に影響する。個室のベッドサイドや面接室などは，1対1でじっくり話すにはいいかもしれないが，親密度が増すぶん，さまざまな感情がかきたてられる可能性があり，学生にはすすめられない。できれば，デイルームやほかの人の目のあるところで話すほうが，安心である。

病棟の外に患者と一緒に出かけるときには，ほかのスタッフに必ず行く時間と場所を知らせていく。

---

1) サリヴァン，H. S. 著，中井久夫ほか訳：前掲書．p.22．

5 質問と応答の仕方

オープンと▶
クローズド
　　出会ったばかりのときには，どうしても質問ばかりになりがちである。たとえば，「この歌は好きですか」「昨夜はよく眠れましたか」などの質問は，「はい」か「いいえ」で答えればいいので答えやすい。この形式の質問を**クローズドクエスチョン**という。「紅茶とコーヒーとどちらがよいですか」「先にしますか，あとにしますか」のように‘which’を問う質問もこれに近い。

　　これに対して，「なにをしたいですか」「どこに行きたいですか」「いつ行きましょうか」「誰がそんなことを言ったのですか」といった‘what’‘where’‘when’‘who’を問う質問は，答えが限定されていない**オープンクエスチョン**である。

　　さらに，「昨日の作業療法はいかがでしたか」「いまはどんな気分ですか」「小さいときは，どんな子どもでしたか」など‘how’を問う質問は，いろいろな答え方が可能な，より開かれたオープンクエスチョンである。

2種類の方法を▶
使い分ける
　　ある程度焦点をしぼった質問をしたいときや，事実を確認したいときなどは，クローズドクエスチョンのほうがよいが，こればかりだと話は広がらず，尋問しているようになる。患者に感想や印象，記憶，現在の状態などを自由に話してもらいたいときは，オープンクエスチョンが適している。実際に会話をする場合には，この2つの質問を適宜使い分ける工夫が必要である。

「なぜ」は要注意▶
　　ただし，「なぜ」「どうして」という‘why’の質問は，答えが限定されていない最もオープンなクエスチョンではあるが，注意が必要である[1]。

　　というのも，日本では親が子どもを叱るとき，「なぜやらないの」「どうしてこんなことをしたの」と言うことが多い。この「なぜ」「どうして」は理由を聞いているわけではなく，とがめているのである。これをまともにとって「だって……だったから」などと答えようものなら，「言いわけするんじゃない」「口答えをするな」とさらに叱られることもある。大人でも「なぜ」「どうして」と問われると，答えに窮してしまうことはよくある。

　　患者にとっても，「なぜ」「どうして」という質問に答えるのはむずかしい。まずは「誰が」「いつ」「なにを」で始まる質問で事実を明確にすることから始めて，徐々に「どのように」と聞き，そのあとで「どうして」とふみ込んで聞くと，患者が自分自身について探求していくことのたすけになるだろう。

質問ぜめにしない▶
　　いずれにしても，質問ばかりされるのは患者にとっては迷惑なことであり，答えるだけでも疲れてしまう。また，こちらが次になにを聞こうかと質問することばかりに気をとられていると，患者の話に「うん，うん」と相づちをうってはいるが，実は聞いていないということもある。

---

1) オトゥール，A. W.，ウェルト，S. R. 編，池田明子ほか訳：ペプロウ看護論——看護実践における対人関係理論．p.238，医学書院，1996．

相づちと応答の▶
違い

　相手の言葉に，聞き手がいちいち「うん，うん」とうなずく日本人のしぐさは，西欧の人の目には奇異に映るらしい。日本人にとっての相づちは，「だいじょうぶ，あなたの話をちゃんと聞いています」というサインであって，必ずしも同意を意味しないということがわかりにくいらしい。だが，あまり相づちを打ちすぎると，話をせかされているような気にもなるので，気をつけよう。

　患者の話を聞きながら，「そうだったんですか。よくわかりました」「それはたいへんでしたね」「驚きました」「私もそう感じました」「なんだかこわいです」などの，短くてもすなおな反応をタイミングよく返すことで，患者に関心をもっていることだけでなく，自分がどのような人なのかを伝えることができる。ときには，わからないことは聞き返すことも重要である。

6 沈黙の意味

沈黙には意味が▶
あると知る

　1対1であれ，グループであれ，人と話すのが苦手という人のなかには，沈黙が苦手という人が多い。沈黙はあってはならないと思い込んでいるのである。そのため，途中で沈黙になると，なんとかしなければとあせって，必死に話題をさがす。反応がないと，見捨てられたような感じになり，空虚感に圧倒されて不安になるのである。

　沈黙にはさまざまな意味がある。空虚さといらだちに満ちた沈黙があれば，拒絶や無視，ときに反抗としての怒りに満ちた沈黙もある。反対に，満ち足りてここちよさにひたっている沈黙の場合もある。相手の言ったことをじっくり吟味したり，自分の内面に深く入り込み，ふり返ったりしているときにも，自然と沈黙になる。この場合の沈黙には，緊張感は低く，落ち着きが感じられる。

　沈黙への耐性は，人によって違いがある。とりわけ長期入院している慢性患者や高齢患者の場合は思考や反応のテンポがゆっくりであるため，とまどうかもしれないが，沈黙が生じてもあせってそれを埋めようとはせず，患者からの反応を待つことが大切である。

　沈黙に不安を感じたなら，自分のからだのなかの緊張感に耳を澄ませて，身体をリラックスさせ，沈黙に身をゆだねてみるとよい。

④ 自分自身であること

思ってもいないこ▶
とは口にしない

　この章の冒頭で述べたように，患者とかかわるうえで重要なことは，看護師が自分自身の感じたことや考えたことに対して，可能な限りで率直になるということである。言葉をかえていえば，これは「うそをつかない」こと，表面を取りつくろうために思ってもいないことを口にしないことである。

　もちろん，感じたこと考えたことをすべて，なんでも言えばいいというものではない。なにをどのように伝えるのかに，精神看護の専門性がある。ここでは自己一致とコンフロンテーションについて考えていこう。

1 自己一致

自分の思いを率直▶
に表現しよう

　自己一致とは，「看護師が自分の思いと一致する内容を率直に表現すること」である[1]。つまり，患者とかかわるなかで看護師が体験する「感情や考え」といった内面と，外にあらわれる「表現」とを一致させることである。

　看護師がこれを実践することによって，患者との相互作用が活性化し，患者の思いや考えが理解しやすくなって，援助の質を高めることになる。

　ある看護学生の例をみてみよう。

> **事例③　私も困ります──学生「田町さん」と患者「谷川さん」**
>
> 　学生の田町さんが実習で受け持ったのは，統合失調症の 60 代の女性の谷川さんである。谷川さんは 20 代で発症し，その後，回復して旅館で働いていたが，50 代になって再び入院し，いまは閉鎖病棟にいた。
>
> 　谷川さんには，退院欲求が強いうえに，近づいたかと思うと拒絶するといった気分の変動の激しいところがあった。
>
> 　田町さんが受け持って 3 日目，谷川さんが荷物を持って病棟の前にいたので，どうしたのかとたずねると，「今日は迎えが来て退院する」のだという。田町さんがなにも聞いていないことを伝えると，「どうにかしてうまく抜け出せないかしら。なにか，いい考えない？」と聞かれた。困った田町さんは，「外に出たいという気持ちはわかりますけど，抜け出すとか言われても，私も困ります」と思ったことを正直に伝えてみた。すると谷川さんは，なにも言わずに引き返したが，それからはいろいろと話をしてくれるようになった。
>
> 　ある日のこと，谷川さんが田町さんに「あなたは私しか受け持っていないの？ 2~3 人受け持ったほうがいいんじゃないの？」と言った。驚いて理由をたずねると，「あんまり話し込むのもよくないし，話したくないことを聞かれたら困るし」と言う。田町さんは話しすぎたのかと反省する一方で，谷川さんから話しかけてくれたのに……と多少腹だたしい気持ちにもなり，いったいどうすればいいのかわからなくなった。
>
> 　そこで，「昨日は話しすぎて，いやになってしまいましたか？ 谷川さんがたくさん話してくれたから，私もついずっと一緒にいてしまって……。では，私はどうすればいいですか？」と聞いてみた。すると谷川さんは「たまに，

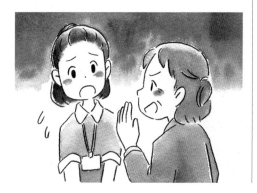

1) 宮本真巳：感情を「読み書き」する力：エモーショナル・リテラシー，自己一致，異和感の対自化．精神科看護 32(9)：18-27，2005.

がいいの。ほかの人ともお話しして、たまに私のところに来てくれるくらいが
ちょうどいいのよ。ずーっと一緒にいられてもね……，困るのよ」と答えた。

　こう言われた田町さんは，そのときはショックだったが，よくよく考えてみれ
ば，ずっと一緒にいて疲れてしまうのは，自分も同じだと気づいた。谷川さんの
言葉で，2人にとってほどよい距離が少しみえてきた気がした。

率直なコミュニ▶
ケーションの効果
　ここでの学生の田町さんの，「私も困ります」という発言と，わけがわから
ないので「私はどうすればいいですか」と聞いたところが自己一致である。こ
の率直さに影響されて，谷川さんもまた正直に，「ずっと一緒にいると疲れる」
と言ってくれた。谷川さんは，自身が看護学生にどうしてほしいかを自分で伝
えること，つまり率直で自律的なコミュニケーションができたのである。そし
て，田町さんも，谷川さんとのかかわり方を少しずつ学ぶことになった。

　自己一致には，このように互いが率直になることで，患者の思いにそったケ
アが展開できるようになるという効果がある。

　自己一致には，自分の体験している感情や考えを「自覚する」段階と，それ
を「率直に表現する」段階とがある。この2つの段階はそれぞれにむずかしい。

思いを伝えたほう▶
がよいのはなぜか
　ふだん私たちは，人とやりとりしている最中に自分の感情を意識することは
あまりなく，それがネガティブなものであればなおさらである。また，それを
率直に表現しようとすると，たいてい患者を傷つけないかとか，患者から嫌わ
れないか，関係をこわしてしまわないかと，さまざまな不安がわいて，ため
らってしまう。しかし，看護師が自分の思いを伝えず，偽りの自分のままでか
かわっていると，コミュニケーションは表面的なものにとどまり，患者への理
解も看護師の自己理解も進まず，援助にはならないのである。

　この事例でみたように，自己一致も思いきってやってみると，予想外の展開
が生まれる。「案ずるより産むがやすし」である。患者は，うわべだけのやさ
しさや励ましより，看護師の率直な言葉に込められた正直さや誠実さを求めて
いるのである。

等身大の自分で▶
かかわる
　そしてなによりも自己一致によって，看護師自身が無理をして取りつくろう
ことなく，等身大の自分でいきいきとかかわれるようになる。

2 コンフロンテーション

「直面化」▶
「突き上げ」とは
　コンフロンテーション confrontation は，「直面化」あるいは「突き上げ」と
訳されるが，「互いに正直な感想をぶつけ合うことによって，自分の問題や現
実に直面することを迫るもの」で，治療的な関係における重要な一要素であ
る[1]。「自己一致」と重なるところも多く，率直な反応を返すことで，「患者に

---

1) 武井麻子ほか：ケースワーク・グループワーク. p.154, 光生館, 1994.

思考や感情，行動のある側面に注意を向けさせる」ことを目的としている。より治療的ではあるが，方法としては高度である[1]。

　ある看護師の例をみてみよう。

事例④　なんでわからないんですか！──杉田看護師と患者「島田さん」

　男性の杉田看護師が就職して最初に勤務したのは，高齢者の病棟だった。受け持つことになった島田さんは80代の統合失調症の女性で，20代で発病し，40代以降はずっと精神科病院で入院生活を送っていた。小がらだが，いたって元気で，ほかの患者のシーツ交換などを手伝うこともあった。

　男性の杉田看護師が受け持ちになって，島田さんは親身に世話してくれる杉田看護師に特別な思いを寄せるようになった。杉田看護師がほかの受け持ち患者と一緒に買物にでも行こうものなら，「なぜ私を誘わなかったのよ。意地悪！」と言っておこりだし，ほかの患者のケアをしているとおこって杉田看護師をたたいたこともあった。そうかと思うと，プレゼントをくれようとするのである。

　島田さんの行動はだんだんとエスカレートして，ついには杉田看護師が受け持っているほかの患者をけとばしてしまった。そのことがスタッフの間でも問題視され，受け持ちを交代したほうがいいのではないかという意見も出てきた。だが，杉田看護師自身はもう少し島田さんにかかわってみたいと思っていた。

　あるとき，杉田看護師が別の患者のバイタルサインを測定するために病室に入ると，あとからついてきた島田さんがいきなり腕を振り上げて向かってきた。杉田看護師は島田さんをとめようとして，「ただ検温するだけですよ。ほかの患者さんをなぐらないでください」と言った。すると島田さんは，「なにが検温よ。なぐってなんかいないわよ！」と言いながらさらに手を上げようとしたので，杉田看護師はとっさにその手を押さえて，「島田さんには担当として特別にしているじゃないですか。いつも買物にも行くし，パーマもかけに行ったし。なんでわからないんですか！　いいかげんにしてください！」と思わずおこってしまった。

　ところが，島田さんは意外にもすなおに自分の部屋に帰っていった。それ以降は，ほかの患者に暴力をふるうこともなく，文句を言うことも少なくなった。

　このことをきっかけに自分のこれまでのかかわりをふり返った杉田看護師は，自分が島田さんとの「よい関係」がくずれることをおそれていて，こんなにもはっきりと言いたいことを言ったのははじめてだったことに気づいた。

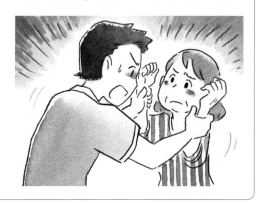

1）Bailey, D. S. and Bailey, D. R.：前掲書．p. 184.

2人の関係に▶
おける現実を示す

　ここで杉田看護師が思わず行ったことは，コンフロンテーションというには少々感情的になりすぎたきらいはあるものの，島田さんに2人の関係における「現実」を示すことになった。杉田看護師からすると，自分は島田さんのことを十分に気にかけているというのが「現実」である。それは，島田さんの思う「現実」とは違っていることを伝えたのである。

　そして「なんでわからないんですか！」という強い表現は，杉田看護師の「わかってほしい」という願望と，「島田さんならわかるはずだ」という期待と信頼，「わかってくれないと，私は困ってしまう」という悲しみとを伝えている。

　島田さんが杉田看護師やほかの患者に暴力をふるってしまう背景には，杉田看護師への好意と表裏一体をなす「杉田看護師に見捨てられてしまう」という不安があった。その不安は，実は島田さんがこれまで生きてきたなかでつくり上げられた，彼女なりの基本的な自己認識（スキーマ[1]），すなわち「誰もが私を嫌って去っていく」という信念と結びついていた。

　杉田看護師のコンフロンテーションは，受け持ち患者と看護師という現実の2人の関係性の枠組みを明確にすると同時に，杉田看護師の期待と信頼を明確にすることで，島田さんの不安にこたえたのである。

必要以上に▶
保護的だった
ことに気づく

　一方，このできごとは杉田看護師にとっても，島田さんとの関係を見直すきっかけになった。新人男性看護師として自信のなかった杉田看護師にとって，島田さんに好かれることはありがたい反面，やっかいなことでもあった。ただ，島田さんとの関係がくずれてしまうことがこわくて，毅然（きぜん）とした対応ができないでいたのである。

　しかし，島田さんのほかの患者への暴力は，杉田看護師としても許容することのできない行為であり思わず強く言ってしまった。すると，そこに込められた感情の真正さが，島田さんにも伝わったようであった。

　そして，杉田看護師も，これまでの自分のかかわりが，島田さんのニーズというより，自分のニーズに基づいていたことに気づいたのだった。

痛みを伴うコミュ▶
ニケーション

　このようにコンフロンテーションは，「痛みを伴うのだが，自己の行為をほかの人の目を通して認識する強力な方法」なのである[2]。人は，こうした痛みを伴う真摯（しんし）なやりとりを通して，自己や他者への洞察を深めて成長をとげていく。

---

1) スキーマ schema とは，その人の認知・思考を方向づける"枠組み"である。認知行動療法では，ある状況・できごとに対して瞬間的に頭に浮かぶ考え・イメージ（自動思考）の根底にある，学習によって得られたその人の中核的信念を問題にする（▶第9章，103ページ）。
2) 湯浅修一・鈴木純一：生活臨床と治療共同体．安永浩編：分裂病の精神病理6．p.11，東京大学出版会，1977．

D 関係をアセスメントする

① なぜ関係のアセスメントが必要なのか

**「生きにくさ」は▶
関係にあらわれる**　患者のかかえる「生きにくさ」の大半は人間関係に関連していて，それはつねに現実の人間関係のなかにあらわれてくる。看護師が患者の生きにくさを知るのは，患者から無視されたり，話を中断されたり，一方的にまくしたてられたり，ときに理不尽な怒りをぶつけられたり，ときにべったり甘えられたりといった，不可能で不快な体験からである。しかし，そこにはかかわる自分自身も要因となっているのである。

　こうしたかかわりのプロセスをケアとして評価し，患者にとっても看護師にとっても意味あるものとするためには，相手や自分についてだけでなく，「患者との関係」についてのアセスメントが不可欠である。

**アセスメントの▶
ポイント**　関係のアセスメントのポイントには，次のようなものがある。

- 患者がこのように言った(行動した)のは，なぜだろうか。
- 患者の言動には，どんな意味があったのか。
- 私はそれをどう感じたのか。なぜ，こう言った(行動した)のか。
- 私の言動を，患者はどう受け取ったのか。
- 私と患者との関係のなかで，なにがおこっているのか。変化はあるか。
- その関係と患者の言動とは，なにか関連があるのか。

**プロセスレコード▶
という"しかけ"**　患者との関係をふり返るのは，容易ではない。なぜなら，看護師はその一方の当事者であり，さまざまな感情が刺激されるからである。

　とりわけ患者へのいらだち・怒り・嫌悪感・おそれなどのネガティブな感情は，できればみたくないものであり，冷静に客観的に距離をとってながめてみることがそもそもむずかしい。したがって，アセスメントするには，なんらかの枠組みのたすけが必要である。プロセスレコードは，そのむずかしい作業に立ち向かうための「しかけ」のようなものである。

② プロセスレコードの活用

1 プロセスレコードとは

**やりとりの一場面▶
を再現する**　プロセスレコードとは，患者とのやりとりのある一場面を切り取って，そのときの言葉をそのまま用いて再現(再構成)する記録様式である。ペプロウ H. E. Peplau(▶Column〈看護の理論家たち①〉)によって考案され，オーランド I. J. Orlando(▶同②，30ページ)やウィーデンバック E. Widenback(1900〜1996)

らによって洗練されてきた。

　ペプロウの開発したプロセスレコードは，心の問題をかかえた人々の治療にたずさわる精神療法家が行っていたトレーニングの方法を，看護教育にいかそうとした試みであった[1]。そこには，目には見えにくい患者の心の問題を把握するためには，患者とかかわるなかで生じた自分の印象や感情を活用すると，相手の感情や思考，それに伴う問題を把握しやすいという考えがあった。

自分の感情をスクリーンにしてみる▶　たとえば，落ち込んだ人と話していると，自分の気分も憂うつになってくるし，おこっている人とかかわっていると，自分もイライラしてくる。あるいは不安な人のそばにいると，自分も不安になってくる。こうした自分の感情をいわばスクリーンのようにして，患者の感情やかかえている問題の理解にいかそうというのが，このプロセスレコードのポイントである。

自分をみる自分という第2の視点▶　また，プロセスレコードでできごとをふり返ることで，自分の意図と結果（患者の反応や自分自身の言動）がくい違っていることに気づくことができる。それを繰り返すうちに，その場でも「いま，なにがおこっているのだろう」と**「ふり返りながらかかわる」**ことができるようになる。自分と，「**その自分をみ**

Column 〈看護の理論家たち①〉ペプロウ

　「精神科看護の母」とよばれているヒルデガード=E=ペプロウ H. E. Peplau（1909～1999）は，患者への治療的はたらきかけに対人関係理論を正式に導入し，新しい世代の精神科専門看護師を生み出すきっかけを築いたアメリカの看護理論家である。

　ペプロウは，病院附属の看護学校を卒業し，付き添い看護師として働いたのち，ベニントン大学に進学して対人関係理論にふれた。大学ではフロム E. Fromm のもとで研究し，私立精神科病院チェスナット-ロッジでフロム=ライヒマン F. Fromm-Reichman のかたわらでフィールド研究を行い，サリヴァン H. S. Sullivan の講義にも出席した。この出会いがきっかけとなり，サリヴァンの理論を解釈して看護の実践に活用するという，彼女の全生涯を傾けた活動が始まった。

　第二次世界大戦では，従軍看護師としてイギリスにおもむき，多くの戦争神経症患者に，個別あるいは集団で対話を用いたケアを実践して大きな効果を上げた。

　この体験がペプロウの理論と実践の基盤となった。

　1952 年に発表された『人間関係の看護論』（1973 年に邦訳）でペプロウは患者との対人関係に基づいて，パーソナリティの発達を促し，それを成熟の方向に育てていくことが看護の役割であり，そこには看護師自身のパーソナリティや態度が重要な意味をもっていると主張している。

　すぐれた教師でもあったペプロウは，精神療法家の訓練の方法をもとに，対人関係の訓練のために「プロセスレコード」を開発した。プロセスレコードは，「看護師にとって望ましい人格を形成するための"仕掛け"」（宮本真巳）[*1] でもあった。

　ペプロウは，大学院において精神看護学の専門看護師を育てながら，アメリカ各地で精神看護のスペシャリスト育成のための研修会やワークショップを開催した。精神科看護のみならず看護のリーダーとして重要な役割を果たした。

＊1 宮本真巳編著：前掲書，p. 15.

1）宮本眞巳：看護場面の再構成，改訂版，p. 4，日本看護協会出版会，2019.

る自分」という第2の視点が獲得されてくるのである。これが，人とかかわる場合には，とても重要になる。

　プロセスレコードにはいくつかの様式があるが，ここでは感情に焦点をあて，さらに関係を考察しようとするプロセスレコードの方法を紹介する。

2 プロセスレコードの書き方

● 気がかりを残した場面を取り上げる

　プロセスレコードには，①患者の言動／様子，②そのときの学生の気持ち（感情），③学生の言動，④やりとりの意味（関係の考察）について，記入する欄が設けられている。

すっきりしない▶
場面の大切さ

　取り上げるのは，うまくいった場面より，「なんとなくすっきりしない，気にかかる」といった，気がかりを残した場面のほうが学べることが多い。

　そうした場面には，不満や不安といったネガティブで不快な感覚や感情がつきまとっていて，しかもそれがなぜなのかが，はっきりわからずにあいまいなままであることが多いからである[1]。そこには，患者のかかえる問題や看護師

Column　〈看護の理論家たち②〉オーランド

　アイダ=ジーン=オーランド I. J. Orlando（1926～2007）は，精神科看護を基盤としながら，対人関係の視点から看護実践全体の基礎を築くことを試みた理論家である。産科・内科・外科・救急看護部・看護学校などで働きながら，コロンビア大学で精神保健コンサルテーションの修士号を取得した。

　その考え方は，1961年に出版された『看護の探究──ダイナミックな人間関係をもとにした方法』によくあらわれている。オーランドは，患者の苦しみは，まず患者が自分のニードをはっきりと伝えることができないこと，そのために看護師が患者の体験を正しくとらえることができないことから生じると考えた。では看護師が，患者の苦しみやニードを正しく把握するためにはどうしたらよいのか。彼女は，看護師が自分の内面的な反応をどう使うかにそのカギがあるという。

　オーランドは，「看護師の反応」を，患者との接触によって看護師の内面に生じるもので，①患者の言動の知覚，②その知覚によっておこる思考，③知覚や思考によっておこる感情，の3つから構成されるとした。

　最初の知覚から生まれた看護師の思考や感情は反射的なもので，それに基づく看護行為は，患者のニードを発見し満たすものとはならない。しかし，看護師が自分の感情や思考が妥当かどうかを直接患者に確かめ，考えたことに修正を加えるという「熟考」を経ることで，患者のニードを満たす看護が可能になる。この「熟考的看護活動」こそが，専門職としての看護であるという。

　またオーランドは，患者と看護師とが互いの言動によって影響を受ける相互関係を強調した。たとえ看護師の否定的な感情でも，それが患者の真のニードを見きわめるために使われるなら，率直に表現して患者に確かめ，患者からの率直な表現を引き出すことが必要であると指摘し，看護師の自己一致への道を開いた。そして，看護過程における患者の参加がきわめて重要であることを最初に明らかにした，看護のリーダーの1人である。

1）宮本真巳編著：援助技法としてのプロセスレコード．p. 4，精神看護出版，2003.

のケアの限界や課題がさし示されているのだが，なにがおこっているのかについては未整理のままなのである。

言ってみれば，プロセスレコードに記すのは，自分の未熟さや限界に直面することでもある。また，不快な記憶をあえてたどるのは，それを再体験することでもあり，苦痛で勇気を要する作業である。

しかも，それを教員や実習指導者が読むかと思えば，正直に書くことがためらわれる。コメントで傷つくこともあるかもしれない。しかし，思いきってやってみると，やりとりのさなかには気づかなかったことがみえてきて，なるほどと思えたり，おもしろくなってきたりする。

● 正直に，そのとき使った言葉で書く

まとめたり▶
省略したりしない　患者の言動／様子も，学生の言動も，まとめたり省略したりせず，そのときに使われた言葉を，そのまま書くことが大事なポイントである。たとえば，「家族について話した」と書くのではなく，家族の誰についてどんなことをどのように話したのかを具体的に書く。

「学生の気持ち」も客観的である必要はなく，むしろ「むかついた」「逃げ出したかった」「うれしかった」「こわかった」など，ふだん看護記録には書きそうもない，自分の気持ちを正直に書く。マンガの吹き出しのように，そのとき心のなかでつぶやいていた言葉をそのまま書けばよい。

最初のうちは，思い出すこともなかなかできないものだが，繰り返し書くうちに，ものごとのつながりがみえてきて，思い出すことも容易になる。

● つながりを見つけていく

やりとりの▶
意味を考える　場面について書いたら，次にその場面でのやりとりにどのような意味があったのか，なぜそんなやりとりになったのかを，あらためてふり返って「やりとりの意味」の欄に記入する。

最後にこの場面から，「わかったこと」と「わからないこと」を書く。「わからないこと」は，これからのかかわりで「わかりたい」ポイントである。「わかったこと」も，実は違っているかもしれないので，書いておこう。

この一連の作業によって，患者の言動が自分の言動とどのようにつながっていたのか，その感情的な文脈もわかるようになり，なにがおきていたかをふり返りやすくなる。そうして自己理解とともに，患者理解も深まるのである。

③ 事例でみるプロセスレコードの読み方

毎日プロセスレコードをつけていると，2人のかかわりのプロセスが物語としてみえてくる。ある学生の事例をみてみよう。

事例⑤　学生「川岸さん」と患者「永田さん」

　学生の川岸さんが受け持ったのは，統合失調症をかかえる50代の女性，永田さんである。母親についての情報はないが，永田さんは10代のころに父親を交通事故で亡くし，高校卒業後は会社勤めをしていた。

　発症は30代で，その後，年下の男性と結婚して娘も生まれたが，10年ほど前に離婚した。いまいる病棟に入院してきたのは先週だが，この病院への入院は10回目である。現在は，娘と2人暮らしで，その娘も精神科に通院中である。

● 出会い

「同年代の娘がいる」▶　川岸さんが永田さんを受け持ち患者として選んだのは，彼女が自分から話しかけてくれて，受け入れてくれそうな人という印象をもったからだった。表8-2は，受け持って初日のプロセスレコードである。

　ベッドサイドで話していると，永田さんは川岸さんの年齢をたずね，同年代の娘がいるといった。そして，親しげに川岸さんを「みゆきちゃん」と下の名で呼びはじめたので，川岸さんは驚いたが，自分を受け入れてくれたように思い，うれしくもあった。だが，娘が精神疾患で通院していること，それが自分の遺伝かもしれないということまで話され，しまいに娘の写真を見せられて，そのあまりの急な展開に，川岸さんははじめからこんなプライベートなことに自分がふみ込んでよいのかと不安になってしまった。

出会いの場面にあらわれるもの▶　出会いのときは，誰しも不安で，その人のいつもの対処パターン（対人的な癖）があらわれやすい。

　永田さんは，相手への親しげな「急な接近」というやり方でその不安に対処しようとしている。迷うより「あたって砕けろ」式の対処である。一方，川岸さんにも似たところがあり，最初は永田さんからの接近を好ましく思っていた。しかし，永田さんの話が急速に深刻な内容になっていったために，とまどいを感じはじめる。「侵入的になることは避けたい」という表現には，関係が急に近づくことへの川岸さんの不安がうかがえる。

娘の姿を重ね合わせる▶　永田さんが急接近した背景には，学生の川岸さんに自分の娘を重ね合わせたことがあるようだった。しかし川岸さんは，そのことにはまだ思いがいたらず，あくまで永田さんの担当学生として，どんなかかわりができるのか考えあぐねていた。そのため，初日のプロセスレコードには両者の認識に多少のズレがみてとれる。

● 強い一体化願望といらだちにふれて動揺する

エスカレートする接近ぶり▶　表8-3は，受け持ち3日目の場面である。永田さんの接近ぶりはますますエスカレートし，2人の間のズレもはっきりしてきている。

　それが最もよくあらわれているのは，表8-3の②の「なんか，おなか，す

▶表8-2　プロセスレコード（受け持ち1日目）

状況説明：午後，永田さんのベッドサイドで，話していたとき。
取り上げた理由：ささいな場面ではあるが，これから永田さんとかかわるために，このときの対応をふり返ってみたいと思ったから。

患者の言動／様子	そのときの学生の気持ち	学生の言ったこと／行ったこと	やりとりの意味
①永田さんはベッドに横になって，私のほうを向きながら，少し上半身を上げる感じで話していた。「いまは20？　20だっけ？」	②突然，年齢の話になったな。年のことはまったく言ってなかったけど，とても近い。わかってるんだな。	③「いま，21ですよ。1です」	①・②永田さんは実習生と何度か話しているので，年齢を把握しているようだ。
④「そう。若いわね。娘はね，26なの。26。みゆきちゃん（学生の名前）より5こ上ね」。表情，明るい。	⑤娘さんがいるのか。なんだかうれしそうに話してる。	⑥「そうなんですかー。娘さんがいるんですか」	④〜⑥うれしそうに娘さんの話をしており，私も気分が明るくなる。
⑦「いまはね，病院通ってるの。私と同じ病気。遺伝するんだって。でも私よりはいいのよ」	⑧遺伝する？　どの病気のことを言っているのだろう。なんと返したらよいのか，わからない……。	⑨「あ，そうなんですか？」と，とりあえず，目を見てうなずいてみる。	⑦〜⑨なんだかプライベートな話を聞いてしまい，少し対応に困った。
⑩「これね，娘にもらったの。これ」と言って，着ていたパーカーを触る。	⑪娘さんの話が多く出てくるんだな。	⑫「そのパーカーですか。いいですねー。もう寒いですしね」	⑩・⑪娘さんのいろいろな話が出てくる。永田さんにとってキーパーソンのような人なのだろう。
⑬「娘の写真，見る？」	⑭えっ，写真？　見ていいのかな。見てみたい気もする……。	⑮「写真，持っているんですか？」	
⑯「うん」。棚を開けてバッグを出し，写真を数枚渡す。「これは友だち。これは娘」	⑰一緒に見ていく感じにしようかな。	⑱「あー，そうなんだぁ。きれいな娘さんですねぇ」。2人で見れるようにベッドの上でめくって見ていた。	

全体のプロセスからわかったこと／わからなかったこと

　書いてみると，いろいろ娘さんについての話を聞いたとあらためて思った。私はあまり，たいした返答をしていないなと思った。だが，質問ぜめにするのはどうも気がひける。かといって，永田さんから写真を見せてもらったり，娘さんの病気のことを聞いたりしたことは，なんだかプライベートなことで，永田さんから話してくるとはいえ，よいことなのかどうか悩む。侵入的になることは避けたい。ささいな場面だけれど，対応のむずかしさを感じた。

いてきますよね」という川岸さんの言葉をめぐるやりとりである。

　川岸さんがこれを言ったのは，実際に空腹だったのかもしれないが，むしろ会話をつなぐきっかけにすぎなかった。しかし永田さんは，川岸さんにお菓子をすすめた。

　川岸さんは予想外の反応に驚くとともに，自分の言葉が意図とは異なって受け取られてしまったことにあせり，「学生なのでもらえない」と繰り返すばかりだった。しまいに，永田さんは「一緒じゃなきゃいやなのよ」と，おこりだしてしまったのである。

▶表8-3　プロセスレコード(受け持ち3日目)

状況説明：午前中に，病棟で話していたとき。
取り上げた理由：永田さんの予想外の行動に動揺し，気になっているから。

患者の言動／様子	そのときの学生の気持ち	学生の言ったこと／行ったこと	やりとりの意味
①お昼の話をしている。		②「なんか，おなか，すいてきますよね」	
③「お菓子があるのよ」と言って，ベッドに置いてあるお菓子の入った袋を触る。	④あ，そんなつもりじゃなかったのに。いけない。	⑤「あ，そういうつもりじゃないんですよー。すみません」	
⑥「いいのよ，いいの」	⑦きちんと，断らないといけないよな。	⑧「すみません。でも，私，学生なので，もらえないんですよー」と少しあせって言う。	⑧私は学生なので無理ということを伝えれば納得してもらえると思っていた。
⑨「だいじょうぶよ。食べちゃいなさいよ」		⑩「本当にすみません。もらえなくて……」。ますますあせる。	
⑪「だって，一緒じゃなきゃいやなのよ。みゆきちゃんが食べないならいいやよ」と少し大きめの声で言う。不きげんに黙る。	⑫えっ，こんなこと言われるなんて……。どうしよう，おこってしまったようだ。どうしよう。	⑬「そうですか……」と，少し黙る。	⑪〜⑬何度も断るのは心苦しいと思うが，どうにか言おうとした。しかし，永田さんが予想外の反応をみせ，不きげんになったことにとても動揺している。
⑭少し時間がたつと(数秒間)「お昼はなんだろうね」と，またいつもの調子で言う。	⑮あれっ。いきなり話がかわった。どうしてなのか。気をつかってくれたのか。	⑯「今日のお昼ですよね。なんでしょうかね。なにがいいですか？」	⑭・⑮永田さんは，おこったような態度から，突然戻り，私は再びとまどう。
⑰「ミートスパゲッティがいいの」と食べ物の話になる。			

全体のプロセスからわかったこと／わからなかったこと

永田さんの予想外の反応に，とても動揺してしまった。おこらせてしまったかと思うと，とまどう。やはり関係がわるくなるのはこわい，嫌われるのはこわいと思ってしまう。この件のほかにも似たようなことで，私と永田さんの意見がくい違い，要望を受け入れなかった私に対しておこったような態度をとっていた。

また，おこったときもおこったままでプイとしてしまうのではなく，突然，話題がかわったりするのにもとまどってしまう。永田さんは「一緒に」ということを何度か言うので，私もそうしたいと思うのだが，なかなか話やタイミングが合わないことも気になっている。

独特のこだわりが▶
みえてきた　　　ここで，川岸さんが軽い気持ちで言った「なんか，おなか，すいてきますよね」という言葉を聞いて，なぜ永田さんは「食べものをあげたい，あげなくては」と思ったのかを考えてみよう。あたかも幼い子どもが母親に言うように，川岸さんに「おなかすいた。なにか食べたい」と言われたように受けとったからだろうか。

しかも，学生だからもらえないと川岸さんが何度も説明しているのに，なぜ食べるように強要するのだろうか。そして，「一緒でなきゃいやなの」と言う言葉はどういう意味なのか。

ズレに気づくこと▶　この場面で川岸さんは，永田さんの反応の意味がわからないまま，永田さんをおこらせてしまったことを反省している。どうやら，2人の思いにはズレが

あるようである。このズレに気づけることが，重要なのである。

　ところが川岸さんは，永田さんをおこらせてしまったことへのとまどいや自責感，関係悪化へのおそれといった自分のネガティブな感情にとらわれてしまい，相手の言動に疑問や関心をいだく余裕を失っている。

あるはずなのに，▶
ないものはなにか

　また，このとき，川岸さんに永田さんに対するいらだちや怒りがあってもおかしくないのだが，ここでは表現されていない。

● 怒りをぶつけられていやになる

自分の感情を▶
押し殺す

　この翌日（▶表8-4），シーツ交換の場面で，永田さんは川岸さんに理不尽な怒りをぶつけている。

　川岸さんはその永田さんの態度に驚き，疑問や嫌悪感をおぼえながらもそれはいっさい表に出さず，一緒にシーツ交換をしようと躍起になっている。表

▶表8-4　プロセスレコード（受け持ち4日目）

状況説明：シーツ交換をするとき。
取り上げた理由：はじめは学生にやれと命令していたが，あとで一緒にやることができたので印象に残ったから。

患者の言動／様子	そのときの学生の気持ち	学生の言ったこと／行ったこと	やりとりの意味
①シーツ交換をすることになっていたが，ベッドサイドに座り込んでいた。		②「永田さん，こんにちは。シーツ交換する日ですよね」	
③「そうよ，シーツやるのよ。やってちょうだい。私，疲れちゃったのよ。ほら，そっちよ」と，とても不きげんで強い命令口調で言った。	④えっ，いきなり命令だ。なんでこんなにおこっているのか。私1人にやれと言っているようだ。	⑤「そうですか。じゃあ，一緒にやりましょうよ」	③・④いきなり命令口調で驚いた。いまは不きげんなときなのだと思った。
⑥「やってちょうだいよ。ほら，それ（ベッド柵）外すのよ」	⑦これで私が1人でやっても……。一緒にやれればいいのに。なにを言えば状況がかわるのだろうか。	⑧「私も手伝いますけど，私，これやったことないんですよ。一緒にやって教えてくれませんか」	⑦・⑧永田さんは自分でできる人なのだから，一緒にできないかと思い，言い方をかえてみた。
⑨「……」。無言のまま，不きげんそうに動きはじめ，シーツ交換をやりだす。	⑩おっ，やりはじめた。絶対やってくれないわけじゃないのか。	⑪2人でシーツ交換をやる。「あー，終わりましたね。2人でやると早いんですね」	⑪2人で一緒にやったことを共有したいと思った。
⑫「そうねぇー，はぁ，疲れちゃったわ。これでいいのよ」	⑬疲れているようだ。いまは離れて，またあとで来よう。	⑭「少し，疲れましたね。じゃあ，またあとで来ますね」	

全体のプロセスからわかったこと／わからなかったこと

　永田さんは，シーツ交換を1人でやらされることがいやだったようだ。この場面は本当にきげんがわるく，口調もおだやかなときとは別人のようだった。きげんがわるくなることはもう知っていたから，前ほど動揺することはなかったが，これほど不きげんになる"意味"というものがよくわからない。
　あのような命令口調で言われたら私もいやな気分になるし，いまそう感じたことを伝えてみたらと言われたけれど，あのような状況で「いま私はこう感じた」というようなことを言うのはむずかしいと思ってしまう。取りつく島がないという印象だ。その数十分後に行ったときは，とてもきげんがよかった。これは永田さんの性格なのか。私はどのように接していけばいいのか，と思った。

8-4 の⑧に書かれた「私，これやったことないんですよ。一緒にやって教えてくれませんか」という，下手に出たその言い方に川岸さんの苦心があらわれている。永田さんはしぶしぶ一緒にシーツ交換を始め，この場面はなんとかおさまったかのようにみえた。

▶ 目標は達成したものの……

ここでは確かに「一緒にシーツを交換する」というこの日の目標は達成されている。しかし，表8-4の③の，永田さんの不きげんな命令口調にあらわれた怒りの感情は，いっさい取り上げられていない。同時に，川岸さん自身もネガティブな感情を抑え込んでいることに注目しよう。

永田さんはなぜこんなに不きげんなのだろうか。なにか気に入らないことがあったのだろうか。永田さんが不きげんなのは，自分のかかわりが関係しているのだろうか。こうした問いについて自分なりの仮説をたて，実際に確かめてみることなしには，永田さんの理解は進まない。そこには永田さんの生きにくさをとくカギがひそんでいる可能性がある。だが，川岸さんが無理して表面を取りつくろったかかわりを続けていては，永田さんへの嫌悪感がふくらんで，関係自体がいきづまってしまう。なによりも川岸さん自身がいやになってしまうだろう。

川岸さんは実習後のレポートで，このときの様子をこうふり返っている。

> ＜がまんしていては，つらくなる＞
> 　……命令口調でどなられ困惑したが，なんとか丸くおさめるのが私のするべきことだと思った。いきなり命令されて驚くし腹もたつが，私が冷静にならないといけないと考えたのだ。だから，私が言い方を工夫したことで永田さんがいやいやながらもシーツ交換を始めたのを見て，私の言ったことはよかったと思った。しかし，実際にはよいことではなかったことにあとで気づいた。
> 　プロセスレコードを書いて，教員から「このようにがまんしていては，つらくなって患者さんとのかかわりを避けたくならないだろうか」と指摘されたのである。私はぎょっとした。まさに，そのような感情がめばえていたからだ。そしてぎょっとしたのは，そのようなことを感じていないふりをしていたから。しかも無意識に。……そのときの私は，患者とのかかわりを避けたくなったということが，一番わるいことのように感じていた。

● たすけを求める

▶ 否定的感情のジレンマ

こうして永田さんとのかかわりにいきづまりを感じた川岸さんは，実習指導者や教員に，どうしたらよいのか相談した。すると2人ともが「自分の気持ちを正直に伝えてみたら」と言うのである。

川岸さんにとっては，それもまた無理なことのように思えた。いま，自分が感じているネガティブな気持ちを伝えたら，永田さんとの関係がよけいわるくなってしまうように思えたからだ。かといって，これ以上がまんしていれば，自分自身がつらくなるのもわかっていた。これこそが「**否定的感情のジレン**

マ」，すなわち否定的な感情を出してしまえば関係がこわれる危険に直面し，出さなければ自分自身がこわれる危険に直面する，というジレンマである[1]。

指導者のすすめもあって，川岸さんはカンファレンスの場で思いきって永田さんとのことを話してみた。そして，指導者や教員からは正直に気持ちを伝えるよう助言されたが，それはとてもできないと思うと話した。

カンファレンスの▶ 最初は，ほかの学生からどう思われるかが不安だったが，意外にもみんな真
場で話す 剣に聞いてくれ，「それはたいへんね」と同情してくれる学生や，「自分から正直な気持ちは伝えられないこともわかる」と言ってくれる学生もいた。

思いがけずまわりの学生から共感的に受けとめられて，川岸さんは気持ちがらくになり，なにかふっきれたような気がした。自分のネガティブな気持ちを受け入れることができて，自分自身を取り戻したように感じたのである。

● 相手の心情にふれる

直接たずねてみる▶ 表8-5のプロセスレコードは，このカンファレンスの翌日のやりとりである。川岸さんは思いきって永田さんに，「昼すぎに急にきげんがわるくなったのはなぜか」と，気になったことをストレートにたずねた。

そのとき川岸さんは，そのことを蒸し返すとまた永田さんがおこりだしてしまうのではないかと少し不安だった。しかし，永田さんはおこりだすことなく，「なにかあったのか」という川岸さんの質問に，真剣な表情で「うーん，昼……」と考え，「ない，なにもない」と答えた。結局，永田さんが不きげんになった理由はわからなかったが，川岸さんにはなにかが伝わったという感触はあった。

質的に異なる▶ この日のやりとりは，これまでのものとは質的に異なるコミュニケーション
コミュニケー になっている。
ション 第1に，川岸さんが自分の疑問と気がかりをすなおに伝えたことで，両者の交わす感情のレベルが深くなり，真の感情に近づいていることである。これは，心理学的には**ラポールの深まり**といわれるものであり（ラポールについては▶6ページ），川岸さんも「なにかが伝わった」という感触として体験されている。

第2に，話題の焦点がはっきりと永田さんの感情に向けられていることである。しかもそれは，永田さんの問題点を指摘したり，行動を修正したりすることが目的ではなく，なぜそうなったのかを知りたいという，川岸さんの永田さんへの純粋な関心に導かれているのが特徴的である。

この方向性は，表8-6の受け持ち6日目のプロセスレコードでさらに明確になってきている。

この日の午前中，川岸さんは入院後はじめて作業療法(OT)に行く永田さん

---

1) 宮本真巳編著：前掲書. p.28. 2003.

▶表8-5　プロセスレコード(受け持ち5日目)

状況説明：実習時間が終わるころ，あいさつを兼ねて病室を訪れたとき。
取り上げた理由：少しは自分の気持ちを伝えられたから。

患者の言動／様子	そのときの学生の気持ち	学生の言ったこと／行ったこと	やりとりの意味
①永田さんはベッドに横になっている。 ③「いいわよー」	④いまはきげんがいいようだ。お昼すぎにとてもきげんがわるかったことを聞いてみようか。	②「失礼します。いま，いいですか」 ⑤「私ね，ちょっと気になっていたんですけどね。永田さん，お昼すぎくらいのとき，なんだかきげんわるいなぁって思ったんですよ」	
⑥「え？　うん？」。笑顔はなく真剣な表情になる。	⑦おこりだすだろうか。少し不安だが……。	⑧「うん，ちょっと，きげんがあまりよくないかなって，気になったんですよ。なにかあったのかなって」	⑥～⑧笑顔が消え，表情がかわったので，私も少し迷ったが，聞いてみることにした。
⑨笑顔なく，真剣な表情のまま，「うーん，昼……。ない。なにもない」	⑩覚えてないのだろうか？　なかったことにしようとしているのか？　私がはじめて「きげんがわるかった」と言ったので，少し驚いたのだろうか。	⑪「そうですか。わかりました。……明日はOTに参加されるんですよね」	⑪今回，私がきげんのわるさについて言ったのは，はじめてだったので，永田さんも動揺したかと思い，しつこく聞くのはやめようと思った。
⑫「うん，そうなのよ……」。おだやかになる。	⑬おこりだしたりはしないようだ。明日は一緒に参加したいことを伝えよう。	⑭「私，一緒に行ってもいいですか？」	
⑮「一緒に来てくれるの？　うん，一緒に行こうよ。カラオケよ」			

全体のプロセスからわかったこと／わからなかったこと

　私は，昼以降，永田さんが不きげんそうにしていたのが気になっていたし，なんなのだろうと思っていた。でも，考えてみれば，永田さんは私がそう感じていることはおそらく知らなかっただろうと思う。やっぱり，言い方とかタイミングとか，詳しいことはわからないけれど，気になっていたことを言ってみることにした。
　永田さんは「なんにもない」と言葉少なめに言っていたが，今回は私の感じたことを伝えた段階でこの話は終わりとなった。永田さんがなにを考えていたのかわからないし，本当になにかあるかもわからなかったが，それを私がわかることが絶対の目的ではないと思うし，私自身もいきなり無理はできないので，少しずつ慣れていけたらと思う。

に同行したのだが，永田さんは途中で帰ってきてしまった。
　午後になって，OTの感想を聞いてみると，永田さんは「楽しかった」と言ったが，川岸さんにはとてもそう思えなかった。そこで川岸さんは「よかったですか」と正直に疑問を投げかけてみると，永田さんは「うん……」と言葉をにごした。その返答の仕方で，川岸さんは永田さんが本当は楽しくなんかなかったことを知るのである。

▶表8-6　プロセスレコード（受け持ち6日目）

状況説明：午前中に入院後はじめてOTに行ったものの，途中で帰ってくることになり，午後，ベッドサイドでそのことを話していたとき。
取り上げた理由：前のやりとりとは違うやりとりになって，印象に残ったから。

患者の言動／様子	そのときの学生の気持ち	学生の言ったこと／行ったこと	やりとりの意味
①永田さんはベッドに横になって，私は椅子に座って話していた。	②おだやかに話している。午前中のOTのこと，聞いてみようか。	③「永田さん，午前中，一緒にOT行きましたよね。どうでしたか？」	
④表情がかたくなり，笑顔もなしに，「うん，よかったわよ」とぶっきらぼうに言う。	⑤全然，よかったようには聞こえないけど。本当によかったのか？よかったわけないよな。	⑥「よかったですか？」	④〜⑥よかったと思っているようには見えなかったので，聞き返した。
⑦「うん……」	⑧やっぱり。よかったわけないよな。私もそうだし。	⑨「私もね，今日，はじめてOTに行ったんですよ。まわりはみんな知らない人だし，なにするのかもわからないし，まわりの人は慣れてるようだったけど，私はなんだか，あまり居ごこちがよくなかったんですよ。私はね」	⑨アドバイスをもらったように，自分もなにを感じたのか話すことが大切だと思い，真剣に話しはじめた。
⑩少し表情がかわり，はっきりした感じで，「そう」と言う。	⑪なにか，食いついてきた。	⑫「そうですよ。はじめてのとこだったしね……。永田さんはどうだったかなって思って……」	⑫私はこうだったけど，永田さんはどうだったかというように，もう一度聞いてみた。
⑬「なにかね，みんなに帰れって言われているような気がしたのよ」とボソッと言う。	⑭少し驚いた。	⑮「そうだったんですか。でもはじめてのところは誰でも居づらいですよね。同じですよね。でも，永田さんに帰ってほしいなんて，みんな思ってないと思いますよ。私はそう思います」	⑬〜⑮その理由は私も少し理解できた。それは伝えようと思った。
⑯「そうかしらね」		⑰「うん。少しずつ，慣れていけたらいいですよね」	

全体のプロセスからわかったこと／わからなかったこと

　なんで？　と思ったことはやっぱり聞いてみないとわからないし，疑問に思ったことは永田さんに直接聞いてみるようになった。今回はそれに加えて，「私はこう感じたんです」と言うことにしてみた。意外な返答で私は少し驚いたが，私が自分の体験を少し長く語ったので，永田さんも驚いたかもしれない。同じように居づらい気持ちだったと知って安心したかもしれない。永田さんの反応をふり返ってみると，わるいイメージのやりとりではなかったように思う。

自分の感想を▶
語ってみる　次に川岸さんは，自分がOTに参加してみて「あまり居ごこちがよくなかった」という率直な感想を伝えてみた。すると，永田さんの表情がかわった。それをみて川岸さんは「食いついてきた」と手ごたえを感じた。これもラポールの深まりの感触である。そこであらためて永田さんに印象をたずねてみると，

　はじめて「みんなに『帰れ』って言われているような気がした」という体験が語られたのだった。

　永田さんが，こんなにもすなおに自分のネガティブな体験について話したのは，川岸さんの「居ごこちがよくなかった」という正直な感想に触発されてであることは明らかである。川岸さんは，OT にはじめて参加した永田さんの居たたまれなかった気持ちにも共感することができた。そこで「はじめてのところは，誰でも居づらいですよね」と共感的に受けとめたうえで，「でも，ほかのメンバーは永田さんに帰ってほしいとは思ってないのではないか。少なくとも私はそう思う」と，彼女の認識する現実をフィードバックしたのだった。

● 自分の感情を手がかりに患者を理解する

　川岸さんは，レポートでこの体験を次のようにふり返っている。

> **＜ネガティブな感情にあらわれた患者の「生きにくさ」＞**
> 　私が永田さんとかかわるなかで生じた感情は，永田さんを理解するうえで重要なものだった。
> 　永田さんとかかわるなかで私にネガティブな感情が生じたり，困惑したり腹がたったりしてかかわりを避けたくなった体験が，まさに永田さんが人とうまく関係をつくれないという「生きにくさ」をあらわすものにほかならなかった。
> 　OT から帰りたがった理由を，私は最初，ただなぜかと聞いていた。永田さん

Column 〈看護の理論家たち③〉トラベルビー

　ジョイス＝トラベルビー J. Travelbee（1926〜1973）は，フランクル V. Frankl のロゴセラピーや，エール大学修士課程時代の恩師であったオーランド I. J. Orlando の看護師−患者関係論に影響を受け，独自の看護論を展開した。それは，苦難・希望・痛み・病気などという，誰もが体験する感情や人生経験を概念として深く掘り下げ，人間が人間を援助することの本質的な意味をたんねんに究明しようとするなかで生み出された看護論である。

　トラベルビーは，人間的苦痛への看護ケアのあり方を探究する過程で，精神科看護の体験を強調してはいるが，その理論の適用範囲は精神科に限らず幅広いものである。『人間対人間の看護』では，全領域に通じる基本的な看護のあり方が論じられている。トラベルビーは，看護師と患者の相互作用について，「最初の出会い」「同一性（独自の存在であることの認識）の出現」「共感（エンパシー empathy）」「同感（シンパシー

sympathy）」「ラポール rapport の形成」というプロセスがあるとした。「同感」とは，「共感のプロセスから生じ，共感をこえた段階」である。同感には，「苦悩をやわらげたい」「苦しむ人を援助したい」という基本的な願いがあり，看護師が援助的な看護行為をつくり出す際の基盤となるものとしている。

　またトラベルビーは，患者が病気や苦難のなかに意味を見いだせるようになるには，単に病気を受け入れるだけでなく，その体験を自己実現のために活用できる能力を患者に与える必要があるという。したがって，看護は単なる技術ではなく，生きるわざ art であるがゆえに，看護師は生涯を通じて人間的に生きることの意味を問いつづけなければならない。

　トラベルビーは，1973 年にフロリダで博士課程での勉学を開始したが，その年の暮れに，47 歳という若さでその短い生涯を閉じた。

から返ってくる言葉は，よくわからないものばかりだった。しかし，私自身も
OTは居づらかったと伝えてみると，永田さんの反応は最初とは違い，私にも理
解できるような不安を語ったのだった。

　この一件で，私は永田さんが不安の表出をうまくできないこと，だが不安がと
ても強いことが理解できた。自分に生じた感情が，患者の理解や治療への第一歩
になるということが少し納得できた体験となった。

患者の生きにくさ▶
に到達するために　ここで川岸さんが書いているように，精神障害をもつ人がかかえる「生きに
くさ」には感情の問題(葛藤)がひそんでいる。だが，それは客観的に把握しづ
らい。永田さんがOTの途中で帰ってきてしまったり，その理由について聞く
と妄想的なことを言ったりしたように，問題行動や症状といったかたちをとっ
てあらわれるために，かかわる人にとっては疑問・驚き・当惑・いらだちと
いったネガティブな感情として，まずは体験されるのである。

記録はサポートの▶
**　ツールでもある**　その気持ちをすなおに見つめて，それはなぜかをたどっていけば，おのずか
ら患者の生きにくさに到達するのだが，これを1人で行うのには限界がある。

　プロセスレコードを通して自分自身の内面をふり返ること，そして，それを
読む教員や実習指導者と経験を共有することによって，それが可能になる。プ
ロセスレコードを通しての教員や実習指導者とのリフレクティブ[1]な感情の交
流が，学生の自己への気づきや患者理解をたすけるのである。プロセスレコー
ドは，困難に挑戦する学生をサポートするためのツールでもある。

③「異和感の対自化」を使う

1 「異和感の対自化」とは

異和感とは▶　人とやりとりしていると，「なんかへんだな」とか，「ちょっと違う」「すっ
きりしない」「なんとなく気に入らない」などと感じることがある。こうした
あいまいで軽い不快感は，無視してしまおうと思えばできなくはないが，なに
かひっかかりが残る。宮本真巳はこうした感覚を「**異和感**」といい，それを対
人関係に活用する「**異和感の対自化**」という方法を提唱している[2]。その概要
を紹介しよう。

　対人関係上で生じる異和感は，主として「他人の言動への不満」である。私

---

1) リフレクティブとは，リフレクションの形容詞形である。リフレクションとは，反射，
　映し返しという意味から，人と人との相互交流的なやりとりや自分の内面との対話(内
　省・反省)などのことをさす。
2) 宮本真巳：「異和感」と援助者アイデンティティ(感性を磨く技法2)．日本看護協会出
　版会，1996.

たちは，他人にはたらきかけるとき，ほとんど無意識に，「相手はこう反応するだろう」という予測や，「こう反応してほしい」という期待をいだいている。たとえば，朝，知り合いに会って「おはよう」とあいさつしたら，相手も当然「おはよう」と返すだろうと思っている。そのため，相手がなにも反応せずに通り過ぎてしまったときには，予想や期待が裏切られたという不満や不快感が生じる。これが異和感である。

　異和感には，相手とのズレが反映されているが，そこには感情的なズレだけではなく，身体的な不調和感も伴う。また，どちらかが「間違った状態」というより，「異変が生じた状態」であるため，宮本はあえて辞書的な「違和感」ではなく，「異和感」としている。

異和感はチャンス▶
でもある
　異和感は，相手との関係の揺らぎの徴候でもあるが，そのときこそ，相手と自分との間でなにがおきているかをふり返って考えるチャンスである。

　「異和感の対自化」は，次の 8 つのステップから構成されている。

ステップ①：どんな場面で誰にどう言われたか。
ステップ②：言われてどんな不快感をおぼえたか。
ステップ③：相手の言葉でどこが不快だったか。
ステップ④：相手はどういうつもりで言ったと思われるか。
ステップ⑤：自分にも思い込みや期待のしすぎはなかったか。
ステップ⑥：自分が不快な思いをしたのはどうしてか。
ステップ⑦：相手と自分の視点はどこが一緒でどこが違うか。
ステップ⑧：ふり返ってみて，なにを感じ，どうしたいか。

2　事例からみた「異和感の対自化」

　「異和感の対自化」を実際にどのように使えばよいか。**表 8-7** にあげた本橋さんという学生の事例をみていこう。異和感をおぼえた実習場面から数か月後に書いたものである。

◉ ステップ①：どんな場面で誰にどう言われたか

　学生の本橋さんが異和感をおぼえたきっかけは，受け持っていた患者から，「遅いわよ。何分待たせるわけ？　あなたみたいな人が看護師になれないわ。上司を呼んできてちょうだい」と叱責されたことである。それまでは，患者とはよい関係を築けていると思っていただけに，この言葉で本橋さんはひどく傷ついたという。

◉ ステップ②：言われてどんな不快感をおぼえたか

　本橋さんがいだいた異和感には，おこったことをすぐには受け入れられない「驚き」や「当惑」と同時に，「いらだち」「裏切られた感じ」「くやしさ」といった不快な感情もあった。また「悲しみ」も感じていた。そのほか「体がかたくなる」という身体的な反応もあった。

▶表8-7 「異和感の対自化」の事例：学生，本橋さん

(1)異和感を感じたのは，どんな場面で，誰に，どう言われたからですか？	私が受け持っていた患者さんは70代後半の女性で，糖尿病で長い間入院していた。入院前は事務職で長くお勤めされていたようで，礼儀正しくプライドの高い方だった。私が，「記録をつけてくるので少しお待ちいただけますか？」と聞くと，「はい」と言っていたのに，私がベッドサイドに戻ると出かける準備をしていた。患者さんは「遅いわよ。何分待たせるわけ？ あなたみたいな人が看護師になれないわ。上司を呼んできてちょうだい」と言われた。
(2)言われてどんな気持ちがわいてきましたか？ （あてはまるものすべてに○をつけましょう）	感情：怒り，いらだち，不信，疑い，羨望，裏切られた感じ，歯がゆさ，無力感，徒労感，むなしさ，不全感，屈辱感，情けなさ，悔しさ，恨み，さびしさ，悲しさ，あせり，不安，おそれ，驚き，当惑，混乱，自責感，落ち込み 身体感覚：ムカつく，胃が痛い，胸が苦しい，体が熱くなる，体が冷える，頭に血が上る，血のけが引く，力が抜ける，傷つく，背中がぞくっとする，頬がひんやりする，体が重くなる，体がかたくなる
(3)相手の言葉でどこが不快でしたか	はじめての実習で一生懸命，患者さんのためだけに動いていた。そして記録をつけて少しお待たせした（10分）のも，先生に病状の質問をしていたからだ。がんばっているのに，どうして患者さんがそのようなことを言うのだろうか。理解できず，ただ悲しくなって，涙がぽろぽろ出てきた。
(4)相手はどういうつもりで言ったのでしょうか？	その日，患者さんは新しい薬を飲みはじめていたり，退院の日がぐだぐだとのびていたりしたことを考慮すると，不安でどうにもできないつらい気持ちを私にぶつけてきたのではないかと思う。そのときをのぞけば，患者さんは私にとてもやさしかったし，孫のようだと言ってくれたのである。
(5)自分にも思い込みや期待のしすぎはなかったでしょうか？	患者さんは，ほぼADLが自立しており，私は患者さんが病気をかかえているということを，つねに意識できていなかったのかもしれない。ゆえに，患者さんの不安な気持ちやつらさに気づくことができず，病状のことに目が向いてしまったのかもしれない。
(6)自分が不快な思いをしたのはどうしてでしょうか？	私がいやな思いをしたのは，患者さんの不安を自分のなかできちんと整理して考慮しなかったこと，自分が一生懸命やっているからそれなりの対応をしてくれるだろうという安易な期待があったのかもしれない。もしもこの2点をもう少し考えながらできていたら，私は泣かなかったと思う。
(7)相手と自分が違うところと，共通しているところをさがしてみましょう	違うところ：私は患者さんに積極的に治療を受けてほしいと思っていた。患者さんはもう高齢ということもあってか，なかなか積極的に治療を受けようとはしなかった。看護師，学生には「お客様として扱ってほしい」と言っていた。 共通点：患者さんを待たせてはいけない，待つのはいやだというところ。
(8)ふり返ってみて，いま，なにを感じますか？ これからどうしたいですか？	実習から3か月ほどたち，あのときの感情は薄くなって，よい思い出になっていた。しかし，もう一度考えてみると，感情のコントロールができていなかったことや，患者さんの気持ちに本当の意味で寄り添っていたらと考えると，おこらせてしまったことを申しわけなく感じる。最初の異和感は，いまはすっきりとしている感じだ。これから実習でたくさんの方とかかわりをもつと思うが，そのときにはいまの気持ちや思っていることを大事にして向き合いたいと思う。

[異和感の対自化を行ってみての感想]
実習のときはただくやしくて，泣いているだけだった。実習が終わり，ひと息ついてからのレポートには，先生から，患者さんも大切だが，自分（看護者）の気持ちも大切だと書かれていた。そして，いま思うのは，本当の意味で患者さんの気持ちに寄り添うことができていたら，私はこのことがらを異和感としてとらえなかったかもしれないということである。これからは異和感を感じたらそのままにせず，きちんと整理していきたいと思う。

● ステップ③：相手の言葉でどこが不快だったか

　ここでは，異和感と具体的な事実とを照らし合わせながら，異和感の中身を探索していく。

本橋さんがいだいた不快感の背景には，これまでこの患者のためだけに一生懸命にやってきたという思いがあった。患者を待たせたのは，医師に患者の病状について聞いていたからだった。にもかかわらず，それがわかってもらえず，過剰とも思える反応をされたことへの悲しさやくやしさがあった。おそらくは反論もできなかったくやしさや，それまで築いてきた患者への親しみや信頼感を失った悲しみもあったのかもしれない。

◉ ステップ④：相手はどういうつもりで言ったと思われるか

ここでは，相手の気持ちやおかれた状況を想像してみる。

不思議なことだが，これまでのステップで，自分の不快感を見つめ，言葉にしていくと，相手のことを想像できるゆとりが生まれてくる。本橋さんはここで，やさしく「孫のようだ」と言っていた患者との親密な関係を思いおこした。すると，新しい薬にかわったことや，退院が「ぐだぐだと」長引いて先がみえない状況に，患者が不安やつらさをかかえていたのではないかと思うようになっている。

◉ ステップ⑤：自分にも思い込みや期待のしすぎはなかったか

ここでは，本橋さんは自分の側の思い込みや期待のしすぎをふり返って，この患者の ADL が自立していてコミュニケーションもとれることから，患者が慢性の病気をかかえているという意識が薄れ，患者の気持ちやつらさよりも病状に関心が向いていたかもしれないと気づいている。

◉ ステップ⑥：自分が不快な思いをしたのはどうしてか

ここでは再度，自分の不快感の妥当性にも目を向ける。ところが本橋さんは，自分がいやな思いをしたのは，患者の不安を考慮しなかったこと，がんばっていることをわかってくれているはず，という安易な期待があったことをあげ，「それができていたら泣かなかったと思う」と書いている。これは，自分の不快感の妥当性を確認するというより，反省になってしまっているため，少し目的からそれてしまっている。患者の「あなたみたいな人は看護師になれない」という言葉は，看護学生の一番の弱みを突く非情な言葉であり，泣くのももっともではないだろうか？

◉ ステップ⑦：相手と自分の視点はどこが一緒でどこが違うか

自分と相手の感情や期待をはっきりさせたところで，ここでは互いの共通点と相違点をさぐっていく。本橋さんは，治療に向かう姿勢に相違点があったものの，「待つこと」「待たせる」ことがいやだという点では共通していたことを見いだしている。そしておそらく，回復を願う気持ちも共通していたはずである。これがわかってくると，両者の関係性に距離をおいてながめてみることができる。

◉ ステップ⑧：ふり返ってみて，なにを感じ，どうしたいか

最後のステップでは，「異和感の対自化」のプロセス全体をふり返る。本橋さんは，当初の異和感はなくなって，むしろ「すっきりと」している。「患者

におこられた」としか思えなかったできごとの裏にあった，患者の「不安」や「つらい気持ち」がこのプロセスを通してはじめてみえてきて，相手を許す気持ちが出てきたと同時に，できごとのつながりや意味が理解されたからではないだろうか。自分の感情の妥当性についてももう少し考えられれば，おそらくは自分を許す気持ちにもなれただろう。

異和感の対自化▶
の意義

「異和感の対自化」とは，異和感というネガティブな感覚から出発して，自分や相手のなかに生じていた感情や暗黙の期待についてのリフレクションを導いてくれるものである。それによって，自分や相手についての認識がポジティブなものへとかわっていく。そしてなにより，これからの自分にとっての課題やかかわりの目標が見えてきて，やる気がわいてくる。

E 患者 – 看護師関係における感情体験

ここでは，患者と看護師の関係のなかで体験される感情について，看護学生の実習の事例などを織りまぜながらみていこう。ここには，第3章(▶1巻：56ページ)でみた，人格の成長・発達に関するさまざまな理論からの見方も示されている。それぞれ立場は違っていても，着眼点は共通している。

① 転移・逆転移

1 転移とは

過去の感情が現在▶
にもち込まれる

プロセスレコードや「異和感の対自化」でもみえてきたように，私たちの人格には，これまで生きてきた体験が，不安やおそれ，期待，不信や信頼などの感情とともに組み込まれている。そして，人とかかわり合うときには，相手の語りやふるまい，雰囲気，その人との関係のなかでおこるできごとなどをきっかけにして，人格のなかに保存されていた過去の人間関係にまつわる感情がよびさまされ，いまの人間関係へと投影される。これが**転移 transference** である。

転移は，フロイト S.Freud(▶1巻：第3章, 83ページ)がはじめて概念化した精神分析における重要な考え方の1つであり，患者(クライエント)が治療者に対して向ける，強い感情体験のことをいう。その感情は，過去の重要他者との関係のなかで体験された感情が，治療者に移しかえられたものとみなされたことから，転移とよばれるようになった。

重要他者への感情▶
が治療者に向かう

　ここでいう過去の重要他者とは，たいていの場合は両親や祖父母・きょうだいなど，その人の養育にかかわった人物である。その人物との間で形成された感情・思考・行動・態度のパターンが，治療者や援助者との人間関係のなかに，無意識的にもち込まれるのである。しかも，それはあくまでファンタジーが投影されているのであって，現実とは異なるために治療への抵抗となる。古典的な精神分析では，この抵抗，すなわち転移を解釈することによって洞察[1]が得られると，症状の必要がなくなり消失すると考えられていた。

陽性転移と陰性▶
転移は表裏一体

　転移には，依存・信頼・愛情・あこがれなどの肯定的な感情をいだく**陽性転移**と，不信・敵意・嫌悪・恐怖・非難・軽蔑などの否定的な感情をいだく**陰性転移**の2つがある。どちらも，治療への抵抗という意味では同じとみなされる。

　また，人間の感情は基本的には両価的(アンビバレント)なものであり，表出されている感情の裏で，意識的・無意識的にそれとは相反する感情をいだいているものである。陽性転移と陰性転移も，実は表裏一体のものなのであり，好意をもたれたから「よい」関係，嫌われたら「わるい」関係というものではないのである。

2 逆転移という現象

治療者が患者に▶
対していだく感情

　患者との関係のなかで，治療者もまた患者に対して強い感情をいだくことがある。これを**逆転移**もしくは**対抗転移** counter transference という。メカニズムは転移と同じで，治療者の過去の人間関係にまつわる感情が，現在の患者との関係のなかにもち込まれておきてくると考えられている。

　たとえば，治療者がある患者に対して，自分でもなぜかはわからないが，特別な嫌悪感をいだいたり関心がもてなかったりすることがある。そのようなときには，陰性の逆転移がおきているのである。

　それとは逆に，「気の毒だ」「自分がなんとかしなくては」と過度に熱心になったり，ほかのスタッフが患者を嫌っていると，自分だけは理解者になりたいと思ったりする場合は，陽性の逆転移がおきているのである。

過去より現在の▶
関係に注目する

　ただし，最近では転移も逆転移も，過去の人間関係ではなく，「いま，ここで」の関係に注目し，そこでの相互作用をみようとする方向になってきている。つまり，過去にさかのぼって原因をさぐるのではなく，あくまでいまの治療−患者関係のなかでなにがおこっているかをさぐり，患者のかかえる問題，生きにくさの構造を明らかにしようというのである。

　いずれにせよ，治療者自身に未解決の葛藤がある場合，より激しく逆転移感情が揺さぶられて現実認識がゆがみ，治療の妨げになることがある。そこで欧米では，精神療法家となるには，教育分析やスーパーヴィジョンを受け，自身

---

1) 洞察とは，無意識のなかに抑圧されていた感情がよびさまされ，みずからの葛藤に気づくことをいう(▶1巻：第6章，242ページ)。

の葛藤について洞察を得ておくことが必須条件とされている。

② 感情の容器になる

1 共感はがんばってするものか

共感ってなんだ？▶ 　看護教育では，看護師が患者に共感すること，あるいは共感的に理解することの重要性がいたるところで強調されている。**共感 empathy** とはいったいどういうことをいうのだろうか。

　『広辞苑(第七版)』によれば，「他人の体験する感情や心的状態，あるいは人の主張などを，自分もまったく同じように感じたり理解したりすること。同感」とある。これが，共感の一般的理解なのであろう。そのためか，多くの看護師が「患者と同じように感じなくては」と思い，患者の発する言葉から，必死に患者の気持ちをくみとろうとがんばっている。だが，共感は，がんばってできるものなのだろうか。

相手の世界を▶
あたかも自分の
もののように
　ロジャーズは，共感について次のように述べている[1]。

> 「セラピスト(援助者)がクライエントの内的な世界をあたかも自分のものであるように，しかもこの『あたかも』という質を決して失うことなく感じとることである」

　またそれは，「批判的にでもなく，哀れむのでもなく，見下すこともなく，所有するのでもない方法」，すなわち**無条件の肯定的配慮**とともに，「相手の精神のなかを手さぐりで進むこと」とも言っている。つまり，わからないからこそ，わかろうとすることが，共感的理解なのである。

　ここで，ある学生の実習でのエピソードを紹介しよう。

事例⑥-1　夕焼けって心細い──学生「伊崎さん」と患者「水上さん」

　学生の伊崎さんが受け持ったのは，水上さんという統合失調症をもつ20代の女性患者だった。実習初日，伊崎さんはお互いちょっと緊張していると感じつつも，水上さんと話をしたり，トランプをしたりして一緒に過ごしていた。

　その日の夕方，2人が病棟のホールの椅子に並んで座り，窓から西の空がうっすらとオレンジ色に染まっていくのを見ていると，水上さんが「夕焼け，きれいですね」と言った。そのとき，一緒にそれをながめていた伊崎さんは，一瞬，さびしいような，心細いような気持ちにおそわれた。

　そこで伊崎さんが「水上さん，夕焼け見ていたら，私，なんだかすごく心細い

---

1) エドウィン・R. ウォーレンス著，馬場謙一監訳：力動精神医学の理論と実際．p. 176, 医学書院，1996.

ような気分がしてきちゃった」と言うと，水上さんは「私も……。今日，面会に来るって言ってたのに，お母さん，まだ来ない」とつぶやいた。

その言葉に，伊崎さんの脳裏には，自分が幼かったころの情景があざやかに浮かび上がってきた。それは，伊崎さんがまだ4歳か5歳で，保育園に通っていたころ，母親の迎えが予定よりも遅くなって，保育園の門のわきで夕焼けをながめていたときの情景であった。

伊崎さんは，なぜいまこんなことを思い出したんだろうと不思議に思いながらも，もしかしたら水上さんも，あのときの自分と同じような思いをしているのかなと思った。そこで「お母さん，このまま来なかったらどうしよう，ひとりぼっちになっちゃうんじゃないかって，不安なのかな」と伊崎さんが聞くと，水上さんは黙ってうなずいた。

その後，2人はしばらく無言のまま，並んで夕焼けをながめていた。

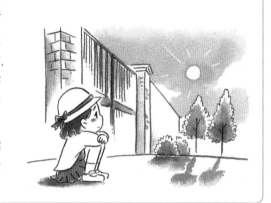

ここで伊崎さんには，まず，あるリアルな感情がわいてきて，それが過去の情景をありありと呼びさましたのである。

感情がジェット▶
コースターの
ように動く
このように，患者とかかわっていると，否応なくさまざまな感情体験をする。話ができてうれしくなることもあれば，寝ている患者から「今日はいいから」と追いはらわれたりしてカチンときたり，さびしくなったりもする。まるでジェットコースターのように感情が揺れ動き，疲れるのである。

2 「感情の容器」になる──無意識のコミュニケーション

患者の感情の▶
容器になる
2者間にある感情が相互に体験される現象は，**投影同一化**とよばれる防衛機制によるものと考えられている。ビオン W. R. Bion は，それを患者からの**無意識のコミュニケーション**として，「内容-容器」モデルを用いて説明した[1]（▶1巻：第3章，95ページ）。

この元型は，赤ん坊と母親の原初的一体化の関係にある。赤ん坊は自分では受け入れられない苦痛な感情（内容）を自分から切り離し，母親（容器）に流し込む。容器となった母親は，みずからの意志とは関係なく，強い感情を経験するが，その流し込まれた感情を耐えやすいものにかえ，ケアを通して赤ん坊に戻

---

1) グリンベルグ，L. 著，高橋哲郎訳：ビオン入門．p. 39，岩崎学術出版社，1982.

す。こうして，母親は，赤ん坊が1人ではかかえきれない苦痛な感情をもちこたえるのをたすける。これこそが共感の裏側ではたらいている投影同一化のメカニズムであり，患者はこれと同じような方法で治療者に無意識のうちに自分の感情を伝えてくると考えるのである。

共感が連想を生む▶ 事例⑥でいえば，夕焼けをながめていた学生の伊崎さんという容器に，水上さんの心細さが無意識のコミュニケーションによって注ぎ込まれたと解釈できる。伊崎さんが心細さを感じていることを伝えると，水上さんもいままさに母親を待ち望んでいることを語った。このとき，伊崎さんの心のなかには，幼いころ，ひとりぼっちで母親の迎えを待っていた情景が，心細さの感情とともに連想としてよみがえってきた。彼女にとって「夕焼け」はそうした情況のシンボル(表象)だったのだ。

母親の面会を待ちわびていた水上さんの心細さが先だったのか，伊崎さんの連想が先だったのか，おそらくはそのどちらでもあるような，「感情の同時性」がここで生じているのがわかるだろう。それによって，水上さんの感情が言葉になり，その意味が理解されたのだった。

**容器となる人の▶
体験や状況も
影響する** また，この日は精神科病棟での実習の初日で，伊崎さんは水上さんとトランプをしたり，ぼーっと窓の外を見たりしていたものの，いったいこれでいいのだろうかと自信がもてずに心細かったことも関連していたかもしれない。つまり，感情の容器になるとき，容器となる人の過去の体験や現在の状況が何層にも重なって影響しているのである。

もう1つ，「遊びとユーモア」の項で紹介した，折り紙をした松原さんと矢野さんのかかわり(▶事例②，16ページ)に戻って，その続きをみてみよう。

事例②-2

＜つらい気持ちになる＞

学生の松原さんは，矢野さんと一緒に売店に買い物に行ったり，病院の近くを散歩したりしてかかわりを深めていった。書庫から出してもらった分厚い紙カルテを読むと，矢野さんは若いころはレース編みなどをしていたこともあったが，入院生活が長くなるにつれ，しだいに自閉的になっていく様子がわかった。

両親が亡くなってからは家族の面会の足も遠のき，甥や姪には矢野さんの存在すら知らされていないこともわかった。そうした背景を知るにつれて，松原さんの矢野さんへの関心はますます強まっていった。

あるとき病室で，矢野さんが昔の病院の様子を話しだした。以前の建物は古くて狭かったこと，男女別の病棟だったことなどを聞くうちに，松原さんは「いまなら聞けるかもしれない」と思い，矢野さんの最初の入院の理由について，「話したくないなら話さなくてもいいんですけど」と前置きをしたうえで思いきってたずねてみた。

すると矢野さんは「覚えてないの。記憶がおかしくなっちゃった」と言う。松

原さんはなにかわるいことを聞いてしまったように思って，ドキッとした。「そうなんだ」と返すと，矢野さんは「知らない間にここにいたの。お母さんとお姉さんに連れられて一緒に来たの」と続けた。

矢野さんの口調は淡々としていたが，聞いていた松原さんのなかには，つらくて悲しい気持ちがこみ上げてきた。「そうか，一緒に来たんですね」。それだけ言うのが精いっぱいだった。

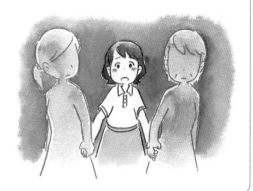

2人の間で1つの感情が生まれる　矢野さんにとっては，無理やり精神科病院に連れて来られ，そのまま家族と引き離されて入院させられた体験は，記憶さえもなくすほどの外傷的な体験だったのだろう。

　ここで，矢野さんは淡々と事実を語るだけで，感情についてはなにも表現していない。にもかかわらず，松原さんのなかには，「つらくて悲しい気持ち」がわき上がってきた。学生の松原さんが体験したこの「つらくて悲しい気持ち」は，確かに彼女の感情だが，もともとは矢野さんのなかにある感情でもある。むしろ，この感情はどちらのものとは言えない，どちらのものでもあるような，松原さんと矢野さんの関係のなかで生まれてきたものなのである。

　矢野さんはそうした悲しみや怒りを記憶とともに心の奥に封じ込め，自閉というかたちでそれに対処するすべを身につけて，これまで生きのびてきていたのだった。

凍りついた記憶がよみがえる　しかし，松原さんから問われて昔のことを思い出して語るうちに，矢野さんの心のなかに深く埋め込まれていた感情が無意識のうちに松原さんに流し込まれたのである。矢野さんの感情の容器になった松原さんは，言葉に詰まるほどつらく悲しい気持ちを体験することになった。このようにトラウマを負った人のなかには，無意識のコミュニケーションでしか自分の感情を伝えることのできない人が多いのである。

　このあと，松原さんが矢野さんに「だいじょうぶですか」と聞くと，矢野さんは少し笑って「だいじょうぶ」と答えた。松原さんが自分のことを確かに理解してくれたと感じることができた矢野さんは，つらい記憶にも耐えることができたようだった。

理解すること，関心をもつこと　双極性障害の当事者でもある作家の絲山秋子は，「当事者が欲しいものは，アドバイスや共感よりも，理解なのだ」と述べている[1]。理解は，関心をもつことから始まるのである。

③「肯定的感情」と「否定的感情」にまつわる誤解

1 アンビバレンスに耐えること

一見よい関係に▶
みえるが

　看護師の多くは，患者のニーズを満たすことが自分の役割だと思い，そのためには「よい関係」でなければならないと思っている。ここで言う「よい関係」とは，患者が看護師に信頼を寄せ，喜んでケアを受け入れてくれるような関係である。そこには，否定的な感情(陰性感情)が患者にも看護師にもあってはならないと思うのである。

　しかし現実には，転移の項でも述べたように，人間の感情は基本的にアンビバレントなものであり，完全に肯定的とか，完全に否定的ということはありえない。あるとすれば，アンビバレンスに耐えられないために，ものごとを「よい」か「わるい」か，「黒」か「白か」に分けてしまう，**スプリッティング(分裂)**という防衛がはたらいているのである。

2 なぜお菓子を食べさせたかったのか

　プロセスレコードの最初の事例，学生の川岸さんに無理やりお菓子を食べさせようとした永田さんの場合(▶事例⑤，32ページ)をみてみよう。

患者からの▶
陽性転移

　永田さんは初日から川岸さんに好意を示し，親しげに近づいてきた。学生に年ごろの近い娘を重ね合わせ，よい感情をもったようであった。これが転移である。

> **Column** 『絲的ココロエ──「気の持ちよう」では治せない』
>
> 　著者の絲山秋子さんは双極性障害の当事者である。入院中に執筆活動をはじめ，デビュー作の『イッツ・オンリー・トーク』で文學界新人賞を受賞し，廣木隆一監督の映画『やわらかい生活』にもなった。その後，『沖で待つ』で芥川賞，『薄情』で谷崎潤一郎賞を受賞した。直木賞候補となった『逃亡くそたわけ』は，精神科病院から無断離院した患者たちが主人公である。
>
> 　『絲的ココロエ──「気の持ちよう」では治せない』は，もともと「こころの科学」(日本評論社)に連載されていたもので，いまでは落ち着いて薬も卒業している絲山さんが，20年以上に及ぶ当事者生活のなかでつちかってきた病気や医師，そして自分自身との付き合い方についての知恵が盛り込まれている。双極性障害に限らず，当事者でなければわかりえないこともたくさんあり，看護師としてもかかわりのヒントが満載である。

1) 絲山秋子：絲的ココロエ──「気の持ちよう」では治せない．p. 90．日本評論社，2019．

陽性転移が ▶
陰性転移へ

　しかし 3 日目には,「おなかがすいた」と言った学生に無理やりお菓子を食べさせようとして断られると,「一緒じゃなきゃいやなのよ」とおこりだした。そして翌日も永田さんの不きげんは続き,学生もかかわりを避けたくなってしまった。3 日目にして陽性転移から陰性転移にかわってしまったのである。それに呼応して,学生の感情も陽性から陰性のものにかわった。

　永田さんはなぜ,学生にお菓子を食べさせたがり,断られておこりだしたのだろうか。永田さんの学生への感情は娘への感情が転移したものだとして,では娘に対して,永田さんはどのような感情をもっているのだろうか。

　永田さんは学生に,娘の精神疾患は「遺伝かもしれない」と話している。自分のせいで病気になったかもしれないと思っていて,その娘のめんどうをいま自分が入院してみられないでいる。そのことに,永田さんは申し訳なさを感じているのかもしれない。だとすれば,学生にお菓子を食べさせようとしたのは,娘へのつぐない(補償)の意味があるのかもしれない。

一体化を ▶
求める心理

　だが,なぜ「一緒じゃなければいや」なのだろうか。学生が「おなかがすいた」と言ったとき,たまたま永田さんもおなかがすいていてお菓子を食べたいと思い,それで学生もお菓子を食べたいに違いないと思ったのか。ところが,それが違って断られたので腹がたったのだろうか。

　永田さんの,学生(=娘)と「一緒」であること,すなわち一体化を望む気持ちは強烈で,ちょっとしたくい違いでさえもはげしい不安を生むようだ。これはまさに,不安な愛着にほかならない(▶第 3 章,104 ページ)。

　そう考えると,永田さんの最初の親しげな急接近の裏にも,同一であることを希求する思いと見捨てられる恐怖とが混然一体としてあったのだろう。そのため学生の川岸さんも,うれしい気持ちと同時に,不安も感じている。

アンビバレンスに ▶
耐えること

　ここで学生の川岸さんは,教員や指導者,さらには同じ実習生仲間にすなおにたすけを求めたことで,否定的な感情に押しつぶされることなく生きのびることができた。そして,勇気をもって永田さんにも自分の気持ちを伝えることができ,永田さんも OT で「帰れ」と言われた気がしたと打ち明けた。

　どうやら永田さんには,「やっぱり私はみんなに嫌われる」というのがスキーマ(▶27 ページ脚注)としてあり,なにか不安なことがあるとそれが顔を出して,自分から関係を断ってしまうようである。しかし,怒りをぶつけた学生から理解を示されたことは,そのこりかたまったスキーマが多少なりともかわるきっかけになるかもしれない。

　さらに,永田さんと娘の関係性を考えると,永田さんは娘とも一体化を求めていて,娘の意志におかまいなく世話を焼いている可能性がある。それでは娘の自律性がそこなわれてしまいかねない。もし,永田さんが自分のスキーマに気づき,自分と他者に対する認識をかえていくことができれば,娘にとってもたすけになる可能性がある。

3 修正感情体験

このように，患者は無意識のうちに現在の関係のなかに過去の感情（多くの場合，隠された感情）をもち込むが，現在の相手は過去の相手とは違う人間なので，当然ながら同じ反応が返ってくるとは限らない。もし，同じであれば，過去の体験がつくり出した自分の人間関係に関するスキーマはさらに強固なものになっていく。

たとえば事例⑤の学生の川岸さんが，永田さんから心理的に離れてしまい，思いやることができなくなれば，「私はみんなに嫌われる」という永田さんのスキーマをますます強くさせてしまうだろう。だが，川岸さんはほかの人のたすけを借りて，ケアする心を失わずにすみ，永田さんも自分の思いを言葉で伝え，お互いに理解し合うことができた。

このように，現実の関係のなかで過去の葛藤に満ちた関係とは異なる感情体験をすることを**修正感情体験**という。

F 関係の視点からみた困難事例
——看護師がつまずくとき

① 攻撃される

事例⑤（▶32ページ）の川岸さんのように，患者から怒りをぶつけられ，これ以上かかわれないような気持ちになってしまうことはめずらしいことではない。なぜこうしたことがおこるのか，それをどう受けとめればよいのかについて考えてみよう。

1 攻撃はどこから生まれるのか

受け入れがたい▶
感情を他者へ投影

第2章の「心的外傷と回復」（▶1巻, 38ページ）で，人間は危険を察知すると本能的に「社会的関与」に向かい，周囲の人々のたすけや支援，慰めを求めるが，危険がもっと差し迫ってくると，より原始的な防衛手段として「闘争／逃避」の反応をおこすという脳神経学的研究の知見を紹介した。

つまり，人間はむやみに**攻撃**するわけではなく，安全をおびやかされたときに，まずは安全な場所に逃げ出そうとし，もはや逃げられないと感じたときに，攻撃という行動に出るのである。

精神分析では，攻撃という行動は，怒り・欲求不満・敵意・憎悪・不安などの自分自身にとって受け入れがたい感情を他者へ投影した結果と解釈されている。そこには，そうした感情が生じる状況というものがあるのだ。

　つまり攻撃は，その前に現実の対立(コンフリクト conflict)が存在したり，妄想や幻覚などによる知覚のゆがみから現実を被害的にとらえたりする場合におこるのである。攻撃する人は，それほどまでに追いつめられ，おびえているのである。

　先に紹介した絲山秋子は，まるで暗闇（くらやみ）のなかで敵に囲まれたように感じ，実際に何人かの人が敵に見えたと記している[1]。

　とくに，躁状態や境界性パーソナリティ障害の患者の場合は，ささいな刺激から攻撃的になりやすい。自由にならない入院生活のストレスが，攻撃的言動へとつながることもある。

2　人間と攻撃心

攻撃心は生きぬく▶
ための力

　暴言や暴力などの行動としての攻撃とは別に，人間誰もがもっているのが**攻撃心(攻撃性)aggression** である。攻撃心は必ずしも破壊的なものではない。ゲームやスポーツ，さらには芸術や音楽などの創造的活動は，攻撃心なしにはありえない。そして，社会的関係に不可欠な自己主張にも，攻撃心が必要である。

　クライン M. Klein は，赤ん坊が乳房に吸いつくのも攻撃心のあらわれとみた(▶1巻：第3章，92ページ)。食べ物をかみ砕き，飲み込み，消化するのも，対象を求めて向かっていこうとするのも，攻撃心なくしてはありえないからである。

　ウィニコット D. W. Winnicott は，赤ん坊にとって攻撃心は活動性とほとんど同義であると述べた(▶1巻：第3章，93ページ)。無力であればあるほど，依存的であればあるほど，人は攻撃的になる。しかし，自分が攻撃したために母親を破壊してしまうという恐怖は，子どもにとって最大の恐怖である。そのため，母親の役割は，赤ん坊の攻撃の対象となることと，それに復讐（ふくしゅう）することなく生きのびることであると，ウィニコットはいう。

　赤ん坊が母親の腕のなかにかかえられるとき，赤ん坊の攻撃心もかかえられる。安全の基地というのは，外界からの攻撃だけでなく，赤ん坊を自身の攻撃からもまもるものなのである。

　しかし，攻撃心には健康な側面があるとはいえ，そこに復讐心が生じた場合に「憎悪」になると，ストー A. Storr はいう[2]。弱い者いじめなどにみられる残酷さは，その陰に，過去の恥辱に対する復讐の欲求があるというのである[3]。日本語で言う「恨み」の感情がこれにあたるだろう。確かに，いじめる側にはいじめられた過去があることが多いことは，よく知られている。

1) 絲山秋子：絲的ココロエ　「気の持ちよう」では治せない．p.90, 日本評論社，2019.
2) ストー，A. 著，高橋哲郎訳：人間の攻撃心．晶文社，p.140，1973.
3) ただし，いじめる相手が過去に自分に恥辱を味あわせた当人である必要はない。

3 なぜ，赤いトレーナーは投げつけられたのか

　　ここで，一緒に夕焼けを見ていた学生伊崎さんと受け持ち患者水上さんのかかわり（▶事例⑥，47ページ）のその後のかかわりをみてみよう。

> **事例⑥-2**
>
> ＜投げつけられたトレーナー＞
>
> 　その後，学生の伊崎さんと水上さんのかかわりは順調に進んだ。伊崎さんは，「一緒に散歩行ってくれる？」「私，少し疲れたからベッドで横になってきていい？」などと，自分によく声をかけてくる水上さんに，信頼されていると感じていた。
>
> 　実習5日目。伊崎さんは，水上さんが衣類をベッドの横の棚に無造作に詰め込んでいるのが気になって「水上さん，これ，きちんとたたんでしまったほうがいいんじゃないですか。洋服がシワになっちゃうし。1回，全部出してしまい直しましょうよ」と水上さんに声をかけ，棚の中の衣類をベッドの上に出した。
>
> 　水上さんは「え〜，せっかくしまったのに」と不満そうだったが，伊崎さんと一緒に衣類を1枚1枚たたみはじめた。全部たたみ終わったところで，伊崎さんは「じゃあ，棚にしまいましょうか」と言い，きれいに棚に並べはじめた。それを水上さんは黙って見ていた。
>
> 　全部をかたづけ終わったとき，水上さんが突然，棚の一番上にあった赤いトレーナーをつかみ，伊崎さんの顔に投げつけた。伊崎さんはびっくりして声も出なかった。水上さんは，これまで見たことのない，こわい，それでいてとても悲しそうな表情をしていた。
>
> 　伊崎さんは「私，せっかく水上さんのためを思って手伝ったのに。どうして，こんなことするんですか」と言った。すると水上さんは，「あんた，親切そうにしてるけど，本当は泥棒なんでしょ。私のもの全部盗むつもりでしょ。もう，来ないでよ！」とどなりつけると，病室を出て行ってしまった。
>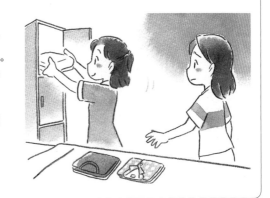
> 　取り残された伊崎さんは，ぼう然と立ちつくしていた。

なにがおこったのか▶　水上さんにトレーナーを投げつけられ，「泥棒」「もう来ないで」とどなられるというショッキングなできごとがあった翌日，伊崎さんは実習には来たものの，水上さんとはなんとなく顔を合わせづらく，ナースステーションにいた。すると，学生指導の中井看護師が「なにかあったの？」と声をかけてくれたの

で，伊崎さんは，思いきって昨日のできごとについて話した。

　すると，中井看護師が「それはつらい思いをしたわね。今日は患者さんのところにはあんまり行きたくないかな」と言ってくれたので，伊崎さんは黙ってうなずくと，思わず涙がこぼれた。中井看護師はそれにはなにも言わず，「どうしてそんなことになったんだろうね？」と言った。伊崎さんは，「たぶん，水上さんはぐあいがわるかったんじゃないかと思います」と答えた。

　カルテに，水上さんはぐあいがわるくなると妄想が活発になり，「物を盗られた」と言って騒いだり，いきなり周囲の人々に「泥棒」とどなりつけたりする，と書かれてあったからだ。

それは病気の
せいなのか ▶ 　伊崎さんは，「いままで順調にきていたのに，水上さんの病気のせいでめちゃくちゃになってしまって，がっかりです……」と言った。すると中井看護師は，「そうかなあ，確かに水上さんは妄想的になってトレーナーを投げつけたかもしれないけど，それって病気のせいなのかな。私には伊崎さんと水上さんの関係のなかでおきたことのような気もするんだけど」と言った。

　そして，中井看護師の提案で，伊崎さんと水上さんと中井看護師の3人で昨日のできごとについて話し合う時間をもつことになった。そこでは，水上さんは，伊崎さんが想像もしなかった次のような思いを語った。

> 　実習が始まった当初，水上さんははじめて会う看護学生の伊崎さんとうまくやっていけるか心配で，気をつかって接していた。でも，しっかりしている伊崎さんは頼りになると思った。
> 　伊崎さんが衣類の整理をしましょうといったとき，正直言って水上さんは気のりがしなかった。でも，伊崎さんはさっさと衣類を棚から出して，ベッドに広げた。水上さんは「私の物なのに，どうしてこんなこと勝手にするんだろう」とちょっと頭にきたが，自分のためにしてくれていると思って，なにも言えなかった。ただ，てきぱきとかたづける伊崎さんをながめていると，なんだか「あなたは役たたずだ」と言われているような気がしてきた。
> 　きれいに整頓された棚をみると，入浴したあとに着がえるつもりだった黄色のブラウスが一番下にしまわれて，水上さん自身はあまり好きではない赤のトレーナーが一番上にのっていた。伊崎さんに，「今日のお風呂のあとには，この赤のトレーナーを着るの」と押しつけられた感じがして，伊崎さんに赤いトレーナーを投げつけた。
> 　そのとき，伊崎さんに「せっかく水上さんのためを思って手伝ったのに」と言われ，確かにそれはわかっていたが，「自分の好きなように勝手に洋服を引っぱり出しておいて，私のためにやったなんて恩きせがましい。いい人ぶってるけどわるい人だ」と腹がたって，どなりつけてしまった。「もう，来ないでよ」と言ったのは，このままでは自分が伊崎さんに好きなようにされてしまう気がしたからだった。

両親と同じ ▶ 　この話し合いの数日後，水上さんはふと思い出したように，伊崎さんに「うちの両親も，私がちょっとでも反抗すると，『おまえのためを思ってやったのに』ってよく言ってましたよ」と言った。「大事にしてもらってるし，親には

感謝してるけど，ときどきむかつくことがあって。伊崎さんも同じなんだって思ったら，爆発しちゃった」。

水上さんは，小学生のころ，学校に着ていく服は母親が選び，枕もとに準備してくれていたこと，お気に入りの黄色のブラウスがあったが，母親に「あなたは黄色よりも赤のほうが絶対に似合うから」と言われ，なかなか着させてもらえなかったことを話した。水上さんは「自分の洋服は自分で選びたい」と思っていたが，母親に言うことはできなかったそうだ。

4　攻撃の陰にある不安と甘え

伊崎さんの▶
母親転移
明らかに水上さんは，自分への配慮もなく棚の整理を始めた伊崎さんに母親転移をおこしていた。伊崎さんが「あなたのため」「あなたのことは，あなたより私のほうがよくわかっている」という母親に重なってみえ，言葉を封じられていた怒りが爆発したのだ。

しかし，母親にむかついても，文句は言えなかった。もし，母親に怒りをぶつければ，自分のことを思ってくれている母親を傷つけてしまうかもしれない。あるいは，母親の怒りを買い，見捨てられるかもしれない。しかし，伊崎さんに怒りをぶつけることができたのは，少なくとも伊崎さんにはわかってもらえるだろうという期待があったのだろう。

このように，患者が攻撃的になるときには，方法は間違っているとしても，誰かに伝えたい，理解されたいという希望，つながりを求める健康な志向性（甘え）があることを示している。それは，引きこもったり，妄想のせいにしたりするよりは，はるかに健康なのであり，その人のレジリエンスにもなる。

5　屈折した「甘え」としての攻撃

第3章でみたように，「甘え」には「すなおな甘え」と「屈折した甘え」がある（▶1巻：第3章．111ページ）。「すねる」「ひがむ」「ひねくれる」「恨む」，そして「ふてくされる」などの態度は，屈折した甘えを示している[1]。

屈折した甘えには，相手に対してネガティブな態度をとりながら，その陰に察してほしい気持ち，すなわち甘えが透けてみえるところがある。攻撃的な患者にも，どこかかまってほしいという「甘えた気持ち」が見え隠れするので，看護師は「甘えるならすなおに甘えればいいのに」といらだつのである。だが，問題は甘えたくてもすなおに甘えられないところにある。それは，これまでの人生での傷つき体験から人に甘えることに臆病になっているのかもしれないし，甘える糸口を見つけることが苦手なのかもしれない。

こうしたとき，看護師が屈折した甘えにうまく対応できればいいのだが，看

---

1) 土居健郎：「甘え」の構造．pp.24-25，弘文堂，1971．

護師自身の甘えへの感受性や許容度が低い場合や，気持ちに余裕がないときには，「めんどうな患者」というレッテルをはってしまうことにもなる。

　しかも，患者から攻撃されたり，とりわけ憎悪を向けられたりすると，当の患者と同じように，看護師も恐怖と無力感，そして屈辱を味わう。そのため，あえて無視したり，逆に厳しい態度をとってしまい，患者を叱ったり，あやまらせようとしてしまうのである。そうなると，それ以上の対話は不可能になってしまう。

　看護師に求められることは，攻撃心を抑え込むことではない。むしろ，中井看護師がしたように，患者が勇気をもって自分の感情を言葉で表現することで，健康に対処できるようにたすけること，その勇気をもつことなのである。

② 拒否される

1 拒否はかかわりを求めるサイン

拒否を生む，▶
恐怖と不信感

　事例⑥-2で，水上さんが学生に「あっち行ってよ」と言って拒否したとき，水上さんは確かにおこっていたが，その怒りの裏には「このままでは自分が学生に好きなようにされてしまう」という不安があった。「泥棒！」とののしったのも，自分のパーソナルスペースに侵入され，大事なものを奪われてしまうという感覚があったからだろう。しかし，中井看護師が提案した話し合いに応じたところをみると，かかわりを終わりにしたかったわけではなかったようである。

　統合失調症をもつ患者のなかには，「薬や食事に毒をまぜられている」「病院の人間は自分を殺そうとしている」という被害妄想や，「話すな」という幻聴の命令を信じ込んで，治療者からのはたらきかけをすべて拒否する患者もいる。そうすることで自分をまもろうとしているのである。また，うつ病患者の場合も，与えられても返すことができないという無力感や，自分はなんの価値もないという絶望感などから，なにも受けつけようとしないときがある。そもそも，口をきくことさえできなくなってしまうときもある。

　とりわけ，意にそわない入院をした患者の場合は，入院させられたことへの抵抗を示す手段として，拒薬や拒食といった行動をとることもある。安心して入院を受け入れることができるまで，しんぼう強く接し，信頼を得ていくしか方法がない。

2 拒否する患者の感情を推しはかる

　患者が受け持ちを拒否する。「もう来ないで」と言う。問いかけても返事もしない。顔を見ようともしない。このように患者から拒否されることは，自分が否定されたようで，学生でなくても恐ろしいし，自尊心が傷つくことである。

しかし，めずらしいことではない。

　こうした，拒否する患者や取りつく島のない患者とのかかわりは，看護師からすると納得がいかないことが多く，かかわりをあきらめてしまうことも多い。だが，言葉を介さなくても，先に学んだ感情の「内容−容器」モデルを用いれば，そのときの看護師の感情は患者から無意識のうちに流し込まれた感情なのであり，患者がどれほどの怒りや無力感やくやしさを体験しているかを推しはかることができる。そうすることによって，かかわりつづけることが可能になる。

③ 何度も同じことを繰り返される

1 同じ訴えを繰り返す患者

　頻繁にナースコールをしたり，訴えが多かったりする，いわゆる「多訴」の患者がいる。日常的によくみられるが，看護師は対応に困るケースが多い。「掃除をしてほしい」「一緒に買物に行ってほしい」「部屋が寒い」「部屋が暑い」など，次から次へと違う訴えをしつづける患者もいれば，同じことを繰り返し訴える患者もいる。

> **Column**　〈看護の理論家たち④〉オレムとアンダーウッド
>
> 　ドロセア＝E＝オレム D. E. Orem（1914〜2007）は，セルフケア理論を構築したアメリカの看護理論家である。
>
> 　オレムは，セルフケアを「個人が生命，健康，および安寧を維持するために自分自身で開拓し，遂行する諸活動の実践である」と定義し，健康であれば，自分でも気づかないうちにセルフケアを行っていると考えた。ただ，病気や障害によってセルフケアを充足する能力に不足が生じたとき，看護が必要となってくる。オレムは患者のセルフケアの不足の度合いに応じて看護を提供するべきとし，患者が自分でまったくできないことは看護師が全面的に代行する「全代償的看護システム」，患者が自分だけでできない部分だけを補完する「一部代償的看護システム」，患者が自分でできることは，精神的に支えたり，自己対処に必要な知識や手順を伝えたりする「支持的看護システム」に分けた。
>
> 　パトリシア＝R＝アンダーウッド P. R. Underwood（1939〜2016）は，精神疾患患者にとっては，生活上の自立の度合いが QOL 向上の重要な要素であることから，患者のセルフケア能力を引き出すオレムの理論が有効であると考えた。そこで，精神疾患患者の看護に適用できるようオレムのセルフケア理論に修正・操作を加え，オレム−アンダーウッドセルフケア理論モデルへと発展させた。
>
> 　アンダーウッドはオレムの「普遍的セルフケア要素」を一部修正し，①空気，水分，食物の十分な摂取，②排泄物と排泄のプロセスに関するケア，③体温と個人衛生の維持，④活動と休息のバランスの維持，⑤孤独と付き合いのバランスの維持，⑥安全を保つ，の6つの要素に分けた。アンダーウッドは，後年，来日して日本の看護教育に携わったことから，日本ではこの6つの要素が精神科看護アセスメントの枠組みとして広く用いられるようになった。
>
> 　アンダーウッドは援助における「契約」を重視し，看護計画をたてるうえで患者自身が参加することの重要性を強調したが，日本の実践ではその点に課題を残している。

　ここでは同じことを何度も繰り返し訴えつづける患者，木山さんの例をみてみよう。木山さんは，学生の小田さんが受け持った60代後半の女性である。

事例⑦-1　なぜ同じことばかり聞くのだろう？

　木山さんは，統合失調症で20代から入院と退院を繰り返しているうちに，徐々に入院が長引くようになり，今回の入院は7年目になる。

　木山さんは毎日，何度もナースステーションにやってきては，「今日は，中井看護師さんは日勤ですか？」とたずねる。夕方には，「明日，中井看護師さんは日勤ですか？」にかわる。中井看護師は，木山さんの受け持ち看護師である。

　木山さんは不安そうな表情で訴えるのだが，学生の小田さんには，対応する看護師たちのそっけない態度のほうが気になった。ほとんどの看護師がいやそうな顔をするのである。聞こえないふりをする看護師もいる。「さっき誰かに聞いたでしょ。同じことを何度も聞かないで」とか，「それを聞くのは1日1回にしてちょうだい」などときつい口調で言う人もいる。

　木山さんが何度も訴えるのは，こうした看護師の対応にも問題があるのではないか，きちんと対応していけば木山さんもかわるのではないかと思った小田さんは，実習で木山さんを受け持つことにした。

　その2日目のやりとりである。

　小田さん「木山さんは，中井看護師になにか頼みたいことでもあるのですか？」

　木山さん「別にありません」

　小田さん「もしかしたら，受け持ちの看護師さんがいないと不安ですか？」

　木山さん「ただ，日勤かどうか知りたいだけです」

　しかも，中井看護師が勤務していても，木山さんが中井看護師のそばにいたいというそぶりを見せるわけでもなさそうだった。

　木山さんは入院が長く気分転換の機会も少ないために，この訴えにこだわってしまうのではないかとも考え，小田さんは散歩に誘ったり一緒にゲームをしたりしてみたが，そのさなかでも「今日は，中井看護師さんは……」とナースステーションに聞きに行ってしまうのである。

　がっかりした小田さんは，自分がなにをやってもむだなのだと思いはじめ，木山さんのかたくなさにイライラするようになってきた。そして気づくと，自分も木山さんの訴えを「聞こえないふり」「見ないふり」をしてしまっていた。小田さんは，そんな自分もいやになってしまった。

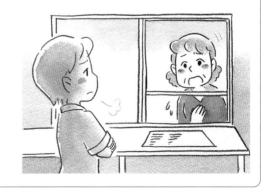

2 患者からの映し返しがない

わけもなく▶
とらわれてしまう

　強迫症状とは，打ち消そうと思っても繰り返しわいてくる強迫観念にとらわれて，何度も同じことを繰り返してしまう症状である。その典型である強迫行為は，強迫神経症の患者だけではなく，木山さんのように統合失調症の患者などにもみられることがある。本人に，なぜそのことにこだわるのかと聞いても答えが得られないことが多い。むしろ，理由なくとらわれるのが特徴だといってもよい。

　強迫神経症の患者の場合，確固とした「儀式」によってまもりをかためたその世界には誰も入れず，ほかの人の生活のペースやルールはいっさい無視される。説得しても，効果はない。そのために，病棟では患者どうしのトラブルや管理上の問題を引きおこし，看護師にとって大きな悩みの種となることが多い。

　しかも，自分では安心できず，誰かに確認してもらったり，何度も人に確認したりするために，他者を巻き込んでいくようになる。すると，1人の悩みではすまず，「みんな」の悩みになってしまうのである。

自分の存在が無意▶
味に感じられる

　学生の小田さんは，最初は「どうして同じことを何度も言ってくるのだろう？」と木山さんに関心をもち，いろいろと質問したり，かかわりを工夫したりしてみたが，その状況はいっこうに変化しないばかりか，訴えの裏にある真のニードらしきものもまったくみえてこなかった。

　自分の好意が無にされる。努力をしても成果が上がらない。こうした状況は，先にみた拒否されるのと同じような，「応答がない」という状況である。つまり，患者からの映し返しがない状況といってもよく，看護師は患者とのつながりが感じられなくなる。すると，達成感が得られないばかりか，自分の存在さえも無意味に感じられてしまうのである。

　とくに，自分がかかわることで患者をかえたい，かえられるのではないかという思い上がった期待がある場合には，患者のかわらない行動があたかも自分に対する攻撃やあざけりのように感じられ，「何度も同じことやらないの」ときつく言ったり，聞こえないふり，見て見ぬふりをしたくなったりする。

訴えの裏にあるも▶
のがみえてこない

　この無力感や無意味感，屈辱感は，もしかしたら木山さんが学生の小田さんに，そして看護師たちに伝えたいことなのかもしれない。だが，木山さんは，その行動の背後にある感情を知ろうとするはたらきかけにはまったくこたえようとしなかった。もしかすると，本人もなにかにとらわれることで，葛藤から目をそらそうとしているのかもしれない。つまり，防衛としての症状である（▶1巻：第3章，90ページ）。その結果，看護師も学生も，患者と一緒に袋小路にはまりこんでしまっていたのである。

　こうしたとき，看護師は患者をかえようとやっきになったり，わけを知りたいとあせったりせず，答えの得られない不全感や無力感に耐えて，ケアをしつづけることが仕事となる。熟慮することが大事で，結果に責任はないのだ。

④ ふりまわされる

1 特別な注意や関心を引こうとする患者

看護師の感情を▶
揺さぶって伝える

看護師は，患者の行動に一喜一憂しがちである。患者がみずからについて洞察めいた言葉を口にすると，感動して喜び，自殺をほのめかすようなことを言うと，極度に不安になり，自分のせいのように感じて，余計になんとかしようとあせる。

このように，患者のある行動が，看護師を「ほうっておけない」という気にさせ，患者との関係に取り込まれていくことがある。そうした行動は，無意識のコミュニケーションを通して理解されるためというよりは，看護師の注意や関心をもっぱら自分に引きつけるために，使われていることがある。患者自身は無意識のことも多いが，意識している場合もある。

B節で述べた，「秘密」やプレゼントを差し出すことで特別な関係を期待することもその1つである（▶11ページ）。また，事例⑦では，木山さんは，母親の後追いをするようになった赤ん坊のように，たえず中井看護師の居場所を確認していた。まるで中井看護師を特別頼りにしているようにみえる（実際には，いても特別な感情を示すわけでもないらしいが）。

こうしたとき，頼りにされてうれしいと感じる反面，しがみつかれているようないらだちとうっとうしさを感じるようになる。おまけにほかの看護師から迷惑がられるようになると，「あなたが頼られているのだから，なんとかしてよ」と言われているような気がして，誰もたすけてくれないという孤立無援感がつのる。このように，患者からあからさまに好意と信頼を示されると，かえって不快感や怒りを引きおこすことがあるのは，もともと患者のなかに愛着の対象へのアンビバレンスがあるからなのである。

看護師は，肯定的な感情であれ，否定的な感情であれ，自分のなかの感情に自覚的になり，できるだけ率直な気持ちを同僚にも伝えて，チームで支え合う体制をとることが，ケアを継続していくためには必要である。

2 手のひらを返したように態度がかわる患者

激しく気持ちが▶
揺り動かされる

思春期の患者に多いが，気分の変化が激しく，深刻な表情でいまにも死にたいと訴えるかと思えば，数分後にはいまの訴えがうそのようにはしゃいでいる，というような患者がいる。看護師に対しても，甘えてつらい気持ちを訴えたかと思うと，次の瞬間には手のひらを返したように憎しみを込めてののしったりする。そのたびに看護師は，同情したり，あきれて腹がたったり，患者にふりまわされるような気持ちになる。

混乱した愛着が▶
混乱を引きおこす

この，幼い子どもが「いま泣いたカラスがもう笑った」とからかわれるような，気分や行動がコロコロと変動する状態をパトナム Putnam, F. W. は離散型

行動状態とよんだ[1]。虐待を受けてきた子どもに多く，一種の解離とみられている。虐待する親は，子どもに対して激しくののしったり，暴力をふるったりして憎悪を示したかと思うと，次の瞬間には後悔して許しを請い，愛情を示したりすることから，こうした対人パターンが形づくられるといわれる。

　最近の愛着理論の研究で明らかにされている「無秩序／無方向型」[2]の不安な愛着を示す子どもに多いといわれており，混乱した親との愛着関係のなかで育つ子どもには，混乱した人間関係しか根づかないのである（▶1巻：第3章，104ページ）[3]。

チームでかかわる▶
ことが必要
　看護師も患者にこのような態度をとられると混乱し，距離をとりたくなるが，この混乱を生きのびて安定した関係を維持しようとすることが，患者の回復のためには必要なのである。そのためには，チームのサポートが不可欠であることは言うまでもない。

G チームのダイナミクス

　医療機関や地域サービスの場では，医師・看護師・作業療法士・精神保健福祉士・薬剤師・心理職・栄養士・ヘルパー・事務職など，多様な職種のスタッフが，患者や家族とかかわっている。同じ医療職でも，職種によって役割も教育背景や学んだ内容も異なるために，ひと口にチーム医療と言っても，実際に協働しようとすると，そう簡単ではない。しかも，日本の一般的な組織には，はっきりとした上下関係があるので，余計にむずかしいのである。

　たとえ，同じ職種，あるいは同じ職位であっても，人によって見方や感じ方が違うものである。そうした多様な人々の関係のネットワークのなかで，看護師は働くことになる。このことは，患者-看護師関係に大きく影響しているのだが，往々にして公式の場で議論されることはあまりない。

① チームのダイナミクス

チームでかかわる▶
利点と難点
　精神科治療やリハビリテーションでチーム医療が推奨されるのは，異なる専門的知識や技術，さらには異なる見方や考え方をもつ人々が同時にかかわるこ

---

1) パトナム，F. W. 著，中井久夫訳：解離——若年期における病理と治療，新装版．みすず書房，2017
2) 再開した母親に背を向けながら近づく，隠れる，動作の最中に突然すくむ，あるいはただなにもない空間をじっと見つめるといった，方向性の定まらない奇妙な行動を示す。
3) フォナギー，P. 著，遠藤利彦・北山修訳：愛着理論と精神分析．p.18，誠信書房，2008.

とによって，患者のさまざまなニーズにこたえることができると同時に，多元的で重層的な対人交流を体験できるからである。もし，ある特定のスタッフとうまくいかなかったとしても，ほかのスタッフがそれを補うことも可能である。

その一方で，情報が錯綜したり，職種間の連携不足から行き違いが生じて，チーム全体が機能不全に陥る危険性もはらんでいる。

精神科チームは▶
混乱しやすい
しかも，精神科だけに限らないが，スタッフには患者からの無意識のコミュニケーションによりさまざまな（たいていは苦痛な）感情が流し込まれるために，医療福祉の場のチームワークはもともと混乱しやすいのである。

たとえば，医師と看護師それぞれに対して，患者が父親転移や母親転移をおこしたり，患者どうしの間できょうだいの葛藤を再演したりするようなことがおこる（▶E節，45ページ）。そこにスタッフ間の逆転移もからむと，病棟での問題はより複雑なものになる。

② チームのスプリッティング（分裂）

❶ スプリッティングとは

チームを二分▶
してしまう
E節の困難事例であげたような患者への対応や評価をめぐって，チームの意見が真っ2つに分かれ，対立することがよくある。スプリッティング（分裂）である。

ここで，事例⑦の学生，小田さんの体験をふり返ってみよう。

> **Column** 〈看護の理論家たち⑤〉セシュエー
>
> スイスの女性精神分析家マルグリート＝セシュエー Marguerite Sechehaye（1887〜1964）は，1947年に出版された『象徴的実現——分裂病少女の新しい精神療法』で統合失調症の少女ルネの症例を紹介し，ヨーロッパにおける統合失調症の精神療法のさきがけとなったといわれている。
>
> セシュエーの精神療法が開始されたとき，ルネは20歳であったが，病識もなく，現実感の欠如，離人感，幼児性退行を示していた。そこでセシュエーは，正統的な精神分析の方法ではむずかしいと判断し，「象徴的実現」という独自の方法でルネとの接触を試みた。
>
> それは，ルネと同じ象徴の次元でコミュニケーションをはかろうとするもので，これまで満たされてこなかったルネの欲求に近接するような象徴を順次示しな
>
> がら，治療者と共通の秩序へと導く方法である。この一連のプロセスのなかで欲求が満たされれば，その象徴は他者と共通に了解された「自明なもの」となるために妄想秩序はくずれはじめ，その象徴への関心は失われる。ルネにとっては，セシュエーが自分と同じ主観をもつ存在として同じ世界をみていると感じること，それこそが統合失調症患者が失った自明性や現実感をもたらしたのである。
>
> 『分裂病の少女の手記』では，セシュエーの献身的な精神療法により全快にいたるまでの過程が回復後のルネ自身によって回想されるとともに，セシュエーによってルネの罹病および回復過程が心理学的に分析・説明されている。彼女の実践は，精神科のとりわけ慢性期にある患者に対する看護師のかかわりを考えるうえで重要なヒントを与えてくれる。

> **事例⑦-2**
>
> <木山さんの怒りが，小田さんの怒りに映し出される>
>
>   小田さんが木山さんを受け持とうと考えたのは，毎日同じ訴えを繰り返す木山さんへの看護師たちの対応に納得がいかなかったからであった。しかし，実習が進むうちに，自分が当の看護師たちと同じことをしていることに気づいた小田さんは，実習最終日のカンファレンスで，看護師たちに自分の体験について話した。
>
>   それを聞いたある看護師は，小田さんが一生懸命に木山さんに対応しようとする姿を見て，「むだなことをしている」と感じる一方で，自分が忘れかけていた，患者を大切に思う気持ちに気づかされ，反省したと打ち明けてくれた。
>
>   小田さんは，実習が始まったころは，自分の力で木山さんをかえてみせると内心意気込んでいたこと，看護師の視線が冷ややかなことも感じていたので，見返してやりたいと思っていたことを，いまは恥ずかしく感じていると語った。

チームのなかで▶
おきがちなこと
　小田さんは，最初，看護師たちを批判的にみて，自分だけは木山さんのよき理解者になろうとした。その時点でスプリッティングがおこっていたのである。

　このように，「あの看護師は甘い」「あの人たちは厳しすぎる」といった，患者への対応をめぐる看護師たちのスプリッティングは日常的に存在する。

　たとえば，予定の外出時間を5分過ぎて患者が帰ってきたとき，それを大問題とする看護師もいれば，「5分くらいは別にいいんじゃないの？」と気にしない看護師もいる。看護師それぞれが異なる性格・価値観・経験・看護観・対人関係のパターンをもっている以上，こうした意見のくい違いはあたり前のことである。

　問題は，そのような対立がおこったとき，えてしてそれを自分（たち）の問題として話し合うのではなく，自分（たち）以外の誰かのせいにして批判したり非難したりしてしまいがちになることである。患者に「やっかいな患者」「困った患者」というレッテルをはって，そのせいにしてしまうこともある。

2 スプリッティングをこえて

なぜ看護師どうし▶
が分裂するのか
　スプリッティングがおこる背景には，患者自身のかかえる葛藤がある。意識的には自立したいと思っていても，無意識に甘えたい気持ちと甘えることを恐れる気持ちがあると，患者は「やさしい」スタッフには甘えを，「厳しい」スタッフにはおそれや怒りを流し込むようなことがおこる。それには，スタッフ1人ひとりの感情の容器としての特性の違いがからんでいる。たとえば，ある人は怒りの容器になりやすく，ある人は微妙な甘えのサインに敏感に反応する容器になりやすいといったことがおこるのである。

もともと葛藤が存▶
在していると
　しかも，それ以前からすでにスタッフ間に葛藤や不安が潜在していたような場合には，問題患者がスプリッティングを顕在化させることになる。つまり，

スプリッティングが生じたときは，チームが自分たちのなかになにか問題がないかを検討してみるよいチャンスなのである。

③ カンファレンスでおこること

1 意識のズレ，感情の行き違いに気づく場としてのカンファレンス

単なる討論の▶
場ではない
　カンファレンスは，単なる情報伝達や問題解決の場ではない。カンファレンスは，患者をめぐる自分たちの感情体験をふり返り，一緒に考え，お互いの違いをはっきりさせたうえで，最終的には理解し合っていくための場なのである。先ほどの小田さんと病棟看護師とのカンファレンスでの正直なやりとりは，立場の違いをこえてサポートし合い，スプリッティングを乗りこえていけることを示している。

1人ではわから▶
ないことが多い
　ケアには，1つの正しい答えというものはない。カンファレンスでは，「こうすべき」「ああすべきではない」などと議論したり，反省したりするよりは，正直な思いを，たとえ一致はしなくても，伝え合うことのほうがたすけになる。というのも，自分と患者との間係を自分1人でふり返るだけでは，なにがおこっていたのか，なかなかわからないものだからである。仲間が歯に衣着せぬ意見や感想を言ってくれることで，自分が気づかなかったことに気づけたり，思わぬ見方や考え方があることを知ったりできる。ここでも，自己一致が求められるのである。それは実習カンファレンスも同じである。

2 学生だってたいへんだ

恥ずかしい気持ち▶
になるけれど……
　これまでみてきたように，学生と患者の間でもさまざまなことがおこる。だが，学生どうしとはいえ，自分が実習で困った体験や失敗したと思うことをカンファレンスで正直に話すのは，自分の未熟さをさらすように思えて，ためらわれるものである。失敗や間違いをほかの学生に知られることは情けなく，恥ずかしい気持ちにもなる。

　しかし，実はそのような体験は多かれ少なかれ，ほかの学生もしていることである。そのときはまだしていなくても，次の日同じような事態に遭遇する学生だっているかもしれない。あなたが自分の失敗や間違いを話すことは，ほかの学生のたすけになるのである。

内容は整理されて▶
いなくてよい
　カンファレンスで話すときには，自由に，ありのままの自分を表現すればよい。内容を整理して伝えられなくてもかまわない。最初は自分でもなにを言っているかわからなくても，語っているうちに，整理されてくるものである。

　逆に，ほかの人の話を聞くときには，すぐにそこに出された問題について，「ああしたら」「こうしたら」と解決策を提供しようとしたりせず，まずは耳を傾けてみよう。そして話を聞きながら，自分にどのような感情がわいてくるの

か，どんな連想が浮かんでくるのか，そこに注目することが大切である。

心が揺さぶられて▶
いる証拠　ほかの学生が患者とのかかわりに困った場面について語っていると，つい患者のほうに同情して，その学生に「なぜわからないの？」と無性にイライラしたり，「こうすべき」と言いたくなることがある。また，その学生が困ったと言いながら，その口ぶりにはどこか自慢げな響きがあるように感じるときなどは，話を聞いていてもなんとなくつまらなくて，関心がもてないこともある。自分が見たくないこと，聞きたくないことは，自然と意識が受けつけなくなるのである。

話を聞いていてわからないことがあれば質問しよう。そして，自分はどう感じたのか，どう考えたのかを，ひと言でもよいから反応するのがサポートになる。無理して発言する必要はないが，メンバー全員がこのカンファレンスの構成員であり，実習を実りあるものにするかどうかは自分たちの責任なのだということは，つねに意識していたほうがよい。

最後に，受け持ち患者の水上さんに赤いトレーナーを投げつけられた伊崎さん（▶事例⑥-2，55ページ）の実習レポートを紹介しよう。

＜口うるさい母親みたいになっていた……＞

私は，トレーナーを投げつけられたことについて，実習の仲間，病棟の看護師，教員の誰にも話せなかった。失敗を話すのは恥ずかしかったし，言葉にして表現してしまうと，自分がもっと落ち込んでしまうような気がしたからである。

翌日，指導者が声をかけてくれたので報告した。すると，不思議なことに気持ちがちょっと落ち着いた。その後，水上さんも含めて話し合うことができたのだが，これはとても貴重な体験だった。つらい思いをしたのは自分だけだと思っていたが，水上さんもつらい思いを体験していたことがわかった。

そして，少し勇気が必要だったが，このできごとについて学生カンファレンスで話してみた。ある学生が「水上さんが伊崎さんのことを泥棒って言ったっていうけど，もしかしたら洋服を選ぶとか，そういう自分の自由を，伊崎さんに奪われるんじゃないかって思ったんじゃないかなあ」と言ったのが印象的だった。

私は，“水上さんのために”と思って一生懸命だったが，ゲームをするときもかたづけのときも，基本的に自分が主導権をとってかかわっていたような気がする。私には水上さんがなんとなく頼りない人に思えて，「自分がしっかりリードしないといけない」という気持ちをもっていたようにも思う。あとからふり返ると，これではガミガミと口うるさい母親みたいだと思える場面がいくつかあった。

トレーナーを投げつけられたときに，私は「病気の症状のせいでこうなったのだ」と無理やりに解釈して納得しようとした。おそらく水上さんから拒否されたことを受け入れられなかったからだ。でもそれで終わらなかったから，いろいろなことがわかってきた。

このように，実習では，「失敗」と思うようなことから，多くを学ぶことができるのである。

ゼミナール
復習と課題

❶ ケアの原則にはどのようなものがあるか，整理しておこう。

❷ 患者と話をする際には，具体的にどのようなことに注意すべきだろうか。

❸ 患者 - 看護師関係における感情のいれものになるとは，どのような現象をさすのだろうか。具体例を考えてみよう。

参考文献

1) アニタ W. オトゥール，シェイラ R. ウェルト著，池田明子ほか訳：ペプロウ看護論——看護実践における対人関係理論．医学書院，1966．
2) オーランド，I. J. 著，稲田八重子訳：看護の探究——ダイナミックな人間関係をもとにした方法．メヂカルフレンド社，1964．
3) セシュエー，M. 著，村上仁・平野恵訳：分裂病の少女の手記．みすず書房，1955．
4) 筒井真優美編：看護理論家の業績と理論評価(第 2 版)．医学書院，2020．
5) ドロセア E. オレム著，小野寺杜紀訳：オレム看護論——看護実践における基本概念(第 4 版)．医学書院，2005．
6) バーバラ J. キャラウェイ著，星野敦子訳：ペプロウの生涯．医学書院，2008．
7) パトリシア・R. アンダーウッド著，南裕子監修：パトリシア・R・アンダーウッド論文集——看護理論の臨床活用．日本看護協会出版会，2003．
8) 南裕子：実践オレム-アンダーウッド理論——こころを癒す．講談社，2005．
9) 宮本真巳：看護場面の再構成．日本看護協会出版会，1995．
10) Doona, M. E. 著，長谷川浩訳：対人関係に学ぶ看護——トラベルビー看護論の展開．医学書院，1984．
11) Peplau, H. E. 著，稲田八重子ほか訳：人間関係の看護論．医学書院，1973．
12) Travelbee, J. 著，長谷川浩・藤枝知子訳：人間対人間の看護．医学書院，1974．
13) Underwood, P. R. 著，宇佐美しおり・鈴木啓子訳：オレムのセルフケアモデル事例を用いた看護過程の展開．ヌーヴェルヒロカワ，2003．

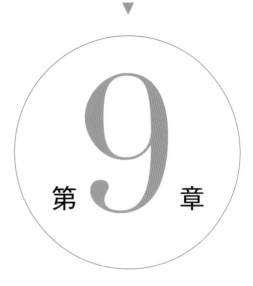

第 9 章

回復を支援する

本章で学ぶこと	□患者にとっての回復・リカバリーとはなにか，その意味を理解する。
	□精神障害をもつ人々の回復を促し支援するさまざまなアプローチを学ぶ。
	□看護師にとってのリカバリーの意味を理解する。
	□リカバリーを促す環境としてのグループの方法を知る。

　第1章でみたように，精神科治療の目標は「治癒」から「回復」へと移ってきている（▶1巻，8ページ）。

　本章では，回復とはどういうことか，回復を支援するために看護師にできることはなにかを考えていく。ここに示される看護の課題は，病院に限らず，あらゆる場に共通するものである。なお，便宜上「患者」という言葉を用いるが，当事者，利用者（ユーザー）などにもおきかえて読んでもらいたい。

A 回復の意味

① 回復とはどういうことか

1 治癒と回復

精神保健従事者が▶ もつべき10の能力　2004年，イギリス保健省は，「精神保健に携わるすべての職種の人々が共通してもつべき10の能力」を公表した[1]。

> ①パートナーシップに基づき働く。
> ②多様性を尊重する。
> ③倫理的に実践する。
> ④不平等に挑戦する。
> ⑤回復を促進する。
> ⑥人々のニーズと力（ストレングス）を明らかにする。
> ⑦サービス利用者中心のケアを提供する。
> ⑧はっきりとした効果を示す。
> ⑨安全を促進し，積極的にリスクに挑戦する。
> ⑩個人的成長と学習

　ここには，「治療」という言葉はない。あるのは，「回復」という言葉である。
治癒と回復の▶ 意味の違い　では，回復とはなにを意味するのだろうか。

　治療の場合，その目標は，症状が消えて検査上も異常値がなくなること，す

---

1) Hope, R.: *The Ten Essential Shared Capabilities: A Framework for the Whole of the Mental Health Workforce*. Department of Health, 2004.

なわち疾患の「治癒」である。一方，患者や家族が望むのは，「もとの生活を取り戻すこと」だろう。

しかし，疾患が治癒しても，後遺症が残れば，もとの生活が取り戻せるとは限らない。また，糖尿病などの慢性疾患の場合，完全な治癒はむずかしく，それ以上の悪化を防ぐために服薬や食事療法などを続けなければならず，もとの生活には戻れない。

だが，障害が残っても，薬を飲みながらでも，自分なりに充実した生活が送れるようであれば回復したとはいえるだろう。治癒やもとの生活に戻ることはむずかしくても，回復を果たすことはできるのである。

▶ 回復のかたちは
1 人ひとり異なる　精神障害の場合も同様であり，症状はなかなか消えないかもしれないし，服薬を続けなければならないかもしれないが，回復はできる。回復のかたちは 1 人ひとり異なるのである。

その 1 例として，朝日新聞の投稿欄に掲載された「生きてていいんだ」という文章を紹介しよう[1]。投稿者は当時 45 歳の清掃業の男性である。

> 私が精神の病気になったのは，16 歳の時です。
> 病院に入院し，対人関係に苦しみ，社会から取り残されたような気がしました。
> やっと退院しても，自分ほど不幸な人はいないと本気で思いました。
> でも最近になって，世界中の人がなにかしら苦しみや悲しみを抱えていると悟り，自分が恥ずかしくなりました。
> 幸せな人と不幸な人は別の人だと思っていたのが，実は同じ人のなかに幸せと不幸が一緒に重なってあるのだと，気付きました。
> まわりの世界のことを知らなかったのが，病院や施設でいろんな人がいることを知るなかで，だんだんそれがわかるようになりました。
> そして，自分はここにいていいんだ，生きていていいんだと気付いた時，重い荷物のようなものをやっとおろせました。
> 自分が不幸と思うのは「今」だから。
> 10 年後には忘れているかもしれない。
> 幸せな人をうらやむのはその人の影の部分を知らないから。
> 私は 30 年近くかけて，長い長い闇から少しだけ抜け出せたような気がしています。

この投稿者は 30 年近くかけてここまで回復したのである。

2 統合失調症からの回復

▶ 統合失調症は
回復する　精神疾患の予後については，治癒ではなく**寛解**という言葉が使われる。これは白血病・バセドウ病・がんなどの再発・再燃を繰り返す身体疾患の場合にも用いられる言葉で，症状がほとんど消えてはいるが，いつ再発するかわからな

1）生きてていいんだ(男のひといき)．朝日新聞デジタル版，2016 年 10 月 16 日．

い状態をいう。

　長い間，多くの精神疾患，とくに統合失調症はかかれば一生治らないものと信じられてきた。しかし，抗精神病薬のなかった19世紀後半でさえ，ドイツのクレペリンは統合失調症の全治率を30〜40％，治癒率の高い病院では60％と記している。また日本でも，明治から大正にかけての統計には，全治12.0％，軽快22.3％という数字がある[1]。

　現代では，北アメリカとヨーロッパで，完全回復した人の割合は12〜23％と報告されており[2]，30年以上の長期フォローアップ調査によっても，統合失調症は十分に回復可能な疾患であることが明らかにされている[3]。

3　院内寛解という回復のかたち

　精神疾患からの回復には，さまざまなかたちがある。次の事例をみてみよう。

事例①　長期入院の長谷部さん

　長谷部さん(60代・男性)は，入院して40年以上になる。父が公務員だったため，長男の長谷部さんも公務員を目ざしたが，途中で断念して会社勤めをすることになった。しかし，しだいに遅刻・欠勤が目だちはじめ，家から急に飛び出したり，外の気配におびえて110番通報をしたりすることが続いたため，家族が精神科病院に連れて行き，統合失調症と診断されてそのまま入院となった。

　現在，長谷部さんは閉鎖病棟にいて日中はベッドに座り，なにやら熱心にノートに書き込んでいることが多い。ときどき公務員試験の勉強といって図書館へ外出するが，その年齢では無理などと誰かがうっかり言おうものなら，おこって口をきかなくなる。しかし，日常生活はほぼ自立しており，きちんとコートを着てカバンをかかえて外出する姿は，初老のサラリーマンといってもおかしくはない。

　そんな長谷部さんだが，退院の話や開放病棟への転棟の話が出たりすると，とたんに表情がけわしくなり，宇宙の機関がどうのこうのと妄想的なことを言いだす。しまいには，毒が入っていると食事をとらなくなるので，もう何年もそうした話は出ていない。

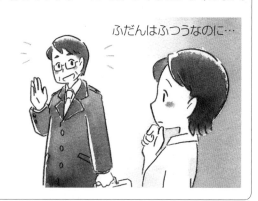

ふだんはふつうなのに…

---

1) 呉秀三・樫田五郎：精神病者私宅監置ノ実況及ビ其統計的観察．pp. 138-139，1918．
2) ワーナー，R. 著，西野直樹・中井久夫監訳：統合失調症からの回復．p. 80，岩崎学術出版社，2005．
3) マックス・バーチウッド，クリス・ジャクソン著，丹野義彦・石垣琢麿訳：統合失調症 ——基礎から臨床への架け橋．p. 22，東京大学出版会，2006．

施設病ともいえる▶　長谷部さんは，少なくともふだんは疾患から回復しているようにみえる。しかし，それは彼が自分のつくり上げた仮想の世界に安住できている限りであって，転棟や退院のように現実の世界がかわろうとしたとたんに調子をくずし，症状が再燃してしまう。担当看護師がかわっただけでも動揺する。こうした状態は病院という環境に適応しただけで，現実との接触がほとんどないという点からも，真の寛解とはなっていないという意味で**院内寛解**とよばれ，入院生活がつくり出す施設病の一様態と考えられている。

② リハビリテーションからリカバリーへ

1 リカバリーという考え方が登場するまでの道のり

回復という概念が登場してから，1990年代に社会に広く受け入れられるようになるまでには，試行錯誤の歴史があった。

アンソニー W. A. Anthony は 1993年に，こう記している[1]。

1960年代から 1970年代にかけての脱施設化と，1980年代の地域支援システムという概念の急速な発展と精神科リハビリテーションの実践が，1990年代の精神疾患をもつ人々のためのサービス提供についての新しいビジョンの基礎を築いた。精神疾患からの回復こそが，この10年のメンタルヘルスシステムを導くビジョンである。

脱施設化から地域▶　1960〜1970年代の脱施設化 deinstitutionalization とは，それまで精神疾患の治
支援システムへ　療の中心であった大規模な精神科病院が解体・再編成された動きをさす。

その当時は，そうした施設のなかで，多数の入院患者が将来の展望もなく，規則とスケジュールにしばられた集団生活をしいられていた。そして，多くの患者が常同行為・常同姿勢・無気力・無関心・自発性の欠如・受動性・感情の平板化といった施設病 institutionalism（▶第11章，219ページ）の状態に陥っていた。つまり，これらの精神科病院は機能不全状態だったのである。そこで，提唱されたのが脱施設化であり，リハビリテーションであった。

しかし，国レベルの政策転換で急激に脱施設化が進んだアメリカでは，精神科病床数が約80%減った一方で，入院患者数は約90%増加し，総合病院の精神科病棟は，短期間のうちに入退院を繰り返す患者たちであふれ，「回転ドア症候群」とよばれるようになった[2]。そして，入院患者が減ったぶん，刑務

1) Anthony, W. A: Recovery from Mental Illness: The Guiding Vision of the Mental Health Service System in the 1990s, *Rehabilitation Journal*, 16 (4), 11-23. 1993.
2) Short, N.: Feeling misunderstood. In M. Hardcastle et al. (Eds.): *Experiences of Mental Health In-patient Care.* pp. 23-24, Routledge, 2007.

所の収監者や路上生活者(ホームレス)が増すという現象もおきた。

　1980年代になると，精神障害をもつ人々が必要としているのは，医療だけでなく，住まいや職業，教育，そして人とのつながりなど多様であることが認識されるようになり，それらを包括的に支援する「地域支援システム」の構築が必要であるという発想が広がっていった。

リカバリーが◀
当事者運動の中心　これにより精神疾患をもつ人々は，「患者」だけでなく，精神保健サービスの利用者(ユーザー)，消費者(コンシューマー)などと位置づけられるようになり，1人の人間としての尊厳とストレングスをもつ存在として認められるようになった。このころから，アメリカの当事者が**リカバリー** recovery(日本語に訳すと回復)という言葉を使いはじめ，それが当事者運動の中心概念として発展してきたのである。

　たとえば，1999年のアメリカ公衆衛生総監[1]報告書では，次のようにうたわれている[2]。

> すべての精神保健サービスは当事者中心で，リカバリーの促進に焦点をあてたものでなければならない。すなわち，サービスの目標は，症状の軽減だけではなく，有意義で生産的な人生の再建に向けての努力であるべきである。

② リカバリーとリハビリテーション

　次に，リカバリーとリハビリテーションとの関係についてみていく。

● リハビリテーションと社会復帰

リハビリテーショ◀
ンという言葉の
使われ方　最近では内科や外科でも，「呼吸リハビリテーション」や「心臓リハビリテーション」などとよばれる機能回復訓練が，早期の段階から実施されている。その連想から，「精神科リハビリテーション」も，退院後の生活に備えた特別な機能訓練と考えられ，作業療法やソーシャルスキルトレーニング(SST)，地域の就労支援サービスなどをさすものととらえられている傾向がある。精神科の医療職の間でも，看護師の行う日常生活ケアに根ざしたかかわりでもあるという認識は希薄なようである。

社会復帰という◀
言葉の意味　一方，病院では退院のかわりに，**社会復帰**という言葉がよく使われる。では，社会復帰とはなにを意味するのだろうか。それが退院を意味するとすれば，病院は社会ではないようである。

　実際には，病院の中にも貧富の差もあれば，さまざまな学歴や職業経験をも

---

1) アメリカ公衆衛生総局長官，軍医総監とも訳される。大統領により任命される。
2) Public Health Service (U. S.) et al.: Mental Health: A Reports of the Surgeon General. National Institute of Mental Health (U. S.), 1999. (https://profiles.nlm.nih.gov/ps/retrieve/ResourceMetadata/NNBBHS)(参照2020-9-10).

つ人がいて，いまや国籍もジェンダーも多様である。そして残念ながら，偏見もあれば，ときにけんかや盗みなどもあり，「外の」社会同様，院内にはルールというものがある。病院で決められたルールもあれば，たとえばデイルームでの食事のときに座る席が決まっているとか，病室の窓のカーテンを開けてよいのは何時からかなど，暗黙のルールが病棟ごと，病室ごとにあって，新入りの患者は先輩患者に注意されながら学んでいく。

　つまり，精神科病院は社会の縮図 microcosm[1] なのであり，退院を社会復帰というのは，まったくおかしなことなのである。むしろ院内でおこることは「外の」社会でもおこることとして取り扱うところに，社会療法としてのリハビリテーションの意味がある（▶1 巻：第 6 章，291 ページ）。

● リハビリテーションの意味と限界

リハビリテーションとは全人的復権▶ 　リハビリテーションという言葉は，「用意ができた」「適した」という意味のラテン語 habilis が語源で，もともとヨーロッパで教会から破門された人の名誉回復を意味していた。つまり，リハビリテーションには「全人的復権」という意味が含まれているのである。それが，「罪を清算し，更生した」という意味となり，やがて病気や障害からの回復を促すという意味になっていった。

　そして現在では，障害者の身体的・精神的・社会的能力を最大限に回復させて自立を促したり，刑期を終えた受刑者の社会への再適応を促したりすることをリハビリテーションというようになった。前述した部分的な機能訓練のようなものではなく，看護師が日々，精神障害をもつ人を大切にし，かかわり合うその 1 つひとつのやりとりが，リハビリテーションとなるのである。

リハビリテーションは時代遅れ？▶ 　しかし最近，海外の精神医療や精神看護に関する文献に，以前ほど精神科リハビリテーションという言葉を見かけなくなった。それは，リハビリテーションという言葉には入院を前提とした「社会への再適応」という意味があったからだろう。そこでは，患者は単なるリハビリテーションの対象でしかなく，かわらなければならないのは患者だけである。

患者だけに変化を押しつけない▶ 　しかし，環境と人との相互作用のなかで精神障害が引きおこされるのであれば，回復にも「環境と人との相互作用」が必要なはずである。患者に変化を期待するのなら，社会も変化しなければならない。

　このような考え方から，リハビリテーションにかわって生まれてきたのが，リカバリーという概念なのである[2]。

---

1) リバーマン，R. P. ほか著，池淵恵美監訳：精神障害者の生活技能訓練ガイドブック．医学書院，1992.
2) recovery の日本語訳は回復であることからわかるように，回復とリカバリーは同じ意味である。しかしリカバリーという場合は，単なる回復ではなく，当事者中心の理念が含まれた概念という意味をもたせるため，あえてカタカナ表記にしている。また，リカバリーには「失地回復」のように「取り戻す」という積極的な意味もある。

3 パーソナルリカバリーと臨床的リカバリー

精神保健サービスの視点が医療者中心から当事者中心へと移るにつれ，なにをもって精神障害からの回復とみなすのかが，議論されるようになった。そこで登場したのが，リカバリーには精神症状の消失や生活機能の改善といった**臨床的リカバリー**，いわゆる寛解と，その人なりの心理的・社会的な回復，すなわち**パーソナルリカバリー**の2つがあるというとらえ方である（▶図9-1）。

パーソナルリカバリーに関する数々の文献の検討を行ったリーミー M. Leamy らは，パーソナルリカバリーのプロセスは，①つながり，②将来に対する希望と楽観性，③アイデンティティ，④生きる意味，⑤エンパワメントの5つから構成されていると述べている[1]。また，臨床的リカバリーとパーソナルリカバリーには，多少の関連はみとめられるものの，それほど大きいわけではないこともわかっている。つまり，症状が重いからといってパーソナルリカバリーが達成できないわけではないのである[2]。

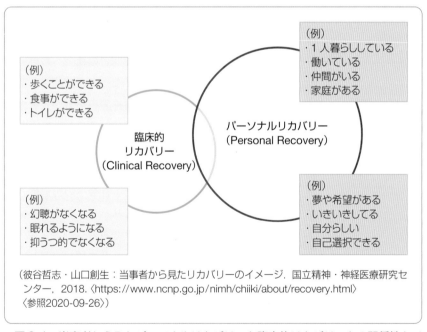

（彼谷哲志・山口創生：当事者から見たリカバリーのイメージ．国立精神・神経医療研究センター．2018.〈https://www.ncnp.go.jp/nimh/chiiki/about/recovery.html〉〈参照2020-09-26〉）

▶**図9-1 当事者からみたパーソナルリカバリーと臨床的リカバリーとの関係性とイメージ**

1) Leamy, M. et al.: Conceptual framework for personal recovery in mental health: Systematic review and narrative synthesis. *The British journal of psychiatry: the journal of mental science*, 199(6): 445-52, 2011.
2) Van Eck, R. M. et al.: The Relationship Between Clinical and Personal Recovery in Patients With Schizophrenia Spectrum Disorders: A Systematic Review and Meta-analysis. *Schizophrenia Bulletin*, 44(3): 631-642, 2018.

B｜リカバリーのビジョン

　リカバリーは，なんの病気であれ，たとえ病気自体に治癒の見込みがなくても，回復することができる，人はさまざまな逆境から立ち直ることができるという発想から生まれた概念である。では，リカバリーはどのように果たすことができるのかをみていこう。

① リカバリーは1人ひとりのユニークな旅

　リカバリー運動の象徴的な存在であるディーガン P. E. Deegan（▶Column「パトリシア＝ディーガン」）は，みずからの経験に基づいてリカバリーについて次のように述べている[1]。

> 　リカバリーは過程であり，生き方であり，構えであり，日々の挑戦の仕方である。直線的な過程ではない。ときに道は不安定となり，つまずき，止めてしまうが，気を取り直してもう一度はじめる。必要としているのは，障害への挑戦を体験することであり，障害の制限の中，あるいはそれを越えて，健全さと意志という新しく貴重な感覚を再構築することである。求めるのは，地域の中で暮らし，働き，愛し，そこで自分が重要な貢献をすることである。

② リカバリーの中心はエンパワメント

1 プラスの力に注目する

生きのびてきた▶
患者と家族の
力をみる
　リカバリーの発想で重要なのは，障害やストレス脆弱性などマイナス面に着目するのではなく，あらゆる逆境「にもかかわらず」回復し生きのびてきた力（レジリエンス）のようなプラス面に着目する点である（▶1巻：第2章，47ページ）。つまり，ストレングスモデルの見方である。

マイナスより▶
プラスを強化する
　ただし，脆弱性やストレスの影響を否定するわけではない。ディーガンは，「弱い部分のなかに，ストレングスはある」という[2]。それをマイナスとみてどうにかしようと考えるよりは，プラスと考えてそれを強化（エンパワメント）

---

1) 野中猛：図説リカバリー——医療保健福祉のキーワード．p.41，中央法規，2011．
2) パトリシア・ディーガン：序．チャールズ・A・ラップ，リチャード・J・ゴスチャ：ストレングスモデル——リカバリー志向の精神保健福祉サービス，第3版．金剛出版，2014．

しようと考える。自分の限界を知ることが，新しい可能性を広げていくことにつながる。困難に挑戦しているのはりっぱなストレングスなのである。

2 自分たちの声を見つけ出す

統合失調症から回復した精神科医フィッシャー D. Fisher は，当事者の立場から精神科医療，地域ケア，権利擁護の活動を行うための組織，ナショナルエンパワメントセンター National Empowerment Center（NEC）を立ち上げた。

対話によりみずからの声を見つける▶ NEC で重視されているのは「対話」である。精神障害者が「みずからの声を見つけ出す finding our voice」ことこそがエンパワメントと考えるからである。精神障害者は偏見や不当な扱いのなかで声を失い，自分の人生に対するコントロールを失っていることが多い。みずからの声を得ることで，人生の主導権を自分の手に取り戻すことができるのである。

リカバリーを果たす 12 の原理▶ NEC では，人々がどのようにリカバリーを果たしたかを 10 年間研究した結果，次に示す 12 の原理を明らかにしている[1]。

> **Column　パトリシア = ディーガン Patricia E. Deegan**
>
> ディーガンは，リカバリーについてのオピニオンリーダーであり，研究者でもある。17 歳で統合失調症を発症したが，その後，大学への入学を果たして心理学を専攻し，さらには大学院にも進んで心理学博士号を取得した。
>
> ディーガンは，みずからの発症と回復過程，そして「病者」として扱われた体験をふり返り，「リカバリーとは，ただ単に安定することでも以前の自分に戻ることでもない。それは変化の過程であり，その過程の本質は自分で方向性を決めていくことである」と述べている[*1]。
>
> また，「専門職の役割は，サポートすることであり，スキルを獲得するために手助けすることであり，仲介者という感覚を持つこと」「自分で方向性を決めることを学ぶよう援助すること。それがリカバリー過程における目標」と明言している[*2]。
>
> ディーガンは 2012 年，Common Ground という精神科薬物治療における医師と患者の共同意思決定をたすけるウェブシステムを開発し[*3]，アメリカ精神医学会をはじめ複数の団体から賞を受けた。
>
> *1 Deegan, P. E.: Recovering our sence of value after being labeled mentally ill. *Psychosocial Nursing and Mental Health Services*, 31（4）: 7, 1993.
> *2 パトリシア・E・ディーガン：自分で決める回復と変化の過程としてのリカバリー．カタナ・ブラウン編：リカバリー──希望をもたらすエンパワメントモデル．pp. 30-31, 金剛出版，2012.
> *3 Deegan, P. A.: Web Application to Support Recovery and Shared Decision Making. *Recovery to Practice E News*. January 26, 2012.

---

1) Daniel Fisher: Promoting Recovery. In T. Stickley & T. Basset〔Eds.〕: *Learning about Mental Health Practice*. pp. 124-125, John Wiley and Sons. 2008.

<リカバリーの12の原理>
1. 人々は，精神病の最も重い状態からであっても完全にリカバリーする。
2. 人生における大切な役割を果たすのを妨げ，深刻な苦痛を与える精神病というものを理解することが，リカバリーにおいてたすけになる。
3. あなたのことを信じる人々が，リカバリーにおいて重要な役割を果たす。
4. 苦痛のなかにいる本人，そして周囲の人々は，その人がリカバリーするということを信じる必要がある。
5. 信頼はリカバリーの礎である。
6. 不信は強制と管理につながる。
7. 自己決定，尊厳，尊敬はリカバリーにとってきわめて重要である。
8. 深刻な苦痛のなかにいる人々は，感情的につながることができ，そうしたいと深く切望している。
9. 精神病というレッテルをはられた人々にとって人間的なつながりは，ほかの人々にとってと同じように重要である。
10. 感情的に安全な人間関係にかかわることが感情の表出を促し，そうしたことがリカバリーをたすける。
11. 深刻な感情的苦痛の意味を理解することがたすけになる。
12. リカバリーするには，人々は自分自身の夢を表現し，追求する必要がある。

C 治療の場におけるリカバリーの試みと看護の視点

　リカバリーのプロセスは，コミュニティにおいて当事者が「病気をもつ患者」としての役割以外の社会的な役割を果たしながら，自分らしく暮らすことで達成されていく。この思想は地域での当事者活動のなかで生まれたものだが，治療の場でもその発想をいかすことができる。スタッフまかせで交流のなかった患者たちが互いに話をするようになり，自分たちの問題を自分たちで解決しようとしはじめるとき，あるいは決まりどおりのプログラムに満足していた患者たちが，自分たちのやりたいことを計画し実行しようとするとき，それが彼らの「人生の再建」に向けた，リカバリーへの第一歩となっていく。

① 急性期病棟におけるリカバリーの事例

　リカバリーは当事者の主体性が前提ではあるが，それはひとりで目ざすものではない。看護師もリカバリーのプロセスに参加することができる。ある急性期病棟での事例をみてみよう。

1 どのようにつながるか

> **事例②-1** 山田さんのリカバリーのプロセス
>
> <「むずかしい患者さん」と言われる山田さん>
>
> 　急性期病棟に入院したばかりの山田さん(女性, 51歳)が, けわしい表情で病棟内を歩いていた。看護師があいさつしようと近づくと鋭い視線を向け, 「死ねっ」と吐き出すように言って歩き去ってしまった。その後も看護師がなんとか関係を築こうと意識してかかわっても, 激しく罵倒され, なかなか会話できない日が続いた。ほかの患者との衝突も絶えず, 患者たちは山田さんを恐れて近づかなかった。しだいに山田さんは病棟内で「むずかしい患者さん」と言われるようになった。
>
> 　山田さんを「むずかしい」と感じさせたのは, すべてのことを被害的にとらえるからであった。人があいさつをするだけでも, 「なにをたくらんでいる！」と攻撃的に反応するため, 逆に相手を傷つけてしまうのである。
>
> 　入院して3か月が過ぎたころ, 山田さんは足の指を深爪してしまい, 毎日ナースステーションで消毒の処置を受けることになった。そうするうちに山田さんは, 短時間なら看護師たちと穏やかに談笑できるようになった。看護師たちは山田さんに人なつっこいところがあることに気づき, 関係性の糸口がつかめたようでうれしくなった。しかし, 処置以外の時間は手のひらを返すように罵倒してくることが多く, 看護師たちは安定した関係を築くのに苦戦する毎日が続いた。
>
> 　ある日, 山田さんが主治医にあてて書いた手紙に「人とわかり合いたいと思えば思うほど自己嫌悪になります」と書かれていたことがあり, 彼女自身も人との関係に悩んでいることがわかった。
>
>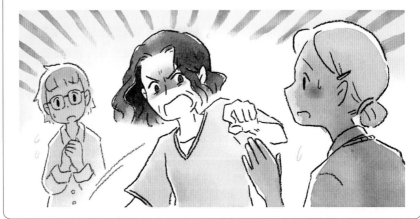

心のCPRが必要▶ 　フィッシャーは, 精神症状による激しい苦しみをもつ人には, 「eCPR＝心の心肺蘇生法」が必要だという。彼らは, つながりの断絶・コントロールの喪失・感情麻痺といった「心の機能不全」を体験しているからである。「e」はエモーショナル emotional, 「C」はつながり connection, 「P」はエンパワメン

ト empowerment, 「R」は蘇生 revitalization をあらわす[1]。

　急性期の激しい精神症状に苦しんでいる時期は, 山田さんのように誰かれか
まわず敵意をむき出しにしたり, 逆に引きこもってしまったりして, 「むずか
しい患者」とみなされてしまうことがある。しかし当人は実は不安で, 心の深
いところでは人とのつながりをせつに望んでいるのである。

看護師に求められ▶
るかかわり
　このような場面で看護師に求められているのは, 隔離して鎮静をはかること
ではなく, 五感のすべてを集中させて精神症状の奥にあるその人の苦しみとた
すけを求めるサインを理解しようとすることである。

　山田さんが足の処置を通して看護師と少しずつかかわりをもつことができる
ようになったように, 日常生活上のちょっとした身体ケア(▶第12章, 256ペー
ジ)が, つながりを取り戻すきっかけとなることはよくある。

　ここで, 山田さんとなんとかかかわりたいと願った看護師たちの試行錯誤を
みていこう。

事例②-2

<「むずかしい患者」との茶話会の惨憺たるはじまり>

　病棟には, 山田さんのほかにも看護師がかかわるうえで「むずかしい」と感じ
る女性患者が何人かいた。同じように人に対して攻撃的な態度をみせる人や, 言
葉によるコミュニケーションがむずかしく, なにを考え, なにを感じているのか
つかみづらい人, 自閉的でかかわりの糸口がなかなかつかめない人たちだった。

　看護師たちは, 山田さんだけでなく, 病棟で孤立しているこうした患者たちが
なんとかお互いにつながる可能性はないものかと考え, 週1回, 「お茶会」と名
づけたグループを企画することにした。まずは茶道の心得のある看護師を含めて,
3人の看護師がお茶会の担当となった。つぎに, 5名の患者をメンバーとして選
び, 「一緒にお茶を飲みませんか」と書いた招待状を手渡した。

　招待状を受け取った患者たちは, すぐに丸めてごみ箱に捨てたり, 「こんなも
のを持ってきて, あなたは看護師失格です！ 解雇！」とおこったり, 「いらな
い！ 知らない！」とあたまから拒否したり, 笑顔で受け取りながら看護師の後
ろ姿にアッカンベーをしたりなど, 全員が否定的な反応を示した。山田さんも招
待状を読んで「お茶でしたら××流を少し……」とめずらしく笑顔を見せたもの
の, 次の瞬間, 「でも, 嫌いな人が参加するみたいなので行きません！」と言い
放ち, 去って行った。

　それでも第1回目の茶話会には3名, 第2回目には4名, 第3回目には5名
が集まった。山田さんは第3回目の最後のほうに文句を言いながらはじめて参
加し, 一度は席に着いたが「気分を害したので帰ります！」とすぐに退席した。

---

1) ダニエル・フィッシャー著, 松木博幸訳：希望の対話的リカバリー——心に生きづらさ
　をもつ人たちの蘇生法. p. 195, 明石書店. 2019.

ほかのメンバーも，看護師がたてたお抹茶と一緒に出した茶菓子の取り合いをするなど，お茶を飲みながら語らうという雰囲気からはほど遠い茶話会が続いた。

第4回目には山田さんは会の開始早々やってきたが，座席のことでほかのメンバーともめて，みんながそろう前に退席し，そのまま病棟に戻らず無断離院してしまった。その日のお茶会のリーダーを務めていた松木看護師は，胃の痛むような思いで山田さんをさがしまわり，山田さんの夫から「自宅に帰ってきた」と連絡があったときには，安心のあまり全身の力が抜けそうになった。

翌日，夫に付き添われて病棟へ戻ってきた山田さんは，松木看護師の顔を見るなり，「あなた，別に私のことなんて心配してなかったでしょ！　すぐに電話をかけてもこなかったじゃない」と激しくおこった。松木看護師はあまりのことに涙が込み上げ，「私は山田さんが必ず連絡してきてくれると信じていた」と言うのがやっとだった。

2　看護師の信じる力が試される

つながりをもつために始めた茶話会は，メンバーたちの予想もしなかった行動により，波乱のスタートとなった。なごやかな雰囲気の茶話会を期待していた看護師たちは，グループの様子に何度も気持ちがくじけそうになった。そのつど，担当する看護師どうしで慰め合い，ねぎらい合った。病棟スタッフの支えもあって，なんとか茶話会を続けていくことができた。

無断離院から戻ってきた山田さんに思いもよらぬ罵声を浴びせられ，松木看護師はショックを受けた。しかしよくよく考えてみれば，山田さんは松木看護師が自分のことを心配して電話をかけてきてくれると期待していたからこそ，あれほどおこっていたのかもしれないとも思った。

リカバリーを支援するということは，看護師たちにとって人を信じる力が試されることでもある。

事例②-3

＜「仲間のいるグループ」としての茶話会へ＞

第10回目を過ぎるころには，メンバーは時間になるとよばれなくても自分から茶話会にやってくるようになった。相かわらず茶菓子をめぐって小競り合いがおき，メンバーどうしの口論も絶えなかったが，それでも40分間はその場にいつづけられるようになった。

こうして茶話会で情緒的なつながりがめばえはじめたメンバーたちは，退院していくメンバーを見送りながら，「いつか自分も退院する」と希望を語るようになった。また，退院したメンバーもときどき茶話会に顔を出し，地域での暮らしぶりを伝えてくれることがあった。

こうして，メンバーが希望と未来を取り戻すことができるようになったとき，

それまで表現されてこなかった感情が語られるようになった。第50回をこえた
ころ，おこってばかりいた山田さんが「ここは夢のような時間ですね」と話した。
そして，毎週必ず参加しては「自分は嫌われ者ではないか」と心配し，病棟でほ
かの患者と口論になってしまったことを「今日も失敗した」と報告することも
あった。

　ほかのメンバーも，日々の葛藤やこれまでの人生で深く傷ついてきたエピソー
ドを涙ながらに語りはじめた。そこには，これまで家庭や学校，職場などで受け
入れられなかった，怒りやおそれ，深い悲しみなどの感情があった。

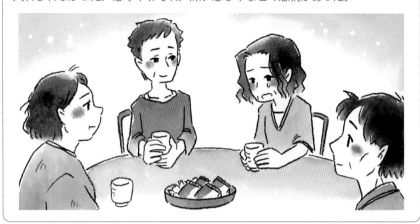

3　与えられた語りの場から自分たちの場へ

▶人間的な共鳴の
瞬間をわかち合う

　情緒的なつながりが感じられる安全な場で，これまで表現されてこなかった
感情が語られ，仲間に受けとめられることによってはじめて，人は新しい未来
を思い描けるようになる。フィッシャーは「リカバリーとは人間的な共鳴の瞬
間をわかちあうことを通してもたらされるものである」[1]と述べている。

　日本では，精神科での急性期の治療には刺激を遮断する必要があり，他者と
の交流は避けたほうがよいという考えから，隔離・拘束が行われる傾向がある。
しかし，「精神疾患のクライシス状態にある人には，感情的レベルでの人間的
なつながりがリカバリーのために必要である」[2]とフィッシャーはいう。急性
症状の激しい段階でも，その人の困っていることや苦しい状況が，他人の評価
を気にすることなく，安全に表出することができる空間が必要なのであり，人
との交流を避けるというやり方は，本末転倒なのである。

　しかも，患者たちが語る機会を与えられないでいると，精神疾患の患者は自
分の体験を言葉で表現することなどできない，また表現させるべきではないと
いう誤った認識ばかりが残っていくことになる。そして，患者たちは自分の
「声」をもてないまま，自分が現実に体験した恐怖や悲しみを語るかわりに，

1）ダニエル・フィッシャー著，松木博幸訳：前掲書．p. 154.
2）ダニエル・フィッシャー著，松木博幸訳：前掲書．p. 154.

「妄想」を語ったり，「幻聴」に聞き入ったりするようになる。それでも，すっかり孤立して病的世界に引きこもってしまうよりは，まだつながりがもてる可能性が残っているといえるかもしれない。

自分の声を▶
見つけ出す
フィッシャーは，「幻聴」などの精神症状は，「自分自身の人間的な価値と原則に基づいた意味ある生（せい）の声」を見失った状態であり，それにかわるものとして外部にメッセージを求め，つくり出された声であると述べ，精神症状に苦しむ人々が，生きるための内なる「声」を見つけ出し，発達させることがリカバリーのはじまりだという。

逆に，みずからの「声」を見つけ出さなければ，いつもまでも生きるために重要なことをほかから指図されつづけるか，あるいは反対に，指図を求めて精神病の世界から抜け出せないかのいずれかになるしかないという。

事例②-4

＜茶話会の終了と再生＞

茶話会が1周年を迎えるころ，メンバーの退院と担当していた看護師の異動が重なった。茶話会ではグループを終わりにすることについて，何度も話し合った。山田さんは「私はまだ退院できていないけれど，このグループに来て仲間ができた。病棟にはたくさん敵がいるけど，ここはみんな仲間です」と話し，茶話会の存続を希望した。ほかのメンバーたちも継続を希望し，話し合いを重ねた結果，「ティーサロン」という名前にかえて，山田さんが中心となってメンバーたちだけで茶話会を続けていく計画が話し合われた。

語り合いは▶
支え合いでもある
自分自身の苦しみを表現できる場は，同時に支え合いの場にもなる。だが，すぐにそれが実現するわけではない。この茶話会でも，最初のうちはメンバーどうしがわれ勝ちに茶菓子を奪い合い，話もせず帰っていくという場面が続いた。担当看護師が欠席でもしようものなら，次の回でつかみかかられんばかりに怒りをぶつけられもした。しかし，その場が消えてなくならないということが認識されるようになると，患者たちは座って話ができるようになり，気づくとお菓子の奪い合いもなくなっていた。

また，退院したメンバーも参加し，回復の途上に出くわすさまざまな課題やそれを乗りこえるための知恵を語ってくれたことで，急性期の苦しみのなかにあるメンバーに希望をもたらした。

そして，担当看護師がいなくなっても，自分たちで茶話会を続けると決めるまでに，メンバーは自信と力をつけていったのである。

看護師にとっての▶
リカバリーでも
ある
この茶話会の事例では，看護師たちが「むずかしい患者」としてかかわりをなかばあきらめていた患者たちのリカバリーを促しただけでなく，看護師自身も患者への信頼と自信を取り戻したことに注目したい。リカバリーは患者だけのものではないのである。

② 慢性期病棟におけるリカバリーの事例 ——糖尿病のことを語らない糖尿病グループ

　　リカバリーは，慢性期病棟でも可能である。ここでは，糖尿病の問題をかかえた慢性期の患者のためのユニークなグループの実践を紹介しよう。

1 あえて患者教育をしないグループ

　　精神科の慢性期病棟には，糖尿病をもつ患者がおおぜいいる。そうした患者には，低カロリーのダイエット食が提供され，定期的に体重や血糖値を測定したり，糖尿病教室などを開いて，糖尿病がいかに恐ろしい病気か，セルフケアがいかに重要であるかを教育したりするのが通例である。

わかっちゃいる ▶
けどやめられない

　　しかし，果てしなく続くようにみえる慢性期病棟での生活で，空虚感や慢性的な欲求不満をかかえた患者には，食べることが唯一の楽しみという人も多い。いくら害があると教えられても，「わかっちゃいるけど，やめられない」のである。おまけに，検査でわるい値が出るたびに食べすぎを注意され，運動不足だと叱られる。それがストレスとなり，ますます食べたい欲求がふくらむという悪循環が生じる。

糖尿病をもつ患者 ▶
をねぎらおう

　　「糖尿病をもつ患者たちは毎日24時間365日，がまんをしいられ，意志の強さを試されている。こうした患者は，むしろその労をねぎらわれるべきではないか？」

　　病棟の医師が発したこの疑問に共鳴した看護師と薬剤師が，食事制限を受けている入院患者全員に招待状を送り，週1回お茶会を開催することにした事例を紹介する。あえて「患者教育をしない」ことにしたグループである。

事例③-1 　糖尿病について語らないお茶会

＜お茶会のはじまり＞

　第1回の当日，面接室のテーブルにきれいなテーブルクロスがかけられ，花が飾られた。ガラス製のおしゃれなティーカップとポット，そしてさまざまな種類のハーブティーが用意された。

　招待状を持って数人の患者がおそるおそるやってきた。これまで口にしたことのないハーブティーをガラスのカップで味わいながら彼らがよく話題にしたのは，新しい入院患者や退職した職員のこと，毎日のできごとやクリスマスなどの病棟行事などであった。四季折々の話題から，昔の病院生活や子どものころの思い出話に発展することもあった。ときには，自分がどれほど金持ちか，どれほど大きな会社の社長であるか，どれほど学歴が高いかというようなファンタジーが競い合うように語られ，盛り上がることもあった。

　当初，糖尿病の話はあえてしないつもりだったスタッフも，あまりに現実離れした話題ばかりが続くうちに，「これでいいのだろうか」とあせりを感じはじめ

た。そこで水を差すように，血糖値のことや食事療法についてそれとなく話題にしてみた。しかし，メンバーはそれを軽く受け流した。結局，その後も糖尿病のことが話題に上ることはなかった。

<なぜか血糖値が下がってきた>

お茶会を始めてからしばらくして，不思議なことがおこった。参加していた患者全員の血糖値が徐々に下がりだしたのである。しまいには，以前は管理がなっていないとおこっていた内科医が，あまり厳しく管理しないようにと看護師に注意するまでになり，薬も減量されていった。その間，看護師は管理するどころか，干渉しないように努めていたのである。

そこで，看護師がこのグループについて学会で報告しようと思い，メンバーに同意を求めた。すると，メンバーは口々に自分がどんな運動をしているか，いかに食べ物に気をつけているかをいきいきと語りはじめた。口にはしなくても，このグループが食事制限を受けている患者たちの集まりであることを，彼らは十分に理解して，みずから行動していたのである。

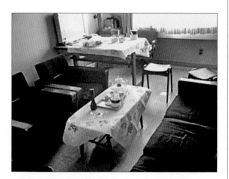

▶図　お茶会用にしつらえた面接室
実際にお茶会が行われた面接室。ここに多いときで10人以上の患者が集まった。

このお茶会の成果は，ほかにもあった。患者たちの語りから，彼らの生活行動の意味とその背景を知ることができたのである。

事例③-2

<患者たちの信念や思い>

お茶会の予期しない成果の1つは，患者たちがそれぞれに独自の信念をもって生活していることがわかったことである。たとえば，朝から晩まで黙々とノートに書き物をしている患者は，「自分はだめな人間だから，少しでもよくなるために努力しなければいけない」と語った。「みんなの役にたたなければならない」という思いから，夜も眠らずに起きてみんなをまもっているという患者もいた。また，すぐに自分のお金や物を人にあげてしまうので看護師から注意されている患者は，「人になにか物をあげないと，なにをされるかわからない」と話した。

次に語られたのは，彼らをかりたてるこうした思いの背景には，子どものころの虐待や養育者の死といった逆境体験があり，それを彼らがずっとかかえてきたことだった。彼らは，心のすきまを満たすようにコーラや甘い物をおなかに詰め込んでいたのである。スタッフは，彼らの「問題行動」の背後にそのような思いや体験があったことを，はじめて知ることになった。

大事にされてこそ▶
のセルフケア

糖尿病の機序や治療についての教育は，知識を高めはするが，感情レベルでは患者の行動をせめ，だめな人間というレッテルをはりつけることになる。お茶会では，せめられたりお説教されたりすることなく，大切にもてなされ，なにを言っても受けとめられることがわかると，空虚だった心が満たされて，強迫的に飲食する必要がなくなったのである。

看護師は日々のかかわりでも，正しいことを言っているつもりで患者を追いつめていることが往々にしてある。セルフケアといいながら，患者をいたわるというあたり前のケアの視点が失われてしまってはいないか，日々のかかわりをふり返ってみる必要がある。自分がまもられ，大事にされた体験があってこそ，自分自身をいたわる行動が生まれてくるのである。

2 日々のかかわりのなかでのリカバリーの実践

このような特別なグループでなくても，リカバリーを促す方法はいくつもある。たとえば，次のようなことである。

- 会話のなかでも，「だめ」「どうしてそんなことやるの」といった禁止や否定的なコメントを減らし，ポジティブな面を見つけるようにする。
- 患者が自分のことを「自分はバカだから」「どうせ私なんか……」などと否定的に言うとき，ほうっておかず，どうしてそう思うのかをたずね，「自分はそうは思わない」と伝える。
- 患者が症状を訴えたり，問題をおこしたりしたとき，きっかけはなにがあったのか，そのときどう感じていたのか，どうしてほしかったのかをたずね，ほかの適切な対処法を一緒に考える。
- 症状が悪化する前兆を一緒にさがす。その際，周囲の患者に気づいたことはないか聞いてみると，自然と当事者研究のグループになる。
- 被害的な妄想を訴える患者には，一緒にその事実を確かめ，現実検討を行う。

③ 誰にでも回復の可能性はある

前に紹介した「リカバリーの 12 の原理」の第一は「人々は，精神病の最も重い状態からであっても完全にリカバリーする」ということであった。その事例を紹介しよう。

「沈殿患者」と▶
なった知的障害者

かつて精神科病院には，「沈殿患者」とよばれる患者たちがいた。退院の見込みのないまま長期入院しつづけている患者で，かなりの割合で知的障害をもつ患者たちがいた。まだ，知的障害者への教育や福祉の制度が整っていなかった時代で，院内でも「MR[1]の患者」などと差別的によばれていた。

---

1) MR：mental retardation（日本語訳：精神遅滞）の略。ICD-10 では知的障害ではなく，精神遅滞という診断名がまだ用いられている。

**環境が問題行動を ▶
引きおこす**
知的障害があると，自分の要求を言葉で表現することや欲求のコントロールがうまくいかず，多動・奇声・破壊・暴力行為・癇癪・自損行為・不潔行為など，さまざまな問題行動をおこしやすくなる。だが，その状況を説明できないために他者の理解が得られにくく，ますます孤立し，疎外感をつのらせてゆくことが多い。

しかし，彼らがもっと理解のある許容的な環境のもとで学習でき，生活できるならば，そのような状態にならずに生きていける可能性もある。知的障害は，まさに人と環境との相互作用の表現なのである[1]。

> **事例④　思いどおりにいかないと癇癪をおこす加山さん**
>
> 　加山さんは，入院して50年以上になる男性患者で，IQは測定不能の最重度の知的障害レベルである。ふだんはホールの床にゴロリと寝そべっているが，わざと失禁してびしょびしょにぬれた下着をナースステーションに持ってきたり，思うようにいかないと癇癪をおこして人をたたいたり，着ている衣服を破り捨てたりと，慢性患者の多いこの病棟でも，最も退行状態の目だつ患者だった。
>
> 　受け持ちになった新人の岡本看護師も，はじめは言葉がはっきり聞きとれず，とまどってばかりだったが，きれぎれの片言をつなぎ合わせて「ああか」「こうか」と聞いているうちに，なんとなくわかるようになってきた。そうなると，加山さんも喜んで，盛んに話しかけてくるようになり，言っていることを岡本看護師が正しくくみとるまで，しんぼう強くなんとか伝えようとするようになった。
>
> 　ある日，岡本看護師が4，5人の患者と創作グループをやっていると，加山さんがなにやら話しかけてきた。岡本看護師が「待っててね」と断ってグループを続けていると，加山さんは岡本看護師の背中をたたいた。それは，加山さんが不満なときに示すお決まりの反応で，岡本看護師は「またか」とがっかりしたが，そのまま背中を貸したつもりでじっとしていた。すると，加山さんのたたき方が徐々にトントントンと軽くなり，やがて肩たたきらしきものにかわった。そこにぎこちないがマッサージのようなしぐさも加わった。岡本看護師はうれしくなり，
>
> 振り向いて「ありがとう」と言うと，加山さんも本当にうれしそうに笑った。
>
> 　それ以降，岡本看護師が加山さんの世話をすると，加山さんがお返しにうれしそうに肩たたきをしてくれるようになった。水道で加山さんの手を洗ってあげると，決まって

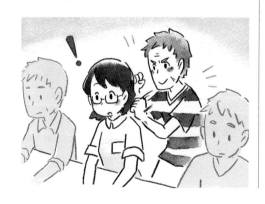

---

1) アメリカ精神遅滞学会（AAMR）編，茂木俊彦監訳：精神遅滞定義・分類・サポートシステム．学苑社，1999.

> 加山さんも岡本看護師の手を洗ってくれ，白衣の裾を引っぱって直そうとしてくれるのだった。

身ぶりの意味は ▶ 加山さんは岡本看護師に応じてもらえないもどかしさを，これまで身につけ
受けとり方しだい てきた「たたく」という行為で伝えた。しかし，人の身ぶりの意味は，相手の受けとり方によってかわってくる。

　岡本看護師は加山さんがたたいたことにがっかりしたが，すぐに叱ったりせず，「背中を貸したつもりで」そのままにしておいた。すると，たたく動作が微妙に変化した。それを感じとってうれしくなった岡本看護師が振り向いて「ありがとう」と言ったとき，彼の「たたく」といういつもの「暴力行為」が「肩たたき」に変化したのだった。

　加山さんにすれば，いつもなら保護室へ隔離されるところが，思いもかけず「喜び」と「感謝」という反応が返ってきた。そこから，「たたく」という暴力的で一方的な動作が，お返しの肩たたきへと変化し，やがて他者をケアするという喜びに満ちた**身ぶりの会話**へと変化したのである。

　このように回復はむずかしいとみられていた患者であっても，まわりの受けとり方しだいで驚くような変化をみせることがある。もちろん加山さんが退院できるようになるまでは，相当な道のりがあるだろう。だがそれは，加山さんだけが努力すべきものではない。

④ 看護師にとってのリカバリー

信頼をはぐくむ ▶ 急性期病棟での茶話会の例（▶事例②，80 ページ）が示すように，精神障害から
場をつくり出し のリカバリーには仲間の力が不可欠である。
維持する

　とはいえ，一緒にいれば仲間になれるわけではない。さまざまな傷つき体験のなかで他者に対する深刻な不信感をいだいている患者たちが人とのつながりに希望を見いだせるようになるには，人への信頼をはぐくむ場が必要であった。それが事例②では茶話会だったわけだが，その場を維持するのは容易なことではなかった。患者たちは，ささいなことで看護師に不信感をぶつけてきて，本当に信頼してよいのかどうかを試そうとしたからである。

患者のつらい ▶ リカバリーを促す，支えるという仕事は，患者のかかえる恐怖や苦しみ，悲
感情の受け手に しみ，怒り，疑いなどの受け手になるということである。それは，ただ受け身
なるとは になって聞くのではなく，みずからも恐怖や苦しみ，悲しみ，怒り，疑いなどの感情を体験するのである。看護師は，そうした感情に気づき，もちこたえなければならない。そのうえで，自分たちがそうしたつらい感情を受けとったことを，そしてそうした感情に押しつぶされることなく，生きつづけようとしていることを伝えていく必要がある。

看護師にとっても▶
安全な場と
つながりが必要

そのためには，看護師自身が自分の感情をすなおに安心して表現できる安全な場と健康的な人とのつながりが必要となる。看護師自身が感情的に支えられてはじめて，患者の安全感が保障され，情緒的交流が生まれる土壌をつくり出すことができるのである。

看護師が患者とのかかわりのなかで生じる感情に自覚的でなければ，おこる患者を一方的に隔離したり，鎮静のために薬を服用させたりするようなことがおこる。管理をやめて規則をなくすと，患者が病院から飛び出してしまい，危険にさらしてしまうかもしれないという看護師のおそれも，実は看護師自身の恐怖や不信感が生み出す「妄想」かもしれない。看護師は，安心して語ることが大切だと知りながら，業務の忙しさを盾に患者の言葉に耳を傾けることをあとまわしにしてしまっていないだろうか。

患者の治療のためにやっているつもりでも，"非"援助の思想(▶91ページ)からすると，「してはいけないこと」は多い。「なにをするべきか」「なにをしてはいけないか」を考えるとき，看護師は自分でも気づかない部分に気づくことになるだろう。こうして看護師が自身の問題に向き合い，意識的に自己変革していくことが，結果的に患者のリカバリーを促すことになるのである。

患者にとっての治療的な環境は，同時に看護師にとってもリカバリーを可能にする環境でもあるのだ。

D｜リカバリーを促す環境

① 心の成長と環境

成長を促進する▶
「抱っこする環境」

ウィニコットは，母親の抱っこの機能に着目し，「環境としての母親」の機能を重視した(▶1巻：第3章，94ページ)。赤ん坊を抱っこする母親は，その身体を支えることによって安心感を与え，あやすことで赤ん坊の出すサインに応答し，その万能感を支える。そのような応答的な関係のなかで，赤ん坊の自己が再統合され，成長していくと主張した。つまり，抱っこする母親は赤ん坊にとっての「成長促進的環境」になっているのである。

同様に，リカバリーにも「抱っこする環境」が必要である。そうした環境のなかで，人はみずから環境に能動的にはたらきかけ，同時に，環境からさまざまな応答を得ることができる。その応答的な関係のなかで自己が再統合され，エンパワメントされていくのである。

環境療法が再び▶
注目されている

こうした発想は，**環境療法** milieu therapy あるいは，**社会療法** social therapy ともよばれる治療的アプローチの基本でもある。しかし，その場に受け入れられ，安心できるということだけではリカバリーを促す環境としては不十分である。そこでの生活のなかでさまざまな活動に参加し，多くの対人関係を経験す

ることを通して，他者を理解し，自己に気づくこと，価値の多様性を知ること，すなわち「生活から学ぶこと」が重要なのである。治療共同体の提唱者ジョーンズは，それを**生活学習状況**とよんだ（▶1巻：第6章，293ページ）。

現在，世界では，こうした環境療法が病院以外でもあらためて注目されるようになっている。そのための環境は，かつて病院にあったような上下関係がなく，すべての人が対等で，1人ひとりの意見が同じように尊重され，決定に参加できる場であり，同時に1人ひとりが自律性をもち，みずからの行動に責任をもちつつ，新たなことに挑戦することが奨励される，そんな環境である。そのなかで人は，相互に信頼関係をはぐくんでいくことができる。つまり，個人の成長・回復と，環境の成熟・回復は，並行して進んでいくのである。

②浦河べてるの家の“非”援助の思想

できるだけ▶
自然のままに
治療的環境のカギを握るのは，その場の人間関係，とりわけ援助者と患者とのかかわり方である。浦河べてるの家で当事者中心の援助のあり方を追求してきた向谷地生良は，できるだけ自然のままの状態でリンゴ栽培を行うある農家の農法に関心をもち，リカバリーを促す環境としての援助の思想を再確認したという。

この農法は，畑にトラクターを入れることをやめ，化学肥料や農薬をやめ，雑草を刈ることもやめて，多様な微生物が育つ土づくりに力を注ぐものであった。そうすると，リンゴの木はみずから養分を求めて一生懸命根をのばす。人の手を加えすぎずに風通しをよくすることで土壌の微生物をはぐくみ，木が立派な根をはることができる土壌がつくられる。リンゴはそのなかで環境と調和し，自分に適した実り方をしていくという。

向谷地は，次のように述べている[1]。

> べてるという場は，たとえるとホカホカの黒土のようなもので，たくさんの微生物が持ちつ持たれつで生きている世界に似ているんです。怒りっぽい人がいたり，気の弱い人がいたり，笑っている人がいたり，泣いている人がいたり，いろいろな人がいることがいいんです。良い人ばかりいてもダメなんです……

この農法は，リンゴの木を注意深く観察し，木と対話することで見いだされたものであるという。つまり，手を出しすぎないように育てることでリンゴの木が本来もつ力を引き出す，「リンゴが主人公」の方法である。

苦労を取り戻す▶
このなかで向谷地が注目したことの1つが，「苦労を取り戻す」ということであった。あえて厳しい自然のなかで木や作物を育てるこの方法から，生きる

---

1) 向谷地生良：「脳」から「農」へ（技法＝以前・13），精神看護 12(3)：100，2009.

　　ために必要な現実の苦労を奪わないことが，その人が本来もっている力を引き出すことになると再認識したのである。

　　精神科病院に長く入院することで，患者たちは「人としてあたり前の苦労を奪われる」と向谷地はいう[1]。べてるでは「自分の苦労を取り戻す」をモットーに，日高地方特産の昆布の販売を始めた。また，他者の評価を気にせず，人に管理されることもなく，かかえる苦労を大切なものと考え，そこから，新しい自分のたすけ方や理解を生み出す方法として，当事者研究に取り組むようになった。そこにはリカバリーを促すための"非"援助の思想がある。

"非"援助とは▶　"非"援助とは，自由のみを保障してなにもしないという放任を意味するのではない。援助の対象である人を注意深く観察し，なにが必要かだけでなく，「なにをしてはいけないか」を同時に考えて「土壌」をつくっていくことである。「トマトは水を嫌うから高い畝，キュウリは水を好むから低い畝といったぐあいに，それぞれのものがもっている特徴を生かして成長できる舞台をつくる」[2]。これが「非援助の援助」[3]なのである。

回復のための▶
土壌をつくる　その舞台で，当事者がみずからさまざまなことに挑戦する。ときに失敗することがあっても，スタッフは必要以上に口や手を出さない。しかし，「必要なときにはいつでも近くにいてたすけが得られる」と実感できる存在感を示しながら，そばにいるのである。そのなかで，当事者は自分で自分の行動の責任をとることを学び，レジリエンスを高めていくのである。

③ コミュニティミーティングという方法

コミュニティとい▶
う土壌を育てる　第4章（▶1巻：116ページ）でみたように，地域や家族はもちろん，病棟や施設もコミュニティである。リカバリーに向かって人々の成長を促すのが，コミュニティという「土壌」であるとすれば，その「土壌」をどのようにつくり育てていくかが課題となる。

　　コミュニティとは，安定したものではない。コミュニティが混乱し，バラバラになりそうになると，「問題をおこすメンバー」[4]が登場し，そのおかげでコミュニティがまとまっていくこともよくある。「問題をおこすメンバー」は機能不全家族におけるIP（▶1巻：第4章，122ページ）と同じ役割を担うのである。

　　根本にある不安を取り扱わず，そのメンバーを排除するだけでは，また別の新たな「問題をおこすメンバー」が生まれるだけである。そんなとき，問題を

---

1) 浦河べてるの家：べてるの家の「非」援助論——そのままでいいと思えるための25章（シリーズケアをひらく）．p.43，医学書院，2002.
2) 向谷地生良：技法以前——べてるの家のつくりかた（シリーズケアをひらく）．p.238，医学書院，2009.
3) 向谷地生良：上掲書．p.4.
4) これは患者や利用者であることも，スタッフであることもある。

一気に解決してくれる理想のリーダーを期待するようになる。しかし，そうした理想的なリーダーに依存するだけでは，一時的に問題は解決したとしても，メンバーの力は育たず，コミュニティの成長もない。「土壌」を育てるためには，そこにいる全員が，その問題を「自分たちの問題」としてとらえ，考えていく必要がある。そのための方法が，コミュニティミーティングである。

コミュニティ全体の問題ととらえて話し合う ▶ **コミュニティミーティング**は，いまではさまざまなコミュニティでよく行われているが，もともとは治療共同体のなかで生まれた方法である。その場でおこったできごとを，個人の問題ではなく，コミュニティ全体の問題ととらえて，話し合って解決していこうとするグループの方法である。

病棟のコミュニティミーティングでは，その場にかかわるスタッフも患者も全員が定期的に集まり，困っていることや感じたことを話し合う。食事についての苦情，トイレがきたないこと，迷惑な患者がいることなどがよく話題に上る。行事について話し合うこともある。スタッフまかせにせず，患者が本当にやりたいことはなんなのかを話し合う。自由で開放的な雰囲気のなかで行われることが重要である（▶Column「ある日のコミュニティミーティング」）。

> ### Column　ある日のコミュニティミーティング
>
> ある病院の病棟医が描いた慢性期閉鎖病棟（男女混合）での病棟グループ（コミュニティミーティング）のひとこま。この病棟の患者たちは，非常に退行した長期入院患者ばかりであるが，毎週定期的にグループが開かれ，患者たちは思い思いに参加する。グループの輪の真ん中でお尻を出してうつぶせになっている患者は，言葉で自分の気持ちを伝えることができずに，行動でなにかを表現しようとしている。注目してほしいのだろうか。
>
>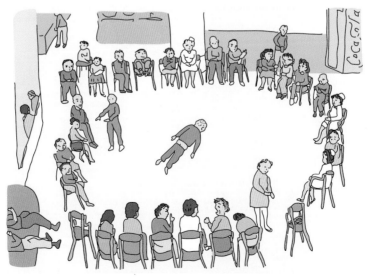
>
> （この絵を描いた富海五郎医師は，2012 年 6 月がんのため逝去された）

E リカバリーを促す方法としてのグループ

D節では，病棟でのコミュニティミーティングを紹介したが，患者のリカバリーにとって，グループはなくてはならない方法となっている。

① 治療の中心となるグループプログラム

精神科の治療に▶
グループは不可欠

表9-1は，アメリカのマサチューセッツ州にある精神科治療施設の入院治療病棟における1日のスケジュール表である。この病棟は16歳以上の精神疾患をもつ男女を対象とする24床の閉鎖病棟で，平均在院日数は8日である。ここでは，グループは治療にとって必要不可欠な要素と考えられており，朝から夜9時までコミュニティミーティングも含めて23種類もの治療グループが提供されている。

海外では，こうしたグループセラピーを目的に入院することも多く，とくにアルコールや薬物の依存症のための入院治療はグループプログラムが中心であ

▶表9-1　入院治療病棟での1日のスケジュール例

8:30〜9:00 am	朝食
9:15〜9:45 am	目標グループ
9:45〜10:15 am	部屋の整頓と日課
10:00〜11:00 am	リカバリースキル
11:00〜11:30 am	散歩／休息
11:30 am〜12:15 pm	認知行動療法（CBT）
12:30〜1:00 pm	昼食
1:15〜2:00 pm	安全のためのスキル
2:30〜3:15 pm	コミュニケーションスキル
4:15〜5:00 pm	治療的ゲーム
5:00〜6:00 pm	夕食
6:30〜7:00 pm	散歩／休息
6:45〜7:15 pm	環境活動グループ Milieu activity group
8:30〜9:00 pm	まとめ（朝たてた目標の達成状況や，入院の目標にどこまで到達したかをふり返る）

（Walden Psychiatric care: Sample Day Schedule. <https://www.waldenpsychiatric.com/programs-services/inpatient/sample-day-schedule/><参照 2020-08-17>による）

り，セラピストは依存症からの回復者ということも多い。

　入院治療だけでなくカウンセリングも，1対1の個人で行うものから，グループで行うものへと移行してきている。いまや知識や技術をもった専門家が，クライエント[1]に助言・指導するのではなく，患者どうしが互いに回復を支援し合うプログラムが主流となってきているのである。

日常にもさまざまなグループがある ▶
　しかし，特別なプログラムがなくても，看護師は日常的にさまざまなグループにかかわっている。たとえば病棟で1人の患者と話をしているときに，その場にいるほかの患者を会話に誘えば，自然発生的なグループが始まる。テレビを見ながらでも，散歩や買い物に行きがてらでも，いくらでもグループを実践するチャンスはある。外来では待合室をグループの場とすることも可能である。

② グループの原則

　グループを実践するにはいくつかの原則がある。それは前にも学んできたグループの特徴（▶1巻：第4章，131ページ）をふまえて考えられた原則である。公式なグループプログラムを想定した原則だが，上にあげた「非公式」のグループ場面でも念頭においておくとよい。

1 グループは安全感が第一

　これはグループを実施するうえで最大の原則である。以下にあげることはすべて，このためといってよい。とくに統合失調症患者の場合は，その場にいるだけで命がけといったところがあるので，無理じいをせず，そっとその場にいられるように援助することが重要である。

2 グループは患者の自発性から出発する

　グループはメンバーのための場でありメンバーが主役である。無理やり参加させたり，指名して発言させたり，なにかをやらせたりしない。メンバーが，スタッフが聞きたいと思うようなこと（「ここの看護師さんはやさしい，よくやってくれる」など）を言うようなグループは，よいグループとはいえない。そういうときは，「本当はなにか言いたいことがあるのでしょう」と問いかえそう。

3 境界（バウンダリー）を明確に

　グループが安全であるためには，境界（バウンダリー）をはっきりさせておく

---

1) 英語の client は依頼人という意味であるが，カウンセリングなどの場面で使われる場合は，相談に訪れた人を意味する。来談者とよぶこともある。

ことが不可欠である。そのために，グループは決まった時間，決まった場所で行う。そして，話の途中であっても，決まった時間に終わる。

グループがエンパ▶
ワメントを促す
　これが定着すれば，たとえ週1回30〜60分のグループでも，メンバーは残りの6日間を，グループを念頭において過ごすようになる。そのとき言えなかったことも，次には言ってみようと思ったり，なにか不満や希望があれば今度のグループで言おうと考えたりするようになる。これがエンパワメントになって，日々，受け身に過ごしていた生活の仕方がかわり，むやみに欲求不満を爆発させることも減っていく。1回ではみえない変化も，続けるうちにいつのまにかあらわれてくるものである。

　　安永浩(▶1巻：第3章，80ページ)は，「グループのある病院では，患者が闊歩している」と述べている。

4 「いま，ここで」に焦点をあてる

そのとき，その場▶
で感じたことを
　「いま，ここで here & now」の原則とは，そのとき，その場で感じたことを表現することをいう。そうすることで，周囲からもすぐ反応が得られ，リアルタイムで現実検討ができる。「あるとき，あそこで there & then」の話題すなわち過去の体験やこの場にいない人のことなどが話題になることもあるが，過去の人間に確かめることはできない。過去の体験やここにいない人のことを語ってはいけないわけではないが，それよりもいま，なにを感じているかのほうが重要なのである。「あるとき，あそこで」の話題をもち出してくるのは，いまのことに直面したくないためなのかもしれない。

グループのことは▶
グループで
　同じように，グループでの発言や態度について，あとからなにか言われたり，罰せられたりするようなことがあってはならない。たとえば，グループで興奮していたからといって薬を増やしたり，行動制限をしたりするようなことである。注意が必要なら，その場で注意する。また，グループで出た問題を，あとで別のところで話し合って解決しましょうということは，グループを無意味なものにしてしまう。「グループのことはグループで」が原則なのである。

5 グループはなにかを決めるための場ではない

プロセスの重要性▶
　グループは，なにかを決めるための場ではない。互いに意見を言い合ったり，自分とは違う意見を聞いたり，妥協したりといったプロセスが重要なのである。
　　グループでは多数決は行わない。少数意見も大事だからである。ものごとが決まるのは，徹底した話し合いの末に，だいたいその線でいこうという一致した線がみえてきたときである。これを**コンセンサス(全員一致)**とよぶ。

6 盛り上がりには水をさす

まとまろうとする▶
力に注意する
　グループには1つにまとまろうとする力がはたらくが，それによって1人ひとりの違いがあいまいになったり，少数意見が押さえつけられたりする。明

るく活発に見えるグループも，躁的防衛がはたらいているだけのこともある。

そこで，盛り上がったときにはそのことを指摘するなどして，水をさす必要がある。へそまがりのほうがよいのである。

7 グループでは，言葉の背後にある感情に注目する

話の筋に▶
とらわれない
グループで話の筋道だけを追っていると，いまどうしてこんな話をしているのか，自分がなにを言いたいのかがわからなくなるときがある。そのようなとき，感情に注目すると，グループの話題とそこにただよう雰囲気がそぐわないことに気づく。

たとえば，明るいはずの退院の話題なのに，なんとなく重苦しい雰囲気がただよっていたとすれば，そこにどのような思いがあるかを問いかける必要がある。患者にとって退院は希望でもあれば，現実に直面する恐怖でもある。たてまえにとらわれていると，そうしたことに気づけなくなる。

8 沈黙にも意味がある

無理にしゃべら▶
なくてよい
グループで誰も発言者がいないと，不安になってしゃべりだす人がいる(これもグループ役割である)。おかげで沈黙にならないですむと思い，まかせておくのは無責任である。その人も好きでしゃべっているわけではなく，その場を沈黙から救い出したくて無理して話しているのかもしれない。

グループには緊張とあせりに満ちた沈黙もあれば，反抗的な沈黙や満ち足りた沈黙もある。どのように感じているかを，1人ひとりが言葉にする必要がある。グループに受け入れられたと感じられれば，沈黙もさほど脅威ではなくなるものである。

③ グループのセッティングとリーダーの任務

なにもない空間に▶
椅子を円く並べる
標準的なグループのセッティングは，部屋の中に椅子をサークル状に並べるだけである。サークルの中にはなにも置かない(▶図9-2)。できるだけ独立した空間が望ましいが，病棟のコミュニティミーティングなどでは，柱の陰に隠れて参加したり，通りすがりに立ち寄っていく患者がいたりする。それぞれが自分に合った参加の仕方をしているのである。

リーダーは答えを▶
出す必要はない
グループのリーダーの主要な任務は，グループの開始と終了を告げることである。話題を提供したり，発言者を指名したりする必要はない。

しかし，グループでは特有のダイナミクスがはたらいて，リーダーは依存やときに攻撃の対象となりがちである(▶1巻：第4章，140ページ)。そのため，メンバーから答えや指示を求められたり，不満を言われたりするが，それを引き受ける必要はない。そんなときには，「あなたはどうしたいのか」「どうしてほしいのか」を問い返せばよいのである。

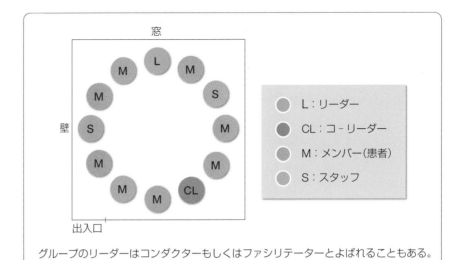

窓

L：リーダー

CL：コ-リーダー

M：メンバー（患者）

S：スタッフ

壁

出入口

グループのリーダーはコンダクターもしくはファシリテーターとよばれることもある。グループにリーダーを複数おく場合もある。この場合の共同リーダーをコ-リーダーとよぶ（▶詳しくは1巻：第6章, 255ページ）。スタッフは，ほかの医療スタッフ。バラバラに離れて座る。

▶図9-2　グループでの座り方の例

異なる反応を返す▶
ために2人いる　リーダーのほかに，リーダーを支えるコ-リーダーがいると，異なる角度からグループをみて，異なる反応を返すことができる。リーダーとコ-リーダーは，互いに率直に思ったことを言えるような関係であることが望ましい。

④スタッフのグループへの参加の仕方

安全感をつくり▶
出すには　グループの安全を保障するのは，リーダーを含めてスタッフの重要な役割である。スタッフは開始時間より前からその場にいて準備し，グループ中はスタッフは出たり入ったりせず，落ち着いて座っているようにする。まるで傍観者かオブザーバーのようにスタッフがグループの輪の外側に座っていたり，立って見ていたりすれば，監視されていると感じられ，メンバーは語りにくくなってしまう。

　また，スタッフどうしは1か所にかたまって座らず，なるべくバラバラに座るようにする。落ち着かない患者も，横にスタッフが座ると安心することがある。

「私」を主語に▶
して話す　患者はただいるだけでもよいが，スタッフは発言することが期待されている。もちろん，あくまで主役は患者なので，スタッフはできるだけ短く，簡潔な言葉づかいが望ましい。また，「私たち看護師は」とか「スタッフは」などとは言わず，「私」を主語にして自分の考えや感じたことを率直に言う。そして，「みんな」ではなく，「誰か」をはっきり言う。グループでは「共感」と同じくらい，「違いを受けいれる」ことが重要なのである。

⑤ グループのレビューと記録

ふり返りの▶
時間をもつ
　グループのあとには必ずレビュー(ふり返り)を行う。たとえ 10 分でも 20 分でもよい。参加したスタッフ全員で，グループでどのようなことがおき，どう感じたかをふり返る時間である。参加者全員で話してみると，1 人では気づかなかった発言の意味や，患者どうしの相互作用に気づくことができる。ふだんのかかわりをふり返って話し合う機会にもなる。

感じたことも書く▶
　グループの記録は，レビューをしながらまとめるとよい。記録には，単に誰がなにを言ったかではなく，どのようなやりとりがあったか，全体としてどのような雰囲気で，どのような流れがあったのかを，そのときスタッフが感じたことを含めて書く。主観的に記録することが重要である。言葉にならない物音(椅子を動かす音，くしゃみ，ざわめきなど)やメンバーの動きも記しておくとよい。

　病棟であれば，そうしたメンバーの発言や動きが，そのとき病棟でおこっていることとどのように関連しているかを考える。そうした検討が，おのずとスタッフどうしの意見交換にもなる。こうして，レビューをすることによって，グループの質だけでなくチームのケアの質を高めるのである。

　D 節の Column「ある日のコミュニティミーティング」(▶93 ページ)で紹介した富海五郎医師は，26 年の長きにわたってこのコミュニティミーティングを開いてきたが，レビューでスタッフとじっくり話し合えることがなにより貴重だと思って続けてきたと語っていた。

F さまざまな回復のためのプログラム

　ここでは，日本の精神科病棟やデイケア，地域のリハビリテーション施設などでも行われているリカバリーのためのプログラムを紹介する。

　基本的にはグループ形式で行うものが多いが，個人を対象として行われているものもある。

① 疾病管理とリカバリー(IMR)

　疾病管理とリカバリー illness management and recovery(IMR)は，統合失調症などの重い精神疾患をもつ人が，自分のリカバリーゴールを設定して，医療職者のサポートを受けながら，患者自身がその実現のために主体的に取り組む

プログラムである[1]。たとえば，自分の病気や治療法について学習したり，ソーシャルスキルトレーニング(SST)のグループに参加して他者とのかかわり方について学んだり，自分自身の習慣や考え方や価値観について認知行動療法を用いて意識化したりする。

アメリカで開発されたもので，アメリカ連邦政府により「効果が実証された科学的根拠に基づく実践」として公式に登録されている。日本でも全国各地で研修が行われ，普及が進んでいる。

② ソーシャルスキルトレーニング(SST)

看護師も診療報酬▶
の対象に
ソーシャルスキルトレーニング social skill training(SST)は，リバーマン R. P. Liberman らによって開発された認知行動療法の1つで，社会生活を営むために必要なスキルを学習するための方法である。

日本では，1988(昭和63)年のリバーマンの来日講演を機に研究や実践が始まり，1994(平成6)年に診療報酬の対象となってから急速に普及した[2,3]。「生活技能訓練」もしくは，「社会生活技能訓練」と訳されるが，英語の頭文字をとって SST とよばれるのが一般的である。

1 SST の理論的根拠

SST は，精神症状の発症や悪化は，①環境からのストレッサー，②個人の脆弱性，③対処技能レベルの3つの要素の相互作用によっておきるとする見方に基づいている。脆弱性とは，その人がもっている「発病あるいは悪化のしやすさ」のことで，生まれつきの場合も，トラウマなどによる場合もあり，すぐに改善するというわけにもいかないことが多い。

そこで，薬物療法や心理・社会的サポートに加えて，対処技能を修得することで，ストレッサーと脆弱性の影響をやわらげ，症状の発現を防ごうというのである[4]。実際，SST には再発防止の効果があることが実証されている[5]。

1) 杉本圭以子：精神障害者のリカバリー促進を支援するツール——疾病管理とリカバリー. こころの健康 30(2)7-11, 2015.
2) 診療報酬上では，精神科経験のある2人以上の実施者のうち，少なくとも1人は看護師，准看護師または作業療法士，もう1人は精神保健福祉士，臨床心理技術者または看護補助者であることとされている。
3) 前田ケイ：ソーシャル・スキルズ・トレーニング(SST). 近藤喬一・鈴木純一編：集団精神療法ハンドブック. pp. 131-139, 金剛出版, 1999.
4) リバーマン，R. P. ほか著，池淵恵美監訳：精神障害者の生活技能訓練ガイドブック. 医学書院, 1992.
5) リバーマン，R. P. 著，安西信雄・池淵恵美監訳：リバーマン実践的精神科リハビリテーション. 創造出版, 1993.

2 SSTの目的

対人関係の▶
スキルを学ぶ

対処技能の主要な要素は，**ソーシャルスキル**である。たとえば，お金の使い方や，カードの使い方，余暇の過ごし方，福祉サービスの利用，仕事や住まいの探し方などの生活に必要なスキルもあるが，より大事なのは人にあいさつしたり，相手の顔を見て話したり，質問したり，自分の意志を伝えたり，ものを頼んだり，いやなことに「ノー」と言ったりする対人関係のスキルである。

感情を読みとり▶
表現するスキルも

そこには，相手の表情・声のトーン・しぐさなどから，言外の意味をくみとったりするような，感情的・認知的対人スキルも重要な要素として含まれる。いわゆる**感情リテラシー**である。これが欠けていると，家族と同居したり，医療福祉サービスを利用したり，職場や近隣の人々と付き合ったりする際に，誤解や緊張を生み出してしまう。

こうしたスキルを学習することによって，生活上のさまざまなストレスや葛藤に効果的に対処できるようになれば，地域社会で自分らしくアサーティブ assertive[1] に生きていくことが容易になると期待されている（▶NOTE「アサーティブトレーニング」）。

適用範囲が拡大▶
してきている

SSTは病院だけでなくデイケアや地域の保健福祉サービスなどでも実践されており，訪問看護で個別に行われることもある。また，統合失調症のほか，うつ病・神経症・薬物依存症・パーソナリティ障害などさまざまな精神障害をもつ患者や家族にも応用され，学校でも児童・生徒を対象として行われている。

3 SSTの具体的方法

個別でも行うが，基本的には患者5〜15名，スタッフ2名のグループで行うことが多い。1回のセッションは60〜90分で，1週間に1〜5回行われる[2]。

📖 NOTE
アサーティブトレーニング

自分の意見を言おうとすると，穏やかに言えずにけんかになったりする。そのつもりはないのに相手をばかにした言い方になったり，皮肉っぽくなったりして誤解される。反対に，遠慮して遠まわしに言うので，相手に伝わらず，かえってばかにされてしまう。アサーティブトレーニングは，このような悩みを解消するための方法である（アサーショントレーニングともいう）。

アサーティブトレーニングでは，基本的にはSSTと同じような方法を用い，対人関係上の直したい癖を，ロールプレイなどを通して修正していく。

---

1) アサーティブとは，相手を尊重しつつ，誠実かつ率直に，自分の気持ちや意見をわかりやすくはっきりと伝えること，自己主張することをいう。
2) 診療報酬で算定されるのは週に1回までである。

自発性を尊重し▶
プラス面に着目　SST は，ほかのリカバリーの方法と同様，①メンバーの希望や自発性から出発する，②基本的にマイナスの面よりもプラスの面に注目する，③メンバーが協力して教え合い，互いの目標実現をサポートする，という特徴をもつ。

　入院生活のなかでは，患者は受け身になりがちで，周囲からも否定的な評価やコメントを受けることが多く，こうしたポジティブな体験は得にくい。患者が肯定的な雰囲気のなかで，仲間どうしで「たすけ」「たすけられる」体験は，学習に対する動機づけやモデルとなるだけでなく，それぞれの所属感や有用感を高め，エンパワメントにつながっていく[1]。

病棟で繰り返し▶
行ってみる　ただし，日常生活に直接つながらない内容を行ってもあまり効果はない。また，トレーニングを続けないとせっかく獲得した対人スキルも失われてしまう。そのため，日常生活のなかにこうしたスキルを使えるような場面を多くつくり出す工夫が必要である。

● 基本訓練モデル

　リバーマンが開発した「基本訓練モデル」は，次のような手順で進められる。

＜基本訓練モデルでの手順＞
①メンバー自身が自分の対人関係上の具体的な課題(もっとうまくなりたいところ)を明確にする。
②具体的で現実的なトレーニングの目標(学習したいスキル)を設定する。
③本人の実際の問題場面を再現してみて，練習する行動を設定する。
④練習する行動の要素を示し，必要ならばスタッフもしくは本人以外のメンバーにお手本を見せてもらい(モデリング)，そのあとで本人がロールプレイをしてみる。
⑤うまくできた点について肯定的なフィードバックを行う。その際，不十分な行動や失敗については批判せず，好ましい方法を提示するなど，建設的なフィードバックを心がける。
⑥反復練習をする。進歩や努力に対して肯定的なフィードバックを行うことによって強化をはかる。
⑦実生活での実行を促すために課題を宿題としてもち帰り，次回にその結果を報告する。

● スキルをステップごとに学ぶ

　日本では 2000 年以降，ベラック Bellack, A. S. が開発した「ステップ・バイ・ステップ方式」が普及した。この方式では，毎回特定のスキルが学習テーマとして提示され，1つひとつのスキルを学んでいく。その際，おのおののス

---

1) マックス・バーチウッド，クリス・ジャクソン著，丹野義彦・石垣琢麿訳：統合失調症──基礎から臨床への架け橋．p. 22，東京大学出版会，2006.

キルは 3〜5 つ程度のステップという行動要素に分解される。

たとえば，「頼みごとをする」というスキルは，①相手の顔を見る，②してほしいことを具体的に伝える，③そうしてもらえるとどう感じるか言う，といったステップに分解され，それを 1 つひとつ学習していく。そのなかで，相手のしぐさや表情，声のトーンなどから相手の感情や意図を読みとるといった非言語的コミュニケーションのスキルも学習する。

場面の感情的文脈や意味などはひとまず棚上げされるので，複雑な対人関係が苦手なメンバーにとっては取り組みやすくなる。ひととおりのスキルを学んだあと，苦手な場面などのパーソナルな課題に入っていく。

③ 認知行動療法（CBT）

できごとの主観的 ▶
なとらえ方に着目

認知行動療法 cognitive behavioral therapy（CBT）は，ベック A. T. Beck とエリス A. Ellis によって始められた治療法で，おもに抑うつやパニック障害などの治療に用いられている。イギリスでは，統合失調症にも応用されるようにもなっている。日本では，2010（平成 22）年にうつ病に対する CBT が診療報酬で認められ，普及が進んだ。後述するように，浦河べてるの家では独自の CBT が実践されている[1]。

CBT はできごと自体ではなく，そのできごとの**主観的なとらえかた（認知）**を問題にし，かえていこうとする。認知とは，ものごとの考え方や解釈のことであり，それが感情や気分を左右し，行動を決定する。内的な情報処理過程といってよい。

自動思考と ▶
スキーマとは

人間の認知処理には，次の 3 つのレベルがある。

①**意識** 意識的に注意し，合理的にものごとを処理しようとする。

②**自動思考** ほとんど気づかないうちに決めつけを行ってしまう。

③**スキーマ** 自動思考に影響を与えるもので，その人の中核的信念であり，世界観といってもよい。

◉ 自動思考

たとえば，上司と部下の板ばさみになり，うつになってしまった中間管理職の人がいるとしよう。彼は内心「自分がなにか注意すると，きっと部下は傷ついてやめると言いだすに違いない」「すると上司は，自分には管理能力がないと思うだろう」と思っている。これが自動思考である。

バーンズ D. D. Burns は，こうした自動思考には**認知のゆがみ**があるとして，次の 10 のパターンをあげた。

1）伊藤絵美・向谷地生良編著：DVD＋BOOK 認知行動療法，べてる式．医学書院，2007．

＜「認知のゆがみ」の10パターン[1]＞
①**全か無か思考**：成果が上がらなければ努力しても意味がないと考えてしまう。白か黒かという発想である。
②**過度の一般化**：一度の失敗で，いつもだめだと考えてしまう。
③**心のフィルター**：過去の不快なできごとにこだわり，すべてをわるい方向に解釈し，プラスの面をいっさい見ようとしない。
④**拡大解釈と過小評価**：マイナスのことはささいなことも大げさにとらえ，プラスのことはたいしたことではないと思う。
⑤**感情的決めつけ**：自分の感じ方でものごとを判断する。「あの冷たい態度は私を軽蔑しているからだ」「いやな感じがするから，うまくいかないだろう」といった考え方。
⑥**マイナス化思考**：すべてをわるいほうへ考える。人の善意も裏を考えてしまい，感謝したり喜んだりできない。
⑦**結論の飛躍**
　　・心の読みすぎ：かってに「きっとこう思っているに違いない」と決めつける。
　　・誤った予言：「こうなるに違いない」と決めつける。
⑧**すべき思考**：完璧主義で，こうあるべきという基準でものごとを考える。
⑨**レッテルはり**：「あいつはわるいやつ」「自分はだめ人間」などと決めつけ，それ以外の見方を受け入れない。
⑩**個人化**：すべてを自分のせいと思い込む。

● スキーマ

2つのスキーマ▶　この中間管理職の人には，「マイナス化思考」と「結論の飛躍（誤った予言）」という認知のゆがみがあった。そこには意識はしていなかったものの，「自分がなにか言うと人から嫌われてしまう」「自分を受け入れてくれる人は誰もいない」といった信念（世界観）が隠れていた。これが彼の**スキーマ**である。スキーマには図9-3のように，適応的スキーマと非適応的スキーマとがある。

パートナーシップ▶
が不可欠　個別のCBTでは，対話や日記を通して日常生活上のできごとをふり返り，そこにあるパターン（自動思考やスキーマ）を見いだし，認知のゆがみを修正して合理的思考を強めようとする。ここでも強調されているのは，患者の自発性と，治療者と患者との信頼関係である。治療者と患者の間に一緒に問題に取り組むパートナーシップが形成されること自体が，これまでの患者の人生に欠けていたポジティブなつながりの感覚を生む経験となり，患者の否定的なスキーマに変化を生み出す。

　グループでのCBTでも，メンバーどうしのつながりが高い効果を生むことがみとめられている。

---

1) デビッド・D・バーンズ著，野村総一郎ほか訳：いやな気分よ，さようなら──自分で学ぶ「抑うつ」克服法，増補改訂第2版．星和書店，2004．

認知的不協和

アメリカの心理学者フェスティンガー L. Festinger は，知識・意見・信念などが心理学的に一致せず，矛盾しているときに生じる心理的な緊張状態（居ごこちのわるさ）のことを認知的不協和と名づけた。

認知的不協和が生じるのは，人が自分の考えや信念にそぐわない状況におかれたとき，あるいは自分の考えていたことと結果が違ったとき，自分の言動が周囲から評価してもらえないときである。

そんなとき，人は自分のなかの不協和を解消しようとして，無意識のうちに自分とは相いれない情報を排除したり，自分の考え方そのものをかえたりして，現実を受け入れやすくする。たとえば，酒がからだによくないことを知っていながら，それでもやめられない酒好きが，「酒は百薬の長」と言いはる。女性に負け

ることを恥と考える男性が女性に負けて，「あいつは女じゃない」と言う。教員に厳しく注意された学生が，「あの先生は頭がかたい。ほかの先生もそう言っていた」などと言う，といった例である。

統合失調症の妄想も，自分の現実が受け入れがたいとき，現実のほうをかえてしまうと考えれば説明がつく。たとえば，悲惨な境遇の人が「自分は高貴の生まれ」「自分は救済者だ」と思い込んだり，あるいはなにか漠然とおびやかされているような不安を感じるが，それがなにからとははっきりわからないとき，「自分をつけねらう陰の機関がある」という物語を編み出したりすることによって，認知的不協和をなんとか回避しようとするのである。

適応的スキーマ	非適応的スキーマ
● たとえなにがおきても，なんとか対処することができる。 ● なにかに取り組めば，それを会得することができる。 ● 自分は逆境に負けない。 ● 他者は自分を信頼してくれる。 ● 自分には人に好かれる魅力がある。 ● 人々は自分を尊重してくれている。 ● 前もって準備すれば，ふつうはうまくいく。 ● こわいものはほとんどない。	● なにかをしようと決めたら，成功しなければならない。 ● 自分はバカだ。 ● 自分は見せかけだけの人間だ。 ● 人がそばにいると，まったく心がやすらがない。 ● 男（女）であること以外，自分は何者でもない。 ● 受け入れてもらうためには，完璧でなければならない。 ● なにをやっても成功しないだろう。 ● この世は恐ろしいことばかりだ。

▶図 9-3 適応的スキーマと非適応的スキーマの例

④ 浦河べてるの家の当事者研究

浦河べてるの家（以下，べてる）では，「弱さを絆に」「生きる苦労を取り戻す」といったスローガンのもと，独自の当事者運動を展開している。その実践の1つが「当事者研究」と名づけられた認知行動療法的アプローチである[1]。

1）浦河べてるの家：べてるの家の「当事者研究」（シリーズケアをひらく），医学書院，2005.

生きにくさを▶
自分の言葉で
表現していく

　当事者研究では，つらい症状や困った事態を医療者や専門家に丸投げして解決するのではなく，彼ら自身が苦労していること，生きにくいと感じていることを自分なりの言葉で表現していく作業を，当事者メンバーによる研究チームで行っていく。困っていることが「なぜ」「どんなとき」「どんなふうに」おこるのかを仲間とともに研究し，そこに意味を見いだしていく実験なのである。

　そのプロセスを，林園子さんの当事者研究を例にみていこう。

　①「問題」と人との切り離し作業　林さんには幻聴がある。林さんの当事者研究では，幻聴を「幻聴さん」とよぶ。問題は幻聴ではなく，「幻聴さん」に乗っ取られる（ジャックされる）と，林さんが同じことを何度も確認せずにはいられなくなり，くどくなってしまうことである。林さんは，そのことを「くどうくどき」と名づけた。

　②自己病名をつける　林さんは同じことを繰り返し言うので，みずからつけた自己病名は「統合失調症・九官鳥型」である。

　③苦労のパターン・プロセス・構造の解明　林さんは研究チーム「幻聴さんレスキュー隊」とともに，「幻聴さん」にジャックされる人とされない人の違いについて分析し，図9-4のような違いを見つけた。

　④自分のたすけ方やまもり方についての具体的な方法を考え，場面をつくって練習する　林さんは，「幻聴さん」と「くどうくどき」との付き合い方を考え，いろいろと試してみた。

　⑤結果の検証　「くどうくどき」にも，あらわれるパターンがいくつかあることがわかった。そこで，具体的な対処法も思い描けるようになった。

　こうして，当事者研究を通して自分の生きにくさの背景にある問題を理解し，それに対する対処方法を仲間とともに学び，繰り返し練習していく。

ジャックされる人	ジャックされない人
● 自分に自信がない人	● 自分にオーケー
● つけ込まれるスキがある人	● ジャックからの逃げ方がうまい
● 幻聴とのなれあい状態（依存）	● 幻聴さんとの適切な距離感
● 自分に無関心	● 自己研究をする
● いつも自分をせめる	● 自分をほめる
● 理解者がいない	● 理解者がいる
● 人間関係がわるい	● 人間関係がいい
● 自分を大事にできない	● 自分を大事にする
● さびしさや孤独感が強い	● 仲間や人とのつながりがある
● 対処方法を知らない	● 対処方法を学び練習している
● 自分が嫌い	● 自分自身が好き

（浦河べてるの家：べてるの家の「当事者研究」．p. 72，医学書院，2005 による，一部改変）

▶図9-4　「幻聴さん」にジャックされる人とジャックされない人

⑤ マインドフルネス認知療法(MBCT)

第3世代の認知▶
行動療法

マインドフルネス認知療法 mindfulness-based cognitive therapy（MBCT）は，禅の瞑想やヨガの呼吸法にヒントを得た第3世代の認知行動療法であり，近年，みずからの感情に苦しみ，ふりまわされている人々の回復をたすける方法として注目されている。海外では，うつ病の治療に有効性がみとめられ，境界例パーソナリティ障害をもつ人の回復にも効果があるとされている。また，教育やビジネスでも注目されている。

「いま，ここ」に▶
注意を向ける

マインドフルネスでは，「いま，ここ」に意識を向ける。すなわち，不快な感情をふりはらおうとするのではなく，自分の呼吸に意識を集中させながら，みずからの感情にふれ，それに名前をつけ，吟味し，あるがままに受け入れ和解したのち，それを手放していく。

代表的な▶
エクササイズ

セルフケアのためにマインドフルネスを日常生活に取り入れることは，誰にでも可能である。以下に，代表的なエクササイズを2つ紹介する。

①**ボディスキャン** 自分自身の身体の各パーツに順々に意識を向けていく。たとえば，左の足の指，足の裏，足の甲，足首……と，細かく意識を向けていく。身体の感覚に気づきを向ける瞑想法である。

②**呼吸法** 自分自身の呼吸に意識を向け，息を吸ったり吐いたりするごとに生じる感覚にも気づきを向ける。

コツとしては，「雑念」にも気づきを向けることである。エクササイズ中，しばしばさまざまな思いや感情が浮かんでは消えていく。それを抑えたりふりはらおうとしたりせず，それでいてその思いにとらわれず，ただ気づき，観察し，最初の意図である身体と呼吸に意識を向けることに注意を戻す。

これらのほかにも，元気回復行動プラン（WRAP）や包括型地域生活支援プログラム（ACT）など，さまざまなリカバリーの方法が各地で実践されている。第10章B節で詳しく説明する（▶127ページ）。

NOTE
マインドフルネスストレス低減法

現在のように根拠に基づいた医療としてのマインドフルネスの流れをつくったのはカバットジン J. Kabat-Zinn である。彼は，1979年に慢性疾患に悩む人々を対象とした「マインドフルネスストレス低減法（MBSR）8週間プログラム」を開発し，やがてこのプログラムは全米に広がった。精神医療保健の領域では，1990年代に MBSR をもとに「マインドフルネス認知療法（MBCT）8週間プログラム」が開発され，うつ病再発予防のプログラムとして効果が実証された。

G リカバリーのプロセス —— 摂食障害に苦しんだ女性の物語

リカバリーはゴールではなくプロセスである ▶

リカバリーというと，病いから回復した結果だけが注目されがちである。しかし，リカバリーは回復までのいばらの道のりにこそ意味があるのである。

ここでは，摂食障害からのリカバリーに挑戦した，鈴木こころさんという1人の当事者の体験から，リカバリーのプロセスを紹介しよう。鈴木さんは現在，愛媛県の摂食障害の自助グループ「リボンの会」の代表である。

① 生きにくさのはじまり

> **事例⑤-1　摂食障害に苦しむ鈴木さん**
>
> **＜摂食障害のはじまり＞**
>
> 鈴木さんが摂食障害と診断されたのは，高校2年生の夏休みだった。しかし，それが病気のはじまりかというと，そうではない。鈴木さんの生きにくさが始まったのは，4歳のころにさかのぼる。そのころには，すでに大人にほめられることが生きる使命だったと鈴木さんは話す。幼稚園でも「遊んだふり」「楽しそうなふり」をしながら，先生が出す次の指令に誰よりも早く応じることができるよう，感覚をとぎ澄ませながら過ごしていた。それは家庭でも同じだった。
>
> 家では，仕事をしていた母親に祖父母がきつくあたり，毎日の食卓がピリピリした空気だったという。その緊張感に耐えられなかった鈴木さんは，よい子でいること，優秀な成績をとることで，食卓の話題がなごやかなものになるよう努力しつづけていた。
>
> しかし，母親をたすけたい一心からとはいえ，「大人の手をわずらわせない優秀な子ども」になろうと努力することは，真の自分を偽ることでもあった。自分自身への嫌悪感が少しずつ大きくなっていき，中学生になったころには生きていることへの罪悪感すらもつようになって，「透明人間になりたい」と思うようになった。
>
> 一方，学校では優秀な成績をおさめ，高校は進学校に入学した。だが，表の成功とは裏腹に，鈴木さんの内面では真に認められたわけではないという不全感がつのり，高校入学と同時に「ガリ勉」に加えて「ダイエット」も自分に課すようになった。テストで1点でも多くとること，そして100グラムでも体重を減らすことは，目に見えるかたちで自分の努力が報われる気がして，ますます加速していった。そして気づいたころには，自分の意志ではとめることができなくなっ

てしまっていた。

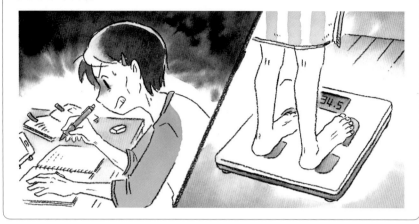

摂食障害という▶
病い

摂食障害は，拒食，過食，食べ吐き，下剤乱用，他人の前では食事ができない といった，「食べる」行為（食行動）に支障の出る障害である。その背景には，「太りたくない，やせたい」という体重への極端なこだわりや，「自分は太っている」という強い思い込み，自己評価の低さなどの心理的要因のほかに，「やせているほうが美しい」という社会的な価値観などの社会的要因がある。家族やコミュニティに「居場所がない」という感覚も影響しているようである。

体重を厳しく管理することが求められるアスリートやアーティスト，ファッションモデルに摂食障害で悩む人が多いこと，女性だけでなく男性にも生じることが知られ，社会の認知度は高まってきたが，ひとりで誰にも相談できずに悩んでいる人は多い。近年は，低年齢化の傾向がみられている。

② 死の淵をさまよい，医療にたすけを求める

事例⑤-2

＜摂食障害の悪化＞

高校2年の夏，鈴木さんの体重は34kgにまで落ちた。家族に連れられて受診した総合病院で思春期やせ症と診断され，内科病棟に入院することになった。

入院中，内科医は毎日病室に来て，熱心に1時間ほど話をしていたが，自分を偽っていると感じていた鈴木さんは誰も信用することができず，ひと言も話せないまま日々が過ぎた。朝晩の点滴で，ますます自分の口から栄養をとり入れることへの恐怖が増大したが，内科医の説得によりパンの耳だけ食べるという約束をして退院することになった。

この入院で，鈴木さんはこれまで続けてきた「ガリ勉」と「ダイエット」という努力のリズムがくずれ，そのために学校に行くことができなくなってしまった。そんな自分への嫌悪感からますます食べることができなくなり，体重がさらに落

ちて低栄養から意識消失をおこすようになった。そしてある日，階段から転落し，腰椎骨折と腎損傷による血尿で救急搬送された。

　一命をとりとめた鈴木さんは，その後，留年しながらも高校をなんとか卒業し，家族や先生のすすめもあって専門学校に進学した。そしてそれを機に，ひとり暮らしを始めた。

　新しい学校とひとり暮らしの生活は新鮮だったが，自炊をするようになって，今度は食べることの支障が違ったかたちであらわれるようになった。食べ物をひと口，身体にとり入れると恐怖がわき，それを打ち消すために次のひと口を入れるというぐあいで，食べることがとまらなくなり，どんどん過食するようになってしまったのである。

　結局，鈴木さんは専門学校を中途退学し，自宅に戻ることにした。しかし自宅では，居場所のない孤独感に耐えきれず，退屈な時間をもてあまし，嘔吐することを覚えた。

身体は回復しても▶
真の回復には
ならない
　鈴木さんは高校生のときに入院し，そこで点滴で栄養分を補うことで身体を回復させることはできたが，それはあくまで一時的なものにすぎず，「パンの耳を食べる」という医師との約束も，真の回復にはつながらなかった。その後の，進学とひとり暮らしという環境の変化も同様だった。

③ 回復の糸口を見つけるための実験の日々

事例⑤-3

＜回復のはじまり＞

　鈴木さんは，自宅に引きこもり，過食と嘔吐を繰り返して苦しみにもがく毎日を送っていたが，就職している同級生と自分を比べてあせりを感じはじめ，ハローワークに行くことにした。しかし，アルバイトについても3日ともたなかった。それでも，自分で考えて行動することによる苦しみには，意味があったという。

　やがて，食べては吐くという行動を繰り返すうちに，鈴木さんは自分が「吐くことを目的に生きている」ことに気づいた。そして，幼少期の苦しい思いに気づいてくれなかった家族への憎悪がよみがえり，家族の足音がフラッシュバックすると食べはじめる，といった自分の障害のメカニズムもわかってきた。

　その後，鈴木さんは自分の内面をもっと解明したいと心理学の本を読むようになった。一方，処方されている薬のせいで心身ともに地に足がつかない感覚があり，主治医に減薬してほしいと相談したが，聞いてもらえなかった。そのとき，医療に頼ってばかりはいられないという気持ちがめばえたという。

　鈴木さんはその後，しだいに医療から離れ，自力で回復しようと，農業，土器

の発掘作業，収穫野菜の販売など，社会のなかで生きるための営みを少しずつ行うようなった。

このころから鈴木さんは，自分の摂食障害からの回復のプロセスを新聞に投稿しはじめた。すると，その記事を読んだ人からあるイベントに誘われ，はじめて自分の体験を多くの人の前で語ることになった。それを機に「自分の体験を共有することで希望をもてる人がいる」ことを知った鈴木さんは，新たな支援者とのつながりを得て，自助グループを始めることになった。

それから鈴木さんは，自分で決めた方法で，自分のペースで，回復の道を少しずつ進んでいき，自助グループ「リボンの会」を運営するまでになった。

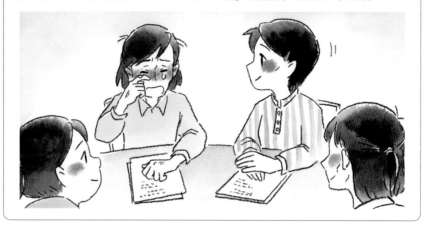

回復のプロセス▶
での揺らぎ
鈴木さんは，これまでの道のりをふり返り，「自分の拒食・過食・嘔吐という苦しさの根っこは，人間関係が学べていないこと」とはじめて気づいたという。新たな役割と社会のなかでの居場所を得た鈴木さんには，人との関係性を通してようやく「自分自身が存在してよい」という感覚がめばえ，拒食・過食・嘔吐をコントロールできるようになった。

しかし，それでもまだ人生における「完全な回復のかたち」ではないと鈴木さんは話す。「私は生まれかわったわけでもなく，同じ道を歩き続けているにすぎない」。

鈴木さんは現在，摂食障害の啓発活動にも取り組んでいる。

④ リカバリーを支える社会を構築する

自分らしく暮らす▶
ためにコミュニ
ティを再構築する
社会における摂食障害の認知度は高まったが，「ぜいたく病」「わがまま病」というような偏見の目で見られることがまだまだ多い。そのため，摂食障害とそのケアへの理解が，医療・行政・教育・福祉・地域社会・企業などにくまなく広まるよう，さまざまな啓発運動が進められている。愛媛県で展開されている「マゼンタリボン運動」もその1つである（▶Column「マゼンタリボン運動」）。

現代は，生きにくさをかかえるのは疾患と診断された人だけに限らない時代である。回復（リカバリー）の物語は，多くの人々を癒し，誰もが暮らしやすい

コミュニティを構築していくことに貢献する。前出のフィッシャーも「リカバリーの対話で文化的変化を創り出す」ことの重要性を述べている。1人の回復（リカバリー）の物語が、次の新たな物語へと紡がれていくことによって、誰もが暮らしやすいコミュニティがつくられ、はぐくまれていくはずである。

Column　マゼンタリボン運動

マゼンタリボン運動は、「マゼンタリボン」をシンボルとした摂食障害の啓発活動である。このリボンには、「摂食障害は身近にある疾患であると知ってもらいたい」「摂食障害は特殊な異常者がなる疾患ではない。生きにくさが蔓延している現代社会のなかで、なんらかのきっかけで発症するものだと知ってもらいたい」という思いが込められている。

マゼンタリボンは、子どもの虐待防止運動で使われる「オレンジリボン」や乳がんの早期発見の啓発・患者支援運動で使われる「ピンクリボン」にならって開発されたものであるが、これらのリボンと違い、帯の形をしている。

この運動の主唱者である(一社)愛媛県摂食障害支援機構によると、摂食障害に悩む当事者や家族と、社会のさまざまな人たちをつなぎ、たすけ合い、支え合う象徴として帯の形にしたとのことである。

またマゼンタ色は、18世紀の作家ゲーテが『色彩論』のなかで、この色を「見えざる色」としているところから選んだという。ゲーテは、光をプリズムに通したとき、赤と紫をつなぐ色であるマゼンタ色は見えないため、「見えざる色」とした。摂食障害も、目に見える症状の向こう側に、当事者が本当に訴えたい「見えざる本質」があるという意味を込めているのである。

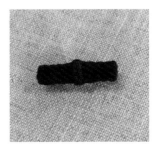
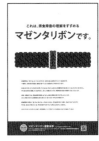

NOTE
回復をはかる尺度の例

最近は当事者が生み出した方法であっても、「根拠に基づく実践」evidence-based practice：(EBP)と認められる必要があり、効果を科学的に実証する研究が行われる。それらの研究でよく用いられる尺度には、以下のようなものがある。

1) Rehab(リハブ)：精神科リハビリテーション行動評価尺度

国際的な行動評価尺度の日本語版である。23項目の評定からなる評価用紙に、職員などが1週間にわたって観察した対象者の「逸脱行動」「全般行動」を記入し評価する。個人記録のみでなく、ユニットごとの集団（病棟・デイケアなど）としての特徴も把握できる。精神科病院・デイケアセンター・退院前のユニット・長期の入院病棟・慢性重症病棟・共同住居、そのほか1週間以上にわたって対象者を観察できる施設で利用可能である。

2) Life Assessment Scale for the Mentally Ⅰ Ⅱ (LAS-MI)：精神障害者社会生活評価尺度

日常生活、対人関係、労働または課題の遂行、持続性・安定性、自己認識について問題の程度を0〜4点で評価する。

3) Social Behavior Assessment Schedule (SBAS)

地域で生活している障害者の役割行動や家での負担を、身近な家族や友人への標準化された半構成的なインタビューによって評価する。

4) Global Assessment of Functioning (GAF)：機能の全体的評価

社会的・職業的・心理学的機能を0点から100点で評価する。精神科訪問看護や精神療養病棟の診療報酬の算定条件などにも用いられている。

ゼミナール

復習と課題

❶ 精神障害の当事者にとっての回復(リカバリー)とはどのようなものか，回復を
支援するためになにが重要なのか，整理してみよう．

❷ 当事者のリカバリーを支援するために看護師になにができるかを考えてみよう．

❸ 看護師にとってのリカバリーの意味を考えてみよう．

参考文献

1)浦河べてるの家：べてるの家の「非」援助論——そのままでいいと思えるための25章
（シリーズケアをひらく）．医学書院，2002.

2)浦河べてるの家：べてるの家の「当事者研究」（シリーズケアをひらく）．医学書院，
2005.

3)カタナ・ブラン編著，坂本明子監訳：リカバリー——希望をもたらすエンパワーメント
モデル．金剛出版，2012.

4)シーガル，Z. V. ほか著，越川房子監訳：マインドフルネス認知療法——うつを予防する
新しいアプローチ．北大路書房，2007.

5)武井麻子・鈴木純一編著：レトリートとしての精神病院．ゆみる出版，1998.

6)武井麻子：「グループ」という方法．医学書院，2002.

7)ダニエル・フィッシャー著，松田博幸訳：リカバリーをうながす．大阪府立大学人間社
会学部松田研究室，2011(https://power2u.org/wp-content/uploads/2017/01/Promotin
gRecoveryJapaneseVersion.pdf)(参照 2020-09-14)

8)ダニエル・フィッシャー著，松木博幸訳：希望の対話的リカバリー——心に生きづらさ
をもつ人たちの蘇生法．明石書店，2019.

9)チャールズ・A・ラップ，リチャード・J・ゴスチャ著，田中英樹監訳：ストレングスモ
デル——リカバリー志向の精神保健福祉サービス．金剛出版，2014.

10)中井久夫・山口直彦：看護のための精神医学，第2版．医学書院，2004.

11)マックス・バーチウッド，クリス・ジャクソン著，丹野義彦・石垣琢麿訳：統合失調症
——基礎から臨床への架け橋．東京大学出版会，2006.

12)向谷地生良：技法以前——べてるの家のつくりかた(シリーズケアをひらく)．医学書院，
2009.

13)リバーマン，R. P. ほか著，池淵恵美監訳：精神障害者の生活技能訓練ガイドブック．医
学書院，1992.

14)ワーナー，R. 著，西野直樹・中井久夫監訳：統合失調症からの回復．岩崎学術出版社，
2005.

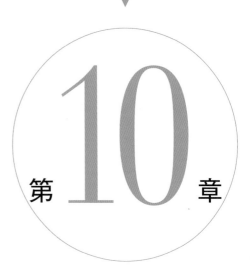

第10章

地域における
ケアと支援

A 「器」としての地域 ──地域精神保健の視点

① 病院から地域へ

地域精神医療▶
への移行

どのような病気にかかっても，入院は極力せずに自宅で生活しながら必要な
治療やケアを受けることのできる地域医療体制の整備が，世界各地で進められ
ている。

精神科医療においても，1960年代から1990年代にかけて先進諸国の多くで
精神科病院の閉鎖や再編成が進み，地域精神医療に移行してきた。それには，
入院中心の医療では多額の医療費がかかるという経済的理由も大きい。しかし，
精神疾患をかかえた人々の基本的人権や自己実現，QOLといった観点から，
その人が大切な人間関係や慣れ親しんだ日常生活から切り離されることなく治
療やケアを受けられることが重要であるという考えが，広く受け入れられるよ
うになったという背景もある。

日本でも地域で▶
暮らす精神障害者
が増えている

日本では，2004（平成16）年に厚生労働省が提示した「精神保健医療福祉の
改革ビジョン」においてはじめて，「入院医療中心から地域生活中心へ」とい
う国の基本方針が打ち出された（▶1巻：第7章，319ページ）。その後，徐々に地
域精神医療や福祉サービスも整備され，いまでは，通院医療や訪問診療あるい
は訪問看護を利用しながら，地域で暮らしている精神障害者が多くなっている。
また，入院期間の短縮化も進み，精神疾患で入院しても，ほとんどの人が以前
よりも短期間で退院するようになった。

しかし現在でも，さまざまな理由で病状が悪化して入退院を繰り返す人や，
治療が奏功せず長期入院となるケースもある。また，すでに何十年と入院して
いる患者のなかには，高齢で身体合併症がある，めんどうをみてくれる家族や
帰る家がない，本人が退院への意志や自信を失ってしまった，周囲に精神障害
者への理解不足があるなどの理由で，退院が困難となっている人も多い。

②地域をメンタルヘルスケアの「器」に

地域医療全体を▶
「器」として整える

さまざまな理由から入院患者が地域に戻れないという壁を乗りこえていくためには，病院側の退院促進の努力だけでなく，地域の側の努力も必要である。どのような人でも安心して退院でき，地域で自分の思うような暮らしができるよう，必要なサービスや資源を整備し，その人の支援にかかわるすべての機関や人々が連携・協働し，地元の人々の理解と協力を得るなどの地域づくりを進め，地域全体をメンタルヘルスケアに必要なすべての要素を含み込んだ「器」に整えていくことである。

しかし，日本ではもともと，「医療」「保健」「福祉」がそれぞれ縦割りに提供されており，退院すると病院と地域の連携が途切れたり，地域での生活を支えるケアが十分に受けられなかったりして，患者の病状悪化や治療中断，再入院ということがしばしばおこっていた。

日本の精神科病院で，院内に地域との「つなぎ」の機能をもつ地域連携室や医療相談室を設けたり，訪問看護部門を開設したりする病院が増えてきたのは最近のことである。

欧米の地域精神▶
保健システム

これに対し欧米の国々では，地域精神保健システム community mental health system として，医療・保健・福祉が1つの公的制度に統合されていることが多い。つまり，1つの保健圏域に，住民のための地域資源として医療・保健・福祉機関のネットワークやチームがあり，急性期の患者の治療は入院病床をもつ医療機関が引き受け，その必要がない場合はクリニックや通所施設，訪問看護などの機関が協力して精神保健サービスを提供するのである。

地域の自治体や精神保健チームで働く看護師は，地域精神保健看護師 community mental health nurse あるいは地域精神科看護師 community psychiatric nurse とよばれ，訪問しての危機介入からクリニックでの健康教育まで幅広く対応している。個人精神療法や集団精神療法を行う看護師もいる。

しかし日本でも，制度上の制約があるなかで地域ぐるみでメンタルヘルスケアに取り組み，成果を上げている地域がある。

ここでは，「器」としての地域づくりの先駆的な例として，愛媛県南宇和郡愛南町(旧 御荘町)にある公益財団法人正光会御荘病院(現 御荘診療所)と町の人々による取り組みを紹介する。すべての人が誇りを失わず，生涯をまっとうできる社会を目ざす愛南町の実践はイタリアのトリエステ市の実践(▶1巻：第7章，334ページ)に並ぶ画期的な試みとして，海外からも注目を浴びている[1]。

---

1) Frances, A.: Restoring Respect to People With Mental Illness. *Psyciatric Times*, 31. 2019. (https://www.psychiatrictimes.com/view/restoring-respect-people-mentally-illness)(参照 2020-08-27)

③「器」としての地域づくりの実践例

1 「器」としての地域の原点

街になくては▶
ならない存在

　御荘病院は，1962(昭和 37)年に開設した愛南町唯一の精神科病院だった。開院当時 60 床だった病床数は，その後の入院ニーズの高まりに伴い 149 床まで拡大した。こうして入院患者の数は増えたが，そのなかには症状が落ち着いても帰る場所がないために退院できない患者が多くいた。これらの患者たちは，入院が長期になるにつれて，病院の外で自分の人生を送ることをあきらめてしまうようになっていった。

　1974(昭和 49)年，このような長期社会的入院となってしまっている患者たちの人生を案じた当時の院長が，猛反対する地域住民や家族たちを説得し，病院から徒歩 20 分ほどの海辺の場所に，日本で 2 番目となる社会復帰施設平山寮を設立した。もとは真珠養殖会社の社員寮だった建物に院長みずからが住み込み，入院患者だった寮生たちと漁業や農業に取り組むなどして，自立した生活を維持した。

　やがて，寮生たちは周辺のミカン農家から収穫時期の働き手として重宝されるようになり，町にとって「なくてはならない存在」となっていった。

2 「ともに生きる」町づくり

町に慣れる，▶
町が慣れる

　平山寮を基点とした地域ケアの活動は，少しずつ裾野を広げていった。1978(昭和 53)年には精神障害者の家族会が誕生し，1986(昭和 61)年には当時の御荘保健所長と御荘病院の院長のリーダーシップにより，おもに郡内の関係機関の専門職や当事者，家族などが集まって精神障害者の社会復帰を話し合う場として，「南宇和精神衛生を考える会」(現 南宇和心の健康を考える会)が発足した。

　そして，1989(平成元)年には，行政と住民が一体となって精神障害者の支援を行うネットワークである「南宇和精神障害者の社会参加を進める会」(現 南宇和障害者の社会参加を進める会，以下「進める会」)がつくられ，「町に慣れる，町が慣れる」を合言葉に，さまざまな活動が行われた。たとえば，精神障害者や専門職，ボランティア，一般住民がそれぞれ「1 人の住民」として出会える場になるような各種イベントを年 20 回以上も企画したり，地域の社会奉仕団体や食品衛生協会，婦人会などと共同で福祉リサイクル活動を行ったりした。また，会の活動対象は，身体障害者や知的障害者など，すべての障害者に拡大していった。

みんなが町の問題▶
に関心をもち，
考え，行動する

　このような活動を通じて，愛南町では，精神障害者の支援だけにとどまらず，健康問題や高齢化，地域経済や環境など，町のさまざまな課題に取り組む住民グループが生まれるようになった。そして，住民みんなが町の問題を「自分た

ちのもの」ととらえ，自分になにができるかを考え，行動する土壌がつくられたのである。こうして，障害者や高齢者，支援者，一般住民みんなが「ともに生きる」町づくりが実現していったのである。

3 「ともに生き，ともに働く」町づくり

2000 年代に入ると，愛南町の高齢化と過疎化は大きく進み，産業の衰退が町の大きな課題となった。漁業・農業を中心とした地場産業がみるみる衰退していくなかで，障害者だけでなく，多くの人が就労に悩むようになった。

御荘病院の院長や職員たちは，新しい産業をおこすことが地域づくりの最大の課題と考えた。「進める会」の福祉リサイクル活動から生まれた NPO 法人（ハート in ハートなんぐん市場）に積極的に参画し，障害者や健常者など多様な人々が参加する地域ぐるみのソーシャルビジネス（▶NOTE「ソーシャルビジネス」）を生み出すことに力を注いだ。観葉植物のレンタル業，町営温泉施設の経営，新たな農産物（国産アボカドなど）の開発，水産業（幻の魚「サツキマス」の養殖など）といった地域活性化につながるさまざまな産業の創出に取り組んだ。こうして，障害者を含む住民が「ともに生きる」だけでなく，「ともに働く」町づくりが進められることとなった。

4 地域が「器」になることで達成された「病床ゼロ」

このような障害者の地域生活を支える基盤づくりと並行して，御荘病院は 1990 年代から入院病床を減少させる計画を進めてきた。当時 149 床あった病床を急性期のみの 50 床にしぼるという計画である。この計画実現のカギの 1 つが「できる限り入院させない」ための訪問看護の充実だった。御荘病院では，一般的な訪問看護ステーションを病院の別部門として設置するということはせず，病棟看護師を含むすべての職員が地域に出ていく体制にした。このことは職員全体の視野を広げ，地域生活を前提としたケアに向けた意識改革に役だったという。

また，院内の退院支援と同時に，グループホームなどの受け入れ施設の充実に努めた。病棟を縮小しながら，職員を訪問支援や多機能型事業所，生活施設などに再配置することで，職員のリストラを行わずに病院のダウンサイジング

NOTE
ソーシャルビジネス

ソーシャルビジネスとは，地域における貧困・少子高齢化・障害者福祉・環境保全などの社会的課題への取り組みを，ビジネスとして進めていこうとするものである。形態は株式会社や NPO 法人などさまざまで，地域の活性化や雇用創出につながる福祉の新たな方向性を示す活動として注目されている。

を進めていったのである。

　このような取り組みの結果，病床は着実に減り，2016（平成 28）年には当初の目標をこえる「病床ゼロ」を達成した。御荘病院は病棟をすべて閉鎖し，御荘診療所にかわった。この「病床ゼロ」は，地域が「器」になることで達成されたものであった。同時に，医療者側が地域社会のなかで精神科病院がどうあるべきか，障害者が誇りをもって生きていくためにはなにが必要かを問いつづけた結果，なしとげられたものでもある。

5　地域づくりは心の健康づくり

　愛南町では，御荘保健所による活発な精神保健活動や，障害者を含む住民主体の町づくりが 40 年以上も前から進められていた。また，「すべてのひとが，誇りを失わず，生涯をまっとうできる社会へ」という信念のもとで住民のネットワークが世代をこえて活動を続けてきた。このような，さまざまな人びとが支え合いながら「ともに生き」，誇りを失わないために「ともに働く」町の風土そのものが，住民の心の健康にもつながっている。「器」としての地域づくりは，精神疾患の予防にもつながるのである。

　愛南町が挑戦中の「入院しなくてよい医療」の実践は決して容易ではない[1]。しかし，地域における隔離や拘束を必要しない看護・医療の実践は，利用者だけでなく，それにかかわる看護師や他の医療職の誇りとなっている。

B｜地域における生活支援の方法

　地域における利用者[2]とのかかわりは，病院での患者とのかかわりと大きく異なる点がある。それは，かかわるのが利用者の日常生活の場であり，そこでは利用者が「主役」で，援助者はあくまで「おじゃまする立場」であるという点である。

　ここでは，地域において精神障害者を支援するときに原則とすべきことについて，事例とともにみていくことにする。

---

1) 2016（平成 28）年 6 月の病床閉鎖にあたり，入院中の患者は隣町の系列精神科病院に一時転院した。その後，多くの患者が退院したが現在も隣町の系列病院に 4 人が入院中である（2019〔令和元〕年 5 月時点）。また，病棟閉鎖後に愛南町で入院が必要になったケースも 20 件以上ある。

2) ここからは，患者という言葉にかわり，福祉サービスの受け手としての利用者という言葉を使う。文脈によっては障害者という言葉も使用する。

① 地域で精神障害者を支援する際の原則

1 本人の意向を聞くことから始まる

まず利用者に▶
安心してもらう

はじめて利用者の支援に入る場合，その人にどのようなニーズがあるのか，どのような支援が適切なのかは，本人や家族などの関係者からじっくり話を聴いたり，しばらく一緒に過ごしてみたりしないとみえてこないものである。

ただ，利用者にとって援助者は見知らぬ人であり，警戒心をもつのは当然だということを心得ておく必要がある。はじめて会ったときに不信感や不快感をもたれると，支援にまでいかなくなる可能性もあるため，まずは自分が「無害な人」であると安心してもらうことが重要となる。

利用者が意向を▶
表現しやすいよう

そのうえで，こちらからなにかを提案しようとする前に，利用者自身がなにに困っているのか，なにをしてほしいのか，どうしたいのかを聞く必要がある。ただし，利用者は，障害のために自分の希望や考えを言葉で伝えることがむずかしかったり，自分でもどうしたいのかわからないでいたりすることがある。その場合は，利用者が自分の意向を表現しやすいように工夫することから援助が始まる。次の事例を通して具体的に考えてみよう。

> **事例①-1** **退職後も社員寮に居つづける福田さん**
>
> 地域活動支援センター（以下，センター）に，ある会社の人から電話で相談の依頼があった。後日，その相談者がセンターにやってきて語ったのは，元部下の福田さんのことだった。
>
> 福田さんは30代の女性で，会社の寮に住んでいた。仕事はできていたのだが，いつごろからか無断欠勤をするようになった。出勤してもほとんど仕事ができず，ミスを注意されるとほかの人のせいにしたり，「死んでやる」と言って興奮したりするので，職場の人間関係がわるくなってしまい，結局解雇せざるをえなくなった。ところが福田さんは，「行き場がないので，寮から出されたら死ぬしかない」と言って寮を出ようとしない。強引に追い出すわけにもいかず，そのまま1年が経過しているというのである。
>
> また，福田さんには貯金がなく，相談者にお金を貸してほしいと頼みにくるという。相談者はしかたなく，解雇後も福田さんに簡単な作業を提供して食費を渡してきたが，それももう限界にきているそうだ。
>
> 福田さんは相談者とだけは話をするのだが，内容は周囲の人々が自分にいやがらせをするといった被害的な話が多かった。精神科の受診が必要と思った相談者がしぶる福田さんを精神科に連れて行き，統合失調症と診断されたが，本人には治療の意志はなく，受診も中断したままとのことである。家族のなかで唯一，連絡のとれていた姉も「自分はなにもできない」と言っており，最近では会社から電話してもなかなか出なくなったという。

誰の立場にたって▶
話を聞くか
　地域ではこの事例のように，本人よりも家族や周囲の人々から相談が持ち込まれることがよくある。こうした場合，誰の立場にたって話を聞くかで，その後の対応は大きくかわってくる。

　この場合も，相談者である元上司の立場にたつと，福田さんは「会社に迷惑をかけている人」としかみえず，この人をどうにかしなければという発想になりがちである。しかし，親切な元上司に大いに同情はしても，いったい本人は現状をどのようにとらえ，どうしたいと思っているのかを確かめなければならない。

事例①-2

＜寮から出されたら死ぬだけです＞

　数日後，元上司に伴われて福田さんがセンターに来所した。

　福田さんは，元上司に促されてしかたなさそうに椅子に座ったものの，終始うつむいて，「なぜこんなところに来なければならないの？」と言わんばかりの態度だった。対応することになった看護師の林さんが自己紹介をして，「困っておられるそうですね」と問いかけたが，福田さんは無言のまま，元上司が本人にかわって答えるかたちでのやりとりが続いた。

　そうするうち，福田さんがなにか言いたそうに顔を上げ，元上司をにらみだした。そこで林さんが「あなたの言い分もあるのでしょう？」と問いかけると，福田さんは「そうやって私だけがわるいように言うけど，私は……」と，ようやく口を開いた。

　林さんが「寮から出たとして，行くところはありますか」と聞くと，福田さんは「ありません，出されたら死ぬだけです」と言う。「お金はどうしているのですか」と問うと，「まったくありません。だから仕事がしたいんです」と答えた。それを聞いた元上司は，「解雇したあとも，会社から迎えに行って簡単な作業をしてもらって，食費程度は渡していたよね。でも会社としてはもう限界で，これ以上続けられないんだよ」と福田さんに言い聞かせるように話した。その元上司の言葉に，不愉快そうだった福田さんの表情が不安げなものにかわった。

　それを見た林さんが「福田さんは状況がわかっていると思います。でも，ほか

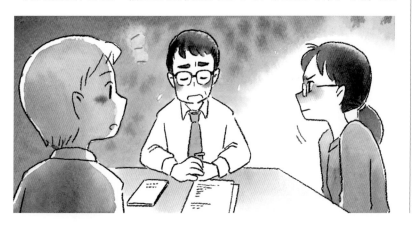

の方法が見つからないので困っているのではないですか?」と問うと，福田さんは来所してはじめて林さんと目を合わせた。

　そこで林さんは元上司に，「会社としては，早急に退寮を望まれているのはよくわかりますが，福田さんの事情も理解できるので，一緒に考える時間をくださいませんか」と頼んだ。それを見ていた福田さんは，林さんに「今後のことは一緒に考えていきましょう。家もさがしましょうね。なんとか働けるようになるといいですね」と言われて，うなずいた。そして，初回の相談が終わるころには，自分から「一緒に考えてほしい」と言うようになった。

底には不安や▶
不信感がある
　福田さんのように，相談に来ても不愉快そうにしていたり，聞いても返事をしなかったりする人は，態度だけをみると援助を拒否しているように思われがちである。だが，実は本人は不安でしかたがないのである。それに加えて，なにを言っても信じてもらえないだろうといった疑念や不信感，なにを言ったとしても状況はかわらないだろうという無力感もある。

たすけてほしい▶
と言えるまで
　しかし，林さんが「あなたの言い分もあるのでしょう?」とたずねたことで，福田さんは「寮から出されたら，死ぬしかない」というせっぱつまった気持ちを言うことができた。福田さんの状況を理解した林さんが，「一緒に考えていきましょう」と声をかけると，福田さんの態度がかわり，自分からたすけてほしいと言えたのだった。

2 できること，できないことをはっきりさせる

魔法のような▶
解決策はない
　援助者は，自分になにができて，なにができないのかということをはっきりさせる必要がある。

　この事例では，元上司はいますぐにでも福田さんを退寮させてほしいと期待していたが，それをすぐにかなえることはできない。また，住む場所もお金もない福田さんに，その場でお金を貸したり，住まいを提供したりすることもできない。すぐに問題を解消できるような魔法のような解決策はないのがふつうである。その現実を示したうえで，あきらめずに可能な解決の道を一緒にさがそうとするのが，援助者の重要な役割である。

一緒に考える▶
ことはできる
　ほかにも，家族や近隣住民から，本人をすぐに入院させてほしい，迷惑なので退去させてほしいという要望が寄せられることがよくある。そのような本人の人権を無視するような要望にも応じることはできない。ただし，どうしたらよいかを一緒に考えることはできる。また，障害をもっている人が地域で暮らすための制度や社会資源に関する情報や，それを活用する方法を提示することもできる。

　人は，期待にこたえてもらえないことにがっかりはしても，現実の限界のなかで最大の努力をしようとしてくれる人を信用するものである。

3 自分ひとりでかかえ込まない

ネットワークが▶
なぜ必要か

　地域での相談は，疾患や治療に関することだけでなく，住まいやお金，さらには人間関係など，生活全般に及んでいることが多い。そのため，相談を受けた人がひとりで対応することには限界がある。ひとりでかかえ込まず，地域にあるさまざまな社会資源や人材を有効に使って，障害者のためのネットワークをつくっていくことが必要である。

　福田さんの事例のその後をみてみよう。

> ### 事例①-3
>
> **＜複数のスタッフで支援する体制をつくる＞**
>
> 　福田さんの話から，彼女が携帯電話の使用料を払うために食費をけずったり，借金をして返さないでいたりしていることがわかった。そんな話を聞いていると，林さんは自分がつい指導したくなってしまうことに気づいた。そこで，センターの精神科ソーシャルワーカー（以下，PSW）の元木さんと役割を分担して，2人でかかわることにした。
>
> 　林さんはまず，会社と交渉して退寮を3か月延期してもらうことにした。福田さんの最大の不安をやわらげることができたところで，PSWの元木さんが福田さんの訴えを1つひとつ聞きとりながら，課題を整理していった。
>
> 　福田さんはしばらく医療を中断していたため被害妄想などの症状が強く，それが対人関係をよりむずかしくしていた。医療中断の背景には，医療費の不安があった。解雇されてから国民健康保険や国民年金などの支払いをしておらず，医療費を自費で払わなければならなかったのである。障害年金を申請するにも医師の診断書が必要であった。さらに，税金を滞納していたため，市営住宅の申し込みもできないという問題もあった。
>
> 　そこで，元木さんは福田さんに生活保護を受ければ医療費の負担がなくなることを説明し，一緒に福祉事務所に行って生活保護の申請をした。一方，林さんは福田さん本人の了解のもと，主治医に連絡をとり，状況報告と近々受診する予定であることを伝えた。
>
> 　事情を理解した主治医がていねいに対応してくれたことで，福田さんは定期的に受診するようになった。数か月たつころには，「私は被害的にものごとをとらえる癖があるようだ」「私をせめるような声が聞こえていたのは，幻聴かもしれない」と話すようになった。
>
> 　元木さんは，福祉事務所の生活保護担当者と連携して，福田さんと一緒にアパートさがしを始めた。以前からセンターの利用者の住まいさがしを手伝ってくれていた不動産業者が，このときもよき協力者となってくれた。福田さんは，何人もの人が自分のためにかかわってくれることを知り，徐々に自分から相談に行くようになった。

住まいと生活費▶
そして医療　　精神障害者が地域で安定した生活を送るための最低限の条件は,「住まいと生活費の確保」, そして「信頼できる医療」である。中井久夫は治療的な環境をつくり出すための努力を, 病棟を「耕す」と表現したが, 地域においてもこの最低限の条件を整えるために地域をふだんから「耕す」ことが不可欠なのである。

4 本人と家族との間には葛藤があることを理解し, 自分の立場を自覚する

家族に対する自分▶
のこだわりに注意　　地域で精神障害者を援助する際には, しばしば家族とかかわることになる。協力してくれない家族に会うと, 援助者が批判的な気持ちをもつこともある。しかし, 家族の関係は複雑である。福田さんの場合をみてみよう。

事例①-4

＜家族にしかできない協力を求める＞

福田さんは, 姉とは1年に数回電話で話すだけだったが, よく「お姉ちゃんに迷惑はかけられない」と言うことから, 姉を心の支えにしているように感じられた。そこで, 林さんは福田さんから姉に連絡をとってもらい, PSWの元木さんとセンターで一緒に面談することにした。

面談では, 林さんがセンターの概要と福田さんの支援にかかわることとなった経緯を, 元木さんがかかわりの状況や福田さんの現状を説明した。

姉は, 妹に支援の専門職がかかわっていることを知って, ほっとしたようだった。そして,「妹の会社から家族だから迎えにきてくれといきなり電話があり, 引き受けるのはとうてい無理と思って返事をしないでいましたが, 安心しました。私にできることはします」と, 今後の協力を約束してくれた。この姉の言葉に, 福田さんはなによりもほっとしたようであった。

家族にしかでき▶
ない役割がある　　このように, つながりが薄いようにみえる家族でも, 本人とまったくかかわりたくないわけではないことがよくある。かといって, 家族にも生活があり, 本人をまるごと引き受けてくれと求めるのは, 現実的ではない。

専門機関がきちんと支援にあたっていること, そのうえで家族にしかできない役割もあるので一緒にやっていきたいと考えていることが理解されると, 家族の協力も得やすくなる。

家族もアセス▶
メントすること　　しかし, 自分から相談に来た家族でも, 実際にスタッフが訪問して直接会おうとすると拒否したり, スタッフを自分の味方につけようとして, いかに自分たちが困らされているかばかりを話したりする家族もいる。なかには, 家族が本人の年金や財産を使い込んでいるようなケースもある。

どのような場合も, 看護師はどちらの立場にもかたよらず, しかし精神障害者の人権をまもるスタンスは失わず, 支援していくことが求められる。そのために, いま, この家族でなにがおこっているのかを考えながら, 自分が家族の

関係のなかでどんな位置にあるのかを，つねにつかむ必要がある。それには，チームでふり返りながらかかわることがたすけになる。

5 本人の生活の仕方や価値観を尊重する

生活の仕方は▶
人それぞれ
　援助者は，相手に自分の価値観を押しつけてはいけないことはいうまでもない。しかし，想像をこえた現実に直面すると，なにか言わずにはいられない思いにかられることがある。

　たとえば，訪問した家がゴミであふれ，靴を脱いで入るのがためらわれるようなことがある。また，生活費を酒やギャンブルに使ってしまい，食事にもこと欠くような人や，1日中，寝ころんでテレビを見ているだけの人がいる。

　こうした状況に遭遇すると，たとえば清潔にこだわる看護師は，ゴミであふれた家で掃除を始めてしまい，利用者から「もう来ないで」と言われるかもしれない。酒やギャンブルにおぼれたり，1日中無為に過ごしたりすることが理解できない，許せないと感じる看護師は，かかわることに苦痛を感じるかもしれない。こうした事態に直面してはじめて，看護師は自分のこだわりや価値観に気づくのである。

自分のこだわりに▶
気づくことが大事
　だからといって，必ずしも自分をかえる必要はないし，すぐにかえられるものでもない。自分がどのようなこだわりや価値観をもっているのかを自覚することでができれば，それを押しつけるようなことを避けることができる[1]。

まずは本人なり▶
の暮らし方を
尊重する
　理解しがたい行動や生活の仕方であっても，それには必ず本人なりの事情があるはずである。なぜと問う前に，本人なりの生活の仕方をまずは尊重し，勝手にかえようとしないことである。相手の価値観も尊重しながら，どうすれば社会とも折り合いをつけて生活していけるのか，ともに答えをさがしていくようにしたい。

6 アドボケイトとしての視点をもつ

苦情や要望をよく▶
聞くことから
　この事例のように，精神障害者と職場や近隣の住民との間に軋轢（あつれき）が生じていることはめずらしいことではない。たとえば，集合住宅で大声をあげるので出て行ってもらいたいとか，すぐにでも入院させてほしいという要望がとくに行政の保健師にはよくもち込まれる。

医療だけが問題▶
とは限らない
　地域からこうした苦情や要望がもち込まれる場合は，医療中断していたり，そもそもまったく治療を受けていなかったりすることが多い。そして，その背景には金銭や家族の問題，身体合併症など複合的な問題があり，しかも周囲にキーパーソンとなる人がいないという場合が大半である。そのため，どうすることもできず，困った人々は援助機関を頼ってくるのである。

---

1) 仲野栄：自分の価値観や葛藤を自覚しよう利用者の「その人らしさ」をともに探すために．精神科看護 34(7)：35-39, 2007.

こうした場合，まずは苦情や要望をもってきた人をクライエントと考え，その話をよく聞くことである。苦情や要望を言ってくる人には，精神障害者への偏見からくるおそれや不安があることが多い。時間をかけてていねいに聞くことで，こうした不安が軽減され，自分たちばかりが迷惑をかけられているという不満がやわらぐこともある。

人権無視には▶
毅然とした態度で
そのうえで，本人の人権を無視するような対応はできないことを，はっきり伝えなくてはならない。援助者は障害者のアドボケイトとして，その権利を擁護する方向で支援するのが原則である。できれば，本人が相談にくるか，こちらから訪問することを承諾してもらえるようにするのが一番である。治療が必要にみえるが，どうしても自分から進んで治療を受けることができそうもないときには，法律にのっとって非自発的な入院の手続きをとらなければならない場合もある。その際には，相談者にそうした手続きが必要なことを伝える。

7 セルフケアを目ざし協働する

自分で自分に合っ▶
た方法を見つけて
いくのをたすける
地域で生活している精神障害者の生活形態は，家族と同居している人，グループホームで暮らしている人，アパートでひとり暮らしをしている人，パートナーあるいは友人と同居している人などさまざまである。支援の状況も同様で，通院精神医療以外は社会的支援をまったく受けずに生活している人もいれば，複数の支援を受けながら生活をしている人もいる。

　地域では，福祉サービスの利用も含めて，本人がそのさまざまな状態のなかで自分になにが必要かを自覚し，自分で自分に合った方法を見つけていく必要がある。すなわち**セルフケア**である。しかしセルフケアの実現はあくまでも本人が主体で果たさなければ意味はない。援助者は，セルフケアを目ざして本人と協働するのである。

　現在，そうしたセルフケアを支援するためのさまざまな方法が開発されている。その代表例として，元気回復行動プラン(WRAP)を紹介しよう。

● 元気回復行動プラン(WRAP)

セルフヘルプの▶
ためのプログラム
元気回復行動プラン wellness recovery action plan(WRAP)は，精神障害をもつ当事者の視点から開発されたセルフヘルプ(自助)のためのプログラムである。自身も精神障害をもつアメリカのコープランド M. E. Copeland(▶Column「メアリー＝エレン＝コープランド」)らが中心となって考案したもので，援助者が情報提供しつつ，本人自身が「自分の場合はどうだろう？」と考えながら，一緒に行動プランを作成していく。

6つの行動プラン▶
WRAP には，次の6つの行動プランがある[1]。

---

1) メアリー・エレン・コープランド著，久野恵理訳：元気回復行動プラン WRAP．道具箱．2009．

①**元気に役だつ道具箱**　元気でいるために，あるいは元気になるために「これまでやってきたこと」「できたかもしれないこと」をリストにする（例：「友だちと話をする」「家族や援助者に話を聴いてもらう」「アロマをたく」「歩く」「音楽を聴く」など）。

②**日常生活管理プラン**　最初に「いい感じのときの自分はどんなふうなのか」をイメージして，言葉にしてみる（例：「聡明」「陽気」「理性的」「責任感がある」「思いやりがある」など）。そして，元気でいるために毎日やるとよいと思うことのリストをつくる。

リストには，時間や回数，量なども具体的に記載する（例：「健康的な食事を3回とる」「甘い飲みものではなくコップ1杯の水を最低6回は飲む」「〇〇時に薬をのむ」「朝6時に愛犬と散歩する」「夜8時以降は静かな音楽を聴き，携帯電話の電源を切る」など）。

③**引きがね**　気分がわるくなったり，調子を乱されたりする「きっかけ」となるようなできごとや状況のリストをつくる。これまでの生活のなかでおこったこと，おこる可能性の高いことを考えるとよい（例：「クリスマス」「疲れすぎ」「仕事のストレス」「ひとりでいる時間が長すぎる」「経済的な問題」など）。そして，もし引きがねとなるできごとがおきたとき，調子がわるくなるのを防ぐためのプランをつくる。過去に効果的だったことや，人から学んだアイデアを入れる（例：「深呼吸のエクササイズをする」「援助者に連絡して話を聴いてもらう」「楽器を演奏する」「地域の活動に参加する」など）。

④**注意サイン**　自分の内側でおこるサインをリストにする。家族や友だちからみた注意サインも聞いてみるとよい（例：「不安感」「緊張感」「もの忘れがひ

Column　メアリー＝エレン＝コープランド Mary Ellen Copeland

　コープランドは，元気回復行動プラン（WRAP）の開発者であり，コープランドセンター Copeland Center for Wellness and Recovery のオーナーである。現在は引退しており，コープランドセンターの運営は後継者らによって続けられている。

　30代後半で躁うつ病を発症し，自分自身が受けた精神科医療に疑問を感じたコープランドは，リカバリーに必要となる日常的な資源を明らかにする研究を始めた。コープランドは，自分の周囲の当事者を対象に調査を行い，125人から得られた回答から，リカバリーには5つのカギとなる概念があることを発見した。それは，「希望」「責任」「教育」「セルフアドボカシー」「セルフサポート」であった[1]。コープランドはその結果をもとに，人々がそれぞれ，自分がよりよくなる方法を自分自身で発見するピアサポートグループをつくった。このグループの活動は広く注目を集め，1997年にはバーモント州から8日間の研修プログラムの実施を依頼された。それが現在のWRAP活動のはじまりとなった。

*1 Copeland Center for Wellness and Recovery. History of WRAP.（https://www.copelandcenter.com/what-wrap/history-wrap）（参照 2020-09-06）

どい」「楽しさが感じられない」「ささいなことが頭から離れなくなる」「イライラがつのる」「否定的な考えになる」など）。

次に，注意サインへの対応をプランとして書きだす（例：「したい，したくないにかかわらず，日常生活管理リストにあげたことを実行する」「援助者に感じていることを話し，アドバイスをもらう。どのようにしたらそれを実行できるかについても一緒に考えてもらう」「誰かに1日家事をかわりにやってもらうように頼む」など）。

⑤**調子がわるくなってきているとき**　いろいろと努力をしていても調子がわるくなり，深刻で危険な状態（クライシス）にまで進むかもしれないことを想定する。クライシスを未然に防ぐために，まずは「調子がわるくなってきたこと」を示すサインをリストにする（例：「できごとや人に対して理不尽な反応をしてしまう」「眠れない」「頻繁に頭痛がおきる」「食事をとらなくなる」「考えがかけめぐる」「自分を傷つけたくなる」など）。

そして，ここまでわるくなった状態をやわらげるためのプランをつくっておく（例：「状態がおさまるまで，誰かにずっとついていてもらえるように手配する」「仕事の休みをとる」「主治医に連絡をとり，指示に従う」「薬は○○（家族や友人）に預け，管理してもらう」など）。

⑥**クライシスプラン**　クライシスのとき，本人は完全にコントロールを失っている可能性がある。クライシスプランは，どのようになったらどう対応してほしいかを家族や友人，援助者に依頼しておくもので，元気なときにつくっておく。このプランには次のような項目がある。

- ふだんの自分（例：おとなしい，内気，ユーモアがあるなど）
- クライシスサイン（例：家族や友だちがわからなくなる，自己破壊的行動，飲食を拒否するなど）
- サポートしてくれる人（名前・関係・電話番号を記載）
- 薬（処方している医師と薬局の名前と電話番号を記載）
- 治療（クライシスのときに受けたい治療や避けたい治療を記載）
- 自宅もしくは一時休養するための場所でのケア（希望する入院以外の方法を記載）
- 病院（入院が必要なときのために，希望する病院を記載）
- 他者からの援助（例：アドバイスをせずにただ話を聴いてくれる，ただ休ませてくれる，自傷行為を防いでくれるなど）
- サポーターがこのプランを使わなくてもよくなったとき（例：3晩続けて眠ることができた，きちんとした会話ができるようになった，理性的にふるまえるようになったなど）

日本各地にグループがある▶　WRAPは1人でもできるが，何人かが集まってグループで行うことが推奨されている。日本でも各地に，研修を受けたファシリテーターが運営するグループがある。研修も多くの場所で受けることができる。

援助者は，精神障害者が自分に合うセルフケアの方法を見つける支援ができるように，さまざまな方法を知っておく必要がある。

② 地域生活を支えるシステムと社会資源

障害者総合支援法
による
福祉サービス　日本では「障害者の日常生活及び社会生活を総合的に支援するための法律」（障害者総合支援法▶1巻：第7章，340ページ）により，障害者の基本的人権や尊厳がまもられ，自分らしく暮らしていけるように，さまざまな福祉サービスを提供するシステムが設けられている。それらは大きく，個別に給付される**障害福祉サービス**と，都道府県や市町村の創意工夫により，利用者の状況に応じて柔軟に実施できる**地域生活支援事業**に分けられる。

しかし，障害者がそうしたサービスを利用しようとする場合，本人やその家族（代理も可）が市町村に申請し，必要な書類やサービスの利用計画案（サービス等利用計画）を提出して，審査を受ける必要がある。サービス等利用計画はさまざまなサービスや社会資源を組み合わせればつくることができるが，これらのサービスはさまざまな種類があり，とても複雑である（▶図10-1）。たとえば，実施主体1つとっても，都道府県だったり市町村だったり，自治体から

```
┌─────────────────────────────────────────────┐
│            サービス等利用計画の作成            │
│                     ⬆                         │
│     サービス等利用計画で取り扱うサービスや社会資源    │
│                                               │
│  ┌────────────────┐  ┌────────────────┐      │
│  │  障害福祉サービス  │  │  地域生活支援事業  │      │
│  │ ＜介護給付＞      │  │ ＜都道府県＞      │      │
│  │ ・居宅介護 ・短期入所│  │ ・高次脳機能障害や発達障害支援│
│  │ ・生活介護 ・行動援護 など│ ・広域的な支援 ・意志疎通支援│
│  │ ＜訓練等給付＞    │  │ ・支援者・指導者養成研修 など│
│  │ ・自立訓練（生活訓練・機能訓練）│ ＜市区町村＞    │
│  │ ・就労移行 ・就労継続（A/B）│ ・地域活動支援センター│
│  │ ・共同生活援助    │  │ ・移動支援 ・日常生活用具給付│
│  └────────────────┘  │ ・コミュニケーション支援│
│  ┌────────────────┐  │ ・成年後見制度利用支援 など│
│  │   地域相談支援    │  └────────────────┘      │
│  │ ・地域移行支援 ・地域定着支援│                  │
│  └────────────────┘                          │
│  ┌─────────────────────────────────────┐    │
│  │           その他の社会資源            │    │
│  │ ＜フォーマル＞        ＜インフォーマル＞ │    │
│  │ ・医療 ・年金         ・家族・親族 ・友人・知人│
│  │ ・生活保護 ・成年後見制度  ・ボランティア  │    │
│  │ ・公共職業安定所 など    ・コンビニ，交通機関などの生活│
│  │                        資源 など      │    │
│  └─────────────────────────────────────┘    │
│                                               │
│ （公益社団法人日本精神保健福祉士協会：相談支援ハンドブック第2版（Ver. 2-4）．p.3，│
│  2016を参考に作成）                           │
└─────────────────────────────────────────────┘
```

▶図10-1　サービス等利用計画で取り扱うサービスや社会資源

の委託を受けた民間の事業所だったりする。また，サービスの受給期間についても，期限のあるものとないものがある。

サービスの利用には専門知識が必要▶ また，障害者の生活を支える社会保障制度には，「障害者総合支援法」による制度のほかにも，生活保護制度や介護保険制度などがあり，場合によってはそれらを組み合わせる必要もある。本人やその家族が，自分がどのような制度やサービスを利用できるかを把握するのは，専門知識がないとなかなかむずかしい。

このような状態であるため，実際に本人やその家族が専門家の助言なしにサービス等利用計画をつくるのはむずかしい。そこで地域に設けられているのが，相談支援のサービスである。

1 相談支援

地域で暮らすうえでの相談ができるサービス▶ 相談支援は，地域での福祉サービス利用についての相談や，利用の手続きに関する相談，地域で暮らすうえでのさまざまな悩みや不安に関する相談に応じるサービスである。

相談の方法には，来所面談や電話相談のほか，要望により訪問での相談も行われている。

● 地域の相談機関（精神保健福祉に関する相談）

◉ 市町村の役所

市町村の役所には「障害福祉課」あるいは「障害支援課」などの名称で障害福祉の相談や申請手続きを行う部署がある。通常は，一般事務職のほか，保健師やソーシャルワーカー（精神保健福祉士や社会福祉士の有資格者）が配置されている。

◉ 保健所・保健センター

保健所と保健センターは，地域における精神保健福祉の第一線機関と位置づけられている。通常は，一次相談として保健師や精神保健福祉士などが全般的な相談に応じ，その後，必要があれば二次相談として委託された精神科医による診断や治療に関する専門的な相談が行われる。

保健所の設置主体は，都道府県やその他の法令が定める市，または特別区であり，広域的で専門的な保健サービスを担う。保健所では，各種の相談支援やデイケア（保健所デイケア）などが行われている。措置入院の判断を行う措置診察は，保健所が選任した2名の精神保健指定医によって行われる。

一方，保健センターの設置主体は市町村であり，住民を対象に直接的な対人保健サービスを行う。各種の相談支援や保健師による訪問支援なども行われている。

◉ 精神保健福祉センター

精神保健福祉センターは「精神保健及び精神障害者福祉に関する法律」（精

神保健福祉法)により各都道府県(もしくは政令指定都市)に設置されており，全国に 69 施設ある(2020 年 8 月現在)。精神保健福祉相談，デイケア，地域の保健所や関係機関の職員を対象とした専門的な研修の実施，地域の心の健康の保持・増進を目的とした普及・啓発活動，地域のメンタルヘルスに関する調査・研究，自立支援医療(精神通院医療)や精神障害者保健福祉手帳の判定業務，患者会・家族会などの組織活動の支援などを行っている。

◉ 民間の相談支援事業所

都道府県や市町村から指定を受けた民間の相談支援事業所には，指定一般相談支援事業所と指定特定相談支援事業所の 2 種類がある(両者の違いについては後述)。地域活動支援センター(▶134 ページ)など，複数の福祉サービス事業を運営する社会福祉法人や特定非営利活動(NPO)法人が相談支援事業所を開設し，両方の指定を受けて一括して実施していることが多い。

◉ 基幹相談支援センター

基幹相談支援センターは，地域における障害者や家族の中核的な相談支援機関である。通常の相談支援事業に加え，成年後見制度利用支援など総合的・専門的な相談支援を行う。基幹相談支援センターは，市町村またはその委託を受けた者が設置するが，複数の市町村が共同で設置している場合もある。

◉ 心のケアセンター

おもに災害などで心にトラウマを負った人々や地域への支援を目的として，相談，支援者の研修，調査研究などを行っている。兵庫県・宮城県・福島県・熊本県などに設けられている。

● 各種の相談支援事業の内容と相談窓口[1]

「障害者総合支援法」における相談支援には，①基本相談支援，②地域相談支援，③計画相談支援がある[2]ほか，地域生活支援事業として市町村や都道府県が行う各種の相談支援がある。

基本相談支援と地域相談支援の両方を行う事業を**一般相談支援事業**，基本相談支援と計画相談支援の両方を行う事業を**特定相談支援事業**という。

◉ 基本相談支援

基本相談支援は，障害者やその家族などからの相談に応じるもので，情報の提供や助言を行い，市町村や指定障害福祉サービス事業者などとの連絡・調整やそのほかの便宜を総合的に提供する。

◉ 地域相談支援

地域相談支援は，地域移行支援と地域定着支援を行うものである。

---

1) 厚生労働省：障害のある人に対する相談支援について(https://www.mhlw.go.jp/bunya/shougaihoken/service/soudan.html)(参照 2020-08-31)
2) 「障害児相談支援」は「児童福祉法」に基づく福祉サービスであるため省略する。

①**地域移行支援**　入所施設や精神科病院からの退所・退院にあたって支援を必要とする人に対し，入所施設や精神科病院などと連携しつつ，地域移行に向けた支援を行うものである。原則として1年以上の入所・入院が対象である。

②**地域定着支援**　入所施設や精神科病院から退所・退院した人，家族との同居からひとり暮らしに移行した人，地域生活が不安定な人などに対し，地域生活を継続していくための支援を24時間の支援体制で行うものである。

相談窓口は，指定一般相談支援事業者である。事業者の指定は都道府県知事が行う。

◉ **計画相談支援**

計画相談支援は，後述するケアマネジメント(▶150ページ)による個別給付[1]の支援サービスであり，サービス利用支援と継続サービス利用支援がある。

①**サービス利用支援**　精神障害者が地域の福祉サービスなどの利用を申請しようとする場合に，支給決定前に本人のニーズを確認し，サービス事業者などとの連絡調整を行うなどして利用計画案を作成するものである。

②**継続サービス利用支援**　支給決定後のサービスなどの利用状況を一定期間ごとに検証(モニタリング)し，計画の見直しなどを行うものである。

相談窓口は，市町村もしくは市町村が指定した指定特定相談支援事業者である。計画相談支援を行えるのは，一定の経験年数があり，かつ指定の研修を修了した**相談支援専門員**のみである。ただし，利用計画の作成には計画相談支援が必須というわけではなく，利用者自身で計画(セルフプラン)を作成することもできる。

◉ **地域生活支援事業としての相談支援**

①**障害者相談支援**　市町村が行うもので，障害者やその家族，介護者などからの相談に応じ，必要な情報の提供，障害福祉サービスの活用支援などを行うほか，権利擁護のために必要な援助を行うものである。ピアカウンセリングを行っているところもある。個別給付ではなく，年間予算で運営されるため，個別給付による相談支援では対応が困難であったり，対象とならなかったりする事例に対して一般的な相談に応じることができる。

相談窓口は，市町村または指定一般相談支援事業者，指定特定相談支援事業者であり，事業者指定は市町村が行う。

②**都道府県が実施する相談支援**　都道府県は，とくに専門性の高い相談事業として，発達障害・高次脳機能障害・障害児等療育支援事業，障害者就業・生活支援センター事業などを行っている。個別給付で提供される支援で，精神科病院に長期入院や何度も入院を繰り返している精神障害者も対象となる。

そのほか都道府県は，広域的な支援事業として，相談支援に関するアドバイ

---

1) 個別給付とは，サービスの利用にかかる費用を個別に支給することをいう。

ザーをおき，地域のネットワーク構築に向けた指導・調整や対応困難事例への助言，人材育成など，地域における相談支援体制の整備を行っている。

● 相談から支給までの流れ

精神科に入院中や通院中の人が，地域で自立した日常生活を送るための支援サービス(訓練等給付)を希望する場合を想定して，相談から支給までの流れを図 10-2 に示した。

2 障害福祉サービス

ここからは「障害者総合支援法」による支援事業を中心に，相談支援以外のさまざまな精神障害者への福祉サービスについてみていく(▶表 10-1)。

● 日中活動支援

◉ 自立訓練(機能訓練・生活訓練)

精神障害者は▶
生活訓練
　自立訓練は，障害者が地域で自立した日常生活や社会生活を送れるように，必要な訓練や生活相談・助言を行うものである。**機能訓練**と**生活訓練**とがあるが，機能訓練は身体障害者が対象で身体機能の向上を目ざすものであり，精神障害者・知的障害者が対象になるのは生活訓練である。原則として利用期間は2年と限定されている。

◉ 地域活動支援センター

　地域活動支援センターは，市町村が実施主体で，民間の社会福祉法人やNPO法人などが運営する通所型の施設である。障害者が自立した社会生活を営むことができるよう，創作的活動や生産活動(作業)のほか，障害者どうしの交流や相談など，多様な活動が展開されている。

● 居住支援

◉ グループホーム(共同生活援助事業)

少人数で一緒に▶
暮らす
　グループホームとは，複数の障害者がサポートを受けながら自律的な共同生活を送る自立支援給付(訓練等給付)の居住プログラムである。入居者は4～6人程度と小規模であり，入所期間に制限のあるところと，期限のない永住型とがある。

　実際の運営にあたっては，「世話人」とよばれる援助者がいて，健康管理の支援，服薬指導，金銭の使い方の指導や管理，自炊の支援や食事の提供，生活上の相談などの生活援助を提供している。

多様なタイプから▶
選べる
　グループホームには次のようなタイプがあり，利用者が自分の好みに合った住居を選択できる。

- 一戸建ての家を利用するタイプ
- マンションやアパートの一部を利用し，各部屋を居室にふりあてるタイプ

相談・申請

サービス受給希望者は主治医と相談し，病院の精神保健福祉士や精神科ソーシャルワーカー（PSW）などが市区町村の窓口である障害福祉課，または地域の相談支援事業者（相談支援専門員）に連絡をとる。それぞれの担当者が本人や家族などと面談，施設見学をして，利用するサービス内容を検討し，利用計画案がまとまったら，市区町村の窓口に申請する。

障害支援区分の認定調査

市区町村が心身の状況に関するアセスメントと勘案事項（地域生活・就労・日中活動・介護者・居住など）の調査を行う。

一次判定

主治医の意見書と認定調査票に基づき，コンピュータ判定による障害支援区分の一次判定が行われる。

認定・結果通知

認定調査と一次判定の結果により，障害支援区分（6段階）の認定が行われ，本人に結果が通知される。

サービス利用意向聴取

申請者のサービス利用の意向が聴取される。

サービス等利用計画案の提出

市区町村から求められた場合，サービス等利用計画案を提出する。基本的には指定特定相談支援事業者がサービス等利用計画案を作成するが，申請者自身の作成も可能である。

暫定支給決定

障害支援区分や本人・家族などの状況，利用意向，サービス等利用計画案などをもとに，暫定的に支給が決定される。

サービス等利用計画の作成

暫定支給決定した内容をもとに，指定特定相談支援事業者によるサービス等利用計画を提出する。申請者自身の作成も可能である。

サービスの一定期間の利用・個別支援計画に基づく契約

申請者は，サービスを利用する事業所を選択し，利用に関する契約を結びサービス利用を開始する。

暫定支給決定期間終了後の手続き

本人が引きつづきサービスの継続を希望する場合，市区町村はサービス提供事業者が提出した書類や，指定特定相談支援事業者のモニタリング結果をふまえ，サービス継続による改善効果が見込まれるか否かを判断する。また，必要に応じて市区町村審査会の意見を聴取する。

支給決定・サービス利用開始

暫定支給決定期間のアセスメント内容，個別支援計画，支援実績，訓練・就労に関する評価結果をもとに，市区町村が支給決定する。その後，申請者はサービス利用継続，または事業所を選択し，利用に関する契約を結びサービス利用を開始する。

▶図 10-2　相談からサービス支給までの流れ

▶表10-1 「障害者総合支援法」による障害福祉サービス

自立支援給付（個別給付）	介護給付	居宅介護 （ホームヘルプ）	居宅において，入浴・排泄・食事の介護や，生活全般にわたる援助などを行う。
		重度訪問介護	重度の肢体不自由者または重度の知的障害・精神障害により行動上著しい困難を有する人で，つねに介護を必要とする人に対して，入浴・排泄・食事の介護，家事援助，コミュニケーション支援，外出時の移動支援など行う。
		同行援護	視覚障害により，移動に著しい困難を有する人に，移動に必要な情報の提供（代筆・代読を含む），移動の援護などの外出支援を行う。
		行動援護	自己判断能力が制限されている人が行動する際に危険を回避するために必要な支援，および外出時の介護を行う。
		重度障害者等包括支援	介護の必要性がとても高い人に，居宅介護など複数のサービスを包括的に行う。
		短期入所 （ショートステイ）	介護者が病気の場合などに，短期間，夜間も含め，施設で入浴・排泄・食事の介護などを行う。
		療養介護	医療と常時介護を必要とする人に，医療機関で機能訓練，療養上の管理，看護，介護，日常生活の支援を行う。
		生活介護	つねに介護を必要とする人に，昼間，入浴・排泄・食事の介護などを行うとともに，創作的活動や生産活動の機会を提供する。
		施設入所支援	施設に入所する人に，夜間や休日，入浴・排泄・食事の介護などを行う。
	訓練等給付	自立訓練	機能訓練と生活訓練がある。 ●機能訓練：身体障害者などに対して，理学療法や作業療法などのリハビリテーションなどを行い，身体機能の維持・向上をはかる。 ●生活訓練：知的障害者・精神障害者に対して，日常生活に必要な訓練，相談および助言などを行い，生活能力の維持・向上をはかる。
		就労移行支援	一般企業等への就労を希望する人に，一定期間，就労に必要な知識および能力の向上のために必要な訓練を行う。
		就労継続支援	一般企業等での就労が困難な人に，働く場を提供するとともに，知識および能力の向上のために必要な訓練を行う。雇用契約を結ぶA型と，雇用契約を結ばないB型がある。
		就労定着支援	一般就労に移行した人に，就労に伴う生活面の課題に対応するための支援を行う。
		自立生活援助	ひとり暮らしに必要な理解力・生活力などを補うため，定期的な居宅訪問や随時の対応により，日常生活における課題を把握し，支援を行う。
		共同生活援助 （グループホーム）	共同生活を行う住居で，相談や日常生活上の援助を行う。介護の必要がある人には入浴・排泄・食事の介護サービスも提供する。 グループホームを退去して一般住宅でのひとり暮らしを目ざす人のために，グループホームの近くの一般住宅等においてひとり暮らしに近い形態で援助を受けるサテライト型住居というサービスもある。
地域生活支援事業	活動・居住支援	移動支援	円滑に外出できるよう，移動を支援する。
		地域活動支援センター	創作的活動または生産活動の機会の提供，社会との交流などを行う。
		福祉ホーム	住居を必要としている障害者に，低額な料金で居室などを提供するとともに，日常生活に必要な支援を行う。
		住宅入居等支援 （居住サポート事業）	賃貸契約による一般住宅への入居が困難な障害者に対し，物件の斡旋依頼や入居契約手続き，家主への相談・助言，新生活のための総合的な支援を行う。

▶表 10-1 （つづき）

相談支援	地域移行支援	入所・入院中の障害者が退所・退院するため，住居の確保など，地域生活に移行するために必要な相談や支援を行う。
	地域定着支援	居宅で単身等で生活する障害者に，常時の連絡体制を確保し，緊急事態時の相談など必要な支援を行う。
	計画相談支援	障害福祉サービス等の利用計画についての相談や作成などの支援を行う。
	成年後見制度利用支援	判断能力が不十分な人に，障害福祉サービスの利用契約の締結等が適切に行われるようにするために，成年後見制度の利用促進をはかる。

- 世話人の居室を拠点にして，利用者がいくつかの建物に分散して居住しているタイプ
- 一般住宅への移行を目ざす人が，グループホーム近くで援助を受けながらひとり暮らしと同じような生活ができるサテライト型住居タイプ

◉ 福祉ホーム

　福祉ホームは，グループホームより大人数の障害者に，低額な料金で住まいと日常生活に必要な援助を提供する施設である。グループホームは自立支援給付（訓練等給付）なのに対し，福祉ホームは地域生活支援事業に位置づけられており，実施する自治体によって規模や利用期間などは異なっている。

◉ 住宅入居等支援（居住サポート事業）

　賃貸契約による一般住宅（公営住宅および民間の賃貸住宅）への入居を希望しながら，保証人がいないなどの理由により入居が困難な障害者に対し，物件の斡旋の依頼や入居契約手続き，家主などへの相談・助言，引っこしや新生活のための総合的な支援などを行うものである。

　市町村または市町村から委託された指定一般相談支援事業者，指定特定相談支援事業者が相談窓口になっている。

● 医療支援（自立支援医療〔精神通院医療〕）

外来通院費の▶
負担軽減
　自立支援医療（精神通院医療）制度は，通院医療費の自己負担を軽減する制度である。精神疾患をもち，継続的に通院による精神医療が必要な人が対象になる。対象となるのは，入院しないで行われる精神医療（外来診療，デイケア，訪問看護など）である。医療費の自己負担分が1割に軽減され，所得に応じた自己負担の上限額も決まっている。

　自立支援医療制度の対象となる精神科外来診療，精神科デイケア，精神科訪問看護は障害福祉サービスではないが，「障害者総合支援法」に基づく精神障害者の支援の全体像を把握するため，ここで概要を説明しておく。

◉ 精神科外来診療

診療のあり方は▶
さまざま
　精神科外来は，精神科病院，大学病院，総合病院などに設置されているが，最近では地域の中心地や駅の近くなど便利な場所に精神科の診療所（クリニッ

ク)が開設されており，患者にとって通院先の選択肢が増えてきている。

しかし，外来診療のあり方は医療機関や診療する医師の考え方や経験によってさまざまである。通常は，医師は患者の話を聴き，様子をみながら病状のアセスメントをして薬物の処方を行う。完全予約制のところと初診枠だけ予約制のところ，予約なしで受付順に診療しているところがある。

アセスメントのために患者の生活状況も含め話を聴くことを重視している医療機関では，心理職(公認心理師・臨床心理士)，精神保健福祉士，看護師などが医師の診察前に詳しく話を聴きとるインテイク面接(予診ともいう)を行っている。また，心理職が医師の指示で心理検査を行う場合もある。

最近では，訪問診療を行う精神科医療機関もできてきた。家族が精神科受診の必要を感じていても本人が応じようとしないケースや，引きこもり状態の人で精神疾患が疑われるケースなど，地域でのニーズはあるが，訪問診療を行っている精神科医の数はまだまだ少ないのが現状である。

◉ 精神科デイホスピタル(精神科デイケア)

部分入院という▶
方法

精神科デイホスピタルとは，日中に外来以外の形態で診断および治療を行い，夜間や週末を自宅またはその他の居住施設で過ごす精神保健サービスで，**部分入院 partial hospitalization** ともいわれる。日本の精神科デイケアも，広義の精神科デイホスピタルに含まれる。

多職種チームがか▶
かわるプログラム

精神科デイケアは，精神障害者の社会生活機能の回復や再発予防などを目的として，日中の一定時間，通所して受けるプログラムである。医師の指示のも

> **Column**　ハウジングファースト

ハウジングファーストとは，1990年代のアメリカで，重度の精神もしくは知的障害をもち，かつ長期化したホームレス状態の人たちを対象として始まった，安心して暮らせる住まいの確保を最優先とする支援の考え方および実践である。その支援は，リカバリーとハームリダクション(行動変容による害の低減)を柱に行われ，「利用者が決定すること」が最も大切にされる。ハウジングファーストの成果は，世界各国で実証されている。

日本では，生活保護を受給しようにも，本人が市役所や区役所，福祉事務所などに出向いて申請をしなければならない。しかし精神障害や知的障害をかかえ，ホームレス状態にいたった人たちはそうした手続きがうまくできず，路上生活から脱却できないことが多い。東京では，池袋で行われたホームレス実態調査におい

てホームレス状態の人たちの約50%がなんらかの精神疾患をかかえていることが明らかになったことがきっかけになり，2010(平成22)年に国際協力NGO「世界の医療団」を中心として「ハウジングファースト東京プロジェクト」が立ち上がった。

現在，このプロジェクトでは，ホームレス状態からアパート生活に移行した人のうち医療的な支援が継続的に必要な人に対して訪問看護を行う訪問看護ステーション KAZOC，共同住居やグループホームの運営や当事者研究，べてる商品の販売などをはじめ，「浦河べてるの家」が大事にしているものを受け継ぎつつ独自の活動を繰り広げているコミュニティホーム「べてぶくろ」など，6つの団体が連携してプロジェクトを進めている[*1]。

*1 世界の医療団：ハウジングファースト東京プロジェクト(https://www.mdm.or.jp/project/103/)(参照 2020-09-01)

とに看護師・作業療法士・精神保健福祉士・心理士などからなる多職種チームがかかわる。精神科病院やクリニックだけでなく，精神保健福祉センターや保健所などでも実施されている。

時間は通常1人1日あたり6時間程度であるが，3時間程度の**ショートケア**，夕方から夜間にかけて4時間程度の**ナイトケア**，朝から夜まで10時間程度行う**デイナイトケア**がある。

精神科デイケアの適応となるのは，再発のリスクが高い人，精神症状が持続しており日常生活に影響のある人，発病のために人生設計をかえる必要がある人，引きこもりなどで仲間や居場所がほしい人などである[1]。

グループワークが基本▶　精神科デイケアは，プログラムとよばれるグループワークを基本にして行われる。プログラムの内容は，メンバー個々の目標やニーズにそったものが工夫され，料理やスポーツ，レクリエーション活動，創作活動，話し合い，社会見学，ソーシャルスキルトレーニングなど，多種多様である。**図10-3**に示すのは，医療機関で行われているデイケアのプログラムの一例である。

◉ **精神科訪問看護**

精神障害者の自宅を計画的に訪問▶　**精神科訪問看護**とは，精神科を退院あるいは外来通院をしている精神障害者が，治療を継続しながら家庭や地域で安心して生活を送ることができるよう，主治医の指示のもとで，計画書に基づき看護師(保健師・准看護師を含む)や作業療法士などの専門職が定期的に自宅に訪問して，日常生活の支援を行うものである。

		月	火	水	木	金
午前		ミーティング	リラクセーション ヨガ・呼吸法 マインドフルネス	趣味の活動 手工芸・音楽鑑賞・ゲーム・PC	対人関係 SST[1] 当事者研究	生活技術 料理・洗濯 買い物
午後		創作活動 陶芸・絵画 革細工・書道 ダンスムーブメントセラピー	IMR[2]	社会学習 外出・見学 展覧会	生活相談 仕事の相談 住まいの相談	ミーティング

1) SST (ソーシャルスキルトレーニング social skills training)
2) IMR (疾病管理とリカバリー illness management and recovery)は，個人または小グループを対象に，リカバリーの考え方に基づいて，みずからの課題や病気の対処法などについて話し合うプログラムである。

▶**図10-3　デイケアプログラムの例**

---

1) このほか，精神症状および行動異常が著しい認知症患者を対象とした，重度認知症患者デイケアもある。

　　退院後に訪問看護を受けようとする入院患者が在宅療養に備えて一時的に外泊(1 泊 2 日以上)をする際にも，1 回に限り精神科訪問看護を受けることができる。全国の精神科病院・クリニック・訪問看護ステーションなどが精神科訪問看護を行っている。

ケアの内容は▶
多岐にわたる　　精神科訪問看護で行われるケアには，以下のようなものがある。

- 病状の観察や服薬支援などの医療上の援助
- 金銭管理や食事・買い物・掃除・洗濯などの日常生活上の指導と援助
- 進学・就職などの将来に関する相談
- 家族関係の調整，家族の悩みや不安への対処
- 近隣とのトラブル時の対応
- 社会資源の活用支援

　　その内容は多岐にわたっており，訪問看護師は個々の障害者の必要に応じて，こうした援助を適宜組み合わせて行い，最終的には利用者が自立できるよう援助していく。具体的な支援については，C 節④「再発の危機を乗りこえる」(▶167 ページ)をみてほしい。

● 就労支援

◉「障害者総合支援法」による就労支援事業

　　「障害者総合支援法」による就労支援には，次の 3 つの事業がある。いずれも自立支援給付(訓練等給付)事業である。

　　①就労移行支援　一般企業での就労を希望する障害者に働く場を提供するとともに，就職のために必要な知識や能力の向上に向けて必要な訓練を行うものである。利用期間は原則 2 年である。利用者は，施設内でさまざまな作業に従事しながら，ハローワークでスタッフと一緒に仕事をさがしたり，就職面接のためのトレーニングを受けたりする。障害者雇用枠での就労に関する研修会なども，就労移行支援として開催される。

個々の利用者に▶
合わせたオーダー
メイドの支援　　就労移行支援を行っている事業所のなかには，集団での訓練に重きをおかず，利用者に個別担当をつけ，個々のニーズに合わせて，希望や特技にそった職場を一緒に見つけて就職後もフォローする個別援助型の就労支援を行っているところがある(▶事例②，143 ページ)。ACT チームでもケアマネジャーが利用者の希望に合わせて就労支援を展開する。その人その人に合わせたオーダーメイドの就労支援は**個別援助付き雇用モデル**とよばれている[1]。

　　②就労継続支援　一般企業での就労が困難な障害者に働く場を提供するとともに，必要な訓練を行うものである。A 型(雇用型)と B 型(非雇用型)の 2 種

---

1) 伊藤順一郎編・監修：研究から見えてきた，医療機関と連携した援助付き雇用の支援のガイドライン．独立行政法人国立精神・神経医療研究センター精神保健研究所社会復帰研究部，2015.

類がある。A型(雇用型)は，利用者に最低賃金の支給を目標としており，かなり集中的で効率的な作業を行っている。B型(非雇用型)は，賃金は安いものの，安定し継続的な利用を目ざしており，作業内容も企業の下請けや自治体の公園清掃といったものから，オリジナル製品の製作販売，喫茶店やリサイクルショップ，農場，パン工房の運営などと多彩である。

③**就労定着支援**　就労移行支援などを利用して通常の事業所に新たに雇用された障害者の就労の継続をはかるため，企業，障害福祉サービス事業者，医療機関などとの連絡・調整を行うとともに，雇用に伴い生じる日常生活または社会生活を営むうえでの問題に関する相談・指導・助言などの必要な支援を行うものである。

就労移行支援・就労継続支援・就労定着支援すべてのサービスを同一施設で提供するところもある。

● 一般就労を目ざした支援──職業リハビリテーション

▶精神障害者の就業率は低い

日本には，「障害者の雇用の促進等に関する法律」(障害者雇用促進法，▶図10-4)に基づく**障害者雇用率制度**があり，事業者に対して法定雇用率以上の障害者の雇用が義務づけられている(▶NOTE「障害者雇用率制度」)。

しかし，精神障害者の就業率は，全年齢階層で低い状態である。2020(令和

障害者雇用促進法

●目的
障害者の雇用義務などに基づく雇用の促進などのための措置，職業リハビリテーションの措置などを通じて，障害者の職業の安定をはかること

● 事業主に対する措置

| 雇用義務制度 | ①事業主に対し，障害者雇用率に相当する人数の障害者の雇用を義務づける
・民間企業……………………………………2.3%
・国，地方公共団体，特殊法人など……2.6%
・都道府県などの教育委員会……………2.5% |

②障害者の雇用に伴う事業主の経済的負担の調整をはかる
・障害者雇用納付金…雇用率未達成の事業主が納付金を支払う
・障害者雇用調整金…雇用率達成の事業主が義務をこえる障害者を雇用した場合に支給される。
※このほか，在宅就業障害者に仕事を発注する事業主に対する特例調整金・特例報奨金の制度がある(在宅就業障害者支援制度)

③障害者を雇い入れるための施設の設置，介助者の配置などに助成金を支給する

● 障害者本人に対する措置

職業リハビリテーションの実施

④地域の就労支援関係機関において障害者の職業生活における自立を支援
・ハローワーク(全国544か所)……障害者の態様に応じた職業紹介，職業指導，求人開拓など
・地域障害者職業センター(全国52か所)……専門的な職業リハビリテーションサービスの実施
・障害者就業・生活支援センター(全国337か所)……就業・生活両面にわたる相談・支援

▶図 10-4　「障害者雇用促進法」の概要

2)年の「障害者雇用状況報告の集計結果」(厚生労働省)では,民間企業に雇用されている障害者数は約 61 万人であり,そのうち精神障害者は約 10 万 9 千人であった。年々増加しつつあるものの,身体障害者約 36 万人,知的障害者約 15 万人と比べると,依然として低い。

これには,精神障害者が就労する場合の仕事や技術の習得の問題のほかに,症状や気分の変動,薬物治療による眠けや集中力の欠如,ソーシャルスキルの不足などの問題,さらには社会の偏見や差別といった問題が関連している。

これらを克服するための方策が,職業リハビリテーションである。

障害者の社会への統合を目ざす ▶ **職業リハビリテーション**とは,国際労働機関(ILO)により「継続的かつ総合的リハビリテーション過程のうち,障害者が適当な職業の場を得,かつそれを継続できるようにすることができるようにするための職業サービス」と定義され,その例として,職業指導,職業訓練,および選択的職業紹介があげられている[1]。職業リハビリテーションの目的は,障害者の社会への統合または再統合(ソーシャルインクルージョン)の促進である。

日本では「障害者雇用促進法」に基づく制度として,以下の公的機関で職業リハビリテーションが実施されているほか,民間の団体や施設などでも独自に行われている。

①公共職業安定所(ハローワーク)　ハローワークは全国に 544 カ所あり(2019 年度末現在),障害者専門の相談員を配置して,障害者の職業相談や職場の紹介,職場への定着指導,求人開拓などを行っている。

②地域障害者職業センター　ハローワークと連携して障害者への職業リハビリテーションを行う施設で,全国 52 か所に設置されている(2020 年 9 月現在)。障害者の就職相談や職業準備訓練,職業能力などの評価などを行い,就職前から就職後の職場適応まで一貫して支援する。とくに重要なのは,雇用主に対しても障害者の受け入れから採用後まで支援を行うことである。

ここには職業リハビリテーション専門のカウンセラーが配置され,相談・援

NOTE
障害者雇用率制度

従業員 43.5 人以上の民間企業,国,地方公共団体など,すべての事業主は,「障害者雇用促進法」により,法定雇用率以上の割合で障害者を雇用する義務が課せられている。

雇用義務の対象となるのは,身体障害者,知的障害者または精神障害者(精神障害者保健福祉手帳の交付を受けている者に限る)である。なお,2018(平成30)年 3 月まで,精神障害者は雇用義務の対象ではなかった(精神障害者保健福祉手帳保持者を雇用している場合は雇用率に算定することができた)。

---

1) 国際労働機関:障害者の職業更生に関する勧告(1955 年の職業更生〔障害者〕勧告〔第 99 号〕)

ジョブコーチ

　ジョブコーチ(職場適応援助者)とは，障害者の職場に出向いて，障害者や障害者を雇用する事業主，および障害者の家族に対して，障害特性をふまえた専門的な支援を行い，障害者の職場適応をはかる専門家である。

　地域障害者職業センターに配置する配置型ジョブコーチ，障害者の就労支援を行う社会福祉法人などに雇用される訪問型ジョブコーチ，障害者を雇用する企業に雇用される企業在籍型ジョブコーチの3タイプがある。

・障害特性に配慮した雇用管理に関する支援 ・配置，職務内容の設定に関する支援	・職務の遂行に関する支援 ・職場内のコミュニケーションに関する支援 ・体調や生活リズムの管理に関する支援
事業主 （管理監督者・人事担当者）	**障害者**
上司・同僚	家族

ジョブコーチ

・障害の理解に関する社内啓発 ・障害者とのかかわり方に関する助言 ・指導方法に関する助言	・安定した職業生活を送るための家族のかかわり方に関する助言

▶図　ジョブコーチの支援内容

助にあたっている。また，専門のスタッフが実際に仕事場に行き，障害者と一緒に仕事をしながら，その手順やコミュニケーションのスキルなどをその人に適したかたちで教え，職場への適応を促す**ジョブコーチ制度**を取り入れている（▶NOTE「ジョブコーチ」）。

　③**障害者就業・生活支援センター**　「障害者雇用促進法」改正により創設された事業である。ハローワークをはじめ，行政機関，就労移行支援事業所などの福祉施設，市町村障害者就労支援センター，障害者職業センター，医療機関，特別支援学校といった関係機関と連携しながら，障害者の就業と生活の両面にわたる相談や職業訓練などの支援を行う。全国に334か所あり(2019年6月現在)，ジョブコーチ制度やグループ就労が取り入れられている。

事例②　就労支援を受ける川口さん

　川口さんはもう10年以上仕事についていない。以前に就労継続支援B型事業所に通ったことはあるが，いまはインターネットゲームにのめりこんで朝方寝て昼過ぎにおきる生活をもう何年も続けていた。ゲームをやっていないときは自己嫌悪に陥る。それでまたゲームを始めてしまうのだった。

　外来を受診するはずがその気になれず，翌々日にようやく行ったクリニックで，

前の病院で同室だった江藤さんに2年ぶりに会った。江藤さんは見違えるように元気になっており，とてもおしゃれな身なりをしていた。聞くと，昨年就労支援を受けて希望の仕事についているという。最初はパートタイムだったが，いまはフルタイムで勤務しているといい，江藤さんは川口さんも支援を受けてみてはどうかとすすめてくれた。

　川口さんは，自分は江藤さんのようにはうまくいかないだろうと思いながらも，江藤さんから教えてもらった事業所に電話し，面談の予約をとった。

　面談では，就労支援スタッフの玉木さんから，これまでついた仕事，得意なこと，不得意なこと，どんな仕事につきたいと思っているのかを聞かれた。

　以前の仕事はシステムエンジニアだった。しかし，川口さんは，「以前の仕事はもうしたくないんです。花屋とか，植木屋とか，植物にかかわるようなことがしてみたいです」と答えて，自分でも驚いた。これまでゲームにのめりこんで自分がなにをしたいのか考えないようにしていたことに気づいたからだ。

　だが，玉木さんは真剣な表情で「やりたいことがあるのは強みですね。あとはどうやってそれを実現していくかですね」と言ってくれた。川口さんは，「自分でもどんな仕事があるのか調べてみます。経験のない仕事でも，玉木さんの支援を受けられるならお願いしたいです」と伝えた。玉木さんは「もちろんです」と笑顔でこたえた。

● 精神障害者社会適応訓練事業

　精神障害者社会適応訓練事業は，協力事業所に精神障害者の就業訓練を委託し，実際に職について仕事をしながら訓練するオンザ-ジョブ-トレーニング（OJT）の制度である。職親制度として始まり，通院患者リハビリテーションとよばれたこともあるが，1995（平成7）年にこの名称となった。協力事業所には委託料が支払われる。

　利用期間は原則6か月で，3年を限度に更新することができる。2012（平成24）年より「精神保健福祉法」からは削除されたが，各都道府県の単独事業として継続しているところが多い。

> **Column**　特例子会社制度
>
> 　事業主が障害者の雇用に特別の配慮をした子会社（特例子会社という）を設立し，一定の要件を満たす場合には，特例としてその子会社に雇用されている労働者を親会社に雇用されているものとみなして，障害者雇用の実雇用率として算定することができる制度がある。これが特例子会社制度である。特例子会社をもつ親会社は，関係する子会社も含め，企業グループによる実雇用率の算定が可能とされている。
>
> 　これに対して，本来の意味での平等な社会参加と言えるのか，新たな社会的隔離ではないかという厳しい見方もある。

3 精神障害者保健福祉手帳による支援

　「精神保健福祉法」に基づく精神障害者の生活を支える制度に，**精神障害者保健福祉手帳制度**がある。身体障害者を対象とした身体障害者手帳制度，知的障害者を対象とした療育手帳（愛の手帳）制度からかなり遅れて 1995（平成 7）年に創設されたものである。

　精神障害者保健福祉手帳は，一定の精神障害の状態にあると認められた人に，都道府県知事または指定都市の長が交付するもので，全国一律の支援策と事業者や地域で実施される支援策とがある（▶表 10-2）。

4 障害者の権利擁護（アドボカシー）

● 成年後見制度にかかわる支援

◉ 成年後見制度利用支援

　成年後見制度利用支援は，成年後見制度の申立てや後見人等に支払う報酬などの経費の全部または一部を助成するもので，「障害者総合支援法」による地域生活支援事業の必須事業の 1 つである。相談窓口は，市町村または基幹相談支援センターである。

◉ 成年後見制度法人後見支援

　成年後見人は，親族や専門家などの一般個人だけでなく，社会福祉協議会や一般社団法人，弁護士法人，税理士法人，司法書士法人，行政書士法人などの団体がなることもできる。**成年後見制度法人後見支援**は，そうした法人後見実施団体の研修や組織体制の確立，適正な活動の支援などにより，障害福祉サービスを利用する障害者の権利擁護をはかることを目的として，成年後見制度の利用に要する費用の全部または一部を補助するもので，市町村が実施する地域生活支援事業の必須事業の 1 つである。

▶表 10-2　精神障害者保健福祉手帳で受けられる支援サービス

全国共通	公共料金等の割引	●NHK 受信料の減免
	税金の控除・減免	●所得税，住民税の控除 ●相続税の控除 ●自動車税・自動車取得税の軽減（手帳が 1 級の場合）
	その他	●生活福祉資金の貸付 ●障害者職場適応訓練の実施
地域・事業所によって受けられるサービス		鉄道・バス・タクシーなどの運賃，携帯電話料金，上下水道料金，公共施設の入場料などの割引，心身障害者医療費助成，福祉手当，公営住宅の優先入居

◉ 成年後見制度普及啓発

　成年後見制度普及啓発は，成年後見制度の利用がなかなか進まないため，政府により地域生活支援事業のなかに位置づけられた事業である。

● 障害者虐待防止対策支援

虐待防止と被害者▶
支援が目的
　2012(平成 24)年に施行された「障害者虐待の防止，障害者の養護者に対する支援等に関する法律」(障害者虐待防止法)では，障害者虐待を①養護者によるもの，②障害者福祉施設従事者等によるもの，③使用者によるものとしている(病院等の医療者はこれらに含まれていない)。

　障害者虐待防止対策支援事業は，障害者への虐待防止と虐待を受けた障害者に対する支援を目的として都道府県や市町村が実施する地域生活支援事業の任意事業の 1 つである。自治体職員や障害者福祉施設などの管理者・従事者を対象として，障害者虐待防止・権利擁護についての研修などを行う。

5 当事者組織・支援組織

● 当事者組織

　障害者などのさまざまな当事者が，仲間と悩みや心配ごと，人生の希望を分かち合い，支え合って社会の偏見や差別をなくすため活動をしている当事者の団体を総称して当事者組織とよぶ。全国組織や，都道府県ごと，病院ごとの当事者の会，そのほかの地域を基盤とした当事者の会などがある。精神障害者の全国レベルの当事者組織として，1993(平成 5)年に全国精神障害者団体連合会(全精連)が結成され，全国で毎年集会を開くなど，活発に活動している。

> **Column　アドボカシー** advocacy
>
> 　アドボカシーとは，障害者の権利が侵害されるか，あるいは実現されていない状況がある場合に，障害者の立場にたってその状況に周囲の注意を喚起したり，権利の回復や実現を社会に要求したりすることをいう。権利擁護と訳されることもある。アドボカシーを担う人をアドボケイト advocate とよぶ。家族や支援者，関係者，市民活動団体，弁護士，福祉サービス提供者などがアドボケイトとなることが多い。障害者みずからが行う場合，セルフアドボカシー self-advocacy という。
>
> 　成年後見制度は日本における公的なアドボカシー制度といえるが，ほかにも，精神障害者のためのグループホームの建設に地域住民が反対するようなときに地域の人々と話し合いの場をつくり，病気や障害についての理解を深めてもらい，住まいを確保していくような活動もアドボカシーである。ただ，基本は当事者自身の意志や主張を支援することであって，代弁することではないことを覚えておこう。

● セルフヘルプグループ

同じ問題をもつ▶
当事者どうしが
支え合う

　広い意味では当事者組織に含まれるが，とくにセルフヘルプ(自助)を目的に
したグループをセルフヘルプグループとよぶ。同じ問題をかかえた当事者どう
しが定期的に集まり，互いにたすけ合うことで，さまざまな問題に対処して回
復をはかろうとするグループである。自助グループ，ピアグループ，回復者友
の会など，多様なよび方がある。

　セルフヘルプグループの一般的特徴としては，①参加は自発的なものである
こと，②メンバーは対等な関係であり仲間(ピア peers)であること，③感情を
共有していること，④共通のゴールをもっていること，⑤基本的に専門家の関
与がないことなどがあげられる[1]。

　活動内容は，障害や福祉サービスなどについての勉強会，料理教室やレクリ
エーション活動，社会に向けた講演や図書の出版などの啓発活動，政府や自治
体に向けた人権擁護，生活環境の改善，法制度改革などについての意見提案，
当事者への相談や支援を行うピアサポート(ピアグループ，ピアカウンセリン
グ)活動など，さまざまである。

日本におけるセル▶
フヘルプグループ

　世界的に活動しているセルフヘルプグループがいくつか存在し，日本でも活
動を行っている。アルコール依存症のためのセルフヘルプグループである AA
(アルコホーリクス・アノニマス® Alcoholics Anonymous®)は，セルフヘルプグ
ループの源流ともいえるグループであり，日本では 1975(昭和 50)年に活動を
開始した。そのほか，1980(昭和 55)年には薬物依存症のための NA(ナルコ
ティクスアノニマス narcotics anonymous)，1987(昭和 62)年には摂食障害者の
ための NABA (ナバ，nippon anorexia bulimia association)，1989(昭和 64)年
にはギャンブル依存症者のための GA(ギャンブラーズアノニマス gamblers
anonymous)が，それぞれ日本での活動を開始している。これらは AA をもと
に生まれた 12 ステップとよばれるプログラムを活用し，ミーティングを活動
の中心とする世界的グループである。

　このほかにも，海外や日本で生まれた多種多様なセルフヘルプグループが全
国各地で活動している。

● クラブハウス

障害者がサービス▶
提供者となって
運営する

　クラブハウスは，精神障害をもつ当事者が主体となり，ピアサポートとセル
フヘルプを基盤に地域生活における自立をはかるための場である。精神科病院
を退院した障害者たちが「私たちはひとりぼっちじゃない We are not alone」
を合言葉に，1948 年にアメリカのニューヨークで設立した「ファウンテンハ

---

1) 久保紘章：セルフヘルプグループの理解とセルフヘルプグループの現状．日本保健医療
　行動学会年報(セルフヘルプの行動科学)12：1-10，1997．

ウス」を起源とする。

　クラブハウスは、治療する場ではなく、また通常の共同作業所とも異なる。専門のスタッフはいるが、あくまでも支援者で、障害者がサービスの提供者でもあり、受け手でもある。

一般企業での▶
過渡的雇用という
支援プログラム
　また、クラブハウスの活動の特徴は、「過渡的雇用」という就労支援プログラムを提供していることである。これは、クラブハウスが契約した一般企業で、メンバーが支援を受けながら働くプログラムである。スタッフがジョブコーチとして付き添うこともあれば、1人分の仕事を何人かのグループで請け負う「グループ就労」というスタイルもある。これによって、働くことへの自信を取り戻し、経験を積んで、1人で仕事に挑戦できるようになる。

クラブハウス「は▶
ばたき」の活動
　クラブハウスには国際基準があり、国際認証を受けたクラブハウス[1]は現在、日本に3か所しかない。その1つ、東京都小平市の「はばたき」は当事者の会を母体として、1990年代半ばからクラブハウスとしての活動を開始し、2019年2月には「クラブハウスはばたき」と「地域活動支援センターはばたき」として、クラブハウス国際認証を取得している。

　「クラブハウスはばたき」では、メンバーがキッチンユニット(昼食づくり、メニューの決定や買い出しを含む)、事務ユニット(電話応対、パソコン仕事など)、公園清掃ユニット(備品管理や工賃計算、シフト決めを含む)に分かれ、それぞれの役割を果たしている(▶図 10-5)。このほか、過渡的雇用ユニットもある。

　「地域活動支援センターはばたき」には、喫茶ユニットと事務・受付ユニットがあり、アウトリーチ活動や学習会活動なども行っている。

● 家族会

家族会の全国組織▶
　日本には、精神科病院を基盤とした「病院家族会」、保健所が事業として行っている「保健所家族会・家族教室」、地域ごとに結成されている「地域家族会」、さらに全国や都道府県ごとの連合会などの家族会がある。

　全国的な家族会としては、かつて全国精神障害者家族連合会(全家連)があり、1962(昭和37)年に財団法人となって精神障害者への理解や精神障害者施策の充実を求める社会運動を展開してきた。現在その活動は、**公益社団法人全国精神保健福祉会連合会(みんなねっと)**[2]に引き継がれ、精神疾患・精神障害の啓発・普及のための学習会や研修会、行政へのはたらきかけ、雑誌・書籍の発行

---

1) 世界では30か国以上に、約300か所のクラブハウスがあり、国境をこえた交流も盛んである。
2) 2007(平成19)年に発足した精神障害者の家族の全国組織。全国約1,200の家族会が加盟し、約3万人の家族会員が活動している(http://seishinhoken.jp/profile)(参照 2020-09-02)

	月	火	水	木	金	土・日
9:10 9:30	朝のミーティング					旅行, レクリエーション
9:30 12:30	午前のユニット活動					
12:00 13:00	昼食・昼休み					
13:00 13:15	昼のミーティング					
13:15 13:45	清掃					
13:45 15:00	午後のユニット活動①					
15:00 16:00	英会話	クラブハウス 学習会	マンスリー ミーティング (1回/4週)	パソコン教室	ハウスミーティング (1回/2週)	
16:00 17:00	午後のユニット活動②					
18:00 20:00			コーラス 毎月第2水曜		夕食会 毎月第3金曜	

（クラブハウスはばたき/地域活動支援センターはばたき：活動内容.
〔http://ch-habataki.com/service〕〔参照2020-09-08〕による）

▶図 10-5 「クラブハウスはばたき」の週間プログラム

などを行っている。

　このほか，アルコール依存症者のセルフヘルプグループ AA から生まれた家族の会である**アラノン Al-Anon** がある。日本では 1980(昭和 55)年に活動を開始し，全国各地で定期的なミーティングを行ったり，この問題についての普及活動を行ったりしている。

● 情報ネットワーク

　現代社会では情報があふれ，精神障害や精神医療についての不正確な情報や偏見に基づく情報が氾濫している。そこで，さまざまな団体が精神障害の当事者や家族に向けて，精神疾患や治療についての正しい知識や，当事者の回復や生活のための有益な情報を提供する活動を行っている。

情報提供を通じた ▶　特定非営利活動法人地域精神保健福祉機構，通称コンボ(COMHBO)[1]は，
社会変革 　地域メンタルヘルスに関する情報発信・普及・啓発を目的に 2007(平成 19)年に設立された特定非営利活動(NPO)法人である。当事者組織ではないが，月刊誌「こころの元気＋」をはじめとした出版事業，研修事業，研究事業，年 1回開催しているリカバリーフォーラムなどにより，リカバリー概念の普及・啓発活動を行っている。

---

1) Community Mental Health&Welfare Bonding Organization の頭文字をとったもの。

> **Column**　意図的なピアサポート intentional peer support（IPS）
>
> 　意図的なピアサポート（IPS）とは，アメリカのミード S. Mead によって提唱されたピアサポートのあり方・考え方である。それは，「ピアサポートは，たすけを与えることと受け取ることの一種のシステムであり，それは尊重，責任を分かち合うこと，なにがたすけになるのかということについての相互的合意の原則の上になりたつ」[*1] というものである。
>
> 　人々は，ピアサポートの名のもとに自分の経験を分かち合い，自分の生き方をかえたくて寄り合うが，しばしば自分のそれまでの経験をもとに他者を「たすける」行為が行われてしまうことが多い。そこで IPS では，特定のテーマを題材に会話をするなかで，自分自身の思考，感情，対人関係のとり方についてふり返ったり，自覚したりすることをお互いに手だすけする関係を意図的に実践する。このため「意図的」という言葉がついている。
>
> 　アメリカにはミードが創設した IPS の拠点となる組織があり，研修や出版物を通して普及啓発活動を行っている。日本には IPS を語り合う「広場」としてのウェブサイトがあり，全国で自主的な勉強会やワークショップが行われている。
>
> *1 Mead, S.: Defining Peer Support. *Intentional Peer Support.* 2003. (https://cabhp.asu.edu/sites/default/files/mead_defining-peer-support.pdf) (参照 2020-09-03)

C｜地域におけるケアの方法と実際

① ケアマネジメントという方法

1 ケアマネジメントとは

ケアマネジメント▶
　の起源

　日本の障害者の地域生活支援には，**ケアマネジメント**の考え方が取り入れられている。ケアマネジメントの起源はアメリカであり，現地ではケースマネジメント case management とよばれている。

　ケースマネジメントは，慢性精神疾患をかかえながら地域で生活する人のための支援として 1920 年代に始まった[1]。その後，さまざまな領域で応用されるようになったが，アメリカでケースマネジメントが本格的に盛んになったの

---

1) Cesta, T.: What's Old Is New Again: The History of Case Management. *Relias Media*, October 1st. 2017. (https://www.reliasmedia.com/articles/141367-whats-old-is-new-again-the-history-of-case-management) (参照 2020-09-03)

は，精神科領域も含め医療全体が地域ケアに移行した 1970 年代以降のことである。

この援助モデルがイギリスに渡ったのち，「ケース」ではなく「ケア」をマネジメントするという考え方に基づいて，世界的にはケアマネジメント care management とよばれるようになった。欧米で地域ケアが充実していくプロセスのなかで，さまざまなケアマネジメントの支援モデルが開発されている[1]。

仲介型と直接型▶ ケアマネジメントには，「仲介サービス型」と「直接サービス型」の 2 つの
がある 支援タイプがある。

①**仲介サービス型** 日本では，介護保険制度のなかで取り入れられるようになった方法である。利用者 1 人に対して 1 人のケアマネジャーが担当者となり，ニーズアセスメントを行い，ニーズに見合うさまざまな外部のサービス資源をその人に適用していく[2]。ケアマネジャーの役割は，サービス調整と適用したサービスによって利用者のニードが満たされているかどうかを定期的にモニタリングすることであり，直接ケアをするわけではない。

前述の指定一般相談支援や指定特定相談支援では，相談支援専門員のみがケアマネジメントを行うことができる。相談支援専門員は「障害者総合支援法」において，ケアマネジャーの機能を期待されているのである[3]。

②**直接サービス型** ケアマネジャーは通常，医療従事者としての資格をもち，担当する利用者数を 20 人以下にするなど上限を設け，ニーズに合わせて直接的にケアを提供する。欧米では，重度かつ慢性の精神疾患をもち，ホームレスになったり，犯罪に巻き込まれやすかったり，入退院を繰り返したりするなど，通常の仲介型のケアマネジメントでは支援のむずかしい人々に，直接サービス型のケアマネジメントが適用されている。次に述べる ACT モデルやストレングスモデルも，この手法を用いた支援方法である。

2 包括型地域生活支援プログラム assertive community treatment（ACT[4]）

直接型ケアマネジ▶ 包括型地域生活支援プログラム（ACT）は，1972 年，アメリカの州立病院で
メントの手法を 入院患者の地域移行を推し進める途上で開発された，直接型ケアマネジメント
用いている の手法を用いた支援方法である。1990 年代に全米および海外に広がり，日本では 2000 年代に研究事業としてはじめて ACT チームが誕生した。

ACT には，フィデリティ尺度とよばれる，プログラムの忠実性をはかる評

---

1) Mueser, K. T. et al.: Models of community care for severe mental illness: A review of research on case management. *Schizophrenia Bulletin*, 24(1): 37-74, 1998.
2) Mueser, K. T. et al.：上掲論文：37-74.
3) 藤川雄一：障害者総合支援法・児童福祉法における相談支援(サービス提供)の基本(令和元年度版). 厚生労働省社会・援護局障害保健福祉部障害福祉課地域生活支援推進室. 2019.
4) ACT：assertive community treatment の略。

価基準がある[1]。フィデリティ尺度に反映されている ACT の特徴は，以下のようなものである。

1. 重度かつ慢性の精神疾患をもつ人を対象とする
2. 地域でのサービス提供(アウトリーチ)
3. 多職種構成のチーム・アプローチ
4. 積極的支援のしくみをもつ(集中度の高い包括的な支援)
5. ケアマネジメントの実施
6. サービスの質をモニタリングするしくみをもつ
7. インフォーマルサポート(家族，友人，雇用主など)とともにかかわる

再入院の予防に
効果がある ▶ 　アメリカでは，フィデリティ尺度の評価得点の高い ACT プログラムは，再入院を予防し，入院したとしても入院期間が短いことが証明されている[2]。また，ホームレス状態の人のなかには重い精神疾患をもつ人が多いが，ACT 支援に関する研究では，ホームレス状態だけではなく，精神症状の改善にも有効であることが示されている[3]。

　現在，日本でも複数の ACT チームが発足し活動しているが，欧米では州政府の予算で(民間への委託も含め)事業を展開しているのに対し，日本では国や都道府県の事業ではなく，民間の診療所や訪問看護ステーションなどが有志で ACT プログラムを実践している状況である。

3 ストレングスモデル

リカバリー志向の
手法 ▶ 　ストレングスモデルは，アメリカで生まれたリカバリー志向のケアマネジメント手法である。ソーシャルワークの研究者で教育者でもあったラップ C. A. Rapp とゴスチャ R. J. Goscha によって提唱され，1980 年代から 90 年代にかけて発展した。

夢や希望，強みや
長所に注目する ▶ 　ストレングスモデルでは，利用者の病理や問題に焦点をあてるのではなく，利用者自身の夢や希望，やりたいことに焦点をあて，それを実現していくための「リカバリープラン」を作成して支援する。

　しかし，重度の精神疾患をもち，さまざまな苦難を重ねた利用者のなかには，「なにひとつ希望など思いつかない」という人もいる。このため，ケアマネジャーは利用者と会話しながら，現時点で自分が見つけた利用者のストレング

---

1) 瀬戸屋雄太郎：日本の ACT の概観——フィデリティ調査などから見えていること．精神神経学雑誌 113(6)：619-626，2011．
2) Bond, G. R. & Salyers, M. P.: Prediction of Outcome from the Dartmouth Assertive Community Treatment Fidelity Scale. *CNS Spectrums*, 9(12)：937-942, 2004.
3) Coldwell, C. M. & Bender, W. S.: The Effectiveness of Assertive Community Treatment for Homeless Populations with Severe Mental Illness: A meta-analysis. *American Journal of Psychiatry*, 164(3)：393-399, 2007.

ス(強みや長所, リソース)や希望をストレングスアセスメントシートに書き込み, そのシートを利用者に見せて, 話を聴きながら, 修正したり書き加えたりする。次に, 利用者に現在の希望について優先順をつけてもらう。このようなプロセスで, 利用者が自分のなかにすでにある強みや希望を思い出すことをサポートする。

こうしてつくったストレングスアセスメントをもとに, 今度は利用者に目標設定をしてもらい, 夢や希望の実現に向けた「リカバリープラン」を作成する。援助者はそのプランに基づき, 利用者自身が目標を達成する手だすけをするのである。

ACT とストレン▶
グスモデル
ACT とストレングスモデルは, 本国のアメリカでは別々のモデルであるが, 日本ではこの 2 つのモデルが同時期にリカバリー概念とともに導入されたため, 融合されている。

② アウトリーチと多職種連携

援助者が必要と▶
される場所へ
出向く
アウトリーチとは, 援助者側が医療機関あるいは施設で患者(利用者)を待つのではなく, みずからが, 必要とされる場所に出向くことをいう。

訪問看護もアウトリーチの一種であるが, 制度上, 訪問看護は家庭訪問が原則になる。これに対して, 相談支援専門員などによるケアマネジメントをベースにしたアウトリーチ支援では, 援助者は必要に応じて地域のあらゆる場所を訪れ, 対象者本人のニーズに合わせて活動することができる。

アウトリーチによる地域ケアには, 個々の障害者の医療や日常生活の支援だけでなく, 社会資源や制度の活用, 家族支援, 他機関の援助者(主治医も含まれる)との連携などを通した地域のネットワークづくりも含まれる。

ここからは, そうしたアウトリーチを基本とした地域ケアの実際をみていくことにしよう。

Column エンパワメントとケアマネジメント

エンパワメント empowerment とは, 「権限を与える」「力をつける」という意味である。ケアマネジメントのプロセスでは, 最初の段階から利用者本人が参加して, 本人が納得する方向でケアプランを組みたてていく。本人のイニシアチブ(自発性・主導権)のもと, 利用するサービスを利用者みずからが選択し, 自己決定することによって, 「自分には力がある」というエンパワメントの感覚が強められていく。

たとえ本人の選択したことがうまくいかなくても, いつでも見直しは可能であり, そこから学んでいくのである。

前述のアドボカシーの目的も, あくまでも障害者のエンパワメントである。

1 精神障害にも対応した地域包括ケアシステム

地域精神保健医療▶
福祉の一体的な
取り組み

　日本でも，最近では高齢者のための「地域包括ケアシステム」にならい，地方自治体による地域精神保健医療福祉の一体的な取り組みとして，精神障害にも対応した地域包括ケアシステムの構築が進められている。

　そこでは，本章の愛南町の実践でみたような，「精神障害の有無や程度にかかわらず誰もが安心して自分らしく暮らすことができる地域づくり」「地域住民の協力を得ながら，差別や偏見のない，あらゆる人が共生できる包摂的な社会を構築していくこと」が重視されている[1]。

　その目的のために，保健センターにこころの健康に関する相談の窓口をおいたり，基幹相談支援センターの 1 セクションとしてメンタルヘルスに特化した相談支援を行うチームをおいたり，独自にアウトリーチチームを設置したりしている地方自治体もある[2]。

● アウトリーチチームの活動の実際

　ここで，市役所に「心の相談室」とアウトリーチチームの事務所を設置したA市での相談事例を紹介しよう。

　21 歳の女性の両親が「心の相談室」にはじめて相談に訪れた。相談員が話を聴いたところ，緊急性や医療機関につなぐ必要性の有無について，家庭訪問して確認する必要があると思われたため，アウトリーチチームの小暮看護師と斉藤心理士が両親との面談に加わることになった。

事例③-1　ベッドにもぐったままの優子さん

＜両親からの相談＞

　両親の話のあらましは次のようなものであった。

　3 週間前に娘の優子さんが急に仕事に行かなくなった。母親は心配していろいろ聞いてみたが，理由は話さなかった。とても疲れて落ち込んでいるように見えたのでしばらく様子をみていた。先週，長期出張していた父親が帰宅して，自室に引きこもっている優子さんを見て，「どうしてなのか」「なにがあったのか」と問いただそうとした。しかし，優子さんは父親の矢つぎばやの問いかけに泣きだしてしまい，結局はなにも話さず，ベッドにもぐってしまった。その後，優子さんはほとんどベッドで毛布をかぶったまま，食事にも出てこなくなった。

　その話からは，優子さんに幻覚などの精神症状があるかどうかは不明だった。

---

1) 厚生労働省：精神障害にも対応した地域包括ケアシステム構築支援情報ポータル（http://www.mhlw-houkatsucare-ikou.jp/ref.html#sec02）（参照 2020-09-03）
2) ただし，自治体によって予算規模が異なるため，人件費により大きな予算を要する「多職種」で構成されるアウトリーチチームをもつ地方自治体はまれである。

今日までの4日間，食事をまったくとっていないが，母が差し入れたペットボトルの飲み物は飲んでいる。また，1週間以上入浴をしていないが，トイレには行っているという。

　小暮看護師は両親に，優子さんと会ってどんなたすけが必要か一緒に考えたい旨を伝え，次の日にチームの2人で自宅を訪問したいがよいかとたずねた。父親は「自分たちではどうしていいかわからず途方に暮れていました。来てくださるのはたいへんありがたい」と快諾したので，小暮看護師は自分たちが訪問することを優子さんに伝えておいてほしいと言い，名刺を渡した。

**本人抜きに話を▶
進めない**　ここで，小暮看護師が訪問の必要性と目的とを明確にしたうえで，優子さんにも前もって訪問することを伝えておくよう両親に依頼していることに注目しよう。スタートの時点から，本人抜きに話を進めることはないのである。

　つづいて，2人が優子さんの自宅を訪問した場面である。

事例③-2

＜自宅への訪問＞

　翌日，小暮看護師と斉藤心理士は優子さんの家を訪問した。母親はノックをして優子さんの部屋のドアを開けたが，2人はすぐには入らず，戸口から優子さんに自己紹介し，「部屋に入ってもいいですか？」と聞いた。優子さんは毛布を頭からかぶったまま顔は見せなかったが，小さな声で「はい」と答えた。

　2人は部屋に入り，声をかけながら優子さんのそばまで行き，「ここに座らせてもらいますね」と言って，ベッド近くの椅子に座った。優子さんはまた「はい」と言った。小暮看護師は「ありがとうございます」と言って少し間をおいてから，「優子さん，毛布をかぶっているのは，そのほうが安心だから？　いま，なにかこわい思いをされているのですか？」とたずねた。しばらく待つと優子さんは，「顔がみにくいので」と言った。「私たちに顔を見られないように毛布をかぶっているということですか？」と斉藤心理士がたずねると，「はい」とこたえ，「私を見たら気持ちわるくなる」と言った。

　小暮看護師は，「私たちへのお心づかいからなんですね。でも，私は大丈夫ですよ。看護師なので優子さんの健康状態のチェックのためにお顔を拝見したいけれど，毛布をかぶったままのほうが安心なら，このままでもいいですよ」とおだやかに伝えた。斉藤心理士も，同様のことを伝えた。しばしの沈黙のあと，優子さんは「このままで」と言った。小暮看護師は，「わかりました。じゃあそのままで，腕は出せますか？　脈をとったり，血圧をはかったりしてみてもいいですか？」とたずねた。優子さんは「はい」と言って右腕を毛布から出した。腕は細かったが，血色はよく肌にはりもあった。血圧は基準値内で，脈拍もしっかりしており規則的だった。

　小暮看護師は，「だいじょうぶですね」と言ったあと，「優子さんご自身はぐあ

いのわるいところや前とは違うと感じるところはありますか？」と聞いてみた。しばらく待つと，「頭がへんです」と優子さんは答えた。「どんなふうにですか？」と斉藤心理士が聞くと，「モヤがかかったような……」と言う。「ほかには？」と小暮看護師がたずねると，「体が重い。動けない感じ」と優子さんは言った。そして，「お食事をとっていないとご両親から聞いたのですけれど」との小暮看護師の言葉に，「食べる気がしないだけ」と言って黙り込んだ。

　その後しばらく待っても言葉が出てこなかったため，小暮看護師は「なにか食べられそうなものはありますか？　たとえばアイスクリームとか？」と聞いてみた。優子さんは，「小さなおにぎりなら……」と答えた。小暮看護師は，「よかった。食べられそうなものがあるのですね。ここにご両親を呼んでいいですか？　一緒に話をしたいのですけれど」と伝えてみた。優子さんは「毛布をこのままでいいなら」と同意したので，斉藤心理士が下で待っていた両親を迎えに行った。

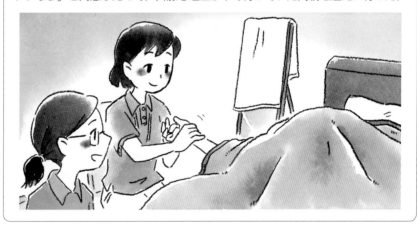

　ここまで小暮看護師と斉藤心理士が，1つひとつていねいに優子さんの意向を確認しながら行動し，話を進めていることがわかる。そうしながら，より専門的な医療や障害福祉の支援が必要かどうか，アセスメントしているのである。

▶医療につながっていないケースのアセスメント　アセスメントしたのは，おもに以下の点である。とくにこれまで精神科の治療歴のない優子さんのようなケースでは，どのような症状があるかわからないため，まず緊急性から確認していくことになる。

[1] 緊急性

　①自傷・他害リスク　両親や優子さん自身からもリスクを示す言動はなく，緊急性は低いと思われた。

　②身体的(生理学的)リスク　優子さんは 4 日間食事をとっていなかったが，水分はとれていた。血圧・脈拍・皮膚の状態からしても脱水や低栄養による生理学的問題はないと思われた。また，優子さんには食べることを阻害するような被毒妄想あるいは著しい拒食はみられず，「小さなおにぎり」なら食べられるとの言動があり，緊急的に内科的治療を要する状態ではない。

[2] 精神症状　優子さんには明らかな幻覚・妄想・思考障害はみられなかった。しかし，毛布を頭からかぶり部屋からほとんど出ず，食事をとらず，入浴もせ

ず，「顔がみにくい」「見ると気持ちわるくなる」「頭がへん」「モヤがかかった
ような」「身体が重い。動けない感じ」などの訴えがあり，緊急性は高くないも
のの早めに精神科医につなぎアセスメントしてもらうほうがよいと考えられた。

[3] **環境**　自宅は本人にとって安全か，病状を悪化させるリスクや家族関係な
どをみる。両親はとまどいながらも優子さんに対して支持的であるように見受
けられた。優子さんにも両親に対する著しい拒絶はみられなかった。優子さん
の自室は個室で，優子さんにとって安心できる場所であるように思われた。

[4] **疎通性**　優子さんには援助者への拒否がなく，問いかけにも応答できてい
る。今後，意思確認しながら援助を進めていけそうである。

受診をすすめて▶
みる
　次の場面では，両親と本人がそろったところで自分たちの見たてを伝え，本
人と両親との関係についても慎重に見きわめながら，今後の支援について提案
していく。

> **事例③-3**
>
> ＜家族全員との対話＞
> 　両親が部屋に入ると，小暮看護師はまず優子さんに，今日自分たちが優子さん
> から聞いた話と自分たちの考えをご両親に伝えていいかたずねた。優子さんが
> 「はい」と返事をしたので，優子さんの身体の変調について，本人が話したとお
> り伝えた。そして，血圧と脈拍は問題ないが，食事がとれていないことが心配と
> 伝え，「優子さん自身『食べる気がしない』とのことですが，『小さなおにぎり』
> なら食べられるかもしれないそうです。用意できますか？」と聞いた。
> 　母は「ああ，子どものころにお弁当に入れたり，受験のときにお夜食につくっ
> たりしたようなおにぎりね。あれでよければすぐにでもつくります」と言った。
> 斉藤心理士が，「優子さんが食べられそうと言ったのは，いま，お母さまがおっ
> しゃったおにぎりですか？」と確認すると，優子さんは「そうです」と言った。
> 　それから小暮看護師は，「優子さんの身体の変調は，もしかしたら精神的な病
> いからかもしれません。病院に行くというのも1つの選択肢なのですが，ご両
> 親と一緒なら優子さんは受診できそうですか？」と聞いた。優子さんは「無理で
> す」と言った。「では，精神科医がここに訪問するのはどうですか？」と小暮看
> 護師がたずねると，「ここに来るの？」と優子さんはためらうように言った。「私
> たちも一緒に来ますし，今日みたいに話をするだけですよ」と斉藤心理士が言う
> と，「それならだいじょうぶかな」と優子さんは言った。
> 　このあと，小暮看護師は両親と優子さんの同意をとり，訪問診療をしている市
> 内の診療所に電話をかけ，3日後に精神科医が往診することになった。

アセスメントを▶
継続し必要な援助
をする
　この日の翌日，小暮看護師は再び訪問し，優子さんの身体の状態を確認しつ
つ，ゆっくりと優子さんの話を聞いた。あいかわらず毛布をかぶったままだっ
たが，優子さんは母親のつくったおにぎりを食べるようになっていた。

事例③-4

＜優子さんが仕事場での悩みを語る＞

　自分の「顔がみにくい」という思いが強くなったのは 1 か月ほど前からだが，それ以前から容姿に自信がなかったという。

　優子さんはファッションが好きで，高校生のときからアルバイトしていたアパレル会社に，卒業後に正社員として就職し，人気店で販売の仕事についた。最初の店舗ではとてもうまくいき，販売成績もよかった。今年に入って勤務する店舗がかわり副店長となったが，そこでは店長や同僚と合わず販売成績もふるわなかった。そのうちに，いまの仕事は合っていないかもしれないと思うようになっていたという。いまは有給休暇で休んでいるが，もう退職しようと思っていると優子さんは言った。

　小暮看護師は，いま決めなくても，医師と会って病気と診断されたら診断書をもらって休職も可能なので，よくなるまで保留にしてはどうかとすすめた。優子さんは迷いながらも，最終的には「もし休職できるなら」と言った。

医師の往診の場に　精神科医の沢村医師の訪問日には，小暮看護師と斉藤心理士が同席した。両
同席する　親も自宅の別室で待機していた。

事例③-5

＜精神科医からの提案＞

　優子さんはあいかわらず毛布をかぶっていたが，沢村医師にあいさつし，質問にも答えた。

　母によると，優子さんは子どものお弁当に入れるような小さなハンバーグやたまご焼きなども食べるようになっていた。そして，昨夜は久しぶりに入浴をした。母に洗面所と浴室の鏡をなにかでおおって見えないようにしてほしいと言ったそうである。母は優子さんの希望どおりにしたという。

　小暮看護師は，優子さんの了解を得てから優子さんの仕事についてふれ，退職か復職かの決断は，回復してからにしてはどうかとすすめたことを話した。沢村医師も賛成し，「ただ，心の病いの診断はむずかしいんですよ。これから優子さんの状態をみていくなかで，診断名がかわることもあるかもしれません。でも，いまうつ状態なのは確かだと思います。なので，暫定的に『うつ病』という診断名をつけますね」と言った。そして，「少しお薬を飲むと役にたつかもしれない。飲んでみますか？」と聞いた。父親がどんな薬かたずねたので，沢村医師は詳しく説明した。優子さんは迷っているようだった。

　沢村医師が「試してみて合わなければやめてもいいですよ。ただやめるときは教えてください。来週も訪問するので問題なければそれまで継続して飲んでみてください」と話すと，優子さんは同意した。

医師の往診後の▶
フォロー

3日後に今度は斉藤心理士が様子を見に訪問すると，優子さんは毛布から顔を見せた。

事例③-6

＜優子さん，つらかった過去のできごとを語る＞

前回の訪問から，優子さんは医師の指示どおり薬は飲んでいるとのことだった。「斉藤さんと小暮さんが，私の顔を見てもだいじょうぶだと感じました」と優子さんは言った。「でもまだ，鏡を見るのがこわい」と言う優子さんに，斉藤心理士はそうなったきっかけについて聞いた。

優子さんは，職場で自分の容姿について悪口を言われているのをたまたま聞いてしまい，高校生のときのことを思い出したのだという。当時，優子さんには好きな男子生徒がいたが，ある日，彼が優子さんのことを「好みの顔じゃない」と友だちに話しているのを聞いてしまった。友だちも「あ，それわかる」と言っていた。自分の容姿に自信がなくなったのはそのころからだという。

斉藤心理士は，「私から見るとむしろ優子さんは美人だと思いますけど，そういうことがあったのですね」と言った。優子さんは，「私，両親からすごくかわいがられて育ったんです。バカみたいだけど陰であんなふうに言われたのがショックだった。そっちのほうが本当なのかと思って」と声を詰まらせた。斉藤心理士が「感じ方は人それぞれですよね。私が優子さんを美人だって思うのも本当だし，ご両親が優子さんをかわいいって思うのも本当なんだと思います」と言うと，優子さんは涙をふきながらうなずいた。

---

2 ケア会議（関係者会議）

複数機関の多職種専門家がそれぞれの所属を横断して1つのチームとして連携する際に重要な機能を果たすのが，患者や家族と関係者が集まって話し合いをする**ケア会議（関係者会議）**である。

ケア会議では，関係者の顔合わせのほか，プランづくり，役割分担，プロセス評価としてのモニタリング，プランの更新などを行う。入院中の患者であれば，退院が決定したころと退院直前に行われ，地域生活が始まってからは定期的に行われる。通常，ケア会議をよびかけるのは，患者（利用者）の支援サービスについてコーディネートしている立場の人，つまりケアマネジメントを担っている人である。

優子さんの事例を続けよう。

事例③-7

＜回復期のアセスメントとプランの更新＞

アウトリーチチームと沢村医師の訪問が始まって3か月がたった。優子さん

は両親と一緒に食事ができるようになり，鏡のカバーも外せるようになった。斉藤心理士は優子さんに「一緒に外出してみませんか」と提案した。優子さんも同意して，2人で市役所のアウトリーチチームの事務所まで歩いた。15分ほどの距離であった。そこで，次は優子さんが市役所まで来所することになった。

　それが問題なく実行できると，小暮看護師は今後の優子さんの支援について沢村医師の診療所でケア会議を開催することを提案した。診療所には精神科デイケアとリワーク[1]プログラムもあり，小暮看護師はそこを利用することを考えていたのである。

　会議には，優子さんと両親，斉藤心理士，小暮看護師，沢村医師のほかに，診療所の辰村精神保健福祉士（以下，辰村ワーカー）が参加することになった。

事例③-8

＜ケア会議での共有と自己決定のための支援＞

　ケア会議では小暮看護師が進行役を務め，これまでの経緯と現状について優子さんに確認しながら参加者と共有した。そして優子さんが「いまは，だいぶ動けるようになりました。リハビリのために外出したほうがいいのだろうという気持ちになっています。でも，課題は仕事をどうするかということです。休職は継続できますが，私自身，あの職場に戻るか，それともやめるか決められないでいます」と話した。

　小暮看護師が「優子さん自身が今後について決めていくのを支えるために私たちになにができるか，皆さんでアイデアを出してほしい」と話すと，沢村医師は「優子さんにはもう訪問診療は必要ないので，今後は外来で会おう」と言い，「休職期間がまだあるなら，もうしばらくいろいろな人の意見を聞きながら考える時間をもってはどうか」と提案した。

　母親は，「最初に勤務した店舗ではとてもうまくやっていたので，そちらに戻してもらえないか交渉してみてはどうか」と言い，父親は「この機会になんでもいいから自分の目標をもてるといいと思う」と言った。斉藤心理士は，「カウンセリングでご自身の思いや考えをふり返り，目標を明確にしたり，今後の対処法を意識したりするのをお手伝いできると思う」と言った。辰村ワーカーは，「デイケアにもグループで話し合うことで自分の価値観や考えをふり返るようなプログラムがあるから，新たな目標を見つけたり，復職か退職かを検討したりするのにたすけになるかもしれない。いずれリワークプログラムを使うこともできる」と言った。

1）リワークとは職場復帰や復職を意味する return to work を略した言葉で，メンタルヘルスの不調が原因で休職している人に対して行う，復職へ向けたリハビリテーションのことをいう。

> いろいろな人の思いや意見を聞いて，優子さんは外来通院することに決めた。そして，「お父さんが言うように目標をもちたい。そのために自分を見つめる時間をもちたいので，斉藤さんのカウンセリングを受けてデイケアのグループにも参加してみます」と言った。休職期間はもう2か月延長することにした。
> 1か月後にまた同じメンバーで集まることが決まり，ケア会議は終了した。

　この事例のように，看護師はさまざまな場で地域ケアに携わっている。なかでも精神科訪問看護はこれからますます人材を求められるフィールドであり，国の政策のなかでも，とくに医療的支援(たとえば，服薬管理，体調管理，心理的支援など)を要する重い慢性の精神障害者を対象とした質の高いケアの提供が看護師に期待されている[1]。

③ 複合的な問題をかかえた長期入院患者の退院を支援する

援助する側が▶ あきらめないこと　精神障害者の地域ケアのなかでも最も困難なのが，精神障害に加えて身体障害や知的障害など重複障害をもつ長期入院患者の退院支援である。これには，さまざまな機関による多職種の連携が必要なのはもちろんであるが，なによりも援助する側があきらめないことが重要になってくる[2]。
　ここで，1人の患者の事例(「重複障害をかかえる長田さん」)から，支援のかたちを考えてみよう。

1 入院が長期化した要因をさぐる

─ **事例④-1** **重複障害をかかえる長田さん** ─

　長田さんは統合失調症と重度の知的障害をかかえる50代の男性である。20年以上前に自宅に放火したために措置入院となった。入院後は数か月で落ち着き措置は解除されたが，読み書きや金銭管理，身のまわりのことなどが自力ではほとんどできず，生活全般に支援が必要だったこともあって，退院できずにいた。
　やがて両親が亡くなり，自宅も長年放置されて住める状態ではなかったため，施設への退院を検討し見学もしてみたが，長田さんが拒否して中止となった。
　最近になり，長田さんの自宅が市の都市計画事業によって兄の家の隣に移築さ

1) 厚生労働省保険局医療課：令和2年度診療報酬改定の概要(在宅医療・訪問看護)令和2年3月5日版．2020．(https://www.mhlw.go.jp/content/12400000/000608534.pdf)(参照2020-09-03)
2) 精神障害のほかに身体障害や知的障害をあわせもつケースでは，それらの障害にも対応できるグループホームや通所施設，そのほかのサービス事業者を見つけにくいなどの困難があり，他領域の専門職との連携が重要である。

れることになった。新築した家に外泊できるようになると，長田さんは退院を希望するようになった。しかし兄は病気がちで，その息子たちも軽い知的障害をかかえていて，長田さんへの支援どころか「外泊はよいが退院は困る」と反対していた。

退院への可能性が▶
見いだせなかった
長田さんが長期入院となったのは，入院のきっかけが放火であったこと，知的障害のため生活するうえで多岐にわたる援助が必要であったことなどが，家族の受け入れを困難にしていたからであった。また入院当時は，家族にかわる支援のネットワークは地域になかった。

入院が長期化するにつれ，病院のスタッフも長田さん本人も，退院への希望を見失っていた。大きな転機となったのは，長田さんが「新築した家に帰りたい」という希望をもつようになったことであった。

2 複数のスタッフによる退院支援

> **事例④-2**
>
> **＜本人の願いを複数の人が受けとめる＞**
> 　長田さんの希望を知った精神科病院の PSW は，地域活動支援センター（以下，センター）に連絡した。そして，問題は多いが，本人の願いをなんとかしてかなえたいこと，そのための支援に一緒にかかわってもらいたいことを伝えた。
> 　事情を聞いたセンターの看護師は，なによりも長田さんがどうしたいのかきちんと確認しなくてはならない，それには長田さんが安心できる関係をつくり上げることが不可欠だと考えた。そこで，センターの相談員が長田さんを病院にたずね，相談しながら地域生活への移行に向けたマネジメントを病院スタッフと一緒に行っていくことを PSW に提案した。
> 　PSW からその話を聞いた長田さんは，はじめこそ知らない人に会うのは苦手だと言っていたが，やがて「退院のためなら」と了解し，病院と地域活動支援センターの協働による退院支援がスタートした。

援助者どうしも思▶
いを率直に伝える
課題を多くかかえる患者の退院を支援するには，いくつもの機関や人が連携してかかわる必要がある。このときに大切なのは，お互いになにをどうしたいのか，自分の考えと思いを相手に明確に伝えることである。支援者どうしが率直にものを言い合えるような関係がなければ，ことはうまく進まない。

とはいえ，あくまでも患者本人の意向が前提である。とくに入院が長期に及ぶ患者は自分の思いを伝えることに不慣れな場合が多いので，本人とのていねいな関係づくりが欠かせない。

3 本人の意向を尊重しながら関係をつくる

事例④-3

<相談員との最初の面接>

　センターの相談員が長田さんを病棟に訪問した。自己紹介をすませ，相談員が「どこで話しましょうか」と聞くと，長田さんは「面会室がいい」と言って自分から案内してくれた。

　長田さんは自分から話しだすことはなかったが，相談員からの問いかけには人なつっこい笑顔で応じた。相談員はしばらく長田さんが好きな将棋の話などをしてから，本題に入った。

相談員　「退院したいとお聞きしましたが，住むのはどこがいいですか」

長田さん「家がきれいになったから家に帰りたいね」

相談員　「きれいになったからね，家に帰りたいですよね。で，退院したら，どこに通院しますか」

長田さん「ここだね」

相談員　「知っている人がたくさんいますからね。ほかには，どこでどんなことをしたいですか」

長田さん「将棋がしたい。知っている人がいるところがいいな」

　こうしたやりとりをするうちに，長田さんは相談員を相談相手として認めたようだった。そして，面会に訪れる人がほとんどいない長田さんは，3回目ぐらいから相談員を笑顔で迎え，自分から話をするようになった。

安心できる相談▶ 相手とわかること　このように，とくに最初の面接では，単なる事実確認や情報収集ではなく，援助者が安心できる相談相手であることを知ってもらうことが重要である。

4 課題を明確にする

事例④-4

<長田さんの要望とその実現のための問題>

　長田さんの話から，病棟での人間関係や生活リズムに問題はないことがわかった。相談員はほかのスタッフからも話を聞き，長田さんの「きれいになった自分の家に帰りたい」「親しい人たちと将棋をして過ごしたい」という希望と，それを実現するうえでの課題を具体的にあげて整理していった。

①新しい環境や知らない人に対する強い抵抗感がある。

②日常生活の全般にわたり支援が必要である。

③薬の管理や体調管理，外出は1人ではできない。

④金銭や財産の管理ができない。

⑤家族の直接的支援は期待できない。

以上をふまえて，相談員は次のような支援の方針をたてた。

①については，長田さんとの信頼関係の形成に十分な時間をかけ，入院から地域生活への移行と定着に支援が継続するような工夫をする。

②③④については，包括的な支援ができるように，地域生活支援センターが中心となって援助のネットワークをつくる。

⑤については，家族のかかえる問題を関係者間で共有し，家族との調整を日常的な支援プランのなかに明確に位置づける。

心から信頼できる▶
援助者がいるか
　ずっとスタッフまかせの入院生活を長く送っていた患者が退院する場合，金銭管理や薬の管理はもちろん，日常生活のすべてをいきなりひとりでこなすのはたいへんむずかしい。そこで，ホームヘルパーや訪問看護などの地域サービスや成年後見制度などの利用が必要になるが，そのサービスごとに異なる人と関係を結ぶのは，対人関係が苦手な人には大きな障壁となる。

　長田さんが入院のきっかけとなった放火事件をおこしたのも，知的障害をもつ長田さんがストレス状況に耐えきれず，たすけを求めることもできなかったためと考えられた。こうした緊急事態にいたる前に，本人だけでなく周囲もなんとか気づいて，対処できるようにしていく必要があった。

5　それぞれの障害に配慮した支援

事例④-5

＜家族の不安を緩和する＞

　センターの相談員は家族との調整をはかることにした。兄や甥と会って話をするうちに，彼らがなぜ「外泊ならいいけど退院は困る」と言うのか，相談員にもその事情が少しずつわかるようになった。

　甥には軽い知的障害があったが，父も病気がちで，同居する妹たちのめんどうも見なければならず，生活に余裕はなかった。そこにもち込まれたのが，長田さんの退院話だった。甥は「外泊なら病院に責任があるが，退院すれば自分に責任がかかってくる」と考えていたのである。

　そこで，相談員は時間をかけて兄や甥，姪と一緒に話し合い，不安があって当然なこと，負担を軽くするためにセンターの職員が家族の支援にもあたることを伝えた。また，もしもの際の通報の仕方や，長田さんに対する不満や困りごとは誰に相談すればよいかを教え，家のわかりやすいところに連絡先をはっておくことをすすめた。

家族に余裕がない▶
ケースが多い
　家族が退院に反対する理由はさまざまだが，家族自身が高齢だったり，病気や障害があったり，経済的にゆとりがなかったりして余裕がないことが多い。

そのうえで，家族としての責任を過剰に感じて，負いきれないと思っていることもある。これは，かつて日本では法律上も家族を「保護義務者」とよんでいたように，病人には家族が責任をもつべきだという考えが支配的だったことと無縁ではない。

家族の立場にたち▶ていねいに　そこで，まずは家族の立場にたって，なぜ反対するのか，退院したらなにが心配なのかをていねいに聞きとり，一緒に対応策を考えていく必要がある。この話し合いにどれだけ時間がかかっても，そのプロセスが家族に信頼と安心を与え，その後の支援がしやすくなるのである。

　長田さんの退院に不安を感じていた甥も，話し合いによってかなり負担感が軽くなったようだった。

事例④-6

＜継続性を確保した生活支援＞

　退院後の長田さんへの支援は，しばらくはセンターが担うことになった。センターではおもな担当者を決め，長田さんが得意な将棋を一緒に楽しみながら，支援者やほかのセンターの利用者にも慣れて，そこを地域での居場所としていけるように支援することにした。

　一方，病棟でも退院後の生活をイメージして，洗濯機の使い方や服薬の管理などを練習することになった。服薬管理は1日4回の薬を分包にして渡し，毎食後1包ずつ自分で服用することから始めた。また退院前に，センターへの外出を何回か試みたあと，病院の訪問看護師が訪問して服薬の自己管理の様子などを確認することになった。

　このほか，退院後，昼食はセンターでとり，夕食は配食サービスを利用し，通院や通所にはいずれは同行サービスのヘルパーが付き添ってバスを利用するが，当面はタクシーを利用することにした。また，家事と身辺の世話もホームヘルプサービスを依頼することになり，それぞれの事業者にはセンターの相談員が連絡して，調整することになった。

核となる場や人を▶設定する　長田さんのように多岐にわたる日常生活の支援が必要な場合は，援助の核となる場や人を設定しておくと，混乱が少なくてすむ。地域活動支援センターのように，障害者が日中通って創作活動や生活相談，交流などを行う，包括的な機能を担う機関が核となることが望ましいが，あくまでも本人の希望しだいであることは言うまでもない。

ケアの継続性を▶確保する　また，知的障害をかかえる長田さんは，ちょっとした変化にも適応できず混乱する傾向があった。そこで，訪問看護などとも連携し，病院と地域で服薬管理の方法を統一し，ケアの継続性を確保するようにした。そうすれば，かりに退院したあとで入院が必要な事態がおきても，対応が容易になるだろう。

事例④-7

＜成年後見制度の利用＞

　長田さんは障害年金を受給しており，長い入院でかなりの額の貯金があった。だが，長田さんは誰かに言われるがままお金を渡してしまうことがあり，退院後，財産を誰がどのように管理・運用していくかが問題だった。長田さんの家族も病気や障害をかかえていて，そこまではできなかったため，話し合って成年後見制度を利用することにした。長年，精神障害者の地域支援活動に携わってきた市役所の職員が，成年後見人として家庭裁判所に申立て選任された。

本人の財産権を▶
どうまもるか
　長田さんは，ヘルパーと一緒であれば日用品などの買い物はできるが，自宅の修理などの際に業者と契約したりすることはむずかしく，だまされて高額の物品を購入したりする危険性もあった。そこで，後見人が長田さんにかわって契約したり，購入を取り消したりできるようにしたのである。

6　退院後の生活ぶり

事例④-8

＜驚くほど変化をとげた長田さん＞

　長田さんが退院して数年が経過した。この間，成年後見人となった市役所の職員が財産の管理・運用を担っただけでなく，ときには受診に同行して主治医との意思疎通をはかる手だすけをした。ヘルパーも本人の意向を確かめながら，生活上のきめ細かい援助をしてきた。

　入院中は単独では外出できなかった長田さんが，いまでは1人でバスや電車に乗ってセンターへ通ってこられるようになった。自由に使えるお小づかいがもっとほしいと自分から要求して，近くのコンビニで買い物をしたり，家にばかりいても退屈だからセンターの日中活動の利用日を増やしたいと，自分から提案したりするようにもなった。自分らしい生活の実現に向けて，長田さんの変化は目ざましく，ときどき外来で出会う病棟看護師は驚いていた。

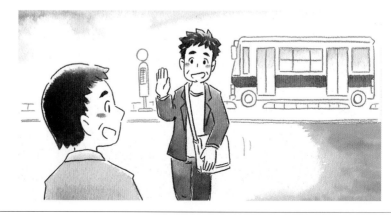

支援ネットワーク▶
が有効にはたらく

こうして，病棟ではとても退院は無理と思われていた長田さんが，長期間，地域で安定した生活を送ることができるようになった。それが実現できたのは，センターを中心として，市役所の職員，ヘルパー，訪問看護師，そして病院のPSWなどによる地域の支援ネットワークが有効にはたらいたからである。

1人の支援が▶
みんなの支援へ

こうしてつくられた長田さんを中心とする支援ネットワークは，次の退院を目ざす人を支援する際にも応用できる。リハビリテーションシステムは，1人ひとりの障害者を支援するなかではぐくまれ，事例を重ねるうちに洗練されてその地域に根づくことで，確かな社会資源となっていくのである。

④ 再発の危機を乗りこえる

地域生活をおくる精神障害者にとっての大きな不安の1つに，症状の再燃・再発がある。とくに，病院のように24時間医療者にまもられている環境ではないなかでの再発は，本人にとっても周囲の人々にとってもショックなことである。しかし，それを乗りこえることができれば，それは貴重な学習体験となり，ストレングスともなる。

次の芝田さんの事例から，それを考えてみよう。

1 再発には引きがねがある

┌─ **事例⑤-1** **両親を亡くし実家でひとり暮らしの芝田さん** ─

芝田さんは，50代の女性である。農家の2人姉妹の次女として生まれ，高校を卒業して就職した矢先に母親が寝込んでしまった。姉は嫁いでいたので，芝田さんが仕事と家事と母の介護を担うことになった。芝田さんが「周囲の人たちが自分の悪口を言っている」と訴えるようになったのはそのころからだった。

そのときは父親が心配して精神科病院に連れて行き，統合失調症と診断されたが，通院と服薬で比較的すみやかに症状はおさまった。すると，芝田さんは忙しいことを理由に，通院も服薬もやめてしまった。

それでも症状は悪化せず，しばらくして結婚した。だが，夫との関係や親類付き合いなどでストレスが重なるうちに，徐々に家事をこなせなくなった。やがて親類に対する被害妄想や夫への嫉妬妄想などが出てきたため，再び精神科病院を受診し，医療保護入院となった。

夫は病気を理解せず，その後，入院中にもかかわらず離婚することになった。また，精神的にも経済的にも支援者でありよき理解者でもあった父親の死が重なり，芝田さんは何度か自殺をはかるなどしたため，入院が長期化した。

やがて病状も回復し，退院して実家でひとり暮らしをすることになった。姉夫婦が近くに住んではいたが，ひとり暮らしをするには身近に家族以外の相談相手が必要と主治医が判断して，訪問看護が導入されることになった。

2 訪問看護による支援

家族はストレス源 ▶
にもなりうる
　芝田さんのように，近くに家族がいることは安心感をもたらすと同時にストレス源にもなりうる。距離が近いぶん，思い込みや行き違いが生じやすいのはどこの家族でも同じである。

> ### 事例⑤-2
>
> ＜安定を取り戻す＞
> 　退院後しばらくは，芝田さんは落ち着いていたが，姉夫婦との間に生じるささいないき違いや思い込みから被害的になったり，突如おそってくるさびしさや喪失感，自分が誰の役にもたたなくなったという無力感から不安定になったりしては，訪問看護師に涙ながらにつらさを訴えることがあった。
> 　その一方で，芝田さんは少しずつ過去の生活をふり返り，「自分なりにがんばってきたし，当時はずいぶん無理をしていたと思う」と語るようになってきた。そして，「いまはここで姉を手だすけするのが自分の役目」といい，夕食時には姉の住まいに出向き，食事のあとかたづけをしたり，洗濯や買い物を手伝ったりするようになった。こうした姉夫婦との関係にも慣れてくると，気ままなひとり暮らしの楽しさも味わえるようになり，それなりに安定した生活を送れるようになった。

本人のつらさや ▶
苦労を理解する
　訪問看護の重要な役割は，なにかをするというよりも，なにげないよもやま話のなかで，日常でおこるささいなイライラに耳を傾け，本人のつらさや苦労を受けとめることである。それで思い込みや誤解を早めに修正することができれば，症状悪化にまでいたらずにすむ。そして芝田さんのように，自分をふり返って，自分なりの役割を見いだすことができれば，安定した自己と生活とを取り戻せるのである。

3 再発の危機

　安定したとはいえ，芝田さんはなにかをきっかけに動揺することがあった。

> ### 事例⑤-3
>
> ＜姪の一家の帰省が引きがねに＞
> 　姉の娘（姪）が出産のために数か月間，姉夫婦の家に同居することになった。そのため芝田さんにも家事の負担が増し，姪の家族への気づかいもしなくてはならなくなった。数か月にわたるこの生活を，芝田さんは体調不良を訴えつつも，なんとか乗りきった。
> 　しかしその翌年から，姪の一家の帰省が恒例となると，芝田さんは帰省予定の1か月ほど前から，嘔吐や膀胱炎などの身体症状をみせるようになった。さらに

姪の一家が帰省してくると，「窓の外から，誰かが私の部屋をのぞいている」「洗い物をしていると家族が自分の悪口を言っている」と，訪問看護師に訴えてきた。

　芝田さんは入院中に心理教育を受けていたので，それが妄想や幻聴かもしれないこと，それが出てくると「状態悪化のサイン」ということを認識していた。それで，すぐに訪問看護師に伝えることができたのである。しかし，しばらく消えていた症状が再びあらわれたことで，芝田さん自身も動揺していたので，訪問看護を週1回から2回に増やすことになった。そして，芝田さんの家事の負担を減らす方法を一緒に考えたり，楽しみにしているテレビ番組の話をしたりして，芝田さんがリラックスできるように心がけた。また，今回の状態悪化が姪の一家が帰省して負担が増したための一時的なものの可能性があるとそのつど伝えた。

　同時に訪問看護師は，芝田さんに早めの受診をすすめ，医師にも芝田さんの状況を報告しておいた。

不安を自分から訴える▶　ここで重要なのは，芝田さんがこうした症状を「状態悪化のサイン」と受けとめることができ，不安を訪問看護師に自分から訴えることができたことである。これは，危機回避のための重要な対処方法，セルフマネジメントの方法である。訪問看護師は，状態悪化と環境の変化とのつながりを指摘することで，見通しをつけ，自分でなんとかコントロールできるよう援助したのである。

危機回避への対処▶　このような対処法を身につけることで，その後の経過が大きくかわってくる。自分ひとりで危機と格闘するのではなく，援助者とともに乗りこえることがセルフマネジメントには重要であり，芝田さんにとっても大きな自信となった。

事例⑤-4

＜芝田さんの不安に付き合いながら支える＞

　何度目かの姪一家の帰省のおり，幻聴が活発になりはじめたところで，芝田さんは主治医に相談した。主治医は薬を調整し，芝田さんに「家事が負担ならば一時的に入院してしのぐ方法もある。姉に芝田さんの病状を説明して家事の負担を減らすことを話し合うのとどちらがいいか」とたずねた。芝田さんは自分が家事をしないと姉の負担が増えることや，せっかく築き上げた姉との関係がわるくなることを心配し，もうしばらくこのまま訪問看護を利用してやっていきたいと答えた。

　それを聞いた訪問看護師は，芝田さんの「家事をこなして家族の役にたちたい」という気持ちを尊重する一方，いつでも入院できるというもう1つの選択肢も示しておくことにした。そして，不眠が続いたり，家族関係や生活状況に支障をきたしたりして，これ以上在宅での生活を続けることがむずかしいと判断したら，看護師からも家族に芝田さんの状態を理解してもらうようはたらきかけるつもりであること，場合によっては入院をすすめることを伝えた。

> **Column**　入院のとらえ方
>
> 　精神科への入院は，本人も家族もできれば避けたいと思うものである。再入院ともなれば，やはりこの病気は治らないのではないかと絶望的になったり，敗北感に打ちのめされそうになったりする。まして，過去の入院体験がトラウマとなっているような場合は，なおさらである。
>
> 　しかし，絶対に入院しないとがんばっていると，自殺しかないと追いつめられかねない。入院には，ストレスや葛藤状況から一時的に退避して心身の休息を得るというメリットがあり，薬剤の調整をすることも，今後の生き方についてあらためて考える時間ももてる。地域生活を続けていくためにも，期間を区切っての入院を 1 つの選択肢として，当事者や家族が効果的かつ主体的に活用できるようになることが望ましいのである。
>
> 　そのためには，精神科の医療施設でも可能な限りオープンな治療環境を整え，患者の人権や尊厳をふみにじるような治療やケアをなくしていく努力が必要不可欠である。本章の御荘診療所の例でみたように，地域全体でケアをするという文化を病院にも地域にも醸成していくことが重要である。

本人の意志を尊重しつつ，複数の選択肢を示しておく▶ 　症状の悪化は，本人にとっても脅威であることはいうまでもない。だが，主治医の「入院するか，姉に話して家事の負担を減らすか」という 2 つの提案に対し，芝田さんは「家での生活を続け，家事をこなして姉の役にたつ」ことを自分で選択した。

　訪問看護師は，芝田さんの気持ちを尊重したうえで，入院や姉へのはたらきかけという別の選択肢もありうることを示しておいたのである。

4 危機の克服

> **事例⑤-5**
>
> **＜症状の背後にあった苦しい気持ちを受けとめる＞**
>
> 　その後，内服の効果もあってか，芝田さんの幻聴の訴えは減ってきた。また，「自分の悪口を言っているような声が聞こえる」という症状が出てくるのはどんなときかをたずねていくと，「背後で姉夫婦や姪の一家が集まってにぎやかにしているのを聞きながら，ひとりで食事のあとかたづけをしているとき」が一番多いことがわかってきた。芝田さんの症状の背後には，姉の家族から疎外されたさびしさや，子どものいる姪に対するうらやましさなどの感情があったのである。
>
> 　訪問看護師は芝田さんのこうした気持ちを理解し，幻聴が出てきたときにはいったんその場から離れて休む，それでもおさまらなければ薬を服用するといった具体的な対処方法を一緒に考えてみた。そして，姉の家族にも理解してもらえるよう，自分が感じているさびしさや疎外感といった，いまの気持ちを率直に伝えてみてはどうかと提案した。

やがて，芝田さんは幻聴が聞こえても自分でうまくコントロールできるようになった。姉も姪たちが来る日と帰る日をきちんと伝えるようにしてくれたので，長田さんにとっては先の見通しがたち，人が自分を見ているというおびやかされる感覚が薄れていき，もとの生活パターンに戻る1週間ほど前には幻聴もなくなった。訪問回数も週2回から1回に減らして様子をみていくことになった。

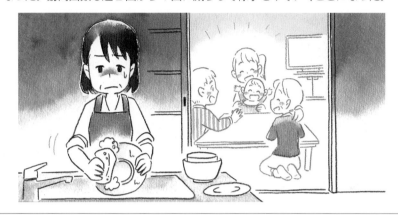

症状の背後には▶
葛藤がある

症状悪化にはきっかけがあり，背景になんらかの葛藤があることが多い。芝田さんの場合は，「姪の出産と帰省による家事負担の増加」という現実的な問題がきっかけだったが，その背後には幸せそうな姉一家の団らんから疎外された感じやさびしさ，うらやましさといった感情があった。けれど，芝田さん自身も，訪問看護師に話すまではそれをはっきりと自覚することもなく，姉にも伝えられないでいたのである。

このとき，訪問看護師がどのようなときに症状が出てくるのかを聞いていくことで，そのときの感情から葛藤状況がみえてきたのである。すると，単に精神症状の悪化として問題をとらえるのではなく，人間的な苦悩として理解することができた。そして，薬の調整を医師に依頼するといった対処法ではないアプローチによる援助が可能となったのである。

芝田さんはこうして入院せずに再発の危機を乗りこえることができた。この体験を通して学習したことは，芝田さんにとっても訪問看護師にとっても，次の危機への備えになるはずである。

⑤ クライエントとしての家族/パートナーとしての家族

家族の話を聞く▶
ことで多角的に
アセスメントする

当事者の話を聞くことと同様に，援助者が家族と会い，その話をよく聞くことは必要かつ重要なことである。それは，問題の原因をさがすためではなく，患者(利用者)のおかれている状況や現在おきていることの背景やつながりを理解することで，より多角的にニーズをアセスメントし，必要な支援を行うためである。

　　　家族と会って話をしてみると，実は非常に困窮していたり，治療はいっさい受けていないが家族の別のメンバーにも暴力があったり，アルコール依存症があったりして，なんらかの支援を必要としているというケースもめずらしくない。あるいは，家族のほうが精神的に参っていて，治療が必要ということもよくある。

家族はクライエントでありパートナーでもある ▶　家族の一員が病気になると，その影響は家族全体に及ぶ。逆に，家族内の緊張や葛藤が強いと，そのストレスが家族メンバーの病気というかたちであらわれることもある。家族は支援の対象，すなわちクライエントでもあると同時に，回復に向けての力にもなる支援のパートナーでもある。

　　　ここでは，あるアルコール依存症の家族の事例(「夫の飲酒に悩む牧子さん」)を通して，家族支援の実際をみてみよう。

❶ 家族が相談に訪れるまで

> **事例⑥-1　夫の飲酒に悩む牧子さん**
>
> 　牧子さんは，高校生の息子と娘がいる40代の主婦である。大学で学んだ英語をいかして自宅で受験添削の仕事をしていた。ある日，牧子さんは朝刊の折り込みのなかにあった「市役所だより」の記事に目がとまった。保健センターの「アルコール相談」についての記事だった。牧子さんは「やっぱり，相談したほうがいいだろうか……」と思った。
>
> 　悩んでいたのは，夫の隆さんのことだった。牧子さんが知り合ったころの夫は明るく，頼りがいがありそうに思えた。結婚当時から彼がお酒を好きなことは知っていたが，牧子さんの父親も酒好きだったので，最初はさほど気にしていなかった。
>
> 　しかし，会社で仕事の責任が重くなるにつれて，夫の酒量が増えていった。毎日のように飲んで帰ってきてはそのまま酔いつぶれてしまい，休みの日になると朝から飲みつづけ，翌日には二日酔いで遅刻や欠勤することも増えた。そのつど，牧子さんが職場に電話を入れていたが，そのうち会社でもミスが続いて注意され

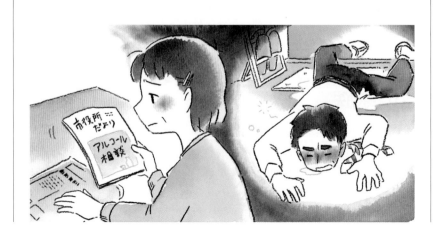

るようになり，酔って帰ってきては牧子さんにあたるようになった。けれども酔いがさめると，二度と深酒はしないとあやまるのである。

　牧子さんもなんとかしなければと思うようになったが，酒を控えるようにと言おうものなら，夫は余計に飲んで荒れるので，黙って見まもるしかなかった。

　気づくと家族中がおかしくなっていた。大学受験を控えた長男はイライラして，家族と口をきかなくなった。高校に入学したばかりの長女はダイエットにはまって体重ばかり気にしている。一家で楽しく食卓を囲んだのはいつのことだったか，思い出せなくなっていた。牧子さんは，夜遅く帰ってきて酔いつぶれたまま失禁してしまった夫のあとしまつをしながら，そんな自分が情けなくて涙が出てきた。

　牧子さんが市役所だよりを見たのは，その翌朝だった。

家族は危機状態で▶
相談に訪れる
　精神障害の問題をかかえる家族が，外部の相談機関に訪れるまでには，問題が生じてから何年もかかっていることがある。目の前の問題が専門的な治療や相談を要する問題だと受け入れるまでに，たいてい家族なりになんとか自分たちの力で解決できないかと，さまざまな努力をしているのである。

　家族が相談に訪れるのは，さまざまな自助努力が実を結ばず，絶望と無力感に陥った危機状態のときである。相談を受ける際には，そのことをよく認識し，ねぎらうことから始める必要がある。

2 初回相談

　ここで，牧子さんの相談にあたった山田保健師の「語り」を紹介しよう。

事例⑥-2

＜アルコール相談を担当する山田保健師の語り＞

　アルコール相談では，地域の精神科病院のアルコール依存症の専門医と一緒に話を聞きます。牧子さんが相談に見えたとき，牧子さんは夫の酒の飲み方がどんなにひどいか，自分がこれまでどんなにやめさせようと必死になってやってきたか，最近は子どもたちまでがおかしくなっていることなどを一気に話されました。話は整然としていてわかりやすかったのですが，話の中身の深刻さに比べて牧子さんは淡々としていて，表情がぜんぜん動かないことが気になりました。

　医師からは，隆さんはアルコール依存症の疑いが強いこと，本人に治療する気があれば，専門の精神科病院やクリニックがあることが説明されました。

　私が，「今日は思いきってよく相談に来られましたね」と声をかけたところ，能面のようだった牧子さんの表情がくずれて，涙ぐむ様子が見られました。それで，今日相談に行ったことをまず家族に話すようにすすめて，精神保健センターで行っているアルコール依存症の家族のための教育プログラムを紹介しました。でも，牧子さんは，「そうですか……」とはっきりしない返事でした。

家族の▶
アセスメント

　牧子さんは，まず「夫の飲酒の問題」を語りはじめた。そこで，その問題に気づいたのはいつごろなのか，それに対して誰が，どのように対処しようとしたのか，それに対して本人はどう反応したのか，その問題によって家族はどんな影響を受けているのか，といったことを聞くのが，一般的である。それが，家族による問題のとらえ方(診断)や対処方法のアセスメントとなる。

家族の精神状態の▶
アセスメント

　そのとき，話の内容だけでなく，話す様子もよく観察しよう。身なりは乱れていないか，話す口調や声の調子はどんな感じか，表情はどうかなど，言葉以外で伝えてくるものにも注意をはらう。山田保健師は，重い内容の話を淡々とする牧子さんの表情がかたいことに気づいた。こういう場合，強い感情を押し殺しているか，うつ状態である可能性がある。あるいは，家族としての責任を指摘されるのではないかと身がまえているのかもしれない。

家族のサポートと▶
援助関係の構築

　山田保健師は「よく相談に来られましたね」と牧子さんのそれまでの苦労をねぎらい，家族の相談に来るという対応を肯定する言葉をかけた。自分の決断に自信がもてず責任も感じている家族には，これは大きなサポートになる。こうしたやりとりを経て，ようやく専門機関や社会資源の紹介といった具体的な支援がはじめて家族に伝わるのである。

③ 家族が問題に取り組みはじめる

　はじめて専門機関に相談に行った牧子さんはどう思ったのだろうか。今度は牧子さんの語りを聞いてみよう。

事例⑥-3

＜牧子さんの語り＞

　保健師さんから「よく相談に来られましたね」と言われたのが意外でしたが，とてもうれしく思いました。相談に行く前は，自分が大げさに騒ぎたてているだけかもしれない，相談しても「あなたの対応がわるいからだ」と言われたらどうしようかと不安だったんです。先生からアルコール依存症だろうと言われてむしろホッとしました。専門の治療機関があると知ったことも心強かったです。

　子どもたちにはその日のうちに，保健センターに相談に行ったことを話し，夫がアルコール依存症らしいと言われたことを伝えました。長男は「そう」と素っけなかったのですが，めずらしく自分から夕食に来て，いつものイライラした感じはありませんでした。長女のほうは,「へぇー，お母さん，よく行ったね。相談にのってもらえてよかったじゃない」と言ってくれました。久しぶりに子どもたちと３人でゆっくり食事を味わえた気がしました。

　翌朝，思いきって夫にも相談に行ったことを話してみました。すると，夫は不きげんになり，黙り込んでしまったんです。専門の治療機関もあるようだと話すと,「そんなものは必要ない」のひとことでした。これではとても治療する気はないなと思いました。

それで，保健センターですすめられた家族教育プログラムに行ってみることにしました。そこでアルコール依存症の説明を聞いたのですが，夫の症状そのままでした。家族は飲んだ本人のあとしまつはいっさいしないこと，飲むか飲まないかは本人にまかせて，家族は自分のことをもっと考えるようにと言われ，驚きました。やってはいけないことばかり自分はやってきたと思うとガックリきました。飲んだ夫のあとしまつをしないなんてと思う一方，しなくていいんだと思うと解放されたようにも感じました。

またアルコール依存症は家族を巻き込み，世代をこえて家族に伝播する病気であるとも教えられました。そう言われてふり返ってみると，私の父も酒好きだったし，夫の父親は肝臓がんで早く亡くなったと聞いています。あれもお酒が原因だったのかもしれません。

家族の自責感を ▶ 　家族の誰かが病気や障害をかかえると，自分のせいだと自責的になる人がい
やわらげる る。その多くは世話役を担っている人だが，そういう自責感は，問題をおおい隠すことはあっても，前向きに取り組むことにはつながらない。家族それぞれの問題を切り離して考えるようにすることは，家族の自責感をやわらげ，家族それぞれがみずからの問題に取り組むことをたすける。

家族のなかで事実 ▶ 　問題に取り組む際に欠かせないことは，外部の機関に相談した事実をほかの
をオープンにする 家族にオープンにすることである。それは，いまこの家族が問題をかかえていること，それを乗りこえるためには他者の力を借りる必要があることを，家族みんなで認識することになる。それで安心する家族メンバーもいるし，それに抵抗を示すメンバーもいる。この家族では，当事者である夫の抵抗が最も強く，子どもたちはむしろ喜んでいる。それは，夫がまだ問題に取り組む準備ができていないことを示している。

ただ，問題に取り組みはじめた牧子さんにとっても，夫のアルコール問題について考えることは，自分のこれまでの家族関係をふり返ることになり，それは痛みを伴う作業となるだろう。

4 問題を明確にする

事例⑥-4

＜夫の症状の悪化と子どもの変化＞

最初の相談から2か月後，牧子さんから山田保健師に切迫した声で電話がかかってきた。保健センターで再び話を聞いたところ，次のような事情が分かった。

牧子さんは，家族教育プログラムで言われたとおりに，夫の飲酒にはかかわらないようにして，飲んで帰ってきてもそのままにしていた。夫は玄関で一晩寝ていたようだが，朝起きたら不きげんで食事もしないで会社に行ったそうだ。しかし，夫の酒量はそれからますます増えて，深夜の帰宅が続き，酒くさいままで

会社に行くこともあるという。「あれではもう解雇されてしまうのではないか心配でしょうがない」と牧子さんは言った。

　山田保健師は，牧子さんが以前とは違って少し表情に動きが出てきたことに気づいた。子どもたちは落ち着いてきて，長女はダイエットよりダンス部の活動に熱中しているという。

　山田保健師は，家族が対応をかえると一時的に本人の症状は悪化したように見えるが，いずれ底をつくのでそのときが治療に結びつくチャンスであることを伝え，なによりも牧子さんが表情ゆたかになってきて，子どもたちが変化していることを喜んだ。牧子さんはそれを聞いて少し安心したようだった。

　山田保健師はまた，「ご主人のことはおいておくとして，牧子さん自身はこれからどんなふうに生きていきたいと考えていらっしゃいますか」とたずねた。牧子さんは，その質問には心底，驚いたようだった。なにか考える表情を見せてはいたが，そのときには答えはなかった。

家族のダイナミクスがはたらく▶　問題をかかえる家族は，その問題をめぐって家族がさまざまな役割を担うことでバランスをとってきたという面もある。そのため，世話役を担ってきたメンバーがその対応をかえるだけでも，もとの状態に戻そうとする家族のダイナミクスがはたらいて，一時的に症状を呈する人(IP▶1巻：第4章，122ページ)の症状が悪化するのである。せっかく問題に取り組もうとした家族がこの抵抗に出会って，あきらめてしまうことはよくある。

焦点を IP から家族全体へと向ける▶　こうした時期の援助で重要なのは，家族が不安をもちこたえられるよう支えることと，問題の焦点を IP の症状ではなく，家族全体のことへと向けることである。

　隆さんがアルコールに依存することで自分の問題に直面することを避けていたように，牧子さん自身も夫の世話に没頭することで，自分の人生を生きるという課題から目をそむけていたのかもしれない。牧子さんが自分の人生を考えはじめるとき，この家族全体が成長への第一歩をふみ出すことになる。

5　家族が動きだす

　隆さんは，とうとう職場の上司からアルコール依存症の治療をするか会社をやめるかのどちらかだと通告され，しぶしぶではあるが，アルコール依存症専門病棟のある精神科病院に入院して治療を受けることになった。牧子さんの，その後の変化をみていこう。

事例⑥-5

＜牧子さんの語り＞

　夫が入院して，ほっとして疲れが出たのか，1週間，寝込んでしまいました。こんなにゆっくりと休めたのは久しぶりでした。その後，夫が入院した病院で

やっている家族教室に参加してみることにしました。

この教室では，家族が順に体験を話すのですが，「家に帰ったらまた飲むんじゃないかと心配です」と不安そうに語る家族もいましたし，「ずっと入院していてほしいです」という家族もいました。そうかと思うと，「これからは私がもっとがんばってやめさせます」と思いつめたように言う人もいて，いろいろでした。患者さんが退院したあとも続けて参加している家族もいて，ご自身の仕事でのできごとや最近の悩みごとなどをいきいきと話しておられ，患者さんのことは「まあなんとかやっているようですよ」という程度であまり詳しく話されませんでした。

自分の番が来て，「私もこれまでは主人のお酒をやめさせなきゃと一生懸命でしたが，いまはそれは無理だとわかりました。それより自分がこれからどう生きていくのかを考えるほうが大事だなって思います」と話しました。そう話していることが自分でも意外でした。

先日，保健師の山田さんに「これからどう生きていきたいか」と聞かれて，本当に驚いたんです。そのことを考えていると，これまでのことが思い出されました。仕事は熱心だったけど大酒飲みでいつも不きげんな父，文句を言いつつ父の世話を焼く母，家族のことには無関心な兄。家のなかはいつも緊張感があって，自分が家族の顔色を見ながらつなぎ役をしていたことを思い出したんです。

大学を卒業してすぐに結婚したのは，家から早く出たかったことと，話を聞いてくれる人がほしかったことからでした。夫はそれをかなえてくれる人だと思えたし，自分は実家とは違うもっとあたたかい家族をつくるんだと思っていました。

でも，夫が頼りになると思えたのは最初のうちだけで，いまでは自分がいなければこの人はだめになると思うようになっていました。自分は，家族の世話を焼くばかりで自分の生き方を大事にしてこなかった母と同じことをしている……。そう気づいたら，ガーンと頭をなぐられたような気がしました。

家族にとっての▶家族教室の意味 家族教室では，参加者がそれぞれ自分の体験や感じていることについて語り合う。自分の話をせずに黙っていることもできるが，他の人の語りに耳を傾け，共感したり反発したりするうちに，自分と家族についてさまざまにふり返ることになる。

牧子さんは，そこで自分が育った家族のありようと自分の役割をふり返ることになった。それは，問題の焦点をIPである夫の飲酒問題から自分の生き方へと移しかえ，家族のあり方を考え直すきっかけとなった。

6 家族の分離と再生

最初の相談から5年がたったころ，牧子さんから山田保健師に久しぶりにお会いして話したいことがあると連絡があった。牧子さんはいきいきとしていて，なんだか若返って見えた。

事例⑥-6

＜牧子さんが語る家族のその後＞

　夫は退院後，AA に通って数年間は断酒していたんですが，再飲酒してからはどうしようもなくなって会社は解雇され，再入院しました。この時点で，私は別居することを決めました。子どもたちは 2 人とも大学生になっており，賛成してくれました。

　そこで自宅での受験添削の仕事はやめて，留学生のための日本語学校で働くことにしました。最初は非常勤でしたが，熱心に学ぶ留学生相手の仕事は楽しくて，教材を工夫したり親身に進路や生活相談にのったりしているうちに上司に認められて，常勤になりました。仕事にやりがいをもてるようになると，夫にかまける余裕も関心もなくなってしまったというのが正直なところです。

　夫はいま，退院して AA にまた通いながら，1 人でアパート生活をしています。しばらくは生活保護を受けていましたが，AA の人たちに支えられながら断酒を続けて，ようやく仕事ができる状態になり，いまでは仕事も見つけたようです。子どもたちとはときおり会っているようで，娘も「お父さん，なんだか別人みたい。おだやかになってよく笑うし，私の話もちゃんと聞いてくれたよ」と教えてくれました。

　夫のアルコール問題のおかげで，私も自分のことを真剣に考えることができましたし，子どもたちにも余計なお節介はしなくなったんじゃないかと思います。打ち込める仕事も見つかったし，子どもたちもなんとか自立して生活することができている。その点ではよかったと思ってるんですけど，夫にとっては悪妻だったのかなって……。それがまだちょっと心が痛むところですね。

　牧子さんが語ったのは，家族の別れと再生の物語だった。

**家族を支援する▶
とは**　この事例のように，家族支援の目標は，なにもその家族がもとどおりになることではない。大事なのは，それぞれのメンバーが誰の犠牲にもならずに，自分らしい生き方を見いだしていくこと，そして家族のつながりをそれなりに保持っていくことなのである。

D｜学校におけるメンタルヘルスと看護

**子どもを取り巻く▶
社会の変化**　日本では，少子化・核家族化が進み，ひとり親世帯も増えてきた。また，都市部や新興住宅地として開発された地域では住民どうしのつながりが希薄になり，外国からの転入者が急激に増加している地域もある。そしていま，子ども

の貧困と孤立が社会問題となっており，あらゆる世代で自殺率が減少するなか，10 代は増加傾向である[1]。こうした事実は，社会のセーフティーネットとしての機能が低下していることを物語っている。

① 学校におけるメンタルヘルスの現状と課題

1 社会の変化と学校

日本の学校の現状▶ このように社会が急激な変化をとげている一方で，学校は明治期から同じような学級制や一斉授業など，相かわらずの形態のままであり，複雑化・多様化した児童・生徒のニーズに対応することがたいへん困難になっている。

さらに，日本の教員の労働時間は，欧米などと比較して長いことがよく知られている。生徒指導や部活動など，授業以外にも多くの役割を担っているからである。これは，子どもに対して総合的な指導を行えるという利点がある反面，教師にとっては過重な負担をしいられることにもなる。

文部科学省(以下，文科省)の調査によると，教員の精神疾患による病気休職者数は 2007(平成 19)年度以降 5,000 人前後で推移しており[2]，児童・生徒の健やかな成長を支える教員の支援もまた，学校におけるメンタルヘルスの重要な課題である。なお，2021(令和 3)年度は約 6,000 人に増加した。

2 学校における児童・生徒のメンタルヘルス上の課題

学校，なかでも公立の小中学校は，地域社会の縮図といえる。いま，学校ではどのような児童・生徒のメンタルヘルス上の課題がみられているか，そのおもなものをみていこう。

● 不登校

増えつづける不登▶ 不登校とは，連続または断続して年間 30 日以上欠席し，「なんらかの心理的，
校児童・生徒 情緒的，身体的あるいは社会的要因・背景により，児童・生徒が登校しないあるいはしたくともできない状況である(ただし，病気や経済的な理由によるものを除く)」と定義されている(文科省)。

2022(令和 4)年度の文科省の調査によれば，小・中学校における不登校児童・生徒数は 29 万 9048 人と 9 年連続で増加し，過去最多となっている。不登校の要因には，「不安」や「無気力」「学校での人間関係」などの心理社会的要因が多く，そのいずれにも「家庭状況」や「友人関係」，「学業不振」などが

---

1) 厚生労働省・警察庁：令和 4 年中における自殺の状況．(https://www.mhlw.go.jp/content/R4kakutei01.pdf)(参照 2023-12-07)
2) 文部科学省：令和 3 年度公立学校教職員の人事行政状況調査について．(https://www.mext.go.jp/content/20230116-mxt_syoto01-000026693_01.pdf)(参照 2023-12-07)

からんでいる[1]。

　さらに，別の調査では，上の定義には該当しない不登校傾向をもつ生徒は，その 3 倍いると推測されている。その調査では，現中学生に聞いた学校に行きたくない理由の上位に「朝，起きられない」「疲れる」「学校に行こうとすると，体調がわるくなる」といった身体症状があり，「授業がよくわからない」「授業についていけない」といった学業に関するものや，「友達とうまくいかない」「先生とうまくいかない」「先生を頼れない」といった対人関係に関するもの，「学校は居ごこちがわるい」「自分でもよくわからない」「学校に行く意味がわからない」などが報告されている[2]。

不登校は問題行動▶
ではない
　現在では文科省も，「不登校を問題行動と判断してはならない」との見解を示しており，不登校の期間は休養や自分を見つめ直すなど「積極的な意味をもつことがある」ので，学校を休む子どもがわるいという「根強い偏見を払しょくすることが重要」とし，学校以外の教育機会を確保することを国と自治体の責務としている[3]。

●いじめ

対象者が苦痛を感▶
じれば「いじめ」
　「いじめ防止対策推進法」では，児童・生徒に対して他の児童・生徒が行う心理的または物理的な影響を与える行為(インターネットを通じて行われるものを含む)であって，対象となった児童・生徒が心身の苦痛を感じているものを「いじめ」としている。同法により，学校は，いじめの防止のために複数の教職員，スクールカウンセラー(SC)やスクールソーシャルワーカー(SSW)などをおき，組織的に取り組むことが定められている。

　上述の文科省の調査では，小・中学校，高校，特別支援学校におけるいじめの認知件数は 68 万 1948 件で，過去最多を更新した[4]。ただし，「認知」の件数が増えていること自体は，2011(平成 23)年におこった大津いじめ事件で学校の隠蔽や言い逃れが発覚して「いじめ防止対策推進法」ができたという経緯を考えると，一概にわるいこととはいえない。

1) 文部科学省：令和 4 年度児童生徒の問題行動・不登校等生徒指導上の諸課題に関する調査結果について．(https://www.mext.go.jp/content/20231004-mxt_jidou01-100002753_1.pdf)(参照 2023-12-07)
2) 日本財団：不登校傾向にある子どもの実態調査報告書．(https://www.nipponfoundation.or.jp/app/uploads/2019/01/new_inf_201811212_01.pdf)(参照 2020-05-01)
3) 文部科学省：不登校児童生徒への支援の在り方について(通知)．2016 年(平成 28 年)9 月 14 日
4) 文部科学省：令和 4 年度児童生徒の問題行動・不登校等生徒指導上の諸課題に関する調査結果について．(https://www.mext.go.jp/content/20231004-mxt_jidou01-100002753_1.pdf)(参照 2023-12-07)

● 児童虐待

増えつづける ▶
心理的虐待

2022(令和4)年度の児童相談所による児童虐待相談対応件数は，21万9170件(速報値)で，毎年ずっと過去最多を更新している[1]。なかでも心理的虐待の相談件数が増加しており，その要因として，児童が同居する家庭における配偶者に対する暴力(面前DV)[2]についての警察からの通告が増えていることがあげられている。

学校や教員は子どもにとって最も身近で，異変に気づきやすい機関である。「児童虐待の防止等に関する法律」(児童虐待防止法)においても，学校および教職員には，児童虐待の早期発見と，被害児童の適切な保護が行われるようにすることが求められており，児童相談所などの関係機関との連携を強化して適切な対応を進めていく必要がある。

● 子どもにみられやすい心身の問題

心の問題が身体や ▶
行動にあらわれや
すい

学齢期の子どもは心身ともに発達の途上にあり，生物学的素因と虐待やネグレクトなどの心理社会的要因とがからみ合った問題をかかえやすい。

子どもの場合，大人に比べて，心の問題が身体の症状や行動の変化としてあらわれることが多い。たとえば，起立性調節障害，過敏性腸症候群などを伴った登校しぶりや不登校はよく見受けられる。また，自傷行為としてあらわれることも多く，一般の中学生・高校生の約1割にリストカットなど自傷行為の経験があるという調査結果もある[3]。長期休暇明けの子どもの自殺も，大きな問題となっている。

子どもの精神疾患 ▶

次に，子どもによくみられる精神疾患や心の問題についてみてみよう。

子どものうつ病の場合，大人と違って「憂うつ」な気分などを自覚したり，言葉で表現したりすることがむずかしいため，一見するとうつ病にみえないことがある。合併する身体症状によって見過ごされることもあるため，うつ病の中核症状を見逃さないことが重要なポイントとなる[4]。

統合失調症の好発年齢は10代後半からだが，中学校や高校の保健室でその前駆症状が発見されることもある。また近年，摂食障害の発症が低年齢化し，小学生・中学生にも広がり始めているともいわれており，注意が必要である。

現代に特徴的なものとしてはインターネット依存やゲーム依存がある。これ

1) こども家庭庁：令和4年度児童相談所での児童虐待相談対応件数＜速報値＞(https://www.cfa.go.jp/policies/jidougyakutai/)(参照2023-12-07)
2) 面前DVとは，子どもがいる前で両親などが暴力をふるうドメスティックバイオレンスのことをいい，それ自体が心理的虐待となる。
3) 松本俊彦・今村扶美：青年期における「故意に自分の健康を害する」行為に関する研究——中学校・高等学校・短期正施設における自傷行為の実態とその心理学的特徴．明治安田こころの健康財団研究助成論文集(42)，37-50，2006．
4) 傳田健三：子どものうつ心の叫び(こころライブラリー)．p.36, 49，講談社，2004．

らは学校や家庭生活の問題と関連が深く，不登校や学業不振にもつながる。

　発達障害については後述するが，二次障害としての身体症状やうつ病，不安障害，または暴力などの問題行動や不登校なども考慮する必要がある。

② 学校における児童・生徒への支援

　学校では，子どもの心身の健康と成長を促すためにさまざまな方策がとられている。

1 生徒指導・教育相談

　生徒指導とは，「一人一人の児童生徒の人格を尊重し，個性の伸長を図りながら，社会的資質や行動力を高めることを目指して行われる教育活動のこと」[1]であり，学習指導と並んで学校教育において重要な意義をもつものとされている。

　そのなかでも中心となるのが教育相談であり，「児童生徒それぞれの発達に即して，好ましい人間関係を育て，生活によく適応させ，自己理解を深めさせ，人格の成長への援助を図るもの」[2]とされる。学校内で行われる広い意味でのカウンセリング的かかわりと考えてよいだろう。

2 健康相談・保健指導

　学校における健康相談は，従来，学校医・学校歯科医が行っていたが，2008（平成 20）年に「学校保健法」が改正され（「学校保健安全法」に改称），養護教諭，学級担任などが行うこととなった。同時に，児童・生徒の心身の健康問題の多様化に伴い，課題解決にあたって地域の医療機関その他の関係機関との連携をはかるよう努め，積極的・組織的に対応していく必要性がうたわれた。

③ チームとしての学校

1 「チームとしての学校」という考え方

　これまでみたように，児童・生徒のかかえる問題は多様であり，医療機関だけでなく，児童相談所や教育相談所，放課後等デイサービスなどの社会資源と連携して適切に対処していく必要性がある。しかし，学校現場で子どもの問題に気づくことができても，保護者に精神的な余裕がない，医療や療育に対する理解不足や抵抗感が強いなどの理由で，適切な機関につなげることがむずかし

---

1) 文部科学省：生徒指導提要（平成 22 年 3 月）．p.1，2010.
2) 文部科学省：上掲書．p.99，2010.

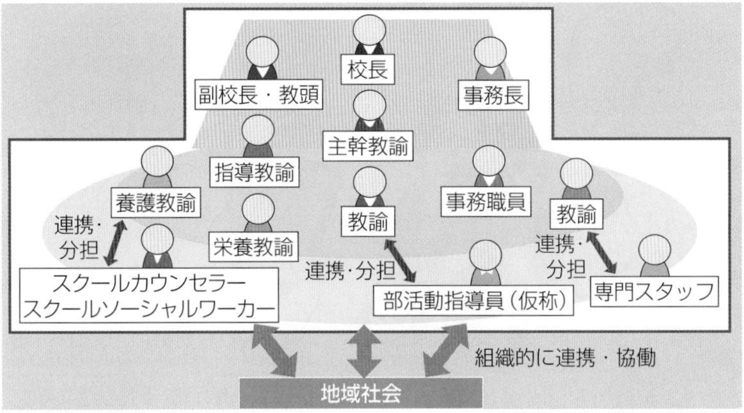

●多様な専門人材が責任を伴って学校に参画し，教員はより教育指導や生徒指導に注力
●学校のマネジメントが組織的に行われる体制
●チームとしての学校と地域の連携・協働を強化

（中央教育審議会：チームとしての学校の在り方と今後の改善方策について〔答申〕. p.14, 2015 による，一部抜粋）

▶図 10-6 「チームとしての学校」のイメージ

いこともある。また，児童精神科医の数も少ない。

こうした状況から考案されたのが，「チームとしての学校」である（▶図 10-6）。これは，課題解決に求められる専門性をもったスクールカウンセラー（SC）やスクールソーシャルワーカー（SSW）などのスタッフが学校に参画することで，教職員がより教育指導や生徒指導に注力できるようにするための新たな枠組みである。

SC は「学校における児童の心理に関する支援」，SSW は「学校における児童の福祉に関する支援」に従事し，1 つのチームとして，学校内では養護教諭などと，学校外では地域と連携・協働を進めていく。

2 チームとしての学校の実践事例

ここで，SC や SSW と教員の連携について事例をみていく。

事例⑦ 夏休み明けから登校しなくなったエミさん

エミさんは中学 2 年の女子生徒である。父親の DV が原因で両親は離婚，1 学期の途中に転校してきた。クラスでは友だちもでき，順調に学校に適応しているようにみえたが，夏休み明けから登校しなくなり，欠席の連絡も来なくなった。心配した担任の遠藤先生（中年男性）が，電話をかけたり家庭訪問をしたりしたが，エミさんは遠藤先生と会うと，なにごともないかのように明るく応対し，「明日から学校に行きます」と礼儀正しく言うものの，実際には登校しなかった。「母親は夜働いて昼間は寝ている」と言い，教員が母親と連絡をとることはむずかしかった。

あるとき，クラスの生徒から遠藤先生に，エミさんが SNS にリストカットの画像を投稿しているという情報が入った。確認すると，死にあこがれるような文

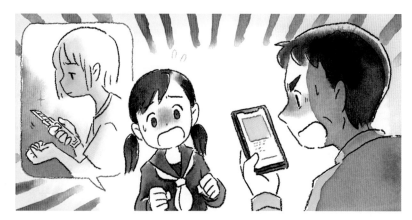

言もあった。緊急の支援会議が開かれ，管理職，生徒指導主事，学年担当教員，養護教諭，SCが集まった。

　遠藤先生は，「母親が娘に無関心なので，エミさんは母親の気を引こうとしてそういうこと（自傷）をやっているのではないか」と言った。SCは，DV被害者の心理とDVを目撃する子どもへの心理的な影響について話した。養護教諭はエミさんがひどい頭痛で保健室を利用した際に，男性教師の大きな声が苦手と話していたと報告した。すると遠藤先生も，「そういえば，エミさんやエミさんの母親から自分は避けられている感じがする」と言う。そこで，次の家庭訪問は，エミさんがしたっている女性の福田先生が同行することになった。

　エミさんは，福田先生と会えてうれしそうで，楽しげにゲームの話などをした。福田先生がさりげなくリストカットのことを問うと，「小学生のころからしている」と言う。「たまに死にたい気持ちになる」と話すので，遠藤先生が「明日，福田先生と学校でゆっくり話をしては」と提案すると，エミさんはうなずいた。母親は不在だったため，先生たちは「至急連絡がほしい」と手紙を置いて帰ったが，母親から連絡はなかった。翌日，エミさんは登校せず，母親から学校に「エミが家で自殺をはかろうとした」と電話があった。遠藤先生，福田先生，教頭がエミさん宅に急ぐと，エミさんの腕には何本もの切り傷があり，ぼんやりとした表情で「なんとなく死にたくて」と言った。

　母親は，娘のリストカットは以前から知っていたが，「自分もしているし，いつものことだと思っていた」と言う。そして，前日，母親が深夜に帰宅するとゲームをしていたので，「学校に行かないでゲームばかりして！」と強く叱って取り上げたからではないかと言う。

　母親が取り乱した様子だったため，教頭がSCや教育委員会と連絡をとり，エミさんの精神科受診の手はずが整えられた。診察の結果，エミさんは「自殺の危険性が高い」と診断され，医療保護入院となった。

　一方，学校では母親と話し合って，SSWが母親と面接することになった。母親の経済不安や精神状態（母親はPTSDで加療中だとわかった）などについて事情を聞いていくと，しだいにエミさんが重篤な解離症状をもちながら，母親の「ヤングケアラー」[*1]としての役割も担っていたことが判明したため，家庭への具

体的な支援を導入していくことになった。エミさんは退院後，継続的に受診しながら，短時間の別室登校をして，福田先生と勉強したり，SC と面談したりすることから始めることになった。母親も生活保護を受け，自分の問題に向き合うようになるにしたがい，エミさんも安定をみせはじめた。

＊1　慢性疾患や障害，心の問題をかかえる家族の介護やケアを担う未成年者のこと。

教員だけの▶
かかわりでは
むずかしい　気になる行動をとる児童や生徒の背景には，本人や家族の心理的(この例でいえば DV やネグレクトによるトラウマの影響など)や社会・福祉的問題(貧困，家族の介護など)が存在することがあり，これまで教員だけが行ってきた「指導・相談」の範疇をこえたかかわりが必要となる。児童・生徒を取り巻く複雑な状況や問題のアセスメント，そして支援には，より専門的な視点をもった SC や SSW と養護教員や担任教師などとの協働作業が求められている。

④ 特別な配慮が必要な児童・生徒への支援

1 発達障害と特別支援教育

　発達障害などにより特別支援学級や通級での指導を受ける児童は増加している。このような状況をふまえ，LD や ADHD，知的発達に遅れのない自閉症スペクトラム障害も特別支援教育の対象として充実させ，障害のある幼児・児童・生徒，1 人ひとりの教育的ニーズを把握し，自立や社会参加に向けた指導や支援が行えるような体制づくりが進められている[1]。

　ここで，敦さんの事例をみていく。

事例⑧　発達にかたよりがあると思われる敦さん

　敦さんは，小学 3 年生。両親と 3 歳年下の妹との 4 人家族である。生物に興味があり，図鑑をながめるのが好きな男児である。

　入学時から，授業中，脈絡なく大きな声で話しはじめたり，立ち歩いたりしてしまうことがあった。3 年生になってから，子どもどうしでも自分の思いどおりにならないときには暴言や暴力が出て，なかなか興奮がおさまらなかったり，授業中にふらりと教室を出て行ったりするといった傾向が顕著になったため，クラス担任の北野先生は敦さんの保護者に頻繁に連絡をとっていた。

　しかし，いつも対応するのは母親だった。しかも，母親はいつも申し訳なさそうにしており，とても疲れた様子だった。そこで SC に会って話を聞いてもらえ

1）文部科学省：日本の特別支援教育の状況について(新しい時代の特別支援教育の在り方に関する有識者会議資料)．2019．(https://www.mext.go.jp/kaigisiryo/2019/09/__icsFiles/afieldfile/2019/09/24/1421554_3_1.pdf)(参照 2020-05-01)

ることを伝えると，母親はすぐに会いたいと言った。

　母親によると，敦さんは幼稚園時代から医療機関の受診や療育をすすめられていたが，敦さんの父親の反対で「様子をみる」ということになり，ここまできたことがわかった。父親は仕事が忙しく，敦さんのことは「おまえ（母親）にまかせる」と言っているそうである。敦さんは家ではお手伝いをしたり，やさしい気づかいを見せたりするが，ときどき，夢中になってなにかしているのを妹がじゃましたり，出かける予定が変更されたりすると，ひどく興奮して収まらないことがあるという。そのようなとき，父親は大声で叱りつけるので，敦さんがさらに興奮するのを母親がどうにかなだめているという。

　最近，学校でほかの子の親から，「発達障害なんじゃない？」と言われ，母親は「やっぱりうちの子はおかしいのかな。育て方が間違っていたのかな」と思い悩んでいたそうだ。SCは，次からは両親で来てもらえるよう伝えたが，2回目も来たのは母親だけだった。

　一方，学校では特別支援コーディネーターを務める東先生が管理職や3年担当の先生たちとSCを集め，支援会議が開催された。北野先生にはほかの保護者から敦さんのことで苦情が頻繁に来ており，自分の「力不足」を痛感して自信をなくしているようだった。会議では，北野先生の努力をねぎらい，敦さんやそれ以外の子どもたちの様子も話し合った。そして，今後は担任外の先生やアシスタントスタッフなど複数で学級にかかわることにし，定期的に支援会議が開かれることになった。

　その後，北野先生と母親はSCと相談しながら，敦さんがどのようなときに興奮するのか，どうすれば落ち着くかなどについて考え，敦さんとのかかわり方を試行錯誤していった。そして，特別支援学級への転籍や医療機関への受診なども視野に入れ，母親が父親に経過を逐一報告するようにしたところ，父親も敦さんの混乱や興奮に冷静に対応することができるようになっていった。また，クラスの子どもたちも，先生たちの敦さんへのしんぼう強いかかわり方を見て，まねをするようになっていった。

② インクルーシブ教育と共生社会

共生社会の実現▶
のために

　日本が2014（平成26）年に批准した「障害者権利条約」には，「障害のある者と障害のない者がともに学ぶ」「障害のある者が教育制度一般から排除されない」というインクルーシブ教育システムの理念が示されている。2016（平成28）年施行の「障害者差別解消法」では，学校にも企業などと同様に，障害を理由とする不当な差別的取り扱いの禁止と，合理的配慮の提供義務が課されることになった。日本の特別支援学級と通常の学級との間で行われている交流や共同学習では，真の意味でのインクルーシブ教育になっていないという指摘もある[1]。

　現在では，LGBT[2]など性的マイノリティの児童・生徒への配慮など，多様

な人々がともに生きる「共生社会」の実現のために，学校でも少しずつ取り組みがなされるようになってきているところである。

E｜職場におけるメンタルヘルスと精神看護

　働く人の心の健康は，仕事のパフォーマンスやサービスの低下をまねくばかりでなく，産業事故の一因にもなり，職場の人間関係にも影響を及ぼす。これらは個人だけではなく，組織としても取り組んでいかなければならない。

① 働く人の心の健康（メンタルヘルス）の現状

1 高まる職場のストレス

職場におけるメン▶ タルヘルス問題の 深刻化
　不安定な世界情勢とともに，日本の経済社会も大きな変化にさらされている。とりわけ，さまざまな職場での成果主義の導入やリストラによる終身雇用制の崩壊，非正規雇用の増加といった変化は，職場におけるメンタルヘルスの問題の深刻化をまねいている。

　厚生労働省（以下，厚労省）の2022（令和4）年「労働安全衛生調査」[3]によると，仕事や職業生活に関することで強いストレスとなっていることがらがあると答えた労働者は82.2％にのぼり，近年は高止まりしている状況にある（▶図10-7）。

　また，ストレスの内容は「仕事の量」が36.3％と最も多く，ついで「仕事の失敗，責任の発生等」が35.9％，「仕事の質」が27.1％となっている。こうした背景には，団塊世代の一斉退職，成果主義の導入，国際競争の激化，リストラなどの要因が考えられる。

---

1) 障害者権利条約批准・インクルーシブ教育推進ネットワーク：障害者の権利に関する条約の理念を踏まえた特別支援教育の在り方に関する意見書. 2010. （https://www.mext.go.jp/b_menu/shingi/chukyo/chukyo3/044/attach/1298937.htm）（参照 2020-05-01）
2) セクシュアルマイノリティー（性的少数者）の人々をさした総称。同性愛者のレズビアン lesbian（女性）とゲイ gay（男性），両性愛者のバイセクシュアル bisexual，出生時に診断された性と自認する性が一致しないトランスジェンダー transgender の頭文字をとった。
3) 厚生労働省：令和4年労働安全衛生調査（実態調査）. 2020. （https://www.mhlw.go.jp/toukei/list/r04-46-50b.html）（参照 2023-12-07）

一方，労働政策研究・研修機構の調査[1]では，メンタルヘルス不調を感じている人の 13.3% が会社を退職していることが明らかにされている。メンタルヘルス不調とは，精神及び行動の障害に分類される精神障害のみならず，ストレスや強い悩み，不安など，労働者の心身の健康，社会生活の質に影響を与える可能性のある精神的および行動上の問題を幅広く含むものをいう。

個人の問題ではなく組織の問題として ▶ こうした状況のなかで，職場におけるメンタルヘルスのとらえ方が変化してきている。以前はメンタルヘルスを個人の問題としてとらえ，精神障害や職場不適応などへの対応に焦点があてられていたが，最近では組織としての心の健康づくりが課題とされ，ストレス・精神障害・自殺などの幅広い対策の実施が求められるようになった。

メンタルヘルスへの取り組みの遅れ ▶ しかし，職場の対策が進んでいるかといえば，そうではない。前述の「労働安全衛生調査」では，メンタルヘルスケアに取り組んでいる事業所は 63.4% と，5 年前の 60% から横ばい状態が続いている。取り組み内容は，従業員数が 50 人以上の事業所に義務化されている「労働者のストレスの状況などについて調査票を用いて調査（ストレスチェック）」（▶NOTE「ストレスチェック制度」）が最も多く，ついで「メンタルヘルス対策に関する労働者への教育研修・情報提供」となっている。

このように，職場でのメンタルヘルスが社会問題化する一方で，心に不調をかかえた労働者が働きながら生活していくための環境整備は進んでいないのが現状である。

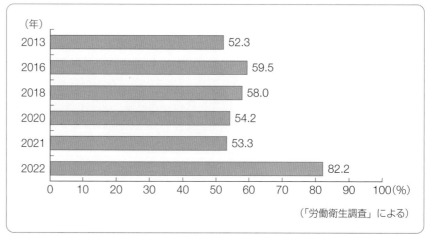

▶図 10-7　強いストレスとなっていると感じることがらがある労働者割合の推移（労働者計＝100%）

---

1) 独立行政法人労働政策研究・研修機構：第 2 回日本人の就業実態に関する総合調査．2016．（https://www.jil.go.jp/press/documents/20141125.pdf）（参照 2020-10-06）

2 労働災害としての過労自殺

日本における職場でのメンタルヘルスに関する最も深刻な問題は，自殺である。なかでも「過労死」としての自殺，すなわち過労自殺は，日本の労働状況の過酷さを示すものでもある。

過労自殺の▶ 厚労省は，2007(平成19)年に「**職場における自殺の予防と対応**」(自殺予防
予防対策 マニュアル)を改訂し，うつ病の症状や早期発見の方法，産業医や専門医へ紹介する時期や方法などの内容をより充実させ，事業所での自殺予防対策を促した。また，2011(平成23)年には，労働災害(労災)認定における「心理的負荷による精神障害の認定基準」を明確化した。

さらに，2014(平成26)年には「**過労死等防止対策推進法**」が施行され，2018(平成30)年には，「過労死等の防止のための対策に関する大綱」が閣議決定された。しかし，2022(令和4)年の精神疾患を理由とした労働災害(労災)補償の請求件数は2,638件と10年連続増加となり，業務による心理的負荷が原因で精神障害を発症し自殺したとして労災補償請求件数(未遂を含む)は183件であった[1]。また，「過労死」に該当する脳・心臓疾患を原因とする死亡を理由に労災補償請求件数は218件であった[2]。

このように，政府の対策によっても過労自殺をめぐる状況は改善されていないのが現状である。

NOTE
ストレスチェック制度

2014(平成26)年，「労働安全衛生法」が改正され，従業員数50人以上の企業を対象として，医師や産業看護師[*1]などが定期的に労働者のストレスの状況について検査(ストレスチェック)を行うことが義務づけられた。これは，労働者自身が心理的な負担の程度を把握するための質問紙(ストレスチェック紙)に答えることでみずからのストレス状況に気づくこと，および職場環境の改善を促すことによる1次予防を目的としている。

ストレスチェックの結果は本人のみに開示されるが，検査の結果，一定の要件に該当する労働者から申し出があった場合，事業者は医師による面接指導を実施しなければならない。産業看護師(保健師)は検査の結果から，個人や職場，組織のメンタルヘルスについてアセスメントを行い，問題のある部分には改善をはたらきかけていく。

*1 企業等で労働者を対象に提供される看護(保健)活動を産業看護(保健)といい，それに従事する看護師を一般的に産業看護師(保健師)とよぶ。

1) 厚生労働省：令和4年度過労死等の労災補償状況．2023．(https://www.mhlw.go.jp/stf/newpage_33879.html)(参照2023-12-07)
2) 厚生労働省：前掲調査．

📖 **NOTE**
過労死

「過労死等防止対策推進法」では，過労死は以下のように定義されている。
- 業務における過重な負荷による脳血管疾患・心臓疾患を原因とする死亡
- 業務における強い心理的負荷による精神障害を原因とする自殺による死亡
- 死亡にはいたらないが，これらの脳血管疾患・心臓疾患，精神障害

2013 年には国際労働機関(ILO)が，"Case Study: Karoshi: Death from overwork" を公表，karoshi は日本の重要な社会問題だとした。

---

② 職場におけるメンタルヘルスケアと職場復帰支援制度

1 職場での心の健康づくりのための 4 つのケア

2000(平成 12)年に労働省(現 厚労省)は「事業場における労働者の心の健康づくりのための指針」を作成し，2006(平成 18)年には厚労省が「**労働者の心の健康の保持増進のための指針**」（メンタルヘルス指針）を発表した。

これにより事業者は「心の健康づくり計画」を策定し，計画に基づいて①セルフケア，②ラインによるケア，③事業場内産業保健スタッフ等によるケア，④事業場外資源によるケアの 4 つのケア(▶表 10-3)を推進することが義務づけられた。

この指針は 2015(平成 27)年に改訂され，心の健康づくり計画の実施に当たっては，メンタルヘルス不調を未然に防止する「1 次予防」，メンタルヘルス不調を早期に発見し，適切な措置を行う「2 次予防」，およびメンタルヘルス不調となった労働者の職場復帰の支援等を行う「3 次予防」が円滑に行われるようにする必要があることが重要とされた。

▶表 10-3　職場での心の健康づくりのための 4 つのケアとその内容

労働者自身によるセルフケア	●ストレスやメンタルヘルスに関する正しい理解 ●ストレスへの気づきと対処
管理監督者によるラインケア	●職場環境等の把握と改善 ●労働者からの相談への対応 ●職場復帰における支援
事業場内産業保健スタッフ(産業医，産業保健師・看護師，衛生管理者など)によるケア	●メンタルヘルス対策の企画立案 ●事業場外資源とのネットワーク形成 ●職場復帰支援
事業場外資源(事業場外の機関・専門家)によるケア	●情報提供や助言等の実施 ●ネットワークの形成 ●職場復帰における支援

2 職場復帰支援の5つのステップ

　　厚労省は3次予防にあたる「心の健康問題により休業した労働者の職場復帰支援の手引き」（平成24年改訂）を作成，職場復帰支援の5つのステップの流れ（▶図10-8）を示した。

3 職場外でのメンタルヘルスケアのための資源

　　事業場外でのメンタルヘルスケアを提供する機関には，医療機関のほかに次のようなものがある。

　　[1] 産業保健総合支援センター（地域窓口：地域産業保健センター）　労働者健康安全機構が運営し，事業場の産業保健担当者に対してメンタルヘルス対策に関する相談・研修・情報提供を行う。地域産業保健センターでは，医師らが50人未満の小規模事業場の労働者に対して，相談への対応，健康診断の事後

*は産業看護職（保健師含む）の役割

第1ステップ　病気休業開始および休業中ケア（職場復帰支援プログラム※1 に準じ開始）

　＊休職までのコーディネート（産業医面談，病院紹介，連帯機関への連絡など）を行う。

第2ステップ　主治医による職場復帰可能の判断

　＊主治医の診断書をもとに産業医や労務関係者に対して職場復帰支援プラン※2 作成を促す。

第3ステップ　職場復帰の可否の判断および職場復帰支援プランの作成

　＊休職者の個別性にそったプランが作成されるように情報提供を行う。

第4ステップ　最終的な職場復帰の決定

　＊産業医や関係各所（労務管理者，管理監督者，衛生管理者等）との会議を行い，休職者が復帰可能かどうかを検討する。

職場復帰

　＊休職者が再発なく働けているかどうか面接や労働環境調整を行いフォローしていく。

第5ステップ　職場復帰後のフォローアップ

※1 職場復帰支援プログラム：メンタルヘルス不調により休職した労働者が円滑に職場復帰できるように休職開始から通常業務へ復帰するまでの流れを事業者が定めたもの。
※2 職場復帰支援プラン：休職した労働者の復職に際し，本人の体調や現場の状況に合わせた具体的な支援内容を定めたもの。

（厚生労働省：心の健康問題により休業した労働者の職場復帰支援の手引き（改訂版）による，一部改変）

▶図10-8　職場復帰支援の5ステップ

対応，面接指導などの産業保健サービスを提供する。

[2] 従業員支援プログラム（EAP[1]）　事業者が外部業務委託先として EAP を実施する機関と契約し，労働者のニーズに即したカウンセリングや専門医療機関への紹介，組織のメンタル健康診断などメンタルヘルスケアを提供する。

[3] リワーク支援センター　高齢・障害・求職者雇用支援機構が精神障害者を雇用する事業者に対して，雇用促進，職場復帰，雇用継続のための専門的な支援を行う。対象は精神保健福祉手帳を有する人，うつ病などで休職している人で，主治医がリワーク支援を受けて活動することを了承している人である。支援期間は 3〜4 か月程度。障害者職業カウンセラーが主治医，産業看護師，事業場と連携して対象者の生活リズムのたて直し，コミュニケーションスキルの習得，職場ストレスへの対処法，試し出勤（リハビリ出勤）などを支援する。

[4]「こころの耳」　厚労省が開設した働く人のメンタルヘルス‐ポータルサイトで，労働者，家族，事業者や上司・同僚，支援者向けの情報をインターネット上でわかりやすく提供している[2]。

③ 職場でのメンタルヘルス支援の実際

では，職場におけるメンタルヘルス支援はどのように進められ，看護師はどのような役割を果たすのか，李さんの例を紹介する。

事例⑨　スーパーで突然激しい不安におそわれた李さん

　李さんは製造業で働く 20 代の男性社員である。半年前にスーパーで買い物をしていたとき，急に冷や汗とめまいがおこり，呼吸苦による死の恐怖におそわれた。病院に搬送されて心電図・脳 CT・血液検査などを行ったが，異常はみられなかった。その後も時と場所を選ばず発作がおき，李さんはいつ発作がおきるかと不安で，夜も熟睡できず，仕事に集中できなくなった。そこで上司に相談したところ，社内の健康管理室に行くようにすすめられた。

　面談した産業看護師に日常生活にかわったことがなかったかとたずねられ，李さんは 1 年前に研究部門から製造部門に異動し，交代勤務になったと答えた。また，同じころに結婚，転居し，来年には子どもが生まれるという。

　しかし，李さん自身は現在，ストレス過剰であるとは思っておらず，このくらいのことで調子をくずす自分が情けないと話した。産業看護師がストレスチェックの結果を見せると，そこで李さんははじめて自分がいかにストレスを感じていたかに気づいた。また，社内産業医とも面談し，そのすすめで受診した精神科ク

---

1) EAP：employee assistance program の略。
2) 厚生労働省：こころの耳──働く人のメンタルヘルス・ポータルサイト（http://kokoro.mhlw.go.jp/）（参照 2020-10-06）

リニックで「パニック障害」と診断された李さんは，社内の職場復帰プログラムに従い，しばらく休職して薬物治療とカウンセリングを受けることになった。

　その後，李さんの不安症状と不眠は軽減した。軽度のパニック発作はおきたものの，妻のサポートでおさまった。2か月後に主治医と産業医から職場復帰可能との診断があり，産業医と産業看護師は李さんと面接して復職の意志を確認する一方，李さんの上司や人事担当者とも相談して，李さんの希望する部署への復帰支援プランを作成した。

　まずはリハビリ出勤として，日勤から復帰することとし，その後の業務内容についても，産業医と産業看護師が月1回面接して，仕事と私生活での疲労の度合いを確認しながらフォローしていくことになった。現在，李さんは夜勤のない部署に移って勤務を続けており，「夜勤手当がでるぶん，経済的にはらくなので，いつかは夜勤の仕事もしてみたい」と言っている。

自身では気づけな▶
かったストレス
過剰

　李さんは人に愚痴をこぼしたりすることのないまじめな性格で，不慣れな業務と交代勤務で疲れてはいたが，自分がストレス過剰の状態にあるという自覚がなかった。妻との新生活でがんばらなければという意識のほうが強かったのである。そんな李さんも，パニック発作がおきたことで上司に相談でき，ストレスチェックによって自分がどれほどのストレスにさらされているかをはじめて自覚したのだった。

　産業看護師は，それぞれの従業員がなにを大事に思っているかを尊重したうえで，産業医や主治医，職場の上司などと連携して職場環境を整えながら，職場復帰の支援にあたることになる。

ゼミナール

復習と課題

❶ 地域でのケアを提供する際に留意すべき点をまとめておこう。

❷ 地域で暮らす精神障害者のセルフケアを支えるために，どのような方法があるだろうか。

❸ 精神障害者が地域で生活する際に受けられる福祉サービスについて整理しておこう。

❹ 学校や職場で生じやすいメンタルヘルス上の問題とその支援についてまとめておこう。

参考文献
1) 伊藤順一郎編・監修：研究から見えてきた，医療機関と連携した援助付き雇用の支援のガイドライン．独立行政法人国立精神・神経医療研究センター精神保健研究所社会復帰研究部．2015.
2) 厚生労働省：精神障害にも対応した地域包括ケアシステム構築支援情報ポータル（http://www.mhlw-houkatsucare-ikou.jp/ref.html#sec02）（参照 2020-09-03）

3) 相談支援政策提言委員会：精神保健福祉士のための相談支援ハンドブック，公益社団法人日本精神保健福祉士協会，Ver. 1.3. 2013.

4) メアリー・エレン・コープランド著，久野恵理訳：元気回復行動プランWRAP．道具箱．2009.

5) Intentional Peer Support.（https://www.intentionalpeersupport.org/?v=b8a74b2fbcbb）（参照 2020-09-03）

6) Intentional Peer Support「意図的なピアサポート」を考える取り組み．（http://intentionalpeersupport.jp/about-us/）（参照 2020-09-03）

7) Marshall, M.: What we have learnt from 40 years of research on Intensive Case Management? *Epidemiologia e Psichiatria Sociale*, 17(2): 106, 2008.

8) Mead, S.: Defining Peer Support. *Intentional Peer Support*. 2003.（https://cabhp.asu.edu/sites/default/files/mead_defining-peer-support.pdf）（参照 2020-09-03）

9) Rapp, C. A., & Goscha, R. J.: *The Strength Model: A Recovery-Oriented Approach to Mental Health Services 3nd ed.* Oxford University Press Inc. 2012.（田中英樹監訳．ストレングスモデル──リカバリー志向の精神保健福祉サービス　第3版．金剛出版．2014.）

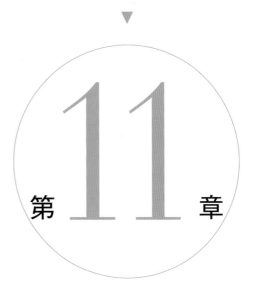

精神看護の展開

第 **11** 章

入院治療の意味

A 精神科を受診するということ

　前章で学んだように，現在は精神障害をもっていても，治療やケアを受けながら，可能な限り住み慣れた地域で暮らしつづけられるようなしくみづくりが各地で進んでいる。とはいうものの，実際に精神科での治療が必要であろう事態にいたったとき，いくつかの障壁がたちはだかる。まずは心の壁である。

　ここでは，はじめての受診から入院にいたるまで，患者や家族がどのような体験をしているのか，どのようなケアが求められるのかを考えていく。

① 日常生活での「つまづき」 —— 精神科を利用するきっかけ

「患者」である前▶
に「人」である

　どの患者にも，「患者」となる前の人生がある。そのことを医療に従事する者はつい忘れがちである。次のユリさんの事例を通して，そのことについて考えてみることにしよう。

事例①-1　はじめて精神科外来を受診したユリさんの体験

＜受診までの経緯＞

　ユリさんは18歳の高校生である。大学の受験勉強を本格的に始めようとした高校2年の冬ごろからイライラして，不眠に悩むようになった。ユリさんが「眠れない」とこぼすと，母親は「受験勉強のせいだろうから，あまり気にしないで」と言った。しかし，3年生になるとユリさんの表情が日に日に暗くなり，朝起きられず登校できなくなると，さすがに母親も心配になってきた。そこで，ユリさんの担任教師に相談し，スクールカウンセラー(SC)に会うことにした。

　母親からユリさんの話を聞いたSCは，不眠や抑うつが続いているようなので，一度精神科クリニックを受診してみてはとすすめた。母親はまさかそれほどでも

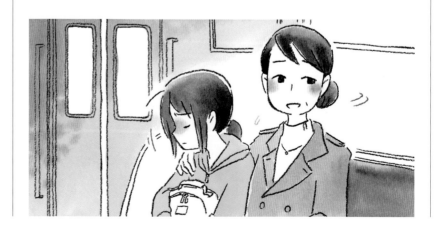

と驚いたが，本人に伝えると，「体が鉛のように重い」「暗闇に引きずり込まれるようでこわい」「こんなにつらいのがよくなるのなら，受診してみたい」と言うので，受診させることにした。それでも世間体を気にした母親は，近くの精神科クリニックではなく，電車で1時間ほどもかかる大学病院の精神科外来を選んだ。

大学病院で「うつ状態」と診断されたユリさんは，抗うつ薬を処方され，1週おきに受診するようすすめられた。そして，何回か受診するうちに，徐々に元気になり，学校にも通えるようになったときには，両親もホッと胸をなでおろした。

1 自分のなかの違和感を言葉にするむずかしさ

がんばらなければ▶
という思い　ユリさんが母に「眠れない」と訴えた高校2年生の冬，彼女はどのような体験をしていたのだろうか。のちにユリさんは，当時のことをこう語った。

> 「そのころは受験勉強を始めたばかりで，気持ちだけが先走って勉強が手につかなくて，やらなきゃと思えば思うほど，できない自分にイライラして，ますます集中できなくなり……，眠れないから頭が鉛のように重くて，起き上がろうとしても，身体が言うことをきかなくなったんです」

だが，当時，ユリさんが言葉にできたのは，「最近，眠れない」ということだけだった。はじめは自分のなかのちょっとしたあせりにすぎなかったのが，どんどん身体全体の違和感になっていったという。しかしそれを言葉で表現するのはむずかしく，がんばらなければと思うばかりで，誰かにたすけてもらう必要があるとは思えなかったそうである。母親にも「受験期にはよくあることだから，気にしないで」と言われて，それ以上は言えなかったという。そして，学校にも行けなくなってしまい，いよいよ母親もほうってはおけないと思うようになったのだった。

2 精神科受診に対する抵抗感

家族もとまどう▶　ユリさんの母親は，「最近眠れない」という娘の言葉が気になってはいたものの，どのようにすればよいのかわからず，とまどっていたという。だが，わが子には健康であってほしい，ふつうでいてほしいという親の期待が，目の前にある問題を小さくみせてしまい，悩んでいる子どもと親の現実認識にズレが生じることはめずらしくない。

精神科受診をとど▶
まらせる要因は
社会にもある　また，ユリさんの母親のように，精神科受診を特別なことと思い，ためらってしまう人はいまも多い。精神科がどういうところで，どのような人がどのような治療を受け，どのような回復過程をたどるのかを知っている人も少ない。社会では重大事件の当事者が精神科の受診歴があると，それですべての説明がつくかのように報道される。それ以外は精神科の治療歴は隠される傾向があるため，治療を受けて回復した例がほとんど知られないまま，偏見ばかりが残っ

ていくのである。

　それでもユリさんは,「こんなにつらいのがよくなるのだとしたら, 受診してみたい」と言い, 母親もしぶしぶ納得した。当事者のつらさを真剣に受けとめ, それが本人の弱さではないこと, 回復する手だてがあることを本人だけでなく, 周囲の人々も知ることで, 専門的な支援を受けやすくなる。

　しかし, ユリさんの母親が世間体を気にして自宅から遠い大学病院を選んだように, 精神障害のスティグマ(社会的烙印)は治療にも影響する。病院が遠いと, 通院がおっくうになったり, 臨機応変な利用がむずかしかったりする。入院しても外泊や面会などが気軽にできず, スタッフも患者の居住する地域の事情がよくわからないために, 地域連携がスムーズにいかないときもある。

② 入院という体験

1 入院をどうみるか

入院のさまざまな
とらえ方 ▶
　最近では日本でも, 精神科を受診する人は増えてきたが, いざ入院となると, 本人もなにかに負けたような気がしたり, 恥ずかしくて人には言えないと思ったりすることがある。自分たちの力が足りなかったせいだと感じる家族や周囲の人々も多い。

　再入院ともなれば, この病気はやっぱり治らないのではないかと絶望的になることすらある。まして, 過去の入院体験がトラウマになっているような場合は, なおさらである。

入院を 1 つの ▶
選択肢としてみる
　あとでみるように, 入院にはさまざまなデメリットも確かにあるが, 当然ながらメリットもある。入院したおかげで救われたという人は多い。なにより, 同じ病いや障害をもつ者どうしが毎日生活をともにし, 学び合い, 互いに支え合う体験は, その後の生活にとって大きな糧となる。地域で暮らしていくためにも, 当事者や家族が入院を 1 つの選択肢として, 効果的かつ主体的に活用できるようになることが望ましいのである。

2 入院を含む治療の原則

すべては自己決定 ▶
が原則
　世界人権宣言の冒頭には, 次の言葉がかかげられている。この基本的人権の思想は, 精神医療と精神看護の基本でもある。

> 　すべての人間は, 生れながらにして自由であり, かつ, 尊厳と権利とについて平等である。

　国連の「精神疾患を有する者の保護及びメンタルヘルスケアの改善のための諸原則」(国連原則 ▶ 1 巻:第 7 章, 340 ページ)の「入院の原則」には,「精神保

健施設で治療を受ける必要がある場合，非自発的入院を避けるよう，あらゆる努力が払われる」と記されている。

また，WHO の「精神保健ケアに関する法：基本 10 原則」（▶1 巻：資料 1, 371 ページ）の第 5 の原則「自己決定」には，「いかなる形態の介入であれ，事前に本人の同意を求めることが要請される」とある。そして，第 6 の原則「自己決定の過程を援助される権利」では，一般的知識や言語能力が欠けていたり，病気のために自己決定することがむずかしい場合には，第三者機関（弁護士・ソーシャルワーカー・患者アドボケイト[1]・オンブズマン[2]など）の援助を得ることが推奨されている（▶Column「精神保健審判所」）。

3 入院のかたち

さまざまな▶
入院形態がある

精神科への入院は，本人の意志による場合と，治療と保護のために本人の意に反して入院させる場合とがある。そのため，「精神保健及び精神障害者福祉に関する法律」（以下，「精神保健福祉法」）では，精神科への複数の入院形態と，それぞれに必要な手続きや処遇の条件などが定められている。

患者を迎え入れる看護師は，患者や家族のつらい体験を共感的に理解しようとすることと，法律にのっとり安全かつ公正に医療やケアを提供することの両方が，同時に求められる。そこで，患者の人権と安全とをまもる入院の仕方，させ方について，入院形態ごとに事例を交えてみていくことにする。

4 任意入院

● 任意入院と患者の自己決定権

任意入院とは▶
任意入院は，本人の自由意思に基づく**自発的入院**である。「精神保健福祉法」第 20 条の「精神科病院の管理者は，精神障害者を入院させる場合においては，本人の同意に基づいて入院が行われるように努めなければならない」という規定に基づく入院形態である。精神科への入院は，患者が主体的に治療に取り組むためにも，任意入院が基本とされている。

日本では，任意▶
入院は全体の半数

ところが，実際には精神疾患による入院患者に占める任意入院患者の割合は52.1％（2019 年）にとどまっている。つまり，それ以外の半数近くが，46.8％（2019 年）を占める医療保護入院を筆頭とした，本人の同意に基づかない**非自発的入院**となっているのである[3]。とくに近年，精神科医療が急性期中心になるにつれ，任意入院の割合は減りつつある。

---

1) アドボケイト advocate とは，みずから権利を主張できない小児，高齢者，障害者などにかわってその権利擁護のためにたたかう人，支援者・組織のことである。
2) オンブズマン ombudsman は，もともとはスウェーデンの行政監察官をさす言葉で，行政機関が個人の権利を侵害していないか，外部から監視する役割をもつ人・団体・組織のことをいう。
3) 厚生労働省：精神保健福祉資料（630 調査）. 2019.

> ### Column　精神保健審判所
>
> 　イギリスなど多くの西欧諸国では，非自発的入院や強制通院，電気けいれん療法（ECT）の実施などの是非を判断するために，精神保健審判所 mental health review tribunal が設置されている。いわば精神保健の裁判所である。
>
> 　多くの場合，審判長を務めるのは法律の専門家（上級弁護士や裁判官など）で，ほかに精神医学の専門家，地域の経験豊富な精神保健従事者などが，精神障害をもつ患者本人やその法定代理人（アドボケイト），家族，ピアメンバーなどから聞きとりを行い，法律にのっとって公平に判断する。

　これには医療者側の姿勢も大きく影響している。たとえ自分は病気ではないと言いはり，入院を拒否していた人であっても，実際にはどこかにたすけを求める気持ちがある。十分に時間をとって気持ちを聞き，説明をしていけば，入院に納得してもらい任意入院とすることは可能である。

● 患者・家族の体験

事例②　すがる思いで精神科を受診した鈴村さん

　鈴村さんは，50代の男性会社員である。まじめにこつこつと働いてきて，現在は中間管理職についている。だが，上司からは「部下への教育がなっていない」と叱責され，部下からは「パワハラだ」と不満をぶつけられる毎日だった。

　板ばさみになった鈴村さんは，ひとりで仕事を背負い込み，睡眠時間を削って仕事に明け暮れていた。しかし，上司は「それは部下にやらせる仕事だ」と言い，鈴村さんの努力は評価されなかった。鈴村さんはしだいに中間管理職としての無力を感じて，落ち込むようになった。

　鈴村さんは誰にも相談できず，仕事をやめてしまいたかった。しかし，結婚間近な娘と年老いた両親の介護をしている妻のことを思うと，やめることはできなかった。がんばらなければと思えば思うほど，「死にたい」という気持ちが強くなっていった。

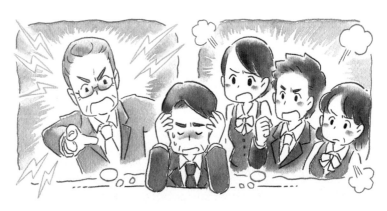

　鈴村さんはある日，いよいよ死ぬしかないと思いつめ，会社のビルの屋上に上った。だが，地面を見下ろしているうちに恐ろしくなってきた。そして，すがる思いで目にとまった精神科クリニックを受診し，そこでうつ病と診断された。鈴村さんは，それを聞いてなぜかホッとする気持ちになった。そして医師から紹介された精神科病院に入院し，仕事もしばらく休みをとることにした。

病院はまず避難所▶ ユリさんも鈴村さんも，自分になにがおきているかわからないまま，なんと
である か自分で対処しようと苦しんだ果てに，救いを求めてたどりついたのが精神科であった。患者にとって，病院は嵐に遭遇した船が退避する港のような**避難所（レトリート）**なのである[1]。医療者は患者をあたたかく迎え入れ，これまでの苦労をねぎらうことが第一の仕事である。

● 任意入院の場合の手続き

任意入院に精神保▶ 医師が診察して患者の入院の意志が確認できたら，患者に「入院（任意入院）
健指定医の診察は に際してのお知らせ」の文書を見せて任意入院であることを告知し，任意入院
いらない 同意書に署名を受ける。ほかの入院形態と異なり，精神保健指定医（以下，指定医）による診察は必要ない。

<「入院（任意入院）に際してのお知らせ」の内容（要旨）>
①患者本人の同意に基づく任意入院であること。
②手紙やはがきなどの受発信は自由であること（ただし危険物などの同封の疑いのあるときは除く）。
③人権擁護の行政機関の職員，弁護士との電話・面会は自由であること。
④原則として開放処遇であるが，治療上必要な場合には開放制限もありうること。
⑤退院は自由であるが，指定医（または特定医師）が診察し，必要と認めたときには入院継続もありうること。
⑥入院や処遇に納得がいかない場合は，都道府県知事に退院または処遇改善が請求できること。

いつでも退院でき▶ もし任意入院の患者から退院の申し出があった場合は，退院させなければな
るが例外もある らない。ただし，指定医または特定医師による診察の結果，入院継続の必要性があると判断された場合には，**72時間**（特定医師の場合は12時間）を限って退院を制限することができる。その場合は「入院継続に際してのお知らせ」などの書面をもって説明し，記録を残す必要がある。

　なお，任意入院の場合は，本人の求めに応じて夜間を除き病院の出入りが自由に可能な**開放処遇**が原則であり，病状により開放処遇の制限をする場合は書面で説明しなければならない。

---

1) Hope, R.: The Ten Essential Shared Capabilities: *A Framework for the Whole of the Mental Health Workforce*. Department of Health, 2004.

5　医療保護入院

● 医療保護入院とは

**家族等の同意▶
による入院**　医療保護入院は，「精神保健福祉法」第33条に基づく，本人の同意が得られない場合の，家族等の同意による非自発的入院である。**家族等**とは，配偶者，親権を行うもの，扶養義務者および後見人または保佐人をさす。ただし，本人と利益が相反する者や未成年者などは同意することができない。該当する者がいない場合は，その居住地の市町村長の同意を得て入院となる。

　指定医の診察が必要だが，緊急の場合には指定医にかわって特定医師の診察で，12時間に限り入院させることができる。

● 患者・家族の体験

> **事例③-1　入院に同意しなかった陸くん**
>
> 　高校2年生の陸君は，共働きのサラリーマン家庭の長男である。小学生のころは明るく活発で成績もよく，両親を心配させるようなことはなにもなかった。しかし，中学に入ると，陸君は友だちと付き合うより部屋でゲームをして過ごすことが多くなった。このころ，学校でひどいいじめにあったようだが，本人はそのことを親には話していなかった。
>
> 　高校に入ってもあいかわらずで，成績も落ちてきた。父親が厳しく注意すると，陸君は逆におこりだし，ますます自室に引きこもってしまった。そのため，家族は陸君に対して，はれものにさわるような接し方になっていった。
>
> 　高校2年の夏休みには昼夜逆転の生活になり，入浴もしなくなった。心配した母親が保健所の精神保健相談に行くと，「おそらく本人も困ってはいるのではないか」と精神科受診をすすめられた。だが，陸君は親の言葉に耳を傾けようとしなかった。
>
> 　ある日，業を煮やした父親が陸君の部屋に入ろうとすると，陸君はおこって父親を突き飛ばし，家を飛び出していった。翌朝，家に戻ってきた陸君の手足は傷だらけで，憔悴しきった様子だったが，聞いてもなにも話さなかった。
>
> 　その姿を見た両親はただごとではないと思い，いやがる陸君をなんとか説得して車に乗せ，精神科病院の外来に連れて行った。指定医の診察により陸君には入院が必要と判断されたが，本人がどうしても同意しなかった。そのため，父親の同意により，医療保護入院となった。
>
> 　その後しばらくすると，陸君は入院を拒否した理由について，「耳のそばで，『一生閉じこめてやる』『死ね』という声がした。それで，僕をここに閉じこめて殺すつもりだと思った」と語った。そして，自分を精神科に入院させようとする親が本当の親とは思えず，「本当の親と入れかわった知らない人たちだ。ここか

ら逃げないと殺される」と思ったのだと話した。

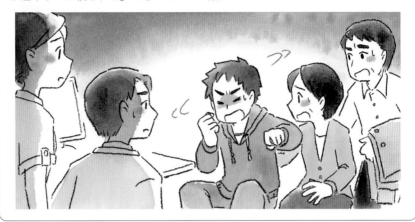

家族等の同意によ
る医療保護入院の
問題点　日本で多いのは，陸君のように家族に連れられて来たが，本人がどうしても入院に納得しないというケースである。この場合，家族の同意による医療保護入院となるが，それは治療上やむをえない行為であったとしても，本人の人権を制限することには違いない。患者にとっては拉致・監禁と同様の体験であり，陸君のように恐怖のあまり「親が別の知らない人と入れかわった」などと妄想的になったり，抵抗したりして，ますます強制的に入院させなければならない状況に追いやることもある。

根気づよく説得
するほうが有益　そうした場合，入院を強制されたことから，家族関係が悪化したり，回復して退院しても通院するのをいやがったり，再発しても二度と病院に行こうとしなくなったりすることがある。長い目でみれば，入院時に根気づよく本人の考えを聞いて，説得に努めるほうが，たとえ時間がかかったとしても，結果的に患者にとっても家族にとっても，そして治療者にとっても有益なことが多い。

どんな場合でも
理由を説明する　万一，本人の意志に反して入院させる場合には，本人がそのとき十分理解できなくても，入院の理由とどうなれば強制ではなくなるのかをはっきりと伝える必要がある。それは，人権上の配慮と同時に，治療的な配慮でもある。

● 医療保護入院の場合の手続き

医療保護入院のお
知らせと入院診療
計画の作成　まず，指定医が診察して本人や家族などから話を聴いたあと，本人および家族等に対して病状と入院の必要性を説明する。そして「入院（医療保護入院）に際してのお知らせ」などの書面をもって告知し，家族等から同意書に署名を得る。さらに，入院予定期間（原則1年未満）を記載した**入院診療計画**を作成し，本人もしくは家族等に説明して同意を得る。

　病院管理者は，入院の届出とその後の症状などの定期報告を，保健所長を経て都道府県知事にしなければならない。その報告は精神医療審査会に送られ，入院の必要性が審査される。

<「入院(医療保護入院)に際してのお知らせ」の内容(要旨)>
①指定医(または特定医師)による診察の結果,入院が必要であると認められたこと。および入院の日時。
②手紙やはがきなどの受発信は自由であること(ただし危険物などの同封の疑いのあるときは除く)。
③人権擁護の行政機関の職員,弁護士との電話・面会は自由であること。
④治療上必要な場合には行動制限もありうること。
⑤入院や処遇に納得がいかない場合は,都道府県知事に退院または処遇改善が請求できること。

<「入院診療計画書」の内容>
①主治医以外の担当者名(受け持ち看護師など)
②選任された退院後生活環境相談員の氏名
③病名,症状
④治療計画,検査内容および日程
⑤推定される入院期間(うち医療保護入院による入院期間)
⑥栄養管理の必要性
⑦看護計画,リハビリテーションなどの計画
⑧退院に向けた取り組み

事例③-2

<陸君の入院時>

　入院に際して,医師は陸君に「入院(医療保護入院)に際してのお知らせ」を渡し,陸君が入院前,昼夜逆転の生活で部屋にこもりきりになってしまい,両親ともちゃんと話ができなくなっていたのはなぜか,なにが問題なのかを1か月ほど入院して考えてみようと話しかけた。そして,生活リズムが整ったら退院できることを伝え,入院中の権利について説明した。陸君はそっぽを向いていたが,話は聴いているようだった。

　病棟に行くと,看護師と精神保健福祉士から「入院診療計画書」を渡され,退院に向けて,医師や看護師のほか,精神保健福祉士が退院後生活環境相談員として支援することや,支援の方法について説明された。

地域生活への▶
移行の促進
　医療保護入院の場合,病院管理者は退院による地域生活への移行を促進するために,**退院後生活環境相談員**[1]を入院後7日以内に選任しなければならない。退院後生活環境相談員は,本人や家族に退院に向けた相談支援を行い,本人や家族の要望に応じて地域援助事業者を紹介するなどして,退院後の環境調整を行う。

　また,病院管理者は,医療保護入院者の入院継続の必要性の有無とその理由

を審議する**医療保護入院者退院支援委員会**(以下, 退院支援委員会)を設置し, 入院継続が必要な場合は, その時点で推定される入院期間とその間の退院に向けた取り組みなどについて審議することが義務づけられている。退院支援委員会には, 主治医[2], 看護職員, 退院後生活環境相談員, 本人が望めば医療保護入院者と家族などが出席するほか, 退院後の生活環境にかかわる者にも出席を求めることができる。委員会の結果は, 書面にて本人に通知される。

事例③-3

<医療保護入院者退院支援委員会が開かれる>

　入院して1か月後, 陸君, 両親, 担当医, 担当看護師が集まり, 医療保護入院者退院支援委員会が開催された。その場で, 陸君は「最近は, こわい声が減っている。体力が戻ったら退院したい。学校にも行きたいけど, まだ不安もある」と語った。家族や医師, 看護師, そのほかの医療スタッフも陸君の回復について意見を交わし, その日, 本人の同意のもとで任意入院に切りかえられた。そして, 今後, 退院後の学校生活についてスクールカウンセラーに相談することが決まった。

退院請求や処遇改善請求ができる▶　本人と家族等は, 都道府県知事に対して**退院および処遇改善**を請求することができる。知事は請求があったことを精神医療審査会に通知し, 入院の必要があるかどうか, その処遇が適当であるかどうかについて審査を求める。病院管理者はその決定により, 必要な措置を行う。また, 病棟内の公衆電話の近くなどに, 精神医療審査会(▶1巻:第7章, 345ページ)の連絡先を掲示しておかなければならない。

6 措置入院

● 措置入院とは

自傷他害のおそれがある場合の入院▶　措置入院は, 「精神保健福祉法」第29条に基づき, 入院させなければ精神障害のために自傷他害のおそれ(自身を傷つけまたは他人に害を及ぼすおそれ)があると2名以上の指定医が診断した場合に, 患者の医療と保護のために行う入院の形態である。ただし, 緊急の場合は, 72時間を限り指定医1名の診察でもよい。

---

1) 退院後生活環境相談員になれるのは, 精神保健福祉士, 看護職員(保健師を含む), 作業療法士, 社会福祉士として精神障害者に関する業務の経験があり, 患者家族などとの退院後の生活環境についての相談および指導に関する業務に従事した経験が3年以上ある者である。
2) 主治医が精神保健指定医でない場合は, 主治医以外の精神保健指定医が出席する。

まず安全をまもる▶
ことが大切　措置入院は，件数こそ少ない（患者数は年間1,500人程度）ものの，警察に保護されるような緊急性のある場合が多い[1]。診察から入院にいたるまでは，患者の安全はもちろん，医療者側の安全もまもれるように対応しなければならず，医療者にも，患者本人にも緊張感がただよう。

● 患者・家族の体験

事例④　警察官に保護されて入院になった谷さん

　谷さんは10年以上前に統合失調症と診断された40代の女性である。過去に2回の入院歴がある。50代の夫とは2回目の入院で離婚し，退院後はアパートでひとり暮らしをしながら，定期的に外来を受診していた。20代の娘がいるが，いまは結婚して遠方に住んでいる。

　あるとき，谷さんが住むアパートの大家から保証人になっている娘に，谷さんが窓から物を投げたり，「入ってくるな」「火をつけてやる」などと大声で叫んだりしていると電話があった。娘には幼い子どもがおり，とてもそんな状態では行けないと言うので，大家が110番通報した。谷さんはかけつけた警察官に保護され，精神科病院へ移送された。

　谷さんは病院の指定医から，自傷他害のおそれありと診断され，措置入院となった。その際，医師から「措置入院決定のお知らせ」と「隔離を行うにあたってのお知らせ」の紙を渡されたが，谷さんは興奮してその紙を破ってしまった。

　隔離室での薬物治療が始まり数日すると，しだいに谷さんの興奮はおさまっていき，看護師が訪室すると，ていねいにお辞儀をしてあいさつした。そして，セロハンテープがほしいというので，看護師が渡すと，ちぎった告知の紙のしわをのばし，テープでていねいにつなぎ合わせて，枕もとに置いた。

　やがて，隔離室を出て一般病床に移ったあとも，谷さんは告知の紙をきちんと病室の引き出しにしまっていた。身のまわりはきれいに整えられ，病状も落ち着

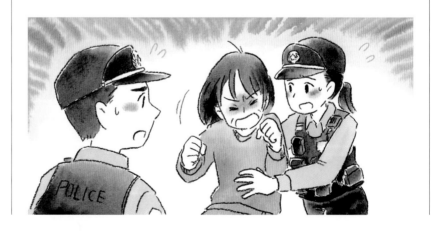

---

1) 警察官は，職務上，精神障害のために自傷他害のおそれがある者を発見したときは，保健所長を経て都道府県知事に通報しなければならない。

いていたが，家族の面会はなく，医療保護入院への切りかえはなかなか進まなかった。

　ある日，実習で担当した学生に谷さんは，「薬の副作用がね，つらかったのよ」「薬を飲まなきゃ退院はできないのよね」「本当は薬なんて必要ない」と服薬することについての葛藤を語った。

● 措置入院の場合の手続き

都道府県知事▶による措置である　措置入院が決定すると，指定医は都道府県知事による「措置入院決定のお知らせ」の書面をもって告知を行う。また，隔離室（保護室▶212ページ）への入室や身体拘束など，一時的に行動制限を行わざるを得ない場合にも，書面での告知と説明が必要である。それには治療的な意味もある。

　谷さんが，自分で破いてしまった「措置入院決定のお知らせ」などの用紙を，あとでていねいに補修して読み返していたように，そのときは理解できなくても，病状が落ち着いたあとにそれを見て，事態をふり返ることができるようになることもある。そうしたときに，あらためて医療者と話し合うことができれば，治療に向けての協働は大きく前進する。

> **＜「措置入院決定のお知らせ」の内容（要旨）＞**
> ①精神保健指定医による診察の結果，入院措置が必要であると認められたこと。
> ②手紙やはがきなどの受発信は自由であること（ただし危険物などの同封の疑いのあるときは別）。
> ③人権擁護の行政機関の職員，弁護士との電話・面会は自由であること。
> ④治療上必要な場合には行動制限もありうること。
> ⑤入院や処遇に納得がいかない場合は，都道府県知事に退院または処遇改善が請求できること。
> ⑥この処分に不服があるときには，このことを知った日の翌日から3か月以内に厚生労働大臣に対して審査請求ができること。
> ⑦この処分の取り消しを求める訴えは，この処分を受けた日の翌日から6か月以内に限り，都道府県を被告として提起できること。

定期病状報告の▶義務がある　病院管理者は，保健所長を経て都道府県知事に症状などの定期報告をすることが義務づけられている。その報告をもとに，精神医療審査会で入院の必要性が審査される。また，本人または家族等から退院請求または処遇改善請求が出されたときも，精神医療審査会でその後の処遇が決定される。

措置解除の届出▶　措置入院後に指定医の診察により自傷他害のおそれがないと認められた場合，病院管理者は「措置入院者の症状消退届」を，保健所長を通して都道府県知事に提出し，都道府県知事によって措置解除となる。たいていの場合，そのまま治療が終了となるわけではなく，通院，任意入院，医療保護入院などに切りかえられて，治療が継続される。

7　応急入院

● 応急入院とは

入院期間は 72 時▶
間に限られている

　応急入院とは「精神保健福祉法」第 33 条の 7 に基づき，精神障害のため，ただちに入院させなければ，医療および保護をするうえで著しく支障がある者のうち，家族等の同意がすぐに得られない場合にとられる入院形態である。件数は非常に少ない。

　指定医の診察が必要であり，入院期間は 72 時間に限られる（特定医師による診察の場合は 12 時間）。その後も病状の回復がみられない場合は，家族等と連絡がとれて同意が得られしだい医療保護入院に切りかえられることが多い。家族等と連絡がとれない場合は，市町村長の同意のもとに医療保護入院となる。

● 患者・家族の体験

安全の確保と▶
安心できる環境と
ケアを提供する

　本章の冒頭で紹介した，大学病院の精神科外来に通院して回復した高校生のユリさん（▶事例①-1）の，その後の経過をみてみよう。

事例①-2

＜外来通院を始めたユリさん＞

　外来で処方された抗うつ薬の効果もあってか，徐々に元気を取り戻し，通学もできるようになったユリさんは，もう受診する必要はないのではないかと思いはじめた。3 年の 2 学期ともなると，級友のなかには早々と進路を決めていく者もいて，ユリさんはあせりを感じだしたのである。

　そして，受験するなら自宅から通える大学にしたほうがいいという主治医に対し，ユリさんはあえて自宅から離れた大学を志望し，ひとり暮らしをしながら通いたいと言った。「環境をかえてみたい」というのが理由だった。内心では，病気がぶり返すことを不安に思ってはいたらしいのだが，逆に前へ前へと気持ちを向けることで，その不安を打ち消そうとしたようである。やがて，ユリさんは受診をやめた。

　1 か月後，ユリさんは 1 人で志望大学のオープンキャンパスに出かけた。ところが帰りの電車内で，急に「こうしてはいられない」という切迫した思いにかられ，途中下車してしまった。そして，ぼう然と立ちすくんでいるのを駅前の交番の警察官が不審に思い，職務質問したところ，なにを聞かれても「できない，できない」とつぶやくばかりで，自分の名前も住所も言うことができなかった。このような状態で家族とも連絡がとれないため，警察官はユリさんを保護して，精神科の救急外来に移送することにした。指定医の診察を受けたユリさんは昏迷状態と診断され，応急入院となった。

　翌日，警察に捜索願を出していた両親とようやく連絡がとれ，病院にかけつけ

た両親と本人に，主治医の指定医からあらためて診断と入院の必要性が説明された。しかし，ユリさんはまだ同意できる状態ではなかったため，父親の同意のもとでの医療保護入院に切りかえられることになった。

　この事例のように応急入院となるケースでは，家族等との連絡がとれず，入院時に得られる情報が著しく少ないのが特徴である。患者にとってみれば孤立無援の状態で入院することになる。

事例①-3

＜入院後のユリさん＞

　入院直後のユリさんは無表情で，面会に来た両親が話しかけても応じようとしなかった。しかし，服薬を始めて2週間ほどたつと，ユリさんは睡眠もとれるようになり，徐々に落ち着いてきて，あいさつ程度の会話ができるようになった。その後の看護師とのやりとりからわかったのは，次のような事情であった。

　ユリさんが，主治医の助言に反して，実家から遠い大学への進学を希望したのは，ひとり暮らしをして楽しい学生生活を送るという18歳らしい夢もあったが，それより家族にいつまでも頼ってはいけない，早く自立しなければ，そのためには環境をかえるしかないという思いがあったからだった。自分がもっとしっかりしていれば病気にはならなかった，という思いもあったようである。

　そのため，集中力が低下して勉強が進まなくなったときも，級友たちがつぎつぎと進路を決定していくのを見て不安とあせりを感じたときも，ユリさんは誰にも打ち明けられなかったという。病気に負けずに前に進むことは，家族が望んでいたことでもあったからである。

　こうして，現実を受け入れられないまま，進学やひとり暮らしの夢に一歩近づいたはずのそのとき，車内でのパニックがおこったのだった。

● 応急入院の場合の手続き

　応急入院時にも，指定医が「入院（応急入院）に際してのお知らせ」などの書面をもって医療保護入院と同じような告知と説明を行う。

③ 日本の精神科病棟の特徴

　「精神保健福祉法」に基づく入院形態は，以上の4つである。では，患者が入院治療を受ける精神科病棟とは，どういうところなのだろうか。一般病棟とどこが違うのだろうか。その特徴をみてみよう。

1 日本の精神科病棟の区分

病床数が多く▶
多様な患者がいる

　欧米に比べると，日本の精神科病棟の病床数はきわだって多い[1]。そのためこれまでは，比較的若い短期入院の患者が，高齢の長期入院の患者と一緒に生活していることや[2]，多岐にわたる診断名をもつ患者たちが，異なる治療目標のもとに 1 つの病棟に入院していることもめずらしくなかった。

　最近では，多くの精神科病院で急速に病棟の機能分化が進められている。**表 11-1** はその例である。しかし，病棟の定床数などは従来からあまり議論されておらず，改善もされていない。そのため，おおぜいのなかで 1 人ひとりのニーズに応じたケアを提供するには，かなりの工夫と配慮が必要である。

● 機能による病棟の区分とその特徴

病期による病棟▶
区分とその特徴

　精神科病棟は，患者の病期により急性期・慢性期などの区分がある。

　急性期の患者を対象とする病棟には，精神科救急病棟や急性期治療病棟などがある。どちらも，おもに措置入院や応急入院を含む急性期の患者を対象とするが，通称，「スーパー救急」とよばれている精神科救急病棟はより緊急性・重症度が高い患者が対象で，診療報酬上，人員配置，設備，その他の要件の基準が厳しい。

　慢性期の患者を対象とする病棟には，リハビリテーション病棟や療養病棟があり，どちらも地域移行支援に力を入れている。

　地域包括ケア病棟は，文字どおり地域包括ケアシステムを支える役割をもつ病棟である。①急性期治療を経過し，病状が安定した患者，②自宅や介護施設などで急性増悪した患者，③在宅療養に不安がある患者を対象とし，自宅や介

▶表 11-1　特徴的な機能をもつ病棟の例

病期による区分	● 精神科救急病棟（スーパー救急） ● 急性期治療病棟，急性期病棟 ● リハビリテーション病棟 ● 療養病棟，慢性期病棟 ● 地域包括ケア病棟，地域移行機能強化病棟
疾患や発達段階による区分	● 認知症治療病棟 ● 児童・思春期病棟 ● アルコール依存症・薬物依存症病棟 ● ストレスケア病棟
身体的治療・看護の程度による区分	● 身体合併症病棟
司法に関連する区分	● 医療観察法病棟

---

1) 欧米では急性期病棟のユニットの入院患者数は 20 名以下が標準であり，日本のように 50〜60 床という病棟は考えられない。そうした処遇自体が虐待とみなされる。
2) 厚生労働省：精神病床等に関する検討会最終まとめ．p. 2，2004．

護施設などへの復帰を目ざす。このほか，1年以上の長期入院患者の退院を促進し，地域生活への移行・定着をはかることを目的とした地域移行機能強化病棟がある。

疾患や発達段階に▶特化した病棟

疾患や発達段階による区分では，その特徴に合わせて病棟の構造が工夫されている。うつ病などの患者をおもな対象とするストレスケア病棟は，近年のうつ病患者の増加に伴い増加しており，患者がリラックスできるような療養環境が整備されている。個室を提供していることが多い。認知症治療病棟では，老年期の患者に合わせて，車椅子が使用しやすいよう工夫されていたり，レクリエーションができるように広い空間が設けられていたりする。児童・思春期病棟は，就学児から18歳までの子どものさまざまな疾患・症状に対応する病棟で，プレイルームなどもある。最近は，徐々に数が増えてきている。

司法が管轄する▶医療観察病棟

医療観察法病棟は，「精神保健福祉法」ではなく，「心神喪失等の状態で重大な他害行為を行った者の医療及び観察等に関する法律」(医療観察法)に基づく指定入院医療機関である(2019〔平成31〕年4月現在全国33か所・833床)。対象は心神喪失等の状態で重大な他害行為を行い，鑑定入院の結果，指定入院医療機関での入院処遇が必要との審判が裁判所から出た者であり，退院は裁判所が決定する。

● 閉鎖病棟と開放病棟

閉鎖病棟と▶開放病棟の違い

精神科病棟には，閉鎖病棟あるいは開放病棟という区分もある。

閉鎖病棟は，病棟の出入り口が24時間施錠されている病棟，開放病棟は原則として日中8時間以上開放されている(施錠されていない)病棟である。夜間帯のみ施錠される病棟もあり，この場合は半開放半閉鎖病棟などとよばれている。

病棟に鍵がかけ▶られていることの意味を考えよう

本来，「鍵」は建物の外から危険なものや人が侵入してこないよう，中にいる人の安全をまもるためにつけられるものである。しかし，精神科病棟の場合，鍵は中にいる患者を外に出さないためのものである。なぜなのだろうか。

確かに，認知機能の低下や激しい幻覚妄想状態などで現実検討能力が低下している患者が外に出て行く危険を防止するためという意味合いもあるが，そうした患者の割合はそんなに高いわけではない。しかし，日本では閉鎖病棟の割合が高く，本来は開放処遇でなければならない任意入院の患者を，本人の同意を得たうえではあるが，閉鎖病棟に入院させていることも多い。

現在では世界的に精神疾患全般の軽症化が指摘されているにもかかわらず，こうしたことがおこる背景には，急性期治療の診療報酬が上がり，経営上，慢性期の開放病棟を急性期の閉鎖病棟に変更する病院が増えたことがある。そこには，患者の人権よりも社会防衛や利潤を優先する，日本社会の風潮が反映されているといってよいだろう。

また，本来は急性期だからといって閉鎖病棟である必要はなく，安全をまも

ることは工夫しだいで可能である。そこが安心できる自分の居場所だと感じることができれば，鍵をかけて患者を閉じ込めておく必要はなくなる。鍵に頼るのは，看護の失敗といえるのではないだろうか。

2 精神科病棟の構造と設備

患者のプライバ▶
シーへの配慮　かつての精神科病棟は，安全確保を理由にベッド周囲にカーテンがなかったり，病棟全体がナースステーションから見渡せる構造になっていたりするなど，患者のプライバシーへの配慮などはなかった。いまでは，病棟内にひとりになれる空間をつくるなど，さまざまな工夫をこらす病院も増えてきている。

デイルームや▶
ホール　精神科病棟に特徴的なのは，デイルームやホールとよばれる共有空間があることである。そこにはテレビやピアノなどが設置され，患者どうしの重要な交流の場になったり，作業療法や集団療法の場になったりする。また，患者がともに食事をとる食堂がわりに使われているところも多い。

隔離室とその特徴▶　精神科病棟特有の病室に，隔離室(保護室ともいう)がある。**隔離室**は外側から鍵がかかる個室で，自傷他害のリスクや他者への著しい迷惑行為がある場合に，一時的に使用する。患者の安全の確保と安静をまもるため，室内は必要最低限の寝具が入れられているほかは，家具などはない。トイレは室内に設置されているが，洗面台は隔離室外の前室とよばれるスペースに設けられていることもある。日時がわかるよう，室外の見えるところにカレンダーや時計などを設置したり，採光を工夫したりしているところもある。

　隔離室を使用している患者のケアでは，観察とアセスメントがきわめて重要である。スタッフが室内の様子をつねに観察できるよう，観察廊下[1]やモニターカメラが設置されているところもあるが，欧米では人権侵害とみなされる。

B｜治療の器としての病院・病棟

地域でも治療が受けられるようになった現在，入院にはどのような意味があるのか，ここで考えていく。

① なんのために入院するのか

入院の意味▶　患者が入院する目的は，もちろん治療を受けるためである。だが，それは一般に考えられるものとは違う意味合いをもつことがある。たとえば，3 か月に

---

1) 病棟廊下側にある入口の扉とは別の壁面に大きな観察用の窓があり，その外に見まわり専用の細い廊下が設置されている構造が多い。

ソテリア-ベルン

　ソテリア-ベルンは，スイスの精神科医チオンピ L. Ciompi が 1971〜1983 年にサンフランシスコで実践されたソテリアハウスにならって，1984 年にベルン郊外に創設した統合失調症を発症した若い患者のための急性期治療施設である[1]。12 部屋の小さなホテルを改造し，2 人以上の看護師が常駐して最大 8 名の患者を受け入れている。

　ソテリア-ベルンでは，重い急性期の入所者に同じスタッフがつき，「ソフトルーム」とよばれる部屋で一緒に過ごす。低用量の抗精神病薬が使われるときもあるが，例外的である。「疾患の治療」より「生活の危機への対処」に重きをおいており，入所者はスタッフや家族の協力を得ながら，家事を分担するなどしてふつうの家庭のような日常生活を送る。その後，さまざまなグループ活動や雇用プログラムなどに参加し，回復を目ざす。入所期間は平均 3〜4 か月である。

　ソテリア-ベルンに入所した患者群と地域の大学病院に入院した対照群とを 2 年間，追跡したチオンピらの調査では，両者の精神病理や社会的機能のレベルに有意差はなかったが，ソテリアの患者ははるかに低

用量の薬しか投与されていなかった。つまり，適切な環境さえ与えられれば，薬に頼らなくても回復が可能なのである。

　現在，ベルン市ではここのほかに，市街地のアパートメントの一部を利用し 2 か所のソテリアハウスが運営されている。また，これにならってドイツや北欧諸国などに，小規模な急性期治療施設がつぎつぎとつくられており[2]，日本でも NPO 法人東京ソテリア[3]が東京都江戸川区で活動している。

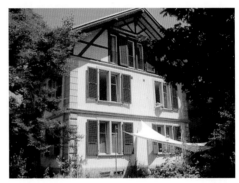

▶図　ソテリア-ベルン

＊1 ルック・チオンピ著，山岸洋ほか訳：基盤としての情動——フラクタル感情論理の構想．pp. 327-331，学樹書院，2005.
＊2 Ciompi, L. and Hoffmann H.: Soteria Berne: An innovative milieu therapeutic approach to acute schizophrenia based on the concept of affect-logic. *World Psychiatry*, 3(3): 140-146, 2004.
＊3 NPO 法人東京ソテリアウェブサイト (https://soteria.jp/)（参照 2020-12-25）

　1 度，定期的に休息入院をしているある患者は，「入院のために特急列車に乗ったとたん，気持ちがらくになる」と言う。ふだんは不安や緊張とたたかいながら生活しているため，「来週は病院に行く」と考えるだけで安心するそうである。

入院は長いプロセスの 1 つの局面 ▶　精神疾患は一過性のエピソードで終わることもあるが，多くの場合，回復は長い道のりである。患者は長い間，なんとか病気や障害と折り合いをつけながら，生きていくことになる。そのなかで入院は，患者にとって病いの経験の一局面であり，「生きる」ことの連続性のなかにある。

　入院するのは薬を飲み，症状を緩和するためだけではない。体調を整え，多くの人と出会い，さまざまな葛藤（かっとう）を経験するなかでみずからの生きにくさを乗りこえる力（レジリエンス）を高めていく機会とすることが重要なのである。

やすらぎ，ゆとり，挑戦の 3 段階 ▶　精神科医の田原明夫は，どのような場所で，どのような治療法を用いようとも，精神科治療は段階ごとに次の 3 つの目標がたてられるという。まず第 1

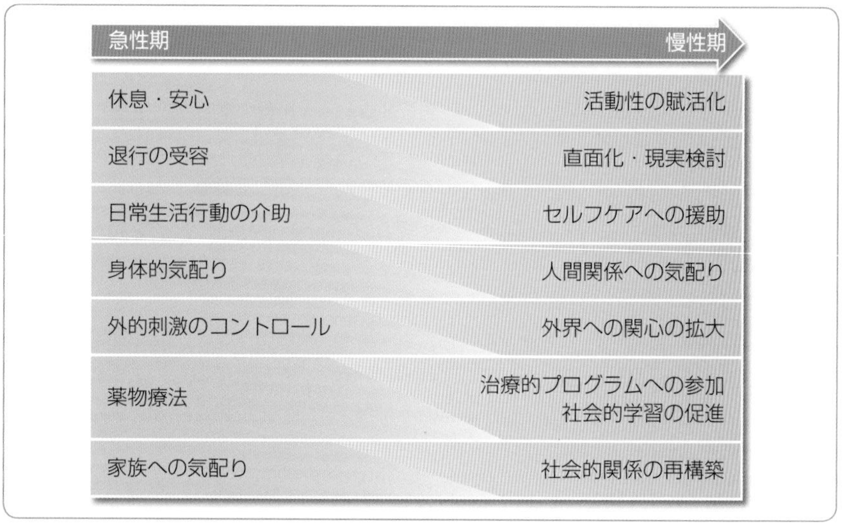

▶図 11-1　回復の段階別看護のかかわり方の変化

の段階では「ホッとしてやすらぎを得る」こと，第 2 の段階では「心のゆとりを取り戻す」こと，最後に「社会参加を目ざして，社会に挑戦する」ことである[1]。

必要なかかわりは▶
時期によって
異なる

　回復には段階があり，その段階によって入院治療の目的も，したがって援助の方向性もかわってくる。急性期に必要な看護が，慢性期では不要になったり，ときに不適切になったりすることもある。

　図 11-1 は，回復の段階を追って，看護のかかわりの重点が変化する様子を示したものである。ただし，回復は一直線に進むとは限らず，行きつ戻りつするものなので，つねにいま，どういうかかわりが求められているのかを吟味しながら看護を提供する必要がある。

1 入院のメリット

　患者にとって，入院にはどのようなメリットがあるのだろうか。事例を交えながら，回復のプロセスにそって，そのメリットと必要な援助をみていこう。

● 安心と安全の確保──退行が許容されること

やすらげる場所の▶
確保

　A 節で紹介したユリさん（▶事例①，196 ページ）や鈴村さん（▶事例②，200 ページ）を思いおこしてほしい。絶望のなかで心身ともに消耗しきった患者にとって，まもられた安全な環境である病院は，職場や学校，家庭での責任や役割から解放されて休息することのできる「避難所」の役割をもつ。この段階では，

1）田原明夫：こころ病む人を支えるコツ．p.51，解放出版社，2007．

食事や薬が提供され, 身体や生活を配慮され, そして「誰かに気にかけてもらえている」と思えることが, なにより薬になる。入院前のつらい体験と比較して, 「ここにいるとやすらぐ」と言う患者もいる。

つまり, 急性期の場面においては, 入院によって退行が許容され, 他者に世話されることが重要な意味をもつ。

▶不信感のなかでは 退行も苦痛

しかし, おびえと孤立無援感の真っただなかにいて, すぐにはスタッフを信用することができない患者もいる。自分でもなにがおこっているかわからないうちに, 知らない場所に連れて来られたユリさんの場合, 当初は恐怖から心を閉ざしていた(▶事例①-3, 209ページ)。そのようなとき, スタッフのちょっとした言葉やしぐさに不安になり, 本当は理解されたいとせつに望んでいるのに, 攻撃的になってしまうことがある。人間誰しもがもつ, 依存と自立をめぐる葛藤があらわになるのである。そのため, 安心して退行できる環境が必要なのである。

● 症状の緩和と治療への参加

措置入院になった谷さん(▶事例④, 206ページ)のように, どんなに激しい急性期の症状も, まもられた環境のなかでケアされれば, 徐々にやわらぎ, 投与された抗精神病薬の効果も徐々にあらわれてくる。安心でき, 孤独感が癒えてくると, 症状は必要なくなるのである。

しかし, おびえて疑心暗鬼になっている患者は, 服薬をすすめられても飲もうとしないことがある。しかも抗精神病薬にはさまざまな有害反応もあり, 身体的にも負担がかかることが, 一層薬をきらう理由となる。

▶患者が治療に参加 することの重要性

看護師は, 医師が処方した薬をただ飲ませるのではなく, その薬にどんな効果があって, どんな有害反応があるかを患者にも説明し, 飲んだあとはどんな感じがしたのかを聞いて, 患者自身が治療に参加できるように援助することが重要である。精神科医である中井久夫は, 電気けいれん療法(ECT)のデメリットは「患者が治療に参加感がないこと」だという[1]。

治療への積極的な参加は, 患者のその後の回復のプロセスに大きな影響を及ぼす。

● 生活リズムの立て直し

▶すべてできない わけではない

睡眠障害が改善し, 急性症状が落ち着いてくると, 患者の生活リズムは徐々に回復してくる。食事や洗顔, 入浴, 更衣などの日常生活行動も介助なしにできるようになってくると, 看護師は患者のセルフケアレベルに応じて徐々に全面介助から部分介助へ, 言葉かけから見まもりへと援助の仕方をかえていく。

---

1) 中井久夫・山口直彦：看護のための精神医学, 第2版. p.258, 医学書院, 2004.

援助を受けながら生活リズムを立て直すことができることも，入院の大きなメリットである。

孤独を癒す▶
かかわりを

このころは，看護において心理・社会的な面での援助が重要になってくる時期である。中井は，「おそらく，急性精神病状態において，最も患者に耐えがたいものは，孤独であろう」と言う[1]。はじめて入院する患者は，隣にいる人が何者かわからず，びくびくしながら様子見をしているものである。このとき先輩格の患者が，病棟の決まりごとやスケジュールを教えてくれたり，テレビを見ないかと誘ってくれたりすると，1日中臥床して無為に過ごすようなことがなくなり，自分の居場所も見つけやすくなる。

最近では，個人情報保護のために病室の入口やベッドなどに名前を表示しないところが増えたが，看護師から「今度入院してきた方です。どうぞよろしく」と紹介するだけで，患者どうしの交流を促すことができる。患者にとっては，話せる人がいることはたいへんありがたいことなのである。

回復時の目ざめ▶
現象に注意する

やがて急性期のピークが過ぎるころになると，一時的に気分が高揚し，すっかりよくなったような気がする時期がある。ここで重要なのはあまり先を急がないことである。この先，現実の厳しさに直面しなくてはならないからである。苦しい過去が思い出され，見通しがつかない将来に絶望的になる。いわゆる**目ざめ現象**である。そこで「すぐにも退院したい」と言ったかと思うと，不自由でも誰かがいて3度の食事が提供される病院に「ずっと，いたい」と言うなどして，揺れ動く。ここではあせらず，ゆとりをもって生活を立て直し，体力や気力の回復をはかっていくことを目標とする。

また，このころ，**回復時臨界期**とよばれる，多彩な身体症状が出現する時期があるが，これについては第12章で詳しく述べる（▶268ページ）。

● さまざまな治療プログラムでの学び

ストレスから離れ▶
て今後のことを
考える

入院によるもう1つのメリットは，ストレスとなる葛藤状況から離れて時間的・心理的にゆとりができ，これからのことをあれこれ考えられるということである。比較的安定した回復期になると，これまでの対人関係や生活上の問題とも向き合い，新たな生き方を模索する時期がやってくる。

多様なスタッフに▶
よる多様な治療

そんなとき，病院にはさまざまな職種のスタッフが身近にいて，多様な治療プログラムに参加できるというメリットもある。

図11-2は，さまざまな治療法を，おもになににはたらきかけるかによって精神療法・行動療法・身体療法の3つに分類したものである。もちろん大まかな分け方であり，重なり合うものもある。いずれの治療法も，身体・感情・思考・行動面から自己や他者への気づきを促し，自己を統合していくことをた

---

1) 中井久夫：精神科治療の覚書。日本評論社，1982．

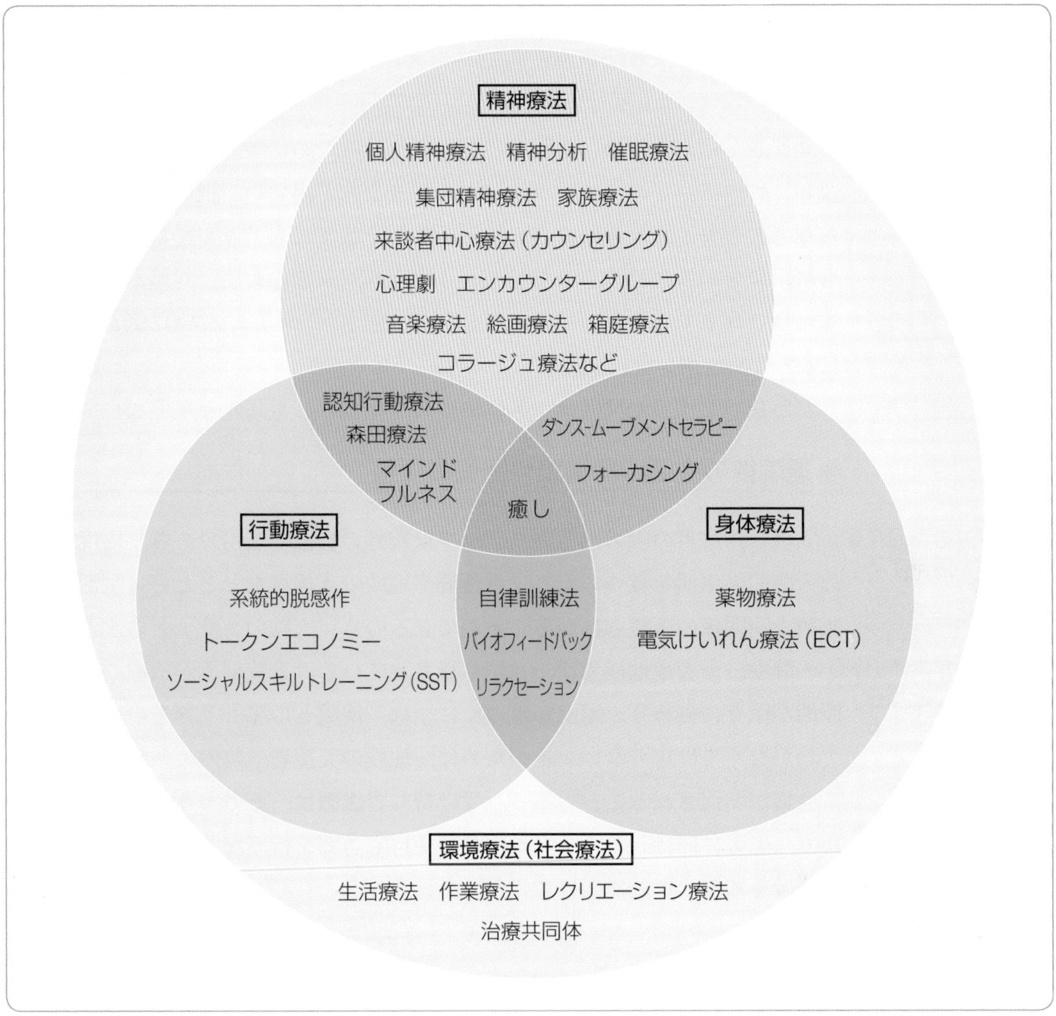

精神療法

個人精神療法　精神分析　催眠療法

集団精神療法　家族療法

来談者中心療法（カウンセリング）

心理劇　エンカウンターグループ

音楽療法　絵画療法　箱庭療法

コラージュ療法など

認知行動療法
森田療法
マインド
フルネス

ダンス-ムーブメントセラピー

フォーカシング

癒し

行動療法　　　　　　　　　　　身体療法

系統的脱感作　　　　自律訓練法　　　　薬物療法

トークンエコノミー　バイオフィードバック　電気けいれん療法（ECT）

ソーシャルスキルトレーニング（SST）　リラクセーション

環境療法（社会療法）

生活療法　作業療法　レクリエーション療法

治療共同体

▶図 11-2　精神科におけるさまざまな治療

すけるものである。

　ここで，事例①（▶196 ページ）のユリさんの入院後の様子をみてみよう。

事例①-4

＜ユリさんのその後＞

　入院後しばらくすると，ユリさんはある 20 代の患者と話をするようになった。そして，それまでは語れなかった受験へのあせりや将来への不安，親との関係についての悩みを，ふしぎと抵抗なく話すことができた。

　その後，ユリさんはその患者が参加しているプログラムに興味をもち，作業療法や集団認知行動療法に参加してみたいと申し出た。そして，病院には医師と看護師以外にも，薬剤師や作業療法士，精神保健福祉士，公認心理師，栄養士など，さまざまな職種のスタッフがいて，いろいろな相談にのってくれることを知った。

> そのようなユリさんの回復ぶりを見ていた母も，看護師がすすめてくれた月 1
> 回外来で開かれている家族教室に参加することを決めた。

対人関係を学び，▶
自分に気づく
　ユリさんは，はじめは生活にリズムをつけるために参加した作業療法や集団
認知行動療法などのプログラムでさまざまな人と出会い，世のなかにはいろい
ろな考えをもった人がいることを知った。そして対人スキルを身につけるとと
もに，自分の人に甘えられないという弱点や対人関係の癖，対処パターン，さ
らにはこれまで生きぬいてきた自分なりの強さ（レジリエンス）に気づけるよう
になっていった。

　しかし，こうした期間は，入院期間の短縮化とともに年々短くなっている。

● 退院後の生活の再構築や関係の調整

院外の資源を▶
活用する
　入院した患者の次の回復のステップは院外の資源の活用である。再度，自分
の入院前の生活を見つめ直し，看護師や地域の支援者などとともに生活の再構
築や人間関係の調整をはかることができるのも，入院のメリットの 1 つだろう。

スタッフが病院の▶
外に出ることから
始まる
　入院中，患者は地域生活から切り離されている。入院環境が治療的に必要な
時期が徐々に終わり，退院が近づくにつれ，地域とのギャップを少しずつ埋め
ていかなくてはならない。そのために，地域の支援者や院内の多職種が参加す
る会議が開催されることもある。受け持ち看護師は，そのような会議に出席し
たり，患者に同行したりして外出練習や自宅訪問を行うなどして，患者の暮ら
す地域を知り，退院に向けてのケアを行う。

2 入院のデメリット

　入院には，これまで述べたようなメリットがある反面，患者の回復にとって
マイナスとなるようなデメリットもある。

● 自律性の喪失と脱個性化

　事例①のユリさんに，再度，登場してもらおう。

囚人になった▶
ような感覚
　自殺のリスクがある患者が入院する際には，通常，本人や家族の同意のもと
に危険防止のための持ち物検査を行う。だが，入院直後のユリさんの場合は昏
迷状態のために同意をとることが困難で，家族とも連絡がとれなかったため，
看護師が持ち物をチェックし，病衣に着がえさせた。

　ここで考えてほしいのだが，ユリさんは，見知らぬ場所に連れて来られて持
ち物の中を調べられ，服を脱がされて寝間着のようなものに着がえさせられた
ことを，どう感じただろうか。自分を保護してくれたというよりは，どこかに
拉致された，あるいは囚人になったと感じたかもしれない。

アイデンティティ▶
が剥ぎ取られる
　アメリカの社会学者ゴッフマン E. Goffman は，こうした入院の際の荷物検
査や病衣に着がえさせられる一連の行為を「剥ぎ取りの儀式」とよんだ。一市

民としてのアイデンティティがそこで剝ぎ取られ，新たに患者としてのアイデンティティが付与されるということである。

その人らしさが▶
奪われる

「剝ぎ取りの儀式」によって入院した患者は，個性を失い，集団として取り扱われるようになる。入院前の職業や収入，地位，年齢や性別にかかわらず，入院後はみな同じ「患者」になる。好みや趣味を聞いてもらえることはまずない。持ち物も制限され，ほかの人がうらやましがるからとか，ほしがるからという理由で，高価なものや特別なものを持ち込むことは許されない。

スケジュールも行▶
動も決まっている

そして患者は，起床から就寝まで，食事，入浴，回診と，細かく決められたスケジュールにそって入院生活を送ることになる。自由に使える小づかい金も，外出できる時間や範囲も決められてしまう。あたかも「自分ではなにも決められない人」のように扱われてしまうのである。

このようななかで，とくに長期の入院が，自律性や個性などの人間性の喪失を引きおこすことになる。その結果として，施設病(症)といわれる状態に陥ってしまう(▶NOTE「施設がつくり出す病い——施設病(症)」)。

● 情報とコミュニケーションの不足

いままでの人間関▶
係から切り離され
情報が絶たれる

入院すると，家族や友人から切り離され，情報が絶たれてしまうことも大きなデメリットである。テレビはあっても好きな時間に見たい番組を見られなかったり，新聞も読めなかったりする。携帯電話やインターネットの利用を制限している病院もある。

NOTE
施設がつくり出す病い——施設病(症)

クレペリンやブロイラーによって統合失調症に特徴的な症状としてあげられた，常同行為や常同姿勢，無気力・無関心，自発性の欠如，受動性，感情の平板化といった陰性症状が，実は硬直した施設への患者の適応的反応であるということは，1920年代にすでにサリヴァンによっても指摘されていた。1950年代になり，そうした症状は病気がつくり出すというよりは，施設がつくり出す病いであるとして，インスティテューショナリズム institutionalism という概念が生まれた。日本語では施設病(症)と訳されている。

精神科病院で参加観察を行ったアメリカの社会学者ゴッフマンは，精神科病院をはじめ，軍隊や修道院，刑務所，寄宿学校など，①すべての生活が同じ場所，同じ権威の下で営まれる，②毎日の活動が集団的に行われ，全員が画一的な扱いを受け，同じことをする，③きちんとスケジュールが決められ，厳密な規則やシステムがあ

る，④個人ではなく，その施設の目的にかなうように計画された活動が強制される，といった特徴をもつ施設を「全体施設」と名づけ，こうした施設で長い間生活していると，患者だけでなくスタッフも，個性や意欲が失われ，その施設内だけに通用する特別の用語や習慣を身に付けて行き，その施設でしか生きられなくなると指摘した。これが施設病である。リハビリテーションのためには，まずこの施設病を治療しなくてはならない。

イギリスの精神科医バートンは，これらの症状を施設神経症と名づけ，その原因として，①外界との接触の喪失，②強制された怠惰と責任の喪失，③医療看護スタッフのボス化，④私的な友人や所有物，私的出来事の喪失，⑤向精神薬，⑥病棟の雰囲気，⑦施設外への展望の喪失をあげた。そして，この痛ましい状態を引きおこしたのはもっぱら看護師であり，したがってそれを治癒させることができるのも看護師であるとした。

　　入院中，情報はたいてい医師や看護師から患者へと一方的に伝えられる。しかも看護師は忙しすぎて，むだ話をする余裕もないようにみえるため，ひたすら医師の面接を待っている患者もいる。

　　このような病棟における情報とコミュニケーションの不足[1)]が，患者の自律性の喪失や，次に述べる孤独や退屈の増大に一層の拍車をかける。

● 孤独

急性期の患者は▶
話をしたい
　　イギリスの当事者であり現在はフリーの研究者でもあるフォークナーA. Faulkner は，入院した患者の多くが，スタッフに話を聞いてもらえなかったと訴えているという。彼自身の入院体験でも，看護師は忙しく話をする余裕もチャンスもないといった様子で恐ろしくて話しかけることができなかったこと，治療が懲罰や強制のように感じられて恐怖だったこと，退屈なこと，治療やケアに関してこれからどうなるかの情報がまったくなかったことを入院時の体験として語っている[2)]。

まわりに人がいる▶
のに孤独を感じる
　　フォークナーが述べたような状況のなかで，患者は，病棟ではいつも誰かがそばにいてプライバシーがないと感じているにもかかわらず，孤独を感じているのである。入院が長期化するにつれ，患者は孤独から逃れるために病的な世界へと引きこもるようになってしまう。

● 退屈

物理的退屈と▶
化学的退屈
　　孤独のほかに，スタッフが気づきにくい患者の苦痛に退屈がある。先ほどのフォークナーは，自身の入院体験のなかで退屈だったことを語っていた。中井久夫も，退屈を「患者が訴えない症状」の 1 つとしている[3)]。

　　イギリスの当事者でフリーライターでもあるアントニウ J. Antoniou は，入院中の退屈には 2 種類あると述べている[4)]。1 つは，家にいたときにはいつも行えていたことが入院中は行えず，埋めることのできない時間がありすぎるための「物理的退屈」，もう 1 つは薬の有害反応による「化学的退屈」である。これは，薬の作用のためになにも落ち着いてできず，たとえば新聞や本を読みたくても読めなくなったり，感情が抑えられてしまったりすることから生じる。

感情が動かない▶
という苦痛
　　とくにアントニウは，「感情が動かない」という感覚は本当に苦痛だったと述べている。すべてが味けなく，心のなかが退屈でいっぱいになり，自分の前

1) ところが，院内のうわさが患者の間に伝わる速さは，驚くほどである。
2) Faulkner, A.: Strategies for surviving acute care. In M. Harrison et al. (Eds.): *Acute Mental Health Nursing: From acute concerns to the capable practitioner.* Sage Publications, 2004.
3) 中井久夫・山口直彦：前掲書．p. 99.
4) Antoniou, J.: Bored on the ward. In M. Hardcastle et al. (Eds.): *Experiences of Mental Health In-patient Care.* pp. 33-40, Routledge, 2007.

にのびていく果てしのない時間を考えるとパニックになるという。

患者はなぜタバコ▶
を吸うのか 　患者は退屈をまぎらすために，昼間から寝たり，寝たふりをしたりしていると，アントニウはいう。精神障害をもつ人は喫煙率が高いことが知られているが[1]，喫煙は退屈をしのぐ手だてでもあるのだろう。患者が大声をあげたり，騒ぎをおこしたりするのも，退屈さからなのかもしれない。

　だとしたら，薬を増量してもそうした行動をなくすことにならず，ますます「化学的退屈」を増大させるだけである。

プログラムがあっ▶
ても退屈はする 　アントニウは退屈を助長する要因の1つとして，病棟では1人になれないため，好きなことができないことをあげている。そして，退屈をまぎらすには，中庭への散歩がよかったという。この中庭への散歩は，複数の当事者が入院中の経験としてよかったこととしてあげている。

退屈は慢性化を▶
進める 　退屈が無視できないのは，それによって慢性化への可能性が強まるからである。中井は，退屈とは「解消されない緊張とフラストレーションのうえに乗っかっているものであって，余裕とはぜんぜん違う」と述べている[2]。退屈は，気晴らしやレクリエーションなどでは結局解消されない。アントニウも，病棟ではたとえ毎時間プログラムがあっても退屈することがありうるし，逆になにもしていなくても退屈しないでいることもあるという。

退屈に対抗するの▶
は精神療法 　中井は，患者の退屈に対抗する最大のものは精神療法であるという[3]。実際，グループを始めると，患者の表情がいきいきしだすものである。

● スティグマ（社会的烙印）

　これは，入院に限ったことではないが，人々が精神科での治療を躊躇する背景に，精神疾患患者へのスティグマ（社会的烙印）がある。いったん「精神科の患者」という烙印が押されると，ほかのすべての特性が無視されてその烙印だけがひとり歩きしてしまうことをおそれるのだ。

「精神障害者はこ▶
わい」という偏見 　日本では現在，措置入院の割合は全体の0.5%にすぎないものの，同じく非自発的入院である医療保護入院は47%もあり，一時は60%をこえていた任意入院は，いまでは52%に減ってしまった。社会における「精神障害者は危険だ」「精神障害者は自分では正しい判断ができない」という偏見はまだ根深い。

犯罪の被害者に▶
なることも多い 　しかし実際には，精神障害者の多くは社会でおだやかに暮らしている。それにもかかわらず，残遺症状や薬の有害反応のせいで人々の好奇の目にさらされ

---

1) アメリカの疾病管理予防センター（CDC）は，2013年，精神疾患をもつ成人のうち喫煙者は36%に達し，疾患のない成人の喫煙率21%をはるかに上まわっており，しかもヘビースモーカーが多いとするレポートを発表した。
2) 中井久夫・山口直彦：前掲書．p.99.
3) 中井久夫：前掲書．p.310.

ることが多く，ときには路上で暴力をふるわれたり，だまされて障害年金を巻き上げられたりするなど，犯罪の被害者になることもめずらしくない。一般の人々に不可解で恐ろしくみえるかもしれない患者の行動の陰には，むしろ，当事者の深い悲しみやおびえ，孤立無援感が隠されているのである。

　そのような当事者が，理解と救いを求めて病院にやってくるとき，病院や医療者はその気持ちにこたえているだろうか，考えてみる必要があるだろう。

本人自身の▶セルフスティグマ　一方，精神障害者自身にも，精神科に対する誤解や偏見がないわけではない。「どうせ精神科に入院したことのある者など，社会は受け入れてくれるはずがない」「自分が精神科の患者だと知れば，きっと人は皆自分を偏見の目で見るだろう」と悲観的・被害的に思い込む患者も少なくない。

　アメリカでは，こうした当事者自身の否定的構えを**セルフスティグマ**とよび，みずからたすけを求める行動を阻害してしまう，回復にとっての重大な妨害要因としている[1]。したがって，入院がそうしたセルフスティグマを強化しないように，むしろ病いの体験がこれから生きていくための力となるように，医療者は患者のエンパワメントを支援しなければならない。

● 家族関係への影響

家族の無力感▶と差別感　家族の一員が精神障害をかかえているとわかったとき，家族は大きなショックを受ける。もともと家族自身に精神障害に対する誤解や偏見があると，なかなか受けとめきれず，受診に反対したりおこりだしたりすることもある。

　とくに親は，わが子の発病に自責の念をいだきやすい。なんとかしてやりたいと必死に奔走し，結局入院するしかないとなると，どこかでホッとする一方，そう感じることに罪悪感や無力感をおぼえるものである。子どもの入院に対するこのようなアンビバレントな感情から，せっかく入院してもすぐに退院させようとする家族もいる。

家族の傷つきも▶見逃せない　一方，家族によっては，本人のおこした行動の責任や負債を引き受けざるをえなくなったり，家族自身が本人から暴力をふるわれていたりして，患者に対するぬぐいがたい恐怖や怒り，不信感が植えつけられてトラウマとなっていることもある[2]。その場合，患者がたとえ回復しても，なかなか受け入れる気持ちにはなれないこともめずらしくない。

　医療者が無意識のうちに患者と同一化してしまうと，家族に対してまるで患者を「やっかい者」のように病院に押しつけようとしているなどと感じて，憤りをおぼえてしまうことがある。だが，実は家族自身も大きく傷ついて，葛藤

1）下津咲絵ほか：統合失調症におけるセルフスティグマとその対応．精神科治療学 20
　（5）：471-475，2005．
2）寶田穂ほか：今にして病棟家族懇談会を考える．病院・地域精神医学 42(1)：66-68，
　1999．

しているのである。

　また，家族に精神障害者がいるということで，家族自体がまわりから偏見の目で見られたり，付き合いを避けられたりといった苦痛な体験をしいられる場合もある。家族が冷たい，協力的でないと感じるときには，家族の話によく耳を傾け，その痛みを理解する必要がある。

② 治療的環境としての病棟

環境は回復のため▶
の重要な要素

　まだ，抗精神病薬などもなかった 18 世紀のイギリスで，環境療法とよばれる治療的アプローチが生まれた（▶1 巻：第 6 章，292 ページ）。より人間的な良質の生活環境を提供することにより，精神疾患からの回復を促そうとする方法である。いま日本でも，児童自立支援施設での虐待を受けた子どもたちへのケアに環境療法が試みられている[1]。第 9 章でもみてきたとおり，精神科での入院治療にとっても，環境は重要な要素である。

1 病棟の安全保障感

恐怖を感じさせ▶
ない病棟を

　アメリカの精神科医サリヴァン H. S. Sullivan（1892〜1949）は，人が生きていくうえで重要なのは満足と安全保障感 security だとした。中井久夫も，「患者が訴えないけれども，どうも，病むことのつらさの土台になっている代表は"恐怖"である」と述べている[2]。そして，恐怖のあまり自傷行為や万引きなどをしたり，やみくもな行動に走ったりするというのである。そこで，治療的環境の最大の条件は，「恐怖がなく，人間的な安全保障感があること」となる。

アットホームな▶
病棟環境

　図 11-3 はスイスのチューリッヒにある 2 つの精神科病院の写真である[3]。廊下やデイルームの壁にはふつうの家庭の居間のように絵画が飾られ，観葉植物やレースのカーテンには病院とは思えない，アットホームな雰囲気が感じられる。デイルームにはテレビやビリヤード台などの娯楽設備があり，本や雑誌，新聞などが置いてある。さらには，テーブルやソファが置かれて，患者どうしが自然に交流できるように工夫されている。

2 安全の基地としての病棟

プライバシーと▶
安全のジレンマ

　入院時の患者は，強い孤独感と無力感のなかで疲労困憊していることが多い。入院前はたいてい不眠状態が続いているので，とにかく入院してぐっすり眠りたいという患者も多い。しかし現実には，入院してみるといつもスタッフがい

---

1) 大迫秀樹著：虐待を受けた子どもに対する環境療法：児童自立支援施設における非行傾向のある小学生に対する治療教育．発達心理学研究，14(1)，pp. 77-89，2003．
2) 中井久夫：前掲書．
3) 現在，ラインナウ病院は保安病棟だけを残して閉鎖されている。

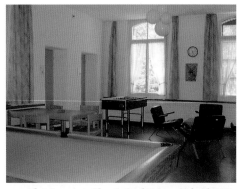

a. デイルーム：ゲームやビリヤード台がある（ラインナウ病院）

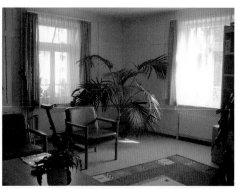

b. リビングルーム（ラインナウ病院）

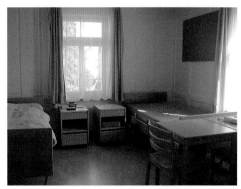

c. 2人部屋（ラインナウ病院）

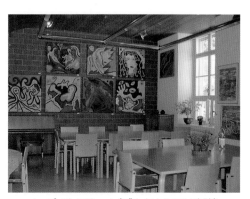

d. デイケアルーム（ブルクホルツリ病院）

▶図11-3　スイスの精神科病院の内部

て話しかけられたり，窓から無言でのぞき見られたりする。

観察か監視か▶　これは，急性期の看護にとって大きなジレンマでもある。患者のプライバシーは尊重したいが，一方で患者の安全を確認するために，看護師は頻繁に様子を観察しなければならない。けれどもそれは，看護師にとっては通常行う業務であり，「なぜ見に来るのか」「なにを心配しているのか」などといちいち説明が必要とは思っていないことが多い。無言でのぞく場合は，話しかけずにそっとしておこうと考えるかもしれない。

　一方それは，患者にとっては知らない人間に監視され，のぞき見られるという，個人の尊厳がそこなわれるような不快で屈辱的な体験でもある。ただのぞかれるだけで，「なにかしてほしいことはないか」とたずねられることもなければ，「誰かが自分に関心を寄せていてくれる」とはとうてい思えないだろう。また，聞かれても，信頼できない人には本音を言うことはできない。

患者にとっての▶
「心の安全基地」　ボウルビー J. Bowlby は，子どもの成長にとって重要な心の安全基地としての養育者の役割について，次のように述べている[1]。

　　子どもや青年は，その安全の基地から外の世界に出ていけるし，戻ってきたときには喜んで迎えられると確信して帰還することができる。身体的にも情緒的にも糧を得ることができ，疲弊困憊しているときには慰めが得られ，恐ろしがっているときには安心感が得られるのである。要するにこの役割は，励ましや援助が必要なときにはいつも利用でき，それに反応する用意がされている状態ではあるが，明らかに必要なときにしか，積極的に介入することはないものである。

　患者にとって必要なのは，自分が「いま，ここにいてもよいのだ」「いつでも無条件に受け入れてもらえる」と確信でき，必要なときには励ましや援助が得られると信じられるような心の安全基地なのである。そう思えばこそ，新たなことにチャレンジしてみようという意欲もわいてくるのである。

3　共感的な環境としてのスタッフ‐患者関係

安全保障感を生み出す人間関係▶　サリヴァンは 1920 年代，急性の統合失調症状態にある若い男性患者たちのための特別病棟をつくった。彼が最も重要と考えたのは，患者の人間的な安全保障感をまもり育てるスタッフの意識的なかかわりであった。その病棟では，身体的安全への配慮と，できるだけ失望や排斥を体験させないような配慮がなされ，結果的には 80% の人々が社会的回復を果たした。

　サリヴァンは，「病棟内外での社会化プログラムに基づいた新しい治療法が編み出されれば，統合失調症による人格の破壊は大幅に減ずるはずである」と述べている[2]。

似た者は似た者によって治される▶　ところで，治療的環境にとって確かな安全の感覚は必要不可欠なものだが，それはスタッフがつねに親のようにふるまうことを意味するわけではない。サリヴァンの特別病棟には，「似た者は似た者によって治される」という信念から，病院組織のなかでも低い地位にあり，患者と年齢が近く，軽い病的体験をくぐりぬけてきたような 6 名の男性看護者(当時はアテンダントとよばれていた)が選ばれ，12 時間交代で勤務した。それは，**チャム** chum とよばれる，前青春期(思春期)ごろの親友との関係をモデルとしたものであった。

孤独は不安よりも恐ろしい▶　親離れの時期でもある思春期には，親への依存と自立の葛藤が強まり，若者は人生ではじめて孤独と向き合うことになる。孤独は不安よりもっと恐ろしいものだと，サリヴァンは述べている。そこで，このころの若者に顕在化するのが，自分に似た仲間を求める「対人的親密欲求」であり，そのとき，親と同等かそれ以上の重要性をもつようになるのがチャムであるという。

---

1) Bowlby, J. 著，二木武監訳：母と子のアタッチメント——心の安全基地．p. 14，医歯薬出版，1993.
2) サリヴァン，H. S. 著，中井久夫・岩井圭司訳：分裂病は人間的過程である．p. 366-367，みすず書房，1995.

　　サリヴァンは，自分と同じ関心の絆によって結びついたチャムは，「自分が
他人と違っているという感じを非常によく治してくれる」と述べている[1]。
チャムができることによって自分が相手に近づき，相手の目で自分をながめる
能力が新たに目ざめてくる。これが自己の成長をもたらすのである。

**ふつうの意味での▶
　　共感的な環境**
　　またサリヴァンは，共感的な環境こそが治療にとって必要不可欠なものとい
う。彼のいう「ふつうの意味」での共感的な環境とは次のようなものである[2]。

> 　　残虐さがなく，そのかわりに場に関与する人々の人格が無意識的な共感に基づ
> いた，相手のレベルまで降りていった知的な寛容さや居ごこちのよい無関心があ
> る環境のことである。

　　「相手のレベルまで降りていった知的な寛容さ」とは，患者の言動をすべて
頭で理解しようとせず，論理的には矛盾するようなこともそのまま受け入れる
能力である。

**居ごこちのよい▶
　　無関心とは**
　　では，「居ごこちのよい無関心」とは，どのようなことか。サリヴァンは専
門的な「観察」[3]を排除しようとした。とくに専門家意識にこりかたまった
「大学卒の看護師」を嫌い，先に述べたような男性看護者の体験による教育，
良質の個人指導(チュータリング)をすすめた。それは，看護者が患者に教えさ
とすようなものではなく，たとえば看護者どうしが患者の前で意図的に自分の
かつての体験を語り合うというようなかかわりであった。

**サリヴァンのいう▶
　　「共感的環境」**
　　サリヴァンの考えた共感的な環境とは，患者とスタッフではなく，「『精神病
的な人』と比較的『正気な人』とからなる人間集団」であり，次のような場で
ある[4]。

> 　　後者("比較的"正気な人)の側は，自分よりも障害の深いものとの共同体とはな
> にかということを意識的に定式化しており，人のよさはあるが無意識にではなく，
> 有益な結果を目ざして意図的に患者の生活に参加する。

　　つまり，スタッフは障害の深さにおいて患者と程度の差があるだけで，本質
的な違いはないというのである。サリヴァンは，看護者が「意図的に患者の生
活に参加する」ために，精神分析を受けて自分自身をよく知ることをすすめた。
自身も病院の近くに住まいを移し，看護者たちは仕事を終えると彼の家に集
まって，その日あったことなどを語り合ったという。

---

1) サリヴァン，H. S. 著，中井久夫・岩井圭司訳：前掲書. p.367.
2) サリヴァン，H. S. 著，中井久夫・岩井圭司訳：前掲書. p.367.
3) サリヴァンが提唱したのが「参加しながらの観察」(参加観察，参与観察ともいう)であ
　　る。客観的な観察ではなく，治療者と患者との相互交流のなかではじめてみえてくるも
　　のを重視した。
4) サリヴァン，H. S. 著，中井久夫・岩井圭司訳：前掲書. p.367.

4　開放処遇——オープンドアポリシー

ヨーロッパでは▶
70年前に身体的
拘束の廃止へ

　第二次世界大戦後，イギリス・オランダ・ノルウェー・スイスで社会療法やリハビリテーションが積極的に導入されると同時に身体的拘束が廃止され，開放病棟が大幅に増加した。社会精神医学革命がおきたのである。1949年には，スコットランドのディングルトン病院で，院長のベル G. Bell がすべての病棟の入口の鍵をいっせいに開け，開放病棟にした。それまでも精神科病院を全開放にする試みはいくつもあったが，永続したのはこれがはじめてであった。

　その後数年のうちに，欧米では**開放化（オープンドア）運動**が広まり，いくつもの病院が全開放となった。いずれも抗精神病薬が使われるようになる前である。その後，精神科病院自体が廃止されていくなかで，現在では開放化（オープンドアポリシー）という言葉自体あまり聞かれなくなった[1]。

日本での開放治療▶

　日本でも，抗精神病薬はおろか電気けいれん療法（ECT）やインスリンショック療法などもなかった時代から開放化が行われていた。東京府立松澤病院（現東京都立松沢病院）の精神科医，加藤普佐次郎（▶1巻：313ページ）は，1925（大正14）年に次のように述べている[2]。現代文に訳して紹介しよう。

> 　精神病者に対する治療の方法として作業治療が広く行われ，いまや治療法中の最も重要なものとされている。また開放治療も精神病者の方法として長く提唱されてきた。（中略）
> 　しかし，精神病院における在院患者の3分の2は統合失調症患者であり，その疾患の本態や病理に関していまだなんの定説がなく，また患者の約半数を占める麻痺性痴呆[*1]はほとんどなんら確信できる治療法に到達していない状態にある。このときにあたり，精神病院において作業治療または開放治療を行い，これによっていわゆる不治とされる病者の生活状態をいくらかでも改善することができるかどうかを研究する必要がある。それは，一方ではわれわれが国家的要求に応じて管理している精神病院において，不治の患者に対し行うことにどのような意義があるかを決定する根拠であって，やがて病院そのものの存立の意義を明らかにする一要素である。
>
> ＊1　当時，梅毒による進行麻痺は統合失調症（早発性痴呆）の一病態と思われていた。

戦後日本の開放化▶
の試み

　やがて日本は第二次世界大戦に突入し，精神科病院では配給がとめられ，多くの患者が餓死する事態になるなど，開放化どころではなくなってしまった。しかし敗戦後，ほとんどゼロからの出発となった精神科病院で「開放療法」という言葉がつくられ，再び開放化の機運が盛り上がった。国立武蔵療養所（現

1）現在，欧米でオープンドアポリシーといえば，感染症病棟の管理についてである。感染症病棟でさえ，ルチーン化した隔離が見直されている。
2）加藤普佐次郎（1925）：精神病者ニ対スル作業治療並ビニ開放治療ノ精神病院ニ於ケル之レガ実施ノ意義及ビ方法．病院精神医学 6：1-25，1963．

国立精神・神経医療研究センター病院)の精神科医，小林八郎は，薬物をまったく使用しない実験的開放療法を試みた(▶NOTE「生活療法と生活臨床」)。彼は物理的開放だけでなく，心理的開放の必要性を唱えた[1]。

　続いて 1956(昭和 31)年には，国立肥前療養所(現 肥前精神医療センター)が全開放にふみきったが，病院内外の反対にあい，まもなく中止に追い込まれた。その後 1960 年代以降，精神医療改革運動のなかでいくつかの全開放病院が生まれたが，開放処遇が日本の精神科治療のスタンダードになるまでにはいたらなかった。公立では，長野県立駒ヶ根病院(現 長野県立こころの医療センター駒ヶ根)が 1971(昭和 46)年以来，2007(平成 19)年 5 月に精神科急性期治療病棟が設置されるまで，全開放で運営されてきた。

開放は患者だけでなく地域もかえる ▶　日本では，急性期病棟といえば閉鎖処遇があたり前のような風潮があり，急性期病棟が増加するなか，現在は欧米とは別の意味で開放化という言葉を聞かなくなってしまった。しかし，久場政博は東北地方にある総合病院精神科病棟での 20 数年間にわたる開放化の歩みについて，次のように記している[2]。

> 　昼間に扉が開放されているということの患者への心理効果は絶大で，たとえ急性期症状のため外出を禁じられている患者も，現に自由に扉を行き来している患者をみれば，いつか自分も外出できると安心して主治医との取り決めをまもることができる。

　そして開放化は単に病棟の鍵を開けるだけでなく，病棟が地域へとつながっ

NOTE
生活療法と生活臨床

　戦後の日本の精神科病院で盛んに行われたのが「生活療法」である。小林八郎は，生活療法を「生活指導・作業療法・リハビリテーション活動などの総称」としている。いまでいうセルフケア理論とも似ていて，患者の活動能力レベルに合わせた生活指導や作業療法などのプログラムが看護師の主導で行われ，ロボトミー手術を受けて廃人同様になった患者を含めて，多くの慢性化した患者のリハビリテーションに効果を示した。

　しかし，生活療法は 1960 年代から 1970 年代にかけて，患者の人権と主体性を無視した集団処遇として激しく批判され，日本の精神科看護は一時期，自信喪失と停滞の状態におちいった。

　一方，「生活臨床」は，日本生まれの行動科学に基づ

き，群馬大学病院の外来での退院患者の再発予防の実践と研究から始まったもので，全国の熱心な保健師の間に広まった。

　生活臨床では，患者を「能動型/受動型」の生活類型に分け，それぞれに合った指導の仕方をする。さらに患者の生活特徴を「色/金/名誉/身体」に分類する。これは一種のストレス脆弱性モデルともいえ，患者にはそれぞれ結婚や異性の問題，金銭問題，出世や降格，懲罰などの名誉にからむ問題，身体的健康問題など，固有の弱点があるので，生活上そのような問題が出ないよう，出たときには早めに対処するように指導する。認知行動療法的な発想といえる。

---

1) 大島貞夫：開放療法の実験的研究．病院精神医学 3：75-80，1960．
2) 久場政博：より身近で多彩な分裂病治療の実践．p.144，星和書店，2002．

ていく契機となった。患者が町なかに買い物に行き，やがてアパートに住むようになると，地域の精神障害者に対する接し方がかわってきたと久場はいう。地域の治療的雰囲気がかわったのである。

5 治療的雰囲気の重要性

病棟内のざわめき▶
を聞く

病棟にも治療的雰囲気というものがある。上で紹介した久場はその測定法として，看護室に近い病室に入り，患者と話をするか，寝そべって病棟内のざわめきを聞きとるよう耳をそばだてるという方法をすすめている[1]。

> シーンと静まり返っている病棟は明らかに緊張の強い病棟である。看護室からのみ異様に高い笑い声が聞こえるのも，よい病棟とはいえない。病棟のあちらこちらから患者たちの自然な話し声や笑い声が，徘徊の音，卓球の音，テレビの音などにまじって雑然と聞こえるのがよい。病棟ホールの真ん中に行くと，患者たちがスタッフめがけてワーッと寄ってくるようではあまりよい病棟とはいえない。患者や看護スタッフがそれぞれ自分のペースを崩さず，かけ足でなく，動きまわっているのがよい。ゆったりとして，ホールのソファで居眠りをしている患者がいるのがよい。ときおり患者が寄ってくるが，それはあいさつであったり，外出したとき石けんが安かったことを報告するものであったり，その病院の生活を話してくれることがよい……(中略)。
> こうして治療スタッフとか患者とかの差異を気にしない雰囲気，冗談を言える間がら，明るい笑い声の絶えない雰囲気，そこにいるとのんびりとしてソファで居眠りをしてしまう雰囲気ができると，治療的雰囲気の質は著しく向上する。

技術的なことが▶
問題なのではない

欧米先進国では精神科病院の廃止が進み，慢性期の患者は在宅でケアし，急性期の患者は総合病院や大学病院の精神科病棟で治療するようになった。だがそこには，かつての精神科病院にあったような豊かな自然や静かな空間がなく，落ち着かず癒されないという苦情が当事者から出てきているという。そればかりか，急性期病棟が患者にとって安全でも治療的でもなくなり，スタッフの士気も落ちていると指摘されている[2]。

治療的雰囲気が▶
そこなわれている

イギリスの精神科医ヘイ R. Haigh は，一番の問題は病棟の治療的雰囲気がそこなわれていることだという[3]。治療的雰囲気とは治療の場の目に見えない要素であり，快適な環境をつくるとか，患者のプライバシーをまもるとか，治療的プログラムを用意するといった技術的なことではない。いま私たちに突きつけられているのは，理論や技術の問題ではなく，むしろ価値や倫理の問題なのだと，彼はいう。

1) 久場政博：前掲書．pp. 146-147.
2) Norton, K.: Re-thinking acute psychiatric inpatient care. *International Journal of Social Psychiatry*, 50: 274-284, 2004.
3) Haigh, R.: Acute wards problems and solutions. *Psychiatric Bulletin*, 26: 380-382, 2002.

C｜入院中の観察とアセスメント

① 入院時のオリエンテーション

1 入院を決意する──病棟見学から入院まで

入院前に入院の▶
タイミングと目的
を話し合う

　入院は，本人と家族，どちらにとっても大きなできごとである。できれば入院前に，どのような目的で入院するのかを主治医と話し合っておきたい。第 10 章でみた元気回復行動プラン(WRAP)には，危機的状況に陥ったときのことを想定し，どのようなときに，どこで治療を受けるかを事前に話し合って決めておくクライシスプランが含まれている(▶127 ページ)。

　しかし実際は A 節でみたように，受診を避けているうちに急激に症状が悪化し，相談もなにもできずに入院となることがある。これは患者にとっても，治療者にとっても不幸なことである。

　入院目的は，ゆっくり眠りたい，日常生活を整えたい，感情の波をコントロールしたい，幻覚妄想から休みをとりたい，薬の調整をしたいなど，1 人ひとり異なるだろう。なかには目的がはっきり自覚できない人もいるかもしれない。しかし，患者・家族と治療者が入院時に治療の目的を共有しておくと，退院という目標もみえてきやすい。

病棟見学をして▶
実際に見て感じる

　入院の際は，できれば患者や家族が病棟を見学し，病棟環境が自分に合っているのかをみてもらえるとよい。たとえば，休息をとりたい人は，そうぞうしい病棟では休まらない。友人とのかかわりに課題をもつ青年ならば，高齢者ばかりの病棟よりは，同世代の患者のいる病棟のほうがよいだろう。

　病棟見学の際は，看護師には誠実な態度と適切な説明が求められる。患者にとってはこの見学が病棟の看護師との最初の出会いである。患者がどのような目的で入院したいと考えているのか，どのような環境を希望しているのかを把握し，その希望にどの程度添えるのか，患者の不安が解消できるようにていねいに説明する必要がある。

2 診療計画への同意──インフォームドコンセント

入院診療計画を▶
たて，患者の同意
を得る

　入院することが決まったら，診療計画の説明を行う。医療保護入院においては「入院診療計画」の作成が義務づけられているが，そのほかの入院形態においても診療計画を作成し，担当する看護師や精神保健福祉士の名前，病名や症状についての説明，治療計画，検査内容や日程，入院期間，ケアプランや退院に向けた取り組みなどについて，患者が理解できるように説明し，同意を得ること(インフォームドコンセント)がのぞましい。

　患者の状態によってはすぐに理解できなかったり，折り合えなかったりする

場合もありうるが，この説明は入院時だけで終えるものではない。とくに治療計画やケアプラン，リハビリテーションの計画などは治療を進めるなかで確認し合い，治療者と患者がお互いに理解を深めていく必要がある。

▶入院までの生活状況をケアプランに反映させる

入院時のケアプランに重要なのは，これまでの生活状況を確認することである。一方的に計画をたてるのではなく，患者がいままでどのような生活をしてきたのか，どのようなストレングスがあり，どのようなことに困っていたのか，入院後の環境とのギャップはなにかを患者に確かめ，医師の治療計画とも照らし合わせて，ケアプランに反映させていく。

▶関係職種と連携をとり，検査予定を説明する

入院当初は，検査などが多く，休息どころではないこともある。精神科といえども，病状によっては精神疾患の診断や身体疾患との鑑別診断のために，血液検査，脳波検査，心電図検査，X線検査，MRI検査，心理検査などの検査が行われる。患者にとって負担の少ないスケジュールを組み，なんの目的で，いつ，どのような検査が行われるのか，患者への十分な説明と同意が必要であり，医師をはじめとした関係職種との連携が重要である。

3 病棟オリエンテーション

● 病棟オリエンテーションの内容と方法

▶患者の状態に合わせたオリエンテーションを行う

入院の目的と入院診療計画について説明を終えたら，病棟を案内してオリエンテーションを行う。オリエンテーションの目的は，病棟の構造やルールを知ってもらうこと，患者をすでに入院している患者たちに紹介することである。

食事場所，トイレ，浴室，洗面所，洗濯機など，日常生活に欠かせない設備や場所，入浴の仕方や外出時の手続きなどの病棟におけるルール，病棟の日課と治療プログラム，緊急時の避難方法などの説明を行う。

▶入院初日，患者はエネルギーを消耗する

入院時に患者は，受付，診察室，病棟などそれぞれの部門で説明を受け，その内容も多岐にわたる。ただでさえぐあいがわるくて入院し，環境がかわるストレスもあるのに，そのうえで多くの情報を与えられては，覚えておくこともむずかしい。そのため，オリエンテーションの内容は病棟案内のような冊子にして渡し，口頭での説明は，そのときの患者の状態に合わせて内容を精選して行うようにするとよい。ただし，困ったときに，いつ，どこで，誰に聞けばよいのかということだけは，必ず伝えておく必要がある。

● オリエンテーション時の観察

▶入院時の観察は重要

オリエンテーションの際に，なにをどこまで伝えればよいかは，患者を観察して判断する。まず，病棟に入ってきたときの表情，言動，歩き方，身づくろいの仕方などをみる。そこに，現在の精神状態や入院への不安，期待，葛藤などがあらわれる。

身体的な問題を ▶
見逃さないように

次に，バイタルサインをはかりながら皮膚の状態を見て食事や水分はとれているか，栄養状態はよいか，排便や排尿に問題はないか，入浴はできている様子かなど，患者に触れて全身の状態を観察する。

同時に，日常生活の状況などを問診して，精神症状と身体状況とのつながりをみる。

事例⑤　**息子とともに車椅子で入院してきた渡さん**

渡さんという80代のうつ病の女性が車椅子で入院してきた。付き添ってきた50代の息子の大志さんは，患者がときどき精神症状から動けなくなることがあると言い，その日の渡さんについても「甘えて動かない」と言っていた。

しかし，血圧をはかろうとすると腕が上がらず，体に熱感があり紫斑もあった。X線撮影をすると，腰椎や肩を骨折していた。実は入院直前に自殺未遂をしていたのだが，大志さんは本人の「だいじょうぶ」という言葉を信じて，身体的損傷はないと思い込んでいた。また，日ごろからなにかと人に頼ってくる依存的な母親にうんざりしていた大志さんは，動けないでいる母親に，「またか」と思っていたのである。

渡さんもうつと高齢のため痛みの知覚が低下しており，適切に表現することができなかった。

このように，オリエンテーション時には患者の身体面も注意深くアセスメントしないと，重大な問題を見過ごしてしまうこともある。

入院時には家族関 ▶
係があらわれる

また，オリエンテーション時には，付き添ってきた家族との関係についても多くの情報を得ることができる。

事例⑤の場合，実は息子の大志さんには軽い知的障害があった。そこで，母と子の関係がどのようなものなのか，大志さんに支援はあるのかといったことを考えながら，また渡さんも大志さんも十分理解できたかを確かめながら，オリエンテーションを行う必要があった。

ほかにも，自分のことはほとんど自分でできる成人の患者に対して，両親から祖父母まで一家総出で付き添う家族がいる一方，同居している家族がいても誰も付き添わず，大きな荷物をひとりでかかえて入院して来る患者もいる。一緒に付き添ってきても離れたところに座ってほとんどかかわりをもとうとしない親，患者に指示され小間づかいのように身のまわりの世話を行う親，看護師が患者の話を聴きたいと思っているのに患者に話すすきを与えず，すべて答えてしまう親など，さまざまな家族がいる。入院時には，このような，多様な家族関係を観察することができる。

看護師は観察するなかで，家族のなかの誰がキーパーソンかを把握する。そして，家族にも看護師自身を知ってもらい，ともに治療に協力し合える関係を構築する第1歩とする。

② 観察とアセスメントの方法

1 観察の目的と方法

● 観察の目的

患者の安全を▶
まもり全人的に
理解する

看護師による観察の目的は，患者の安全をまもるとともに，患者を全人的に理解し，治療的な関係を結ぶために情報を集めることである。急性期であれ慢性期であれ，観察はつねに必要であるが，とりわけ，急性期のリスクマネジメントにおいて重要な意味をもつ。それについては第 13 章（▶312 ページ）で詳しくみていく。

● かかわりとしての観察の方法

それでは観察は，どのようにして行えばよいだろうか。次の事例から考えてみよう。

> **事例⑥** 夫を待つ大宮さん
>
> 大宮さんはかなり以前から統合失調症を発症していたようだが，夫がめんどうをみてくれていたおかげで治療を受けずに自宅のアパートで暮らしていた。
>
> だが，その夫が死亡してアパートにいられなくなり，70 歳近くになって初回入院してきたときには，身体も着衣もよごれ，まるでホームレスのようだった。
>
> 大宮さんは入院してしばらくすると，入院時からは想像がつかないほど，品のよい初老の女性という印象にかわった。ところが，ときおり夫が迎えに来ていると言っては，荷物をまとめて出て行こうとするので，目が離せなくなった。そのつど説得しても納得せず，病棟の入り口で引きとめられることがしばしばだった。
>
> ある日，大宮さんの担当になった酒井看護師は，出て行こうとする大宮さんについて行くことにした。荷物を持った大宮さんは病棟を出て，外来玄関まで来た。そこでキョロキョロとあたりを見わたし，「へんねえ，来ていると言ってたのに。どこにいるんだろう」と言い，夫をさがして途方に暮れている様子だった。
>
> 酒井看護師は大宮さんに「外来のソファに座って待ってみませんか」と誘った。そこで 2 人で座って待つうちに，大宮さんは夫がどんな人だったのか，どのような暮らしをしていたのかを，ぽつりぽつりと語りだした。
>
> しばらく話をしたのち，酒井看護師が「ご主人は来ていないようだから，今日は病棟に戻りませんか」と促すと，大宮さんは心残りのようではあったが，「そうですね。しかたがありませんね。戻るとしますか」と応じた。

かかわりながらの▶
観察が原則

急性期と慢性期のいずれにおいても，患者が監視されているのではなく，気にかけられている，見まもられているという感覚がもてるようなかたちで観察

を行うことが重要である。つまり，**かかわりながらの観察（参加観察）**[1]である。患者と話をするとき，あるいは黙ってそばにいるときに，自分の呼吸を相手の呼吸に合わせるようにして，自分の感覚をフルに使って感じとるのである。

　酒井看護師は，大宮さんについて外来に行くことで，大宮さんの夫を思う切実な気持ちを感じとった。そこですぐには帰棟せず，大宮さんをソファに誘った。すると大宮さんは，夫のこと，それまでの暮らしのことを語りだしたのだった。こうして，寄り添い，観察することが，ケアになっていくのである。

さまざまな人による，さまざまな場面での観察 ▶　一方で，大宮さんは，病棟で見せる不安げな表情と，外来で夫について語るときの表情が違っていた。このように人間には多面性があり，相手や場所によって見せる面が違うものである。

　ある看護師には甘え，別の看護師には強がってみせるという患者もいれば，病棟で見せる顔と，作業療法で見せる顔が違っている患者もいる。看護師には厳しくあたるのに，主治医の言うことはおとなしく聞くといったことはよくある。患者どうしのやりとりを観察していると，また別の面を見いだせるものである。他職種も含めて，スタッフどうしで患者の印象を語り合うのも，その人の多様な面を理解するたすけになる。

● リスクレベルと観察のレベル

リスクに応じた観察の仕方 ▶　リスクマネジメントの観点からは，リスクの程度に応じて観察のレベルが決まる。最もリスクが高い場合には，看護師は交代でつねに患者のそばについて観察する。とくに自傷・自殺のリスクの高い患者や昏迷状態の患者などには，時間を決めて1人，できれば2人の看護師を割りあて，集中的なケアを行う。この場合の集中的なケアとは，話し相手になったり，ただそばにいて安心感をもてるようにしたりすることが含まれる。ただし，患者はそれを監視と受け取るかもしれない。看護師側にも，繊細な感受性が求められるところである。

観察と記録の頻度 ▶　高リスクの場合，観察と同様に記録の頻度も高くなる。公益財団法人日本医療機能評価機構による病院機能評価の評価項目では，観察と記録の頻度を「隔離」の場合には1時間に2回（30分おき），「身体的拘束」の場合は1時間に4回（15分おき）とすることを基準としている。しかし，それは最低の基準であって，実際には個々の患者の重症度や必要度に合わせて行う。

観察については主治医の判断も重要 ▶　ケアプランをたてる際には，現在，どのようなリスクがどの程度あるのかをアセスメントし，観察のレベルを慎重に判断する。万が一，観察がおろそかになって事故がおこった場合には，病院の責任となる。観察のレベルを決定する際には，主治医の判断も重要であり，カルテにその指示を明記しておく。

---

[1] サリヴァン（▶226ページ）は，精神医学の基本は参加観察であると述べている。また自己心理学のコフート（▶1巻：第3章，107ページ）は，共感は観察であるという。

交代しながら▶
チームで取り組む

　ただし，りっぱな観察のプランをたてても，受け持ち看護師 1 人で完璧に実行することは困難であり，ストレスフルでもある。イギリスでは 1 人の看護師に割りあてられる観察の時間(すなわち，そばにいる時間)は，連続して 1 時間以内とすることが推奨されている[1]。チームで定期的に話し合い，時間配分や役割分担，とくに注意すべき点を十分に検討し，観察のプランをたてる。その際，患者にかかわる他職種のスタッフを含めて，チームとして実行できるよう，協力体制をつくることも重要である。

観察する看護師の▶
ジレンマ

　また，とくに隔離・拘束をしている間は，観察の必要性を随時アセスメントしなくてはならない。患者の危険な行動を見つけたときにはそれをとめなくてはならないし，場合によっては，不本意であっても行動制限を強化しなければならないときもある。ただ，観察のためとはいえ，トイレに入るところまでチェックしたりするのは，患者の尊厳とプライバシーを侵害するようで，看護師もできたらやりたくないものである。自分のためにも，なんのために観察を行うのかを，明確にしておく必要がある。

患者の状態に応じ▶
て観察レベルも
変化する

　観察のレベルは患者の状態に応じて変化する。事例⑥の大宮さん(▶233ページ)は，入院当初は離院のリスクが高く，看護師はつねに大宮さんの所在を確認していた。しかし，酒井看護師がかかわりつづけることで，大宮さんの行動にも変化があらわれた。大宮さんは，ときどき酒井看護師を見ると「外来まで一緒について来てください」と頼んで一緒に見に行くようになり，しだいに落ち着いて過ごすようになった。そして，日中は食事の時間ごとに所在を確認するだけでよいことになった。

慢性期の観察▶

　慢性期における観察は，急性期のように切迫したものではなくなるが，広い視野が必要になる。回復するにつれて，患者はさまざまな人的資源を活用するようになり，それぞれに違った顔をみせるようになる。そこで，患者と直接かかわり観察するだけでなく，新たにかかわりはじめたスタッフとも情報交換できるような関係性を構築することが必要となる。

2 精神科アセスメント

● 精神科アセスメントの目的

患者の物語を▶
読みとく

　精神科アセスメントでは，看護の方向性を見さだめるために，患者の身体面・心理面・社会面についての包括的なアセスメントを行う。

　アセスメントには客観的なデータだけでなく，患者がどのような人なのか，最初の印象はどうであったかなどの主観的なデータも重要である。カルテに記載されたデータだけでなく，患者と接しての印象や感触，言葉のはしばしから

---

1) Duffy. D.: Out of the shadows: A study of the special observation of suicidal psychiatric in-patients. *Journal of Advanced Nursing*, 21: 944-950, 2008.

伝わるその人の人生や人となりなど，さまざま情報から患者の物語を読みとく作業を行う。

繰り返し患者ととともにアセスメントする ▶ なにより重要なのは，患者とかかわりながら，どのようなことに困っているのか，今後どういうふうになりたいのかを，つねに患者とともにアセスメントし，計画をたて，実践し，評価していくことである。

ここで注意すべきことは，患者はあることができないからといって，別のこともできないわけではないということである。たとえば，かなり強い幻覚症状のある患者でも，お金の計算は得意で，買い物はできるということがある。患者になにができて，なにに手だすけが必要かを，患者とともに確かめていく必要がある。

また，入院や転入時，受け持ち開始時など，繰り返しアセスメントを行うことで，患者の変化やそこにかかわる看護師の見方の変化もみてとることができる。そこで，またケアプランの評価と修正作業を患者とともに行っていく。

● 精神科アセスメントを記録する

ここでは，看護実習のためのアセスメントツールのサンプルとして，患者の背景や人となりを知るための精神科アセスメント[1]を紹介する。なお，次節の「ケアの方向性を考える」では，現在の患者の生活状況を全体的に把握するための別のアセスメントツール，生活状況アセスメントを紹介する。

疾患と治療のアセスメント ▶ 精神科アセスメントは，いわば疾患と治療を中心としたアセスメントであり，あくまで疾患をその人固有の生活史のなかで位置づけようという試みでもある。**表 11-2** は柏木さんという患者を例に，精神科アセスメントの記述例を示したものである。

精神科アセスメントは，デモグラフィックデータ，家族構成および関係，生育歴，入院までの経緯(現病歴)，本人のおもな訴えと治療のとらえ方，主治医の診断と治療方針，入院後の経過(変化)，外見および印象，おもな既往歴(出生時障害，事故を含む)と身体合併症，禁忌事項(薬剤・食物アレルギーなど)，入院のねらいと長期的看護目標などの項目がある。それぞれの記載内容や意義を紹介していく。

なお，実習記録として記入する際には，患者が特定されないよう個人情報の記載に細心の配慮が必要である(▶第 8 章，8 ページ)。

● デモグラフィックデータ

デモグラフィックデータとは，氏名・年齢・性別・職業・婚姻状況・入院形態・保護者・年金と保険の種類など，本人の現在の状況を客観的に示す基礎データである。

---

1) このアセスメントの名称は特別なものではない。

▶表 11-2　精神科アセスメントの記入例（柏木さんの場合）

記載者氏名：医学花子　　　　　病棟：××病棟　　　　　記載日：○年９月８日

患者名	Aさん	性別	男・⑨女	生年月日	19××年９月15日（60代）
入院前の職業	なし	婚姻状況	未婚・既婚・離婚・死別・内縁・再婚（　回目）		
最終学歴	普通高校卒	入院形態	任意	保護者（本人との続柄）	なし
入院期間	14年３か月（8回目）	保険区分	生活保護（国保）	年金の種類	障害年金

家族構成および関係

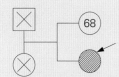

　　両親と姉との４人家族である。父は公立高校の校長まで務めた人であったが，すでに他界している。

　　母親は地方の名家の出で，学歴や家がらへのこだわりが強い。養子であった父親と母親の仲はわるく，父親は母親のことを「変人」ととらえていて，別居していたこともある。

　　５歳年上の姉は専門職についているが，かわり者といわれている。大学入学後，自活を始め，以後ひとり暮らし。未婚。ほとんど面会もなく，行き来もない。

　　父親の死後，母親と２人で暮らしていた。本人が発症して入院後は，母親は単身生活であったが，本人入院中に音信が途絶え，亡くなっていたことがわかった。現在，自宅は取りこわされ，土地も売却された。

生育歴

　A県にて出生。裕福な家の次女として育つ。小さいころは活発な性格で，地元の有名私立小・中学校に通い，成績は優秀だった。そのころは，同居する母方の祖母が家事全般を行っていたという。

　本人が中学生のころ，祖母が亡くなる。母親は有名女子大学への進学を熱望し，それ以外の進路を認めなかった。しかたなく，本人も母親の希望の大学を目ざすが，受験直前に発症した。

　その後，外来治療や入院治療を断続的に続けながら，大学受験をこころざしていたが，断念した。

　本人が30代で父親が死亡。50代で母親の死亡が確認される。

入院までの経緯（現病歴）

　受験勉強中，不眠が出現する。食事もとらず，不穏状態となり，高校の担任教師のすすめで精神科を受診，統合失調症と診断された。

　現在まで７回の入院歴があるが，いずれも，母親の強い要望で１〜６か月ほどで退院している。母親は本人の病気を認めておらず，一緒に全国の神社仏閣や新興宗教などを訪ね歩き，祈禱やおはらいをしてもらっていた。そのため，かなり財産を使いはたしたらしい。

　徐々に住居の荒廃が進み，ゴミ屋敷のようになっていたため，近隣の人の通報で保健師が訪問，衰弱している母親を見つけて，内科に入院させた。本人も母親なしには生活できない様子であったため，説得し当院精神科を受診，なかなか入院に納得しなかったが，疲労が激しく休養目的での入院に同意したため，任意入院となった。

本人のおもな訴えと治療のとらえ方

　電波がかかる，電波で母が殺されたなどの訴えが多い。不安定になると，「頭のなかが操作されている」「私の命がねらわれている」といった妄想になりやすい。

　入院の目的については，肥満を治療するためととらえており，どこまで理解しているのか，よくわからない（入院時に体調を整えましょうと言われたことを誤解しているらしい）。

主治医の診断と治療方針

　統合失調症スペクトラム。薬物療法で精神症状の軽減をはかり，作業療法（OT）にて生活機能の低下を予防する。

　すでに頼れる家族もなく，帰る自宅もないので，長期の療養の見込みである。グループホームへの退院も可能だが，本人が納得していない。

▶表 11-2　（つづき）

入院後の経過(変化)
入院時はかなり興奮して，血統と学歴にこだわる発言(私は○○大学出なのよ，××の子孫なの)が多く，電波体験もあった。思考のまとまりもわるく易怒的だったが，その後，数か月で病状は安定した。退院の可能性もあったが，母親の健康がすぐれず，実現しなかった。そのうちに母親と連絡がとれなくなり，保健所を通して調べてもらったところ，病死していたことがわかった。そのときは，一時的に不安定になった。自宅は住める状態になく，姉が土地を売却してしまった。 　いまは，「私には帰るところがなくなってしまった」と訴え，孤独感や不安，さびしさが増大すると，電波体験が活発になる。便秘により麻痺性腸閉塞の危険あり。 　ふだんの病棟での生活は，毎日 OT に参加しており，レクリエーションなども楽しみにしている。デイルームで新聞には欠かさず目を通すなど，社会性は保たれている。病棟内ではときおり同室者とのトラブルもあるが，友人も多く人間関係は良好である。実習に来る学生を好み，よく学生の受け持ちになっている。母親の法事も無事にすませて，現在は比較的落ち着いている。

外見および印象	性格(病前と現在)
太って温厚な感じ。動作がゆっくりで，一見，もの静かに見えるが，自分の好きな話題では，身ぶり手ぶりを交えてよく話す。人あたりはよい。	病前：活発で積極的。 現在：おだやかで落ち着いている。身のまわりのことを看護師や学生にしてもらいたがるなど，依存的なところがある。

おもな既往症(出生時障害，事故を含む)と身体合併症	禁忌事項(薬剤・食物アレルギーなど)
脂質異常症・肥満・便秘・麻痺性腸閉塞(3 年前)	とくになし。

入院のねらいと長期的看護目標
入院のねらい：安定した生活の確保と治療の継続 長期的看護目標：自分なりの生活再建を目ざし，退院してグループホームまたは福祉ホームに移る。

◉ 家族構成および関係

死亡原因も
わかれば書く

　ここには，両親・きょうだい・祖父母などとの関係を，できれば家族関係図の形式で記す(▶1 巻：第 6 章，256 ページ)。現在の婚姻関係を中心とした家族(配偶者・子・孫)だけでなく，患者が生まれ育った原家族(親・きょうだい・祖父母・伯〔叔〕父・伯〔叔〕母などの親族)についても情報が得られれば記載する。また，同居している家族は線で囲み，誰が面会や外泊を引き受けているのか，誰が経済的に支えているかなどの情報も記入しておく。

　家族の死亡・誕生・結婚・別居・離婚などのおもなライフイベントの年も，家族メンバーの記号のわきに記しておく。また，死亡原因もわかれば書いておくとよい。たとえば，事故で急死したのと，慢性疾患で長くわずらったあとに亡くなったのでは，その影響や意味合いが異なる。

◉ 生育歴

月日が意味をもつ
こともある

　出生地および育った家庭環境，学校での成績，友人関係，結婚や離婚，妊娠，出産，教育歴，職歴，転居などの生活史を記す。成績や教育歴は，患者の理解力や知識，言語能力，社会背景などを知るための参考になる。また，離別や死別，失業などの喪失体験，大きな事件・事故などは心的外傷となっている可能性があり，毎年その日が近づくと調子をくずす，いわゆるアニバーサリー(記念日)症候群がみられることもあるので，日付を確認しておくとよい。

個人年表をつくる▶　また，親や自分の戦争体験(疎開や空襲，引き揚げ体験なども)，地震，津波，台風や竜巻などの自然災害，大規模火災や航空機事故，石油危機やバブル経済の崩壊といった社会的・経済的できごとが生活史に大きく影響していることがあるので，個人年表をつくっておくとよい。話題にもできる。

原因さがしをする▶　気をつけなければならないのは，こうした情報を集めるのは原因さがしをする
わけではない　ためではないということである。患者の現在かかえている生きにくさを「生きる」という文脈のなかで理解すること，患者がどのような人生をくぐりぬけ，どのようにして患者の人となりや世界観が形成されたのかを理解し，患者の強みを知り，それをかかわりにいかすことが目的である。

◉ 入院までの経緯(現病歴)

　患者がどういういきさつで入院にいたったのか，異変はいつどのように始まったのか，あるいは病気に気づいたのはいつか，それらにきっかけはあるのか，本人や家族がどのように対処していたのか，どこでどのような治療を受けてきたのかなどについての情報をまとめる。家族背景や生育歴と切り離せないことも多い。

◉ 本人のおもな訴えと治療のとらえ方

本人がどう認識▶　柏木さんのように，形式的には任意入院であっても，本人に聞いてみると，
しているかを知る　「糖尿病で入院した」「組織にねらわれているのでここにいる」「きょうだいにだまされて連れて来られた」「病気ではないが，ここにずっといたい」などと，さまざまな入院理由をあげることがある。本人が入院をどう認識しているのか，なんのためと考えているか，今後どうしたいと思っているかを確認することは，関係構築のために非常に重要である。

◉ 主治医の診断と治療方針

　主治医の診断・見たてはどういうものか，入院のねらいや治療法，どうなれば退院と考えているのかなど，主治医の考えを確認しておく。

◉ 入院後の経過(変化)

入院当時の状況を▶　急性期もかなり劇的に状態が変化するが，長期入院の場合は，入院当時と現
知っておく　在とではまったく様子がかわっていることがめずらしくない。たとえば，入院時はしっかりとしていた人が徐々に退行してしまっていたり，かつてはおこりっぽく暴力をふるったこともある人が，いまはおだやかな人になっていたりする。しかも，そうした変化は治療によってつくり出された可能性もある。

　古いカルテを読むと，たとえば何度も電気けいれん療法(ECT)を受けて徐々に感情が平板になっていったとか，生活療法が盛んだったころは積極的に院外作業にも出ていたが，何度か入退院を繰り返すうちに徐々に意欲が低下していき，ついには作業療法(OT)にも参加しなくなってしまったなどということがわかる。しかし古いカルテには家族の情報などはいっさいなく，日々の記録にも「かわりなし」「著変なし」としか書かれていないことも多い。その場合，過去の情報を知りたければ，長く勤めているスタッフや長く入院している

ほかの患者たちと直接話をしてみるとよい。みんな喜んで話してくれるだろう。

◉ 外見および印象

最初の印象を▶
記録しておく

本人の外見や最初に受けた印象は，患者からの言葉によらないメッセージでもある。たとえばその人を，身なりにかまわないだらしない人とみるか，なにか孤独でさびしい人と感じるかは，見る人によって違う。こうした最初の印象が，関係を意外と左右するものである。そこには，看護師自身の逆転移感情が強くはたらいている場合もあるので，記録に残して検討の材料とする。

◉ おもな既往歴(出生時障害，事故を含む)と身体合併症

過去の事故や身体疾患などが現在の問題につながっていることがある。出生時の問題を含めて，生活の文脈の重要な要素である。

◉ 禁忌事項(薬剤・食物アレルギーなど)

薬物療法を行う際の禁忌や，食物アレルギーなどは，入院生活上配慮すべき重要な情報である。

◉ 入院のねらいと長期的看護目標

どのようなことを目ざして，どのような看護を提供しようとしているのか，受け持ち看護師だけでなく，チームで共有している目標を確認しておく。

D｜ケアの方向性を考える

精神看護の目的は，「その人らしく生きる」ことを支えることである。その人の日常生活にコミットする[1]ことで，「その人らしい生活」とはなにか，病気や障害が生活にどのような影響を及ぼしているのかを知っていくと，援助すべきポイントがみえてくる。

① 患者の日常生活状況を知る

1 なぜ日常生活に注目するのか

● 発症・悪化の兆候やきっかけに気づく

その人らしい生活▶
を支えるために

まず，疾患や障害による変化は日常生活行動にあらわれる。たとえば，病状が悪化して幻覚や妄想が激しくなると，食事をとらなくなったり，ほかの患者に干渉しはじめたり，引きこもってしまったりなど，そのあらわれ方は人それぞれである。このように日常生活をみると病状がわかることが多く，かかわり

---

1) コミットするとは，責任をもって深くかかわるという意味である。

の糸口となる。

● ストレングスを知る

誰にでも必ず▶
強みはある

看護師が患者の日常生活をみるとき，できていないところにばかり目が向きがちである。とくに，セルフケア理論で患者をアセスメントしようとすると，セルフケアの欠けている点，不足している点に注目するので，どうしてもそうなってしまう。

しかし，セルフケア理論は，本来ならできているはずのセルフケアができないでいるところを，いかに看護師が患者の自律性を妨げずに支援していくことができるかという発想から出発している。そのことを考えれば，むしろできるところに着目して，その部分は患者にまかせて手は出さない，もしくは，口は出すけれど手は出さないといった判断を求めているのである。なぜなら，患者が苦手とすることにアプローチするよりも，得意とすること，すなわち患者のストレングスにはたらきかけるほうが，生活全般が向上していくからである。

たとえば，対人関係が苦手な患者に対して，無理にコミュニケーションをとろうとはたらきかけてもむずかしいことが多い。それよりも，もしその患者がサッカーが得意だとしたら，サッカーのレクリエーションに誘うほうが，しだいにコミュニケーションがとれるようになるだろう。

● 慢性化を防ぐ

活動や参加のあり▶
方にも目を向ける

疾患や障害があっても，日常生活を維持でき，その人らしい生活を送れることが重要である。そのためには，現在，日常生活のどこに支障が出ているのかを見きわめ，支えることが必要である。

また，ICF（▶1巻：第2章，50ページ）の考え方に示されているように，障害は，単に疾患によっておこるものではなく，活動の制限や参加の制約との相互作用によっておこるものである。日常生活という視点から，その人に合った活動や参加のあり方を考えて，その機会を設けることで障害の慢性化を防ぐこともできる。

2 生活状況のアセスメント

問題だけでなく▶
「患者の力」
もみる

生活状況アセスメントは，現在，患者がどのような日常生活を送っているか，そこにどのような問題があるかを，かかわりながら考えていくためのツールである。日常生活にかかわる次の8つの大項目があり，それぞれに下位項目がある。

#1　摂取と排泄
#2　清潔と身だしなみ
#3　休息と活動

> #4　心のはたらき
> #5　対人関係とコミュニケーションのソーシャルスキル
> #6　セクシュアリティ
> #7　社会生活
> #8　その他（身体合併症など）

　表11-3に，それぞれの下位項目について，問題となる生活状況の例を示した。生活状況をアセスメントする際には，それぞれについて例を参考に，どのような問題なのか，その状況を記載し，具体的な対処法や援助方法があれば，それについても記す。医療者の視点からは合理的とは思えない対処法であっても，患者なりに対処していることがあれば，それらも含めて記しておく。つまり，問題だけを取り出すのではなく，患者の力（レジリエンス）もアセスメントするのである。

精神症状の生活へ▶
の影響をみる　生活状況アセスメントの項目には，精神医学的アセスメントも含まれるが，単に幻覚や妄想などの症状の有無だけでなく，それがどのように生活に影響を及ぼしているかに注目する。さらに，前項に示した精神科アセスメントとの統合が重要である。「家族構成および関係」「生育歴」「入院までの経緯」などか

▶表11-3　アセスメント項目と確認事項および問題となる生活状況の例

#1　摂取と排泄	
A.　呼吸	過呼吸，窒息の危険性，息つめ，誤飲
B.　水分摂取	過少摂取，脱水，過剰摂取，水中毒
C.　食物摂取	過食，嘔吐，拒食，偏食，異食，リズムの障害，齲歯・義歯，嚥下困難
D.　嗜癖（物質依存）	喫煙，飲酒，薬物
E.　排尿	頻尿，乏尿，失禁，神経因性膀胱，尿閉
F.　排便	便秘，下痢，失禁，過敏性腸症候群，痔核，脱肛
#2　清潔と身だしなみ	
A.　清潔行動	入浴，洗髪，歯みがき，洗面，掃除，整理・整頓，洗濯
B.　服装	気候に合わない着衣，奇異な服装／化粧，衣類管理ができない
C.　皮膚	皮膚のトラブル：湿疹，角化，アトピー性皮膚炎，白癬症，日光過敏症，傷痕，刺青，脱毛
#3　休息と活動	
A.　睡眠	入眠障害，頻回覚醒，早朝覚醒，過剰睡眠・傾眠，睡眠リズムの障害，睡眠パターンの変化，睡眠薬などの内服
B.　活動	意欲減退，関心低下，過剰活動，薬物からの影響
C.　運動	歩行障害，ふらつき・転倒の危険性，関節の拘縮，五十肩，姿勢の異常，起立性低血圧，薬物の影響，筋力の低下
#4　心のはたらき	
A.　意識	意識消失発作，もうろう状態，せん妄，意識変容

▶表11-3 （つづき）

B. 自己感覚 （自分が自分であるという感覚）	離人感・非現実感, 自己の境界のあやうさ, させられ体験
C. 不安	焦燥感, 落ち着きのなさ, 過緊張, 過覚醒, パニック発作
D. 感情	
（1）気分・感情の変調	高揚, 抑うつ, 気分の日内変動, 多幸感, 易怒的
（2）感情表出の障害	感情の平板化, 状況に合わない感情表現, 感情失禁
E. 思考・認知の障害	注意力・集中力散漫, 強迫観念・行為, 失見当識, 記憶の障害, 意思決定の障害, 知的理解力の障害, 思考障害
#5 対人関係とコミュニケーションのソーシャルスキル	
A. 他者との交流	言語表現能力が低い, 他罰的, 対人関係パターンの障害：被害的になりやすい, 自分をさらけ出してしまう, 自閉的, 拒否, 過干渉
B. 外出する際の問題	道に迷いやすい, 交通規則がわからない, 交通機関の利用方法がわからない
C. ソーシャルスキル	情報をうまく処理できない, 人に相談できない, 頼めない, 譲歩できない, 自分を主張できない, 人の意見に左右される, 思い込みやすい, 人に「ノー」と言えない
D. 自己と他者への安全をおびやかす行動	自殺のリスク, 自傷のリスク, 暴力傾向, 離院傾向, 盗癖, 盗食, 放火, 転倒, 誤嚥・窒息, ギャンブル, 迷惑行為, 火の取り扱い, 寝タバコ
#6 セクシュアリティ	
A. 性機能障害	男性：勃起障害, 射精機能障害, 性的欲求の欠如 女性：腟痙攣, オルガスムの機能障害, 性交疼痛症, 性的欲求の欠如
B. 性的欲求の抑制の障害	セクシャルハラスメント, 人前での自慰行為・露出
C. ジェンダーアイデンティティの混乱	異性の服装を好む, 自分の性別の否定, 同性愛傾向（本人が問題と感じていない場合も含む）
D. 月経・女性の生理に関する問題	月経困難症, 月経不順, 閉経, 更年期障害, 妊娠にまつわる葛藤, 月経の手当てができない
#7 社会生活	
A. 職業生活	常勤, パート・アルバイト・派遣, 福祉的雇用 休職, 無職, 定年退職
B. 学生生活	全日制, 定時制, 通信制フリースクール 休学, 退学, 欠席がち
C. 金銭管理能力	浪費, 借金, 借金を断れない, 金銭へのこだわり, 計算ができない, 計画的にお金を使えない, 買い物ができない
D. 経済生活	現在の生活資金, 年金, 生活保護, 借金, 住居（持ち家・借家・賃貸）, そのほかのソーシャルサポートなど
#8 その他（身体合併症など）	
糖尿病, 虚血性心疾患, その他	

ら，これまでの発達の過程や生活背景がどのように日常生活行動に結びついているのかをアセスメントする。ジェンダーアイデンティティの混乱など，精神医学的には問題とされないことも，本人にとっての生きにくさにつながる可能性のある項目としてあげてある。

問題を抽出するかたちなので，日常生活行動などに関する項目に，「Ⅰ：1人でできる」「Ⅱ：言葉による励まし，指示などが必要」「Ⅲ：一部介助が必要」「Ⅳ：全面的な介助が必要」などとレベルの評価をつければ，セルフケアのアセスメントにもなる。

● 学生のためのアセスメント用紙

▶ 患者とかかわり
ながら埋めていく

　学生が実習する際には，短期間で上記のアセスメント項目をすべて網羅するのはむずかしい。そこで，大項目を「生活行動」「人との付き合い」「治療的活動への参加」「身体と生命にかかわる問題」「精神科的症状・問題による日常生活への影響」「経済的・社会的環境」の6項目に組みかえた，実習用の簡便なアセスメント用紙を表11-4に示した。D節の「精神科アセスメント」の例にあげた柏木さん（▶表11-2，237ページ）について，生活状況アセスメントの例を展開したものである。

　表11-4は患者の全体像をつかむための枠組みでもある。実習期間を通して，患者とかかわりながら少しずつ埋めていくとよい。なお，精神科アセスメント用紙は学生も同じ表11-2の形式を使用している。

　この生活状況のアセスメントにおいても，表11-2と同様，患者が特定されないよう個人情報の記載には細心の配慮が必要である。

② 患者の参加とケアプランのたて方

1 患者と一緒に回復プランを考える

▶ 最初の段階から
患者と話し合う

　看護師が患者のケアプランを考える際は，最初の段階から患者と話し合いながら行う。なぜなら，医師や看護師が問題と考えていても，患者自身が困っていないこともよくあるからである。また，どのような行動や考え方であっても，本人がかえようと思わなければかえられるものではない。逆にいえば，患者はなにに困っているのか，どうしたいと思っているのかを患者と看護師とがともに考える作業そのものが回復への支援となる。ケアプランというより回復プランをたてるのである。

2 目標をたてる

▶ 目標をともに見い
だすところから
ケアがはじまる

　アセスメント事例の柏木さん（▶表11-2，237ページ）を例に，目標のたて方について考えてみる。

　看護師は，長期的看護目標として「自分なりの生活再建を目ざし，退院してグループホームまたは福祉ホームに移る」ことを考えた。しかし，柏木さんは長期入院しており，グループホームへの退院も納得していない状況である。このような柏木さんとどのように目標を共有し，今後の計画をたてたらよいだろ

▶表 11-4 現在の生活状況アセスメント(学生用)の記入例(柏木さんの場合)

患者 Aさん(男 ・(女))60 代　　実習期間：2019/10/06〜10/24　　病棟 6　　　学生氏名 医学花子

アセスメント項目	具体的な状況(具体的な対処法も含む)
#1　生活行動	
A. 保清・整容	入浴があまり好きではなく、とくに洗髪がめんどうな様子で、促す必要がある。どこに衣類をしまったか忘れてしまう。ときどき、整理を手伝う必要がある。
B. 買い物，金銭管理	金銭は自己管理をしており、ほぼ毎日、お菓子やジュースを買っている。ときどき足りなくなり、同室者から借りている(禁止されているのはわかっている)。
C. 喫煙(タバコと火の管理含む)	以前は毎日、6 本程度吸っていた。いまは、禁煙を試みているが、ときどき 1 本だけと言ってナースステーションに預けているタバコをもらいにくる。火のしまつには問題はない。
D. 趣味，関心ごと	編み物などの手芸が趣味である。若いころは山登りをよくしていたという。いまは足がわるく、歩くのをおっくうがる。
E. 飲酒・その他の習慣	とくに問題なし。
#2　人との付き合い	
A. ほかの患者との交流(病棟での役割を含む)	隣のベッドの患者とよく話をしている。しかし、気になることがあると何度も話しかけるので、うるさがられるときもある。めんどうみもよい。棟外 OT(作業療法)では仲がよい他病棟の患者が 1 人いる。
B. スタッフとの関係(受け持ち看護師・主治医などとの関係)	入浴やかたづけなどを強く促されるとおこる。自分の編んだ靴下などを受け持ち看護師にあげようとする。主治医には信頼をおいているようである。
C. 家族との関係(面会・外泊状況を含む)	姉はいるが、ほとんど面会はない。外泊もしていない。
D. 院外の友人・知人との交流	退院した友人(女性)が訪ねてくることがある。
E. 学生との関係(これまでのところ)	自分から学生に笑顔で話しかけてくる。学生が来るのが楽しみだという。頼みごとをしてくることが多い。
F. 対人関係の特徴(コミュニケーション上の障害も含む)	昔は友だちが多かったと話す。自分に不利なことやいやなことを言われると、おこってトラブルになることがある。
#3　治療的活動への参加	
A. 病棟内プログラム(行事・レクリエーション・ミーティングなどを含む)	病棟で行われるカラオケやミーティングには必ず出席している。カラオケでは、自分では歌わないが、準備やあとかたづけを手伝っている。ミーティングではみずから意見を言うことはないが、聞くと答える。 　編み物の OT に週 1 回出席し、行くのを楽しみにしている。それ以外のプログラムは、いまのところ参加したがらない。
B. 棟外でのプログラム(OT・SST・スポーツなど)	年に一度の文化祭をとても楽しみにしているが、出品する作品がうまくできるかどうか不安だという。
C. その他(面接など)	
#4　身体と生命にかかわる問題	
A. 摂取(食事と飲水)	甘い物が好きで、毎日お菓子やジュースなどを摂取し、その量も多い。身長 150 cm、63 kg で、やや肥満。「太っている」と自覚はあるものの、間食制限はできない。
B. 排泄	尿もれがあり、下着を汚染してしまうことがたびたびある。便秘のときは緩下剤を希望し、頓用で内服している。

▶表11-4 （つづき）

アセスメント項目	具体的な状況（具体的な対処法も含む）
C. 睡眠	睡眠薬を使用し，入眠している。夜はよく眠れるが，ときどき眠れないこともあると言う。朝，ややふらつきがある。以前，夜間にトイレに行くときに転倒したことがある。
D. 安全保持（自殺・自傷・転倒・窒息を含む）	20代のころ，電車に飛び込もうとしたことがある。いまは，希死念慮はみとめられない。
E. 服薬（拒薬・棄薬・過量摂取・有害反応など）	手指の振戦があり，「編み物がしづらくなった」と話す。ときどき飲み忘れがあるので，声をかける。
F. 身体合併症，その他	糖尿病があり，現在薬物療法中である。甘い物が好きでやめられないため，コントロールは不良である。月に1度内科の受診をしている。散歩に誘うと応じる。

#5　精神科的症状・問題による日常生活への影響（いつ，どのようなとき，どのような症状や問題行動が生じるか。どのように対処しているかを含む）

「電波がかかる」と感じられるときがあり，そのときはじっとしゃがみ込んでいる。足浴をすると落ち着く。

有名人が自分の親族だと思い込んでいて，そういう人々がニュースに出ると，不安で落ち着かなくなる。また，地震や事故などの重大事件がおこると，自分のまわりにもそれがおこると思い込み，落ち着かなくなったり，外へ出られなくなったりする。聞いていると，話がとまらなくなることがある。不安なことがあったときは，話題がすぐにとんで，現実と妄想の世界が入りまじるようになる。しかし最近は，不安になったときには看護師に相談して対処し，パニックにならずにおさまっている。

統合失調症の陰性症状，長期入院による社会性の低下から身だしなみが乱れることがある。さらに筋力低下もあり，外出することをおっくうがることも多いが，仲のよい患者との散歩や週1回のOTには参加しており，関心があることには活動意欲がみられている。友人とのつながりが強みである。

母親とのふたり暮らしが長く，現在の依存傾向は，母親に依存していた生活背景にも関連があると思われる。しかし，十分に話を聴いて本人の思いを受けとめると，そのあとは自主的に動けることも多いので，頼りたいという気持ちを受容しながら，自分でできることを増やしていくとよいのではないだろうか。

#6　経済的・社会的環境

A. 現在の生活資金（年金・生活保護・家族からの援助など）	障害年金2級と生活保護（日用品費1か月2万円程度）
B. 小づかいの額（1か月）	1か月2万円を自己管理している。ときどき，間食して小づかいを使いすぎてしまう。
C. 住居（自宅の有無など）	かつては母親と暮らしていた家があったが，いまはない。これから先の生活について聞いてみたところ，「ずっとここで暮らしたい」と言っていた。
D. 家族以外の支援者（福祉・宗教団体などを含む）	年1回，母親の墓参りに行き，お寺にお布施をすることを自分の義務と思っている。 実家のあった地域の担当保健師が相談に応じてくれている。

うか。

「退院したい」「仕事がしたい」などと明確な目標がある場合は，目標が共有しやすい。しかし，柏木さんのように，長期入院の末に先の希望が不明瞭になっている場合には，小さな希望から見つけていくとよいだろう。たとえば，「外出して喫茶店に行きたい」といったささいなことでもよい。

長期にわたり障害をかかえ，世間の偏見にさらされるなかで，目標や希望を見失っている患者も少なくない。たとえどんなにささいなものであれ，目標をともに見いだすところからケアが始まるのである。

3 本人が困っていることを整理する

本当に困っている ▶
ことはなにか

次に，目標の生活に近づくためにはなにが問題となるのか，患者とともに日常生活をふり返り，問題点を考えていく。

柏木さんの日常生活をみると，間食の制限ができなかったり，小づかいを使いすぎたり，転倒のリスクがあるなど，問題となりそうなことはたくさんある。妄想的な不安もある。しかし，柏木さんが本当に困っていることはなんだろうか。

状況から考える ▶
柏木さんのこれまでの状況を考えてみると，まず頼りにしていた母親を亡くしたこと，住む家もなくなってしまったことが大きい。そのために孤独や不安を感じていて社会生活への意欲を失いつつあり，将来のはっきりしたビジョンを描けないでいるのだろう。そうした状況を背景に，現実と妄想が入りまじると考えられる。

4 強み（ストレングス）を知り，それをいかす

強みをいかしたア ▶
プローチを考える

一方で，柏木さんは，入院生活において学生に甘えることがじょうずで，退院した患者が訪ねて来ることもあるなど，対人関係に強みをもっている。その強みをいかして，学生と話をするなかで，病院外の街の変化や世のなかのできごとを知ってもらうのもよいかもしれない。外出ができるなら，身なりを整えたり，小づかいをためておいたりする計画などもたてられる。また，不安を相談するのは看護師に，一緒にレクリエーションをするのは学生となど，それぞれの患者との関係性をいかした援助方法を考えるとよいだろう。

すべてにおいて ▶
自立することが
目標ではない

私たちはみな，どこかで他者とたすけ合って生きているものである。日常生活のすべてを一度にできるようにしようとするのではなく，できているところから一歩ずつ進め，どの部分は自分でできるのか，どの部分は人の手を借りてやっていけるのかを考えながらケアプランをたてていく必要がある。

さらに，将来は病院あるいは地域のどの場所で，誰と支え合って暮らしていくことができるのか，患者の力とともにサポートする地域の力をもアセスメントしながら，サポート態勢を整えていくことも重要である。

E 退院に向けての支援とその実際

急性期中心の病棟では入院期間も短く，そのまま家族のもとに退院することが多いため，退院に向けた特別の支援を行う機会は少ないかもしれない。それでも，入院の長期化を防ぐために，日ごろから心がけておくべきことがある（▶NOTE「入院患者の退院先」）。

① 長期入院がもたらすもの

長期入院により▶
患者たちが背負わ
されているもの

　病状が改善していながら退院後の受け入れ条件が整わないために入院を続けている状態，いわゆる「社会的入院」の解消が国の政策に取り上げられてから15年以上たつが，精神科にはいまだに多くの患者が長期入院している。

　その背景には，長期入院の末に家族が他界し，住む家も売却されてしまった，新たに賃貸住宅を借りようと思っても仕事をもたない障害者にはむずかしいといった，社会が解決すべき問題がある。だが一方で，看護師の責任も大きい。

　ペプロウは，看護師と患者の関係について，「治療的関わりの落とし穴の一つは，知らず知らずのうちに看護師が深く患者に関与し，患者の病的行動パターンを永続化させ，慢性化への道をたどらせること」[1]であるとしている。なにより深刻なのは，そうしたなかで患者自身が希望を失い，セルフスティグマを植えつけられ，退院への意欲がそがれてしまうことである。

　なかには，地域移行の流れのなかで「退院」と言われることにおびえる人もいる。ある患者は，「病院は，これまでおれらが退院したいと言ったら，病気がよくなってないから無理だとか，やれ住むところがないだの，仕事ができないだのといって退院させないでおいて，年をとったいまになって，退院しろってどういうことなんだよ」とおこっていた。とくに，病棟内のコミュニティで支え合ってきた人たちにとって，ある日突然「退院」と言われるのは，自分たちの仲間と居場所を剥ぎとられるように感じられるのかもしれない。

奪われた社会生活▶
を取り戻すには

　しかし，長期入院のなかで，心のなかの灯火のように退院への思いをいだきつづけてきた人は少なくない。患者たちの奪われた社会生活をゆっくり取り戻していく手だすけをしていくのは，看護師にとっての大きな任務である。

NOTE
入院患者の退院先

　2020（令和2）年の「患者調査」によれば，精神病床での入院期間が3か月未満の患者の退院先は8割近く（76.3%）が家庭であるのに対し，3か月以上1年未満では，それが半数程度（51.6%）に減少し，1年以上5年未満では3割を切っている（24.0%）。5年以上となると全退院者の3分の1を「死亡・不明等」が占め，家庭と社会福祉施設への入所が約1割半（16.0%）となる。最も多いのはほかの病院・診療所に入院で，4割以上（41.7%）を占め，厳密には退院とはいえない状況になっている。

1）Hildegard E. P.：治療的看護婦-患者相互作用．アニタ W. オトゥール，シェイラ R. ウェルト編，池田明子ほか訳：ペプロウ看護論——看護実践における対人関係理論．p. 174，医学書院，1996.

② 地域生活への橋渡し

1 入院生活と地域生活のギャップ

退院前に生活の▶
再調整をする
　B節で紹介したスイスのソテリア‒ベルンのように家庭生活に近い生活を送りながら治療を行う施設の場合は別だが，たいていの病院の場合は，たとえ短期であっても，入院生活とふだんの地域生活との間には大きなギャップが存在する。入院中の休養で心身ともに回復したとしても，退院後にまた入院前と同じ環境の同じ生活に戻るのならば，再発のリスクは高い。

　そこで退院前には，これまでの生活や対人関係などを見直し，どのようにすれば退院後も健康を維持していけるのかを考え，徐々に生活を整えて，退院に備えていく必要がある。

社会生活に慣れる▶
ための練習をする
　しかし長期入院ともなれば，社会と隔絶されたままでいるうちに社会のシステムもかわり，買い物や交通機関を利用することすらままならないこともある。外に出ることがこわくなり，そのことを考えただけで病状を悪化させてしまう患者もいるだろう。それを克服するには，社会生活に慣れるための練習が必要である。たとえば患者やスタッフが，テレビでも見ながら日常的に雑談するような機会をもてていれば，日々の病棟生活のなかで自然とその練習ができるのである。

　最近では，入院経験があって，いまは地域生活を送っている当事者が，ピアサポーターとして病棟を訪問し，退院の可能性のある患者たちに病院外での生活についての経験談を話してくれるような機会も設けられるようになった。

日常生活行動の▶
練習をする
　また，入院中は食事の準備やかたづけ，掃除，室温のコントロールなどを自分で行う機会がない。洗濯さえ業者に出す場合もある。それが退院となれば，自宅に生活を支援してくれる家族がいればよいが，ひとり暮らしの場合は自分でやらなければならなくなる。ガスレンジの使い方や風呂のわかし方，エアコンのつけ方，地域のルールにのっとったごみ捨ての仕方などがわからないと，さっそく困ることになる。

　ソーシャルスキルトレーニング（SST）のなかで，そうした場面を想定した練習を行うこともできるが，入居予定の部屋にあらかじめ外泊できれば，そうした細かい日常生活行動を具体的に確認しながら練習することができる。病院によっては，敷地内もしくは院内の一部に，家具や寝具，電化製品などを備えたリハビリテーション用の病室を設け，退院前や退院を希望する患者が宿泊しながら，ひとり暮らしを試みることができるようにしているところもある。

2 外出・外泊の意味

社会とのつながり▶
を保つ
　外出や外泊は，入院生活と地域生活のギャップを埋める方法の1つである。急性期には社会の刺激を避けることが必要なときもあるが，その時期を過ぎた

ら外出や外泊を行い，社会とのつながりを保つことが重要である。

人ごみのなかに入ること，公共交通機関を利用すること，飲食店で注文をすることなどは，社会生活をしていれば日常的に行っていることだが，入院中はなかなか経験できない。そのため，入院が長引けば長引くほど，気づかないうちに社会生活のハードルが高くなってしまうのである。そうならないためにも，患者が入院後も状態に合わせて外出や外泊ができるようにしておく必要がある。

身体機能の▶
低下を防ぐ　入院生活による弊害は，体力面にもあらわれる。閉鎖環境で生活していると行動範囲も限られ，筋力はもちろん，敏捷性が低下したり，視野が狭くなったりする。その結果，外に出たとたんアスファルトでつまずく，坂道を登れない，直射日光に疲れてしまうなど，病院内では気づかなかった体力の低下に驚くことも多い。

対人関係を▶
学習する　外出・外泊は，対人関係の練習にも重要である。患者は入院してストレス環境から離れ，内省する機会を得たり，医療スタッフとの間で対人関係の練習をしたりすることもできるため，外出や外泊はその成果を実践する場面となる。

また，外出・外泊の機会には，入院によって離れていた家族，学校や職場の人々と会って，関係性を修復する場合もある。その結果を受けて看護師は家族指導を行ったり，地域支援スタッフと協働したりして環境調整を行うとよい。

必要ならば，外出・外泊にスタッフが付き添うのもよいだろう。そうすることで患者が社会のなかでどのような困難をかかえているのかを知ることができ，同時に意外な社会性や能力をもっていることを発見することもある。スタッフの見方をかえる学習の機会ともなる。

3 退院前訪問

病院スタッフに▶
よる事前確認　入院患者の退院後の地域生活への適応を円滑に行うため，退院後に生活する予定の住居を看護師など[1]を訪問し，外出・外泊中の患者や家族に対して退院後の生活について指導する退院前訪問が行われている。診療報酬では，継続して1月をこえて入院すると見込まれる患者に対して，入院中1回だけ[2]認められている。訪問時には，住居や家族の生活状況などをみて，患者が退院後にどのような生活をするのか，困ることはないかなどを観察する。退院後に訪問看護などの支援を受ける場合には，退院前訪問に合わせて担当者に来てもらい，連携を深めることもできる。

また，これとは別に，次に説明する地域移行支援サービスを入院中から利用することによって，地域の福祉サービスを体験利用したり，退院後の外出や外泊の同行を依頼したりすることもできる。

---

1) 保健師，看護師，作業療法士，精神保健福祉士の訪問が認められている。
2) 入院後14日以内に退院に向けた訪問指導を行い，かつ在宅療養に向けた最終調整を目的として再度訪問指導を行う場合に限り，退院日に2回分が算定される。

③ 多職種連携による地域移行支援

円滑に地域生活に移行することを目的としたサービス ▶ 近年の急性期化する精神科病院においては，看護師が個々の患者のニーズに合ったこまやかな退院支援を行うことがむずかしくなってきている。そこで，入院患者が円滑に地域生活に移行できるように，地域移行支援のサービスが設けられている（▶第10章，133ページ）。このサービスは，直近の入院期間が1年以上の患者が対象であるが，1年未満であっても，措置入院や医療保護入院で住居の確保などの支援を必要とする患者や，地域移行支援を行わなければ入院の長期化が見込まれる患者は対象となる。

　サービスの内容としては，①住居の確保その他の地域生活に移行するための活動に関する相談，②地域生活への移行のための外出時の同行，③障害福祉サービス（生活介護，自立訓練，就労移行支援，就労継続支援に限る）の体験利用，④体験宿泊，⑤地域移行支援計画の作成などである。

高田さんの例 ▶ 実際にこのサービスを利用することになった高田さんの事例をみてみよう。

> **事例⑦-1** 退院の話に自分から動こうとしない高田さん
>
> 　高田さんは裕福な家庭に育った40代の女性である。年の離れた姉は早くから独立し，いまでは会社を経営している。高田さんが統合失調症を発症したのは，厳格だった父が亡くなった20代のころで，以来，外来に通いながら母と2人で暮らしていた。当時から「悪口を言われる」などの被害妄想はあったが，足のわるい母親をたすけて家事なども行っていた。しかし，母親が高齢になり施設に入ったことをきっかけに，日常生活がままならなくなり，母親のケアマネジャーから連絡を受けてかけつけた姉の同意により医療保護入院となった。入院診療計画では入院は3か月の予定であった。
>
> 　入院当初，高田さんは「自宅に戻りたい」と訴えていたが，そのうちに「動けない」と言い，臥床していることが多くなった。そこで，受け持ちの庄司看護師は，退院後生活環境相談員に選任された精神保健福祉士と相談して，姉と連絡をとってみた。すると，姉自身は協力したいが仕事で忙しく，住まいも遠方のため，妹のめんどうをみるのはむずかしいが，自宅の隣の家と高田家は昔から懇意にしており，協力が得られるだろうとのことだった。また，高田さんは金銭的には裕福で，有料のサービスを使うこともできるようだった。
>
> 　そこで，精神保健福祉士が地域の相談支援事業所と連携をとり，高田さんの退院に向けて協力体制を整えていった。だが，かんじんの高田さんは相かわらずで，退院の話にも自分から動こうとはしなかった。
>
> 　入院時の予定であった3か月が近づき，退院後生活環境相談員の精神保健福祉士は主治医と相談して地域の相談支援事業所の職員を病棟により，主治医と庄司看護師と一緒に高田さんと会ってもらった。そのとき，庄司看護師が高田さんに，施設に入所している母親に会いに行ってみる気はないかと聞いてみると，高

田さんは即座に「行ってみたい」と答えた。「それなら，寝てばかりいないで動かなければね」と主治医にも言われて，高田さんはうなずいた。

そこで，相談支援事業所の職員が施設への同行支援を受けられるよう調整してみることになった。

患者がなにを望んでいるかを知ることが重要 ▶ どうやら，高田さんは自分の退院よりも施設に入所した母親のことが気がかりだったようだ。母親に会えるとわかると，高田さんは少しずつ元気を取り戻していった。実際に相談支援事業所の職員に同行してもらい面会に行ったあとは，それまではいやがっていた売店にも行くようになり，退院するなら自宅を掃除したいと言いだすようになった。

事例⑦-2

＜退院の意欲を失っていた高田さんが退院するまで＞

入院後，予定の3か月が過ぎ，医療保護入院者退院支援委員会が開催されることになった。委員会には高田さん，姉，隣の家の女性，訪問看護ステーションの看護師，市の相談支援センターの職員，指定医でもある主治医，庄司看護師，精神保健福祉士が集まった。

冒頭，母親との面会について話す高田さんの表情は明るかったが，現在不安に思っていることはないかと聞かれると，高田さんは顔を曇らせ，「退院のことを考えると電波が入ってきてじゃまをする」「ひとりで生活できるのか不安」などと話した。さらに聞いていくと，買い物の荷物が持てない，遠くまで歩けないなど，具体的な心配ごともわかってきた。

相談支援事業所の職員が買い物の練習に付き添うこと，庄司看護師は本人の外泊に合わせて退院前訪問をし，自宅での生活状況について確認すること，そのときには退院後に利用する予定の訪問看護師にも来てもらうことが決まった。姉も退院後はたびたび電話して様子を聞くと約束した。そして，医療保護入院から任意入院に切りかわることが決定した。

その後，買い物の練習を始めると，高田さんは和食が好きなこと，退院後も一品ぐらいは自分でつくりたいと思っていることなど，自分の意志をはっきりと言うようになった。やがて，相談支援事業所の職員が同行して自宅に外出できるようになり，1泊の外泊を試みることになった。庄司看護師は高田さんの外泊時に退院前訪問を行い，高田さんに台所に立ってもらいながら，退院後の訪問看護の利用回数などを話し合った。また，隣家の女性に声をかけ，高田さんと一緒にあいさつを交わした。隣家の女性は「ずっと気がかりだったのですが，どのように声をかけてよいのかとまどっていたところで，今回声をかけてもらってよかったです」と好意的に受けとめてくれた。

このようにして，援助するメンバーが一堂に会してから3か月後，高田さんは退院することができ，現在は訪問看護を受けながら単身生活をしている。

母親が施設に入ったあと，高田さんは孤立していたが，入院を機に地域の支援者に出会うことができた。そして，隣人も支援者として参加してくれることになった。こうして，支援者の数も増え，必要に応じて支援の内容もかえられることを知った高田さんは，自分の意志をはっきりと伝えられるようになった。そして，ひとり暮らしの不安も薄れ，みずから行動するようになったのである。

▶ 多職種連携により支援者どうしも支え合う

④ 患者－看護師関係の終わり方

▶ つねに患者－看護師関係を見直す

入院治療では，看護師は受け持つ患者とどうやって信頼関係を築くかに心をくだく。しかし，いつかはその関係を終結させなければならないときがやってくる。それは，どのように終わらせるのが望ましいのだろうか，考えていく。

E-①「長期入院がもたらすもの」（▶248ページ）のなかで，看護師のかかわりが患者の慢性化をまねく可能性があるというペプロウの警告を紹介したが，たいていの病院は，患者はケアされる側で，看護師はケアを提供する側という一方的な構造になっている。しかも，看護師にはどこか患者に頼られたいと期待する気持ちがあるものであり，患者にも世話をしてくれる看護師に頼りたい気持ちがどこかにあるので，余計にそうした依存関係に陥りやすい。そうなると，対等なパートナーシップというものが，なかなか構築しにくくなるが，実は看護師も患者に支えられているのである。

▶ 多職種チームで取り組むメリット

患者を多職種チームで支援するメリットとして，看護師が患者をかかえ込みすぎない状態にできるという面も大きい（これは，ほかの職種にも言えることである）。多職種チームのなかで患者が自分の意見や希望を言い，多職種スタッフがそれぞれ自分のできることはなにか，やるべきことはなにかを互いに確認し合いながら，つり合いのとれた相互依存関係をつくっていくことは，患者とスタッフ双方が自立性をそこなわずにいられるということであり，患者もスタッフも安心できる状態なのである。

そうなると，看護師は病棟看護師としての患者との関係は終わっても，チームとして地域の患者とつながっていくという感覚をもてる。患者も，たとえ再入院することになっても，それを回復の長いプロセスの1つのエピソードとしてチームメンバーと共有できるならば，回復の失敗という最悪なできごとととらえずにすむ可能性がある。

▶ 関係の終わりを前もって告げるべきか

患者の退院だけでなく，スタッフが退職したり異動したりすることもある。そうしたとき，病棟によってはそのことを受け持ち患者に伝えないところもある。知らせることでぐあいがわるくなることを防ぎたいと考えている場合もあれば，逆に大した影響はないと考えている場合もある。

しかし強いつながりを感じれば感じるほど，別れはつらいものである。とくに，精神科には愛着関係におけるトラウマを体験した患者が多いため，知らせないことでぐあいがわるくなることもありうる。そのため，できるだけ事前に

伝えるべきであり，とくに後者の理由で伝えないのは明らかに誤りである。

　長期入院の患者のなかには，主治医や受け持ち看護師の交代を何度も経験したために，そのつらさを感じなくてすむように，最初からあまり心を開かないようにしているという患者もいる。だからこそ，そのつらさを語り合い，体験を共有することで乗りこえていくことが治療となり，回復への道となる。そのためには，できるだけ時間的な余裕をもって伝えるほか，事前にその患者の家族やスタッフ，仲のよい患者などの周囲の人たちにサポートを依頼しておくなど，態勢を整えておくことが重要である。

ゼミナール
復習と課題

❶ 日本の精神科病院での看護の課題と役割について話し合ってみよう。

❷ 入院形態による精神科への入院の仕方の違いを整理しておこう。

❸ ここに登場した事例をもとに想像力をふくらませて，それぞれの登場人物に今後どのような人生のストーリーが考えられるのか，物語を描いてみよう。

参考文献　1)クラーク，D. H. 著，蟻塚亮二訳：21 世紀の精神医療への挑戦──フルボーンは眠らない．「新樹会」創造出版，2002.
　　　　　2)ディングルトン病院記録保存グループ編著，丹羽國子訳：コミュニティ物語──ディングルトン病院メルローズ．アリスト，2005.

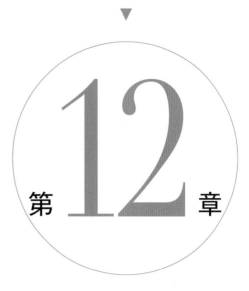

第 **12** 章

身体をケアする

本章で学ぶこと	□身体と心は密接なつながりをもつこと，心の痛みがどのように身体で表現されるかを知り，身体のケアが心のケアにもなることを学ぶ。
	□精神疾患の回復段階に応じた身体ケアと，精神科で行われることが多い日常的な身体のケアの実際を学ぶ。
	□抗精神病薬の有害反応，その予防や対処方法，および電気けいれん療法における看護など，精神科の治療に伴う身体のケアについて学ぶ。
	□精神科に多い身体合併症とその看護について学ぶ。

A｜精神科における身体のケア

　身体のケアは，精神科での看護にとって副次的なものと考えられがちである。だが，身体のケアと心のケアは，切り離せるものではない。精神科だけでなく一般診療科においても，身体の不調を通して人とのかかわりを求める人はとても多い。身体のケアは心のケアの意味ももつのである。

　なお，ここでは精神科病院の入院患者への身体ケアをおもに取り上げているが，在宅患者の場合も同じような配慮が必要である。

① 精神療法としての身体のケア

1 理屈に合わない訴えにひそむ希望

　看護師が行う日常生活の援助のなかでも，身体的なケアを求める患者は多い。彼らは実際，なにを求めているのだろうか。次の大野さんの事例から考えてみよう。

> **事例①　心臓の痛みに軟膏を望む大野さん**
>
> 　精神科療養病棟に入院している大野さんは，毎日のようにナースステーションへやってきては，「心臓が痛いから，軟膏を背中に塗ってくれ」と要求する。その軟膏は，本来は関節炎・筋肉痛・外傷後のはれや痛みなどに処方されるもので，心臓にはなんの効果もないはずなのだが，大野さんは「その軟膏を塗ると心臓の痛みがおさまる」と言いはるのである。
>
> 　看護師が検査結果からは心臓に異常がないなどと説明しようとすると，大野さんは激怒して，どれほど自分が痛みに苦しんでいるか，そのためにどれだけ毎日の生活がたいへんかを長々と話しだす。そして最後には，そんな自分の苦しみをわからないようでは「看護師として失格だ」と言いはなつのである。

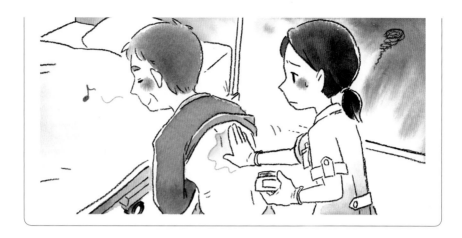

「心臓の痛み」は▶
どこの痛みか

　大野さんの言う「心臓の痛み」は，医学的には説明のつかない症状だった。それに，希望する軟膏には局所的な抗炎症作用はあっても心臓には効果はない。しかし，大野さんにとっては，そういったことはどうでもよいようだった。大野さんは，看護師が軟膏を塗るとき，背中をなでさすってもらうのがここちよく，それが「きいた」のである。言語的なコミュニケーションが苦手な大野さんにとって，それは慰安としての「毛づくろい」の意味があったのかもしれない（▶Column「毛づくろい信号としての身体症状」）。

2　日常生活上の世話と「母なるもの」

● 退行としての病いとケア

病いによる退行▶　事例①の大野さんは「背中をさすってもらい」たがったが，これはケアを求

Column　毛づくろい信号としての身体症状

　動物行動学者モリス D. Morris は，サルの群れの毛づくろい行動を観察し，その行動が単なる清潔行動にとどまらないことに気づいた。

　危険に遭遇したり，不安が高まったりしたとき，サルは毛づくろいしてくれる相手のもとに走りより，互いに何度も毛づくろいし合う。つまり毛づくろいは，互いになだめたり安心させたりするための慰安行動でもあるのだ。

　毛づくろいをしようとするサルは，口をパクパクさせて舌を突き出す。一方，毛づくろいされるサルは，してくれるサルに背中を向ける。これが相手から毛づくろいを引き出す信号（毛づくろい信号）なのである。

　モリスは，人間にとっての毛づくろい信号は，咳，かぜ，腰痛，頭痛，胃痛，皮膚の発疹，咽頭カタル，胆汁性疾患，扁桃炎などのありふれた身体症状だという。こうした症状には，同情と世話を引き出す効果があるというのである[1]。

*1 モリス，D. 著，日高敏隆訳：裸のサル．pp. 141-151，角川書店，1988．

めていたということである。

病いは防衛として▶
の退行である
　人は，通常の対処能力をこえるストレスにさらされると，ぐあいがわるくなり，すべての責任を一時放棄して休む。それでも回復せずに寝込んでしまうと，誰かに食事をつくってもらい，食べさせてもらう。ひどくなると排泄の世話までしてもらうことになる。まるで赤ん坊の成長を逆にたどるように，どんどん退行していくのである。

ケアに含まれる▶
「母なるもの」
　しかし，赤ん坊が母親の世話によって成長していくように，病んだ人もまた，ケアされることによって回復する。このときの母親的なケアを通して経験される，肯定的で安全な世界に包まれた感覚を，看護師から精神療法家となった**シュヴィング G. Schwing** は，「**母なるもの**」とよんだ（▶Column「〈看護の理論家たち⑥〉シュヴィング」）。

　「母なるもの」とは，相手の身になって感じる能力，ほかの人の必要とするものを直感的に把握すること，そしていつでも準備して控えていることである。単に栄養を補給したり，よごれた衣類やからだをきれいにみがきあげたりするといったケアの行為そのものではなく，ケアする者のありようが重要なのである[1]。

Column 〈看護の理論家たち⑥〉シュヴィング

　スイスの看護師であり精神療法家であったゲルトルート＝シュヴィング G. Schwing（1905～1993）は，幼いころから病気と死への関心が深く，とりわけ不治の病いや疫病，精神病に苦しむ人々への関心が強かった。看護師としての10年間は，重篤な身体疾患をもつ患者の看護にあたり，身体だけしか病んでいない患者はいないことに気づかされたと語っている。

　そこで，心身相関の問題についてもっと知りたいと，精神分析の訓練を受け，大学で2年間，個人分析と精神医学およびほかの医学を学んだあと，分析の訓練を受けて，ウィーン大学の病院で活動を始めた。

　シュヴィングの場合，もともと看護師として働いていたことが，患者へのより素朴で身近な接触を可能にしたともいわれる。彼女は，患者の言動に解釈を加えることなく，ただ患者とともにあって，患者がなにを感じ考え欲しているかを理解し，なぜ患者がそうし

なければならないかを理解しようとした。そして，その理解を必ずしも言葉ではなく，態度によって患者に伝えたという。

　従来，統合失調症患者には精神分析的アプローチは無効であったとされていたが，シュヴィングは，素朴で母性的なアプローチによって人間的な関係を確立し，それによって精神療法を可能にしていった。この体験をもとに，シュヴィングは『精神病者の魂への道』を著し，自分自身の運命と同様にほかの人の運命を大切にすることを「母なるもの」とする見方を示した。

　しかしシュヴィングの仕事は，ナチスドイツのオーストリアへの侵攻のため中断され，ついで結婚・出産のためにみずからの意志で引退した。

　中井久夫は，統合失調症の急性期の患者には，シュヴィング的なかかわりしかないと述べている。

---

1) シュヴィング，G. 著，小川信男・船渡川佐知子訳：精神病者の魂への道．みすず書房，1966．

● 皮膚へのケアと癒し

皮膚は心と深く▶
結びつく

大野さんのように身体でしか SOS を伝えられない患者の場合，**皮膚へのケア（タッチ）**が回復への手がかりになることがある。それは，人の皮膚が心と深く結びついているためである。人にはかつて母親に抱っこされたときの母親の肌の感触，ぬくもりと湿りけ，声やかおりなどの記憶が，ここちよさと安心感のみなもととして身体と心にきざみこまれていて，皮膚へのケアはそれをよびさます。入浴・足浴・アロマテラピー・ここちよい音楽などが，人の心を包み，癒すのもこのためである。

かつては患者を滝に打たせたり，水風呂につからせたり，水でぬらしたシーツにくるんだりして鎮静させる**水治療**とよばれる治療法があった。いまでも，精神科の患者のなかには，頭から冷たい水をかぶったり，夜中に洗髪をして洗面所を水浸しにしたり，ぬれたままの洗濯物を持って来てふとんをびしょびしょにしてしまう患者がいる。また，失禁してベッドや衣服をぬらす患者もめずらしくない。このような行為も，患者の自己治療なのかもしれない。

退行して身体的なケアを求める患者には，「あたたかい毛布で包む」ような，心を包み，癒すケアが必要なのである。

3 患者の退行と看護師のあせり

退行した患者のケアには，忍耐が必要である。無理に自立をさせようとしても，うまくいかないことが多い。次の小川さんの例をみてみよう。

> **事例②** 不潔でいたがる小川さん
>
> 長期入院の小川さんはいつも入浴や更衣をこばみ，不潔でいることをなんとも思わないようである。カンファレンスのたびに，小川さんの清潔に関する問題が取り上げられ，ケアプランがたてられたが，看護師が入浴や更衣を促せば促すほど，小川さんはかたくなになり，不潔さはいっこうに改善されなかった。
>
> あるとき，小川さんを受け持った看護学生が「なにかしてほしいことはありますか？」とたずねたところ，小川さんは「マッサージ」と答えた。それ以来，学生は毎日，小川さんの全身を，あまりきれいとはいえない服の上からマッサージするようになった。すると小川さんは学生にポツリポツリと子どものころのことを話しだし，「本当は親にお風呂に入れてもらいたかった」と語った。
>
> これがきっかけとなり，そ

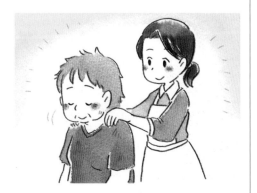

> れまで看護師を避けるようにしていた小川さんがマッサージを求めて看護師のところへ来るようになり、気がつけば入浴や更衣をするようになっていた。

　看護師が小川さんをなんとか清潔にしたいとあせればあせるほど、彼女は不潔になっていた。しかし、学生が小川さんの希望を聞き、それにこたえたとき、はじめて事態はかわったのである。

4 患者の行為の「不快値」

反社会的傾向と▶
母性剝奪
　退行した患者の行為のなかで、とくに看護師をやるせない気持ちにさせるのが失禁である。精神科では、認知症の患者だけでなく、精神状態の悪化や多飲水などによって大量失禁する患者がめずらしくない。ときに便失禁をする患者までいる。

　ウィニコット(▶1巻：第3章、94ページ)は、子どもの反社会的傾向として、「盗むこと」「うそをつくこと」「破壊行為」と並べて、「失禁すること」「吐くこと」「よごすこと」をあげ、その源には必ず**母性剝奪**があると述べた[1]。たとえば、弟や妹が生まれたとき、子どもが一時的に赤ん坊返りして寝小便をすることがある。これは、母親のケアが得られないことへの反応(抗議)なのである。

反社会的傾向には▶
希望がひそむ
　反社会的傾向の特徴は、世話する者を不快にさせる**不快値**にあるとウィニコットはいう。そうすることで子どもは、自分がいかに不快であるかを伝えているというのである。彼の主張でとくに注目したいのは、反社会的傾向にはその不快ゆえに、それを誰かに取り扱ってもらえるという希望がひそんでいるということである(▶1巻：第3章、97ページ)。

　事例②の小川さんが「本当は親にお風呂に入れてもらいたかった」と語ったように、不潔でいつづけることで世話する者に与える不快値は、これまで満たされてこなかった安心感やここちよさに包まれたいという希望を伝えているとみることもできる。身体のケアは、表面上の行動ばかりに注目するのではなく、触覚・視覚・聴覚(音声)・嗅覚(におい)・情緒という、あらゆる感覚を通した患者と看護師相互のコミュニケーションをとることなのである。

5 身体のケアの落とし穴

退行の押しつけに▶
なる危険性もある
　このように、身体ケアは退行した患者に安心と回復をもたらすが、注意しておかなければならないのは、そうしたケアを通じて知らず知らずのうちに患者を子ども扱いしてしまうことで、患者に逆に退行をしいる結果となる危険性である。シュヴィングのいう「母なるもの」は、子どもの欲求を感じとり、それ

---

1) ウィニコット，D. W. 著，牛島定信訳：情緒発達の精神分析理論．岩崎学術出版社，
　1977.

に反応することであって，世話を押しつけることではない。

ケアする側の感覚▶
をとぎ澄ます
身体をケアするためには，ケアする側の感覚もとぎ澄まさなければならない。フランスの精神分析家アンジュー D. Anzieu は，「象徴的な意味で接触に等しい価値のある言葉をさがしださねばならない」と述べている[1]。身体のケアを提供するだけで終わらず，つねに患者がなにを求めているかに気を配りながら，そこで得られる感覚や感情を言葉にしていく努力をしなければ，患者を退行に追いやるだけになりかねないのである。

② 身体化する患者の世界

1 身体へのとらわれ

身体化という防衛▶
こころの痛みや葛藤（かっとう）が身体的な症状となってあらわれる防衛の仕方を**身体化**という。かつては，苦痛を伴う身体症状が前面にあらわれ，日常生活に支障をきたすにもかかわらず，器質的な要因がはっきりしない疾患を身体表現性障害と総称していたが，DSM-5 では，身体症状症および関連症群という新たなカテゴリーにまとめられた（▶1 巻：第 5 章，199 ページ）。このなかには，身体症状症のほかに，病気不安症や変換症／転換性障害などのサブカテゴリーがある。なお，これらのカテゴリーでは，器質的な要因がはっきりしないという要件は，今後，解明される可能性があるとして削除されている。

● 身体へのとらわれとはどのようなことか

「とらわれ」により▶
日常生活に支障を
きたす
身体症状症は，「身体症状に関連した過度な思考，感情または行動に関連があり，その苦痛を伴う身体症状が長期に持続する疾患」とされる。すなわち，身体のさまざまな違和感に「とらわれ」てしまい，日常生活に支障をきたす障害である。ときに，他人までとらわれの世界に巻き込んでしまうこともある。

> **事例③ 脳腫瘍ではないかと心配する香川さん**
>
> 香川さんは，夫を亡くしてからひとり暮らしをしている 48 歳の女性である。最近になり，「頭が重い」「お尻が痛い」「のどが詰まる」「胃が押し上げられる」などと，多彩な身体症状を訴えるようになった。そのたびに病院で検査をしたが異常は見つからず，入院しても「スタッフの対応がわるい」と腹をたててすぐに退院してしまうので，独立した息子たちもあきれてかまわなくなっていた。しかし，家に戻ると身体症状が耐えがたく，救急車をよぶということを何度も繰り返していたため，精神科に紹介されてきたのだった。

1）ディディエ・アンジュー著，福田泰子訳：皮膚・自我．p.201，言叢社，1993．

　4人部屋に入院した香川さんは,「頭が割れそうに痛いです。脳腫瘍じゃないかと心配です。検査してください」「どうして検査してくれないのですか。どんどんぐあいがわるくなっています」などと訴えるほかは,臥床している状態が続いた。看護師がいまの気持ちやこれまでの生活について聞こうとしても,「そんなことどうでもいいでしょう」と,取りつく島がない。雑談しようとしても,会話がはずまない。やがて,部屋でもたびたびもめごとをおこすようになったので,看護師や主治医も加わって,同室の患者全員と話し合いをすることになった。

　同室者たちは「香川さんは寝てばかりで,あいさつをしても返さないし,おやつをあげてもお礼も言わない。無愛想でこちらが気をつかう」と口々に文句を言った。しかし,香川さんは「私はからだのぐあいがわるいから安静にしているので,部屋でぺちゃくちゃ話をされるのも迷惑」と,いっこうに同室者の気持ちを気にかけようとはしなかった。

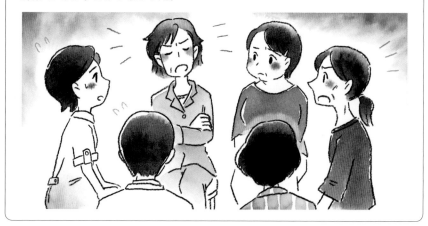

「気のせい」などと▶
言っては逆効果

　香川さんのように,身体へのとらわれが強い傾向は,一般に**心気的傾向**とよばれる。これはよくある傾向で,うつ病や統合失調症の患者のなかにも,ちょっとした身体の違和感や傷から過度に不安になる患者は少なくない。

　病気不安症と診断される患者のなかは,ちょっとした身体の違和感から,自分が心臓病・がん・脳腫瘍・エイズなどの重い病気にかかっていると信じ込み,思いどおりの診断をしてくれる医師を見つけるまで**ドクターショッピング**を繰り返す人がいる。ただしなかにはその正反対で,いくらすすめられても医療を受けようともせず,訴えだけを続ける人がいる。

　このような患者には,「心の問題」「気のせい」などと説明しても効果がないばかりか,かえって逆効果であり,「頭がおかしいと言われた」などとさらに怒りをつのらせることも多い。

● 身体症状へのとらわれによってまもろうとしているのはなにか

現実をみない側面▶
に注目する

　身体症状にとらわれている患者に会うと,看護師はなんとかその思い込みを正して,患者をとらわれから解放してやりたくなるが,説得や助言で治るものではない。患者は,身体症状ばかりに注意を向け,自分のほかの現実をみない

でいるという側面に注意をしてみる必要がある。身体という世界に閉じこもることによって，現実世界のほかの苦痛から身をまもっているのかもしれない。

　香川さんの場合も，夫を亡くしてから息子たちも独立し，単身生活をしていた。入院騒ぎのたびに息子たちがかけつけるのだが，引きとめておくことはできない。香川さんは夫の死をどのように受けとめているのか，息子たちが離れて行ったことをどう感じているのか，看護師がそのことに触れようとすると，ピシャッと心の扉を閉ざしてしまうのである。

　患者が身体にだけ注意を向けているとしたら，身体のケアを通してアプローチするしかない。しかし治療処置は医学的根拠がなければ行うことができないために，香川さんの隠されたニーズは満たされないままである。そして，「誰もわかってくれない」という彼女のスキーマが強化されていくのである（▶第8章，27ページ）。

2 アレキシサイミアの特徴と人間関係

言葉で感情を▶
表現できない

　心の問題が身体にあらわれる人々には，ある共通の傾向がある。症状や受けた治療については細かくくどくど述べるが，その背景にある自分の感情を言葉で適切に表現できなかったり，ほかの人々の感情をくみとれなかったりするのである。この傾向を**アレキシサイミア** alexithymia とよぶ[1]。**失感情症**と訳されるが，感情がないわけではなく，自分や他者の感情に気づいたり，言葉にしたりする能力に問題があるので，「感情失語症」とよぶ人もいる。想像力や空想生活に乏しいのも特徴の1つである。そうした特徴のために，対人関係を発展させることが非常にむずかしく，看護においても「むずかしい患者」となりやすい。香川さんもその1人である。

身体を通して▶
しか他者に依存
できない

　突然，救急車をよんで病院にやってきては，不満をぶつけて帰っていく香川さんは，医療者に依存的な関係を求めるが治療自体には不満で，最後にはひとりの世界に戻っていってしまう。もともと，人との関係が苦手で，夫がつなぎ役になっていたようだが，夫が亡くなってからは息子まで遠ざけてしまうようになった。このように，依存したくても，身体を通してしか依存できない傾向は，身体症状症患者に共通するアレキシサイミアの傾向の1つでもある。

身体の苦痛のほう▶
が受け入れやすい

　状況からしておそらく孤独で不安なのだろうと考えた看護師がいろいろと問いかけてみたが，香川さんはなにも答えなかった。さらに，同室の患者たちがいろいろと気づかってくれても，それをありがたく受け取ることができず，かえってうるさがっていた。

　このように，アレキシサイミア傾向をもつ人には，不安・抑うつ・恥・当惑などの否定的感情をいだきやすく，喜び・幸福感・愛情といった肯定的感情を

---

1) a（非），lexis（言葉），thymos（感情）というギリシア語に由来する。

受け取る能力が低いという傾向がある[1]。その結果，孤独や不安でいっぱいの世界にとどまることになる。心の苦痛よりは，身体の苦痛のほうがまだしも受け入れやすいようである。

　このような傾向は，乳幼児期の不安な愛着（アタッチメント）と深く関係しており[2]，ストレスフルなライフイベントや，幼少期の虐待，成人してからの暴力の被害などのサバイバーに多くみられるといわれている（▶1巻：第2章，41ページ）。

③ 精神科におけるフィジカルアセスメントのむずかしさ

精神科における▶
フィジカルアセス
メントの重要性
　これまでみてきたように，身体と心は密接に関連している。精神科にやってくる患者のなかにも，心の痛みを身体で表現する患者もいれば，精神症状の悪化のために心身ともに消耗し，栄養状態の低下や睡眠不足などで身体に支障をきたしている患者もいる。このほか，抗精神病薬の有害反応が身体症状としてあらわれる患者も多く，近年は精神疾患をもちながらさらにがんなどの身体疾患を合併している患者も増えてきた。

　このような状況から，精神科看護においてもフィジカルアセスメントは重要かつ欠かせないものである。だが，そこには精神科ならではのむずかしさがある。

1 患者の独特の「訴え」方

「訴え」の意味の▶
理解がむずかしい
　精神科ならではのむずかしさの1つは，患者の独特の「訴え」方にある。患者の訴える「症状」が医学的な概念とつながりにくい場合には，「訴え」の意味を理解することがむずかしいことがある。

> **事例④**　「お尻から虫が出た」と訴える水野さん
>
> 　水野さんは知的障害をもつ50代の女性である。ある日，水野さんが「お尻から虫が出た」と訴えてきた。それを聞いた看護師は思わず「虫？」と笑ってしまったが，気になったため，看護助手にその話をした。すると，看護助手が「そういえば，水野さん，このところ何度もトイレでナプキンを交換している」と言った。そこから，なにか水野さんに異変がおきているのではないかという話になり，受診した婦人科で水野さんは「子宮頸がん」と診断された。

---

1) グレアム・J，テイラーほか著，福西勇夫監訳：アレキシサイミア——感情制御の障害と精神・身体疾患．pp. 90-91，星和書店，1998.
2) グレアム・J，テイラーほか著：上掲書．pp. 50-51.

　水野さんが「虫」と表現したのは「おりもの」のことだった。彼女はふだんから自分のことを「宇宙人」と言ったりするため、いつもなら看護師も、「またおかしなことを言っている」と聞き流してしまったかもしれない。しかし、このとき看護師は水野さんの訴えに異変を感じとった。さらに、ふだんからよく患者の行動を見ている看護助手のおかげで、がんを発見できたのだった。

訴えを精神症状と判断しがち▶ このように、精神疾患をもつ患者のなかには、身体の異変を自分なりに意味づけてしまい、身体医学的には説明できないような訴えをすることもめずらしくない。そのため、幻覚や妄想、あるいは心気的訴えなど、精神症状の1つとみなされてしまい、重大な疾患を見逃してしまうこともある。

　そのため、ふだんから入浴や食事など、あらゆる場面で看護師が患者に関心をもってかかわり、ちょっとした違いに気づくことが重要となる。

2 症状があるのに訴えない場合

　精神科におけるもう1つのむずかしさは、症状があるのに訴えない患者も多いことである。

　たとえば抗精神病薬を服用していると、薬の作用で痛みを感じにくくなることがある。そのため、骨折していても痛みを訴えなかったり、合併症があっても症状をまったく訴えなかったりして、発見が遅れることがある。

　また、長期入院で人や社会とのつながりを失い、生きる意味が見えなくなると、自分の身体や健康状態に無頓着になってしまい、症状があっても訴えなくなることもある。

　これらの場合も、看護師の気づきが重要になる。

3 看護師の「勘」とアセスメントが重要

全体を注意深く観察する▶ 患者の訴えがあったり看護師が異変を感じとったら、それがどのようなものであれ、簡単にはかたづけず、想像力や直感をはたらかせたうえで呼吸・循環・体温などの基礎的データを確かめ、顔色、食欲、肌の状態、むくみ、歩き方、行動などから全体的に注意深く観察すると同時に、検査データもチェックするといった慎重さが求められる。もちろん、抗精神病薬の内容や量、処方変更などにも気をつけておく必要がある。

> **事例⑤** **めまいとふらつきで倒れ込む原さん**
>
> 　原さんは80代の女性である。不安が高まると身体のあらゆる部分に変調をきたし、内科病院を転々とした結果、「不定愁訴」ということで精神科へ紹介され、何回か入退院を繰り返していた。
>
> 　病棟でも、めまいとふらつきで大げさに廊下に倒れ込み、医師の診察を求めることがしばしばあった。しかし、検査をしてもとくに異常は見つからず、心因的なヒステリー症状（転換症状）と考えられていた。

　　　ある日，原さんはいつものようにめまいとふらつきを訴え，ベッドに横になって両手を頭の上でバタバタさせていた。看護師は，いつものヒステリー発作と思ったものの，「なにかいつもと違う」と感じて，原さんの脈に触れてみた。すると，脈は微弱でリズムも不規則だった。すぐに心電図検査を行ったところ，「Ⅲ度（完全）房室ブロック」による不整脈であることがわかった。

「勘」を無視しない▶　　原さんのめまいやふらつきも，はじめは医学的根拠が見あたらなかったので，「演技的」なものと考えられていた。しかし，そこで不整脈を発見できたのは，看護師の「なにかいつもと違う」という「勘」のおかげであった。これは，精神科に限らず，言葉で伝えることができない患者のケアを行う看護師に必要な，高度のアセスメント能力の1つといってよいだろう。

B 精神科における身体を通した看護ケアの実際

① 急性期における身体のケア

発症前から身体に▶
不調があらわれる　　統合失調症の発症前には前駆症状として自律神経系の乱れが生じて，頭痛・便秘・口渇などの身体の不調があらわれる。聴覚が鋭敏になり，味覚・嗅覚もいつもとは違うように感じられる。悪夢なども生じ，発症直前には全不眠が2〜3日続いて極度の消耗状態となっていることも多い。

急性期には全身▶
状態に注意する　　発症後には，思考や言動がまとまらず，食事に毒が入っているという被毒妄想などのために食事を拒否することもあり，脱水の危険も高まる。しかも，自分自身の身体に注意をはらう余裕などなく，身体に問題が生じていたとしてもその苦痛を表現することがむずかしい。

　　うつ病や双極性障害の場合も同様に，食事や睡眠が十分にとれず，消耗状態にあることが多い。いずれにせよ入院後1週間は，さまざまな身体症状が急激に出てくることがあるので，看護師はバイタルサインや水分のインとアウトなど，全身状態を注意深く観察する必要がある。とくに，はじめて抗精神病薬を服用する患者の反応には十分注意しなければならない。

> **事例⑥-1　入院してきたばかりの小島さん**
>
> 　　はじめて入院してきた小島さんは，周囲を警戒しているようなかたい表情で看護師をにらみつけていた。自分のものと他人のものとの区別がつかないのか，デイルームにある冷蔵庫からかってにほかの患者のジュースやおやつを取って，ト

ラブルになったりもした。看護師が注意すると,「あの看護師が私に意地悪をする」と言い,自分への攻撃としか受け取れないようだった。

また,深夜2時ごろになると必ず目がさめ,4人部屋の電気をつけてロッカーの洋服を整理したり,洗濯を始めてしまったりする。注意すると「誰かが自分の洋服を盗んだ」「洋服に毒をかけられたから洗わなければ」などと言う。さらに,「眠っている間に顔をゆがめられた」「へんな液体を頭にかけられた」と,真夜中に洗面所でシャンプーをしていることもあった。

急性期は最も恐ろ▶ しく苦痛な体験　統合失調症の急性期にある小島さんは,自己と他者の境界が不明確になっていて,自分の世界がおびやかされているという感覚があるようだった。その感覚が被害的な「妄想」と結びつくことで,小島さんの世界は意味を取り戻し,バラバラに崩壊せずにすむのだろう。そのほか,自分の身体が自分のものではないような感じがしたり,なじんでいるはずのものが違ったように感じられたりする**離人症状**も自我感覚がおびやかされた状態であり,自分が自分であるという確かな感覚がもてない極度の不安状態といってよい。

こんなとき,自我境界をまもるため,ふとんを頭からかぶって引きこもったり,暑さ寒さに関係なく重ね着をしたり,帽子やフードを深くかぶったり,ヘッドホンをつけて大音量で音楽を聞いたりする患者もいる。小島さんは夜中にシャンプーをすることで,自分なりの「水治療」を行っていたようだ。

急性期は黙ってそ▶ ばにいることから　中井は,急性精神病状態は人間にとって最も恐ろしい苦痛な体験であり,このようなときには症状を聞き出してはいけないという[1]。ましてや事実ではないと反論したり,説得しようとしたりするのはかえって本人をおびやかすだけで益がない。強い支持や激励も苦痛であり,強い安心感を与えるような言葉も,そのときはその気になるが永続せず,かえって不安と安心の間を揺れうごく。中井は「シュヴィングのいうように黙ってそばにいるところから始めるのがすすめられる」と述べている[2](シュヴィングについては▶258ページ)。

気にかけている▶ ことを示すケア　とはいえ,急性期はただ静かに休ませておけばいいというものでもない。第11章に記したように,この時期の患者に最も耐えがたいものは孤独であり(▶220ページ),これは統合失調症患者だけに限らない。とくに隔離室に入室している患者は,安全な環境でまもられていると感じる一方,耐えがたい孤独を体験し,このまま誰からも忘れ去られてしまうのではないかという恐怖にかられてドアを乱打したり,大声をあげたりすることがある[3]。

患者には「気にかけられている」「見捨てられていない」と感じられるようなサインをつねに送る必要がある。食事や排泄,睡眠や休息などのための看護

1) 中井久夫・山口直彦:看護のための精神医学(第2版). p.139, 医学書院, 2004.
2) 中井久夫:精神科治療の覚書. p.139, 日本評論社, 1982.
3)「当事者Aさんによる隔離室入院体験記」. 精神看護 21(5):453-455. 2018.

援助の動作も，1つひとつていねいに行う。その際には，低めの声で，これからしようとすることを簡潔に説明し，「～してください」と明快に指示を伝えるように心がける。

② 回復期における身体のケア

多彩な身体症状を示す臨界期 ▶　回復期に入るころ，抗精神病薬の有害反応が急にあらわれたり，急性期から続く睡眠障害や身体のだるさ，疲れなどのほか，胃腸障害や発疹，円形脱毛症などの皮膚トラブル，かぜ症状など，多彩な身体症状を呈したりする時期がある[1]。中井は，この時期を**回復時臨界期**とよび，身体と心が新たな状況に適応しようとする回復過程のはじまりととらえている[2]。

　小島さんのその後をみてみよう。

事例⑥-2

＜足浴を受け入れた小島さん＞

　入院10日目ごろから，小島さんは夜間眠れるようになってきた。それでも昼間は周囲を警戒している様子はかわらず，「眠っている間に看護師にからだをたたかれた」「洋服にいたずらをされた」などと訴えるため，なかなか会話にならなかった。

　ある日1人の看護師が，小島さんが風呂好きなことを知り，足浴に誘ってみた。断るかと思われたが，小島さんは黙ってうなずき，看護師が用意したお湯に足をひたし，足をさすってもいやがらなかった。

　その後，小島さんは何度も「足浴をしてほしい」と言ってくるようになった。夜中にも目がさめると足浴を希望してやってきた。そして，しだいに全身のあらゆるところが「痛い」「だるい」と言ってくるようになり，そのたびにマッサージを希望するようになった。

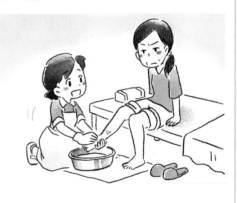

---

1) 中井久夫：こんなとき私はどうしてきたか（シリーズケアをひらく）．pp.137-148，医学書院，2007.
2) 中井久夫：抗精神病薬の使用戦略試論．治療と治療関係（中井久夫著作集4巻）．pp.212-214，岩崎学術出版社，1991.

苦痛を感じられる▶
ようになったら
回復のきざし

　身体的な訴えが一気に高まると，病気が再度悪化したようにみられがちだが，実は感じられなかった苦痛を感じるようになったのであり，回復のきざしなのである。心に苦痛を感じるだけのゆとりが生まれてきたといえる。

　この段階でのケアは，急性期を乗りこえた心身をいたわるという意味をもつ。中井は，このとき性急に処方を変更しないこと，患者は深い孤独を体験しているので，治療者の人間的支持が必要であると述べている[1]。

③ 慢性期における身体のケア

> **事例⑦　腰痛を訴えてきた岡本さん**
>
> 　入院して10年になる岡本さんが，めずらしく腰痛を訴えてきた。X線検査をしても骨に異常はなく，湿布薬が処方された。しかし，なかなか痛みがおさまらず，岡本さんは1日に何度も湿布のはりかえにやってくるようになった。
>
> 　そして処置を受けながら，自分は子どものころ足がわるかったこと，そのために近所の友だちが遊んでいるのをいつも家の中からながめていたこと，母親によくおんぶしてもらったことなどをポツリポツリと話した。
>
> 　その岡本さんの表情がどこかさびしげなことに気づいた看護師が，なにかあったのかとたずねた。すると岡本さんは，長いことめんどうをみてもらっていた自分の受け持ち看護師が半年前に退職したことを話しだした。

身体ケアはよい▶
きっかけになる

　身体にあらわれる痛みや不調は，心の苦痛や不安と切り離せない。岡本さんは，担当看護師との別れがさびしく，つらかったのだろう。それは，子どものころの痛みやさびしさとつながっていた。しかし，そのことは言葉にできず，腰痛というかたちで表現されたのである。そして，看護師が言葉の中身ではなく，伝わってくる感情に反応して，「いま」なにがおきているのかを問いかけたことによって，はじめて言葉にすることができた。受け持ち看護師との別れがどれほどの痛みをもたらしたかを岡本さんが語るのに，半年もの時間が必要だったのである。

　ふだんは目だった訴えもなく，必要最低限の会話しかしないような慢性期の患者であっても，このような湿布する，爪を切る，傷に絆創膏_{ばんそうこう}をはるといったささいな身体ケアをきっかけにかかわりが生まれることがある。ここで岡本さんが子どものころのつらかった思い出だけでなく，母親におんぶされた体験を思い出したのは，看護師のケアに癒されたからなのだろう。こうして，身体のケアは治療的コミュニケーションとなるのである。

1）中井久夫：前掲書．pp.212-214，1991．

④ 日常生活における身体のケア

1 足のケア

足のケア(フットケア)は精神科では重要なケアの1つである。自分では見にくく，入院していると毎日入浴することもできないため，足のトラブルは気づかないうちに進行していることが多い。

● おもな足のトラブル

◉ 爪白癬

感染しやすい条件▶
がそろっている
足の皮膚トラブルで最も多いのが，足白癬(みずむし)である。とくに集団生活を送る病棟では，浴場の足ふきマットなどを通じて感染が広がることがある。足の裏や趾間にできた白癬を放置しておくと，爪にも白癬菌が感染して，爪白癬が発生する。爪が白くなることに始まり，爪の下の角質部分が肥厚して爪の形状がかわり，黒く変色し，ついには爪自体が破壊されてしまう(▶図12-1)。こうなると靴が合わなくなり，転倒の原因となることもある。

足白癬の治療は，外用抗真菌薬の1日1回の塗布が中心であるが，重症の爪白癬は，1週間，経口抗真菌薬を服用したのち，3週間休むというクールを3回繰り返すパルス療法や，6か月連続の内服療法などがおもな治療法となっている。

◉ 足の拘縮・変形

精神科独特の症状▶
精神科には，ひどく足が変形している患者がいる。精神症状に付随する筋肉の緊張や抗精神病薬によるパーキンソン症候群のために，足に不自然な力が入ったまま長期間過ごすと，図12-2のように足が思わぬ形で拘縮してしまうのである。また，糖尿病が悪化して足先が壊死してしまい，切断しなければならなくなることもある。

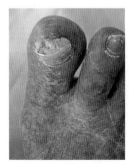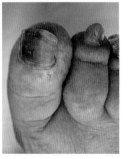

a. 爪の形状変化　　b. 爪の黒色変色

▶図12-1　爪白癬

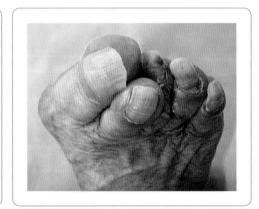

▶図12-2　足の拘縮・変形

● フットケアの精神療法的意味

心のケアとしても重要な意味をもつ ▶ 足のトラブルは知らぬ間に進行し，重症化すると患者の ADL や QOL に大きな影響を及ぼす。日ごろからていねいに足を観察しておくことが必要である。

とはいえ慣れないうちは，きたなく変形した人の足に触れることに抵抗があるものである。しかし，足のケアは心のケアとしても重要な意味をもつ。自分でも見たくない，まして他人には見せたくないようなプライベートな部分をていねいにケアしてもらうことで，患者が受け入れられた，大事にされているという実感をもつことができるのである。

身体ケアがつくり出す対話 ▶ 足に直接的な問題がなくても，足を見ながら「なぜこのような足になったのか」「どんな生活をしているのか」と問いかけると，患者は思わぬ習慣や生活ぶりを話しはじめる。

ある精神科病院では，月に 1 度，病棟担当医が患者全員の足の診察をしている。足のケアの時間は，医師も看護師も患者もゆっくりくつろげる時間となり，互いがふだんは見せない表情を見せる時間となる。精神症状が活発で，かかわりの糸口がなかなか見つからない患者でも，足のケアをしているときには緊張がとけ，対話が進みやすいなど自然でいられる「素の時間」[1]となるのである。

2 皮膚のケア

心の状態があらわれやすい ▶ 精神科では足だけでなく，皮膚全般にケアが必要なことが多い。皮膚は外界からのさまざまな刺激から身体をまもり，身体内部を一定の状態に保つ重要な役割をもつ。同時に，ストレスや睡眠不足などは皮膚に如実にあらわれる。精神症状が悪化したときには，患者自身による清潔行動がいきとどかないこともあり，皮膚や髪の毛があぶらぎったり，よごれて悪臭をはなったりしてくることからわかることもある。

日常的なケアのなかでは，患者の顔色，皮膚の状態，皮膚トラブルの有無などをていねいに観察し，皮膚の正常なはたらきをたすけるケアは重要である。

> **NOTE**
> **足医者**
>
> 靴での生活が中心の欧米では，胼胝(たこ)や足白癬，外反母趾や巻き爪などで悩む人も多く，足を専門とする医師がいる。イギリスではキロポディスト(シロポディスト)，アメリカではポディアトリストともよばれる。専門の大学院で 3〜4 年の教育を受け，資格試験に合格しなければならない。歯医者ならぬ足医者である。とくに高齢者の自立生活を支えるためにはなくてはならない存在である。

---

1) 樽味伸：慢性期の病者の「素の時間」．臨床の記述と「義」——樽味伸論文集．pp.23-42，星和書店，2006．

● 日光過敏症

日焼けしやすい▶　外見上の悩みに結びつく抗精神病薬の有害反応に，日光過敏症がある。日焼けして皮膚が発赤し水疱ができたり，色素沈着がおきたりするので，若い女性などはとくに気にして服薬拒否につながることもある。

　戸外に出る際には，帽子をかぶる，日焼けどめクリームを塗布するなどの予防策をとる。

● 皮膚を通したケアの治療的意味

　「心臓が痛いから，軟膏を背中に塗ってくれ」と要求する大野さん（▶事例①，256ページ），学生にマッサージを求めた小川さん（▶事例②，259ページ），足浴を受け入れた小島さん（▶事例⑥，266ページ），湿布薬を何度もはりかえてもらっていた岡本さん（▶事例⑦，269ページ）など，これまで事例として登場した患者の多くが皮膚に触れ，なでたり，さすったりする処置を好んだ。

　身体のケアには，皮膚と皮膚の接触（タッチ）が必ず伴う。モンタギュー A. Montagu は「タッチは単に身体に備わっている感覚として経験されるのではなく，情緒として情感的に経験される」と述べている[1]。

　それは，赤ん坊が母親の胸に抱かれて乳を飲むときの経験と結びついている。赤ん坊の皮膚と母親の皮膚がぴったり触れ合い，一体化しているときの安心感，幸福感が皮膚の記憶として残っているのである。

3 口腔のケア

口腔衛生状態が▶
わるくなる
　抗精神病薬を服用していると，その有害反応であるジストニアで舌や顎が思うように動かなかったり，唾液の量が減りドライマウスとなるために口腔内がネバネバして，聞きとりにくい話し方になったりすることがある。そのうえほとんど人と話もせず，甘いコーヒーやコーラなどを大量摂取する生活では，ますます口腔内の衛生状態がわるくなる。そのため，口内炎や齲歯（むし歯），歯周病になりやすく，歯を失ってしまうこともめずらしくない。

　そのほか，抗てんかん薬フェニトイン（アレビアチン®など）を長期服用していると，歯肉の増殖や多毛，痤瘡などの有害反応がある。歯肉の増殖には歯垢が関係しているといわれている。

窒息や誤嚥性肺炎▶
の危険も
　歯を失うと，誤嚥や窒息，さらには肺炎の危険性が高まる。また，コミュニケーションに支障をきたすばかりでなく，外見上も年齢以上にふけ込み，自己評価も低くなってしまう。こうしたことを防ぐには，歯みがきなど口腔ケアが有効である。歯がなくても口腔ケアは必要である。

1）モンタギュー，A. 著，佐藤信行・佐藤方代訳：タッチング．p.110，平凡社，1977.

自尊心に配慮した▶
口腔ケア

　精神科の患者の場合は，一般診療科で絶対安静が必要な患者などと違い，自分で歯をみがいたりうがいをしたりすることができないわけではない。そのため看護では，自分で自分の身体を大切にしようとする自尊心や意識をどのように高めるかが重要である。毎食後，看護師が子どもにするように歯みがきを口うるさくすすめるだけでは，かえって逆効果になることもある。

　最近では嚥下障害者のための口腔マッサージや，歯や舌のよごれ除去用のジェルやスワブ（綿棒）など，さまざまな口腔ケアの道具が市販されている。使用すると爽快感が味わえるもの，歯垢が赤く染まって歯みがき効果を確認できる歯みがき剤などもある。これらを活用して，うまく動機づけを行いながら口腔ケアを行っていくとよいだろう。

4 排便のケア

　人が生きていくうえで，食べること排泄することは欠かすことのできない大切な生理的活動である。しかし，精神疾患をもつ人，とくに入院している患者には，排泄のセルフケアがうまくできない人が多い。

急性期には排泄の▶
アセスメントが
重要

　腸の活動は，精神状態の影響を強く受けやすい。とくに急性期で隔離や身体的拘束が必要な状態では，きちんと食事や水分をとることができず，排泄もままならなくなる。そのため，入院時には腹部の状態を観察しておく必要がある。

　また，入院中は，運動不足やトイレ環境などが重なって便秘を引きおこしやすいうえに，抗精神病薬や抗パーキンソン薬の抗コリン作用によって腸の蠕動運動が抑えられ，便秘や腸管麻痺をきたしやすい。しかも，抗精神病薬は腹部の膨満感や痛みの自覚も低下させるために，慢性的な便秘になりやすい。

便秘は気分にも▶
影響する

　便秘になると気分がわるくなり，精神状態も悪化することがある。慢性的な便秘を放置すると，巨大結腸症から麻痺性腸閉塞（イレウス）に移行し，ショック状態を引きおこす危険性がある。あまり外出や運動をしない在宅患者も同様である。

　排泄がうまくいっているかどうかを看護師がきちんと観察し，ケアすることは，身体的な健康を維持するだけでなく，患者の人としての尊厳をまもり，精神的健康や社会生活を維持していくという意味においても重要である。

● 便秘とそのケア

> **事例⑧** 下剤を増やしても便が出ない加藤さん
>
> 　加藤さんは，統合失調症の30代の女性である。自発性に乏しく，ボーっと寝ていることが多い。
>
> 　ずっと排便がないため，連日，毎食後と就前に多量の大腸刺激性の下剤を服用していた。しかし，いくら下剤を増やしても排便回数は増えず，出るときには下痢で，下着をよごしてしまうこともあった。

　　そこで，腹部の観察を行ってみたところ，蠕動音は微弱で，腹部が膨満し強い
はりがあったため，下剤の量を減らしていった。すると，腸の蠕動や腹部のはり
も改善し，2〜3日に1度は排便がみられるようになった。

不必要な下剤の使▶
用が便秘をまねく
　　加藤さんの場合，運動不足と抗精神病薬のせいで大腸の動きがわるくなり，
便の送りに支障をきたして生じた便秘，つまり結腸性の便秘と考えられていた。
そのため，大腸刺激性の下剤が処方されたのだが便秘は改善せず，下剤がどん
どん増えて下痢をおこしていた。

　　このように，下剤を必要以上に使用すると，腸が過緊張となって有効な蠕動
運動が低下し，逆に便が送れなくなってしまい，かえって便秘を助長する。ま
た，腸の過緊張により水分の吸収も低下し，出ても下痢になってしまうのであ
る。このような場合は，逆に下剤を減量していくことで便秘が改善する。

　　下剤の量が増加する背景には，排便にこだわる患者が下剤をつぎつぎと要求
したり，医療者側が麻痺性腸閉塞をおそれるあまり下剤を増量したりする場合
が多い。下剤を増量する前に，正しくフィジカルアセスメントを行い，適量の
下剤を使用することが重要である。

たまって出せない▶
タイプもある
　　このほか，便の送りには問題ないが，直腸にたまった状態で出すことが困難
となっているタイプの直腸性の便秘がある。抗精神病薬の影響で便意を感じに
くくなっている場合や，落ち着いて排泄できるトイレ環境が確保されていない
ときにおこりやすい。痔を併発することも多く，そうなると痛みを伴うために
余計に排便できなくなる。なるべく自然な便意による排便ができるような環境
を整えることも重要な看護となる。

座薬や浣腸が有効▶
な場合もある
　　表12-1のように下剤にはおもに3つのタイプがある。直腸性の便秘の場合，
基本的には大腸刺激性下剤を使用する必要はなく，座薬の排便反射促進剤の使
用や，浣腸または摘便でたまった便を出す援助をする。便がかたい場合には，
酸化マグネシウムなどの緩下剤を使用することがある。ただし，酸化マグネシ
ウムも，大量投与や長期連用による下剤性の便秘や，高マグネシウム血症をま
ねくリスクがあるため，漫然と緩下剤の使用に依存せず，日々の状態を正しく
把握していくことが重要である。

▶表 12-1　おもな下剤の種類

種類	作用	おもな薬剤
浸透圧性下剤（緩下剤）	腸管内の水分量を増やして便をやわらかくする	酸化マグネシウム（酸化マグネシウム，マグミット®，マグラックス®など）
大腸刺激性下剤	大腸の蠕動運動を促進する	センナ・センナ実（商品名アローゼン®），センノシド（プルゼニド®），ピコスルファートナトリウム水和物（ラキソベロン®）など
排便反射促進剤	炭酸ガスが腸運動を促して排便を促す	炭酸水素ナトリウム・無水リン酸二水素ナトリウム坐剤（新レシカルボン®坐剤）など

便秘は結腸性か直腸性かによって対応が異なるため，腸蠕動音だけでなく腹部のはりの程度，ガスの貯留や圧痛の有無を確認し，可能ならば肛門診を行って便が下りてきているかを確認する。その際，肛門のかたさ，痔の有無なども観察しておくとよい。

便秘の患者には▶
「排便日誌」を
活用する

便秘のケアには，食事や水分の摂取状況，活動量，抗精神病薬の内服内容，下剤の使用量や使用頻度，排便量や便の性状などの情報をまとめて記入する**排便日誌**を活用することも有効である。

事例⑨ **排便状況が安定しない中村さん**

中村さんは統合失調症の 50 代の女性である。中村さんの活動性には波があり，非常に活動的になる躁状態の時期と，ほとんどベッドで寝てばかりいるうつ状態の時期を繰り返していた。

しばらく便が出にくくなってしまったため，数種類の下剤を毎日服用したが効果はみられなかった。痙攣性（けいれん）の便秘と考えられたため，大腸刺激性下剤を減量し，肛門診を行って便が下りてきていれば浣腸を使用するように対応をかえたところ，3 日に 1 回は浣腸を使って排便がみられるようになった。

しかしその後，肛門診をしても便が確認できない日が 1 週間続いたため，大腸刺激性下剤を再度増量したほうがいいという意見が出てきた。

排便には精神状態▶
も影響する

中村さんの排便日誌を見ると，3 日に 1 回の浣腸で排便コントロールができていたのは躁状態の時期であった。肛門診で便が確認できなかったこの時期はうつ状態だったため，食事摂取量や活動量が低下して便が出なくなったと考えられる。ここで大腸刺激性下剤を増量すると，加藤さんのようになりかねない。

便が確認できないからといってあせらず，患者の精神状態や，それに伴う生活状況など，全体を視野に入れてアセスメントし，患者の状態にそった対応をしていく必要がある。

● ガスの貯留

ガスの貯留は便秘▶
を助長する

ガスの貯留によって腹部のはりや腹痛を訴えることもある。ガスは食物が腸内で発酵する際に発生するため，食事内容によって増えることはよく知られているが，結腸性の便秘でも直腸性の便秘でも排便がとどこおるとガスが発生しやすくなり，下剤の服用によってもガスが発生しやすくなる。

また，食事の際，食べ物と一緒に空気をたくさん飲み込んでしまう癖のある人や，不安が強く空気を飲み込んでしまう人（呑気症）（どんき），炭酸飲料を多量に飲む人はガスが増える。ガスの貯留により腸管のはりが増強すると，余計に蠕動運動が低下し，便秘が助長されることがある。

ガスはコントロー▶
ルがむずかしい

便は下剤や浣腸などである程度出すことは可能であるが，ガスはそれでうまく出せることが少なく，コントロールがむずかしい。冷えや運動不足もガスの増加に影響するといわれるため，腹部を冷やさないようにすること，散歩や体

をひねるような体操を促すことなどが有効である。

● 巨大結腸症

> **事例⑩　巨大結腸症をもつ森山さん**
>
> 　森山さんは統合失調症の50代の男性である。巨大結腸症と診断されており，これまでに何度も麻痺性腸閉塞をおこしていたため，毎食後と就前に大腸刺激性下剤を多量に服用していた。だが，自力では便が出づらく，毎日浣腸していても便が出る前の腹部はカエルのおなかのようにふくれている。
>
> 　森山さんは，加藤さんと同じく多量の大腸刺激性下剤による便秘が考えらえたため，下剤は夕食後だけに減量することにした。その後しばらくは浣腸も使用してほぼ毎日排便があったが，ある日腹部の膨満が著明となり，金属音も聴診されたため食事がとめられた。
>
> 　翌朝，多量の自然排便があり，腹部膨満も軽減したため食事を再開した。本人に聞くと，金属音が聴取された前日に炭酸飲料をたくさん飲んだということだった。

巨大結腸症の▶
患者のケア　巨大結腸症とは，結腸が異常に弛緩・拡大した状態をいう。後天性のものは，慢性便秘や神経・筋障害，薬剤の有害反応，下剤の乱用などによって生じる。巨大化した結腸はのびきった状態で蠕動運動が低下しているため，抗精神病薬の増量や，隔離・拘束による活動の低下で，腸の動きがさらにわるくなる。

　森山さんは炭酸飲料を大量に飲んだために結腸がさらに膨満し，金属音が聞かれるまでになってしまった。幸いにも翌日には自然排便があり，重症化しないですんだが，毎日の腹部の観察と合わせ，腹部のマッサージや，必要時にネラトンカテーテルによるガス抜きをしばらくの間行うことになった。

● 麻痺性腸閉塞（イレウス）

> **事例⑪　おなかの不調を訴えた藤木さん**
>
> 　藤木さんは，いつも元気で食欲も旺盛な統合失調症の60代の女性である。このところ，37℃台の微熱と腹部の痛みを訴え，食欲不振が続いていた。腸の動きは弱かったが，便は出ており，目だった腹部膨満・吐きけ・嘔吐もなかった。
>
> 　しかし，腹部を聴診してみると，腸の蠕動音が聞こえず，麻痺性腸閉塞の疑いがあったので，腹部X線写真をとってみると，やはり大量の腸内ガスと便が貯留していた。温度板には毎日排便が記録されていたが，よく聞いてみると，ウサギの糞のようなコロコロしたかたい便しか出ていなかった。

麻痺性腸閉塞の▶
見きわめ方　通常，麻痺性腸閉塞の場合は，腹部膨満感と周期的な腹痛，嘔吐があり，排便や排ガスがなくなるのが特徴である。だが，藤木さんのように抗精神病薬を服用している患者は，制吐作用のため，吐きけや嘔吐がみられないことがある。

そこで麻痺性腸閉塞の早期発見には，患者の自己申告だけでなく，腹部のこまやかな観察(視診・聴診・触診)や，便の形状の確認が重要である。

● 排便の訴えの背後にある葛藤

事例⑫　おなかがはって苦しいと訴える金さん

　金さんは統合失調症の 60 代の男性である。気持ちが落ち着かないと訴え，頓用の抗不安薬を服用することが増えてきていたが，それと並行して「おなかがはって苦しい」と訴えるようになってきた。

　腹部を観察すると確かにガスが貯留しているようなはりがあり，腸蠕動も弱かった。本人の希望で浣腸を行っても少量しか反応便がないことも多く，ガスは出なかった。それでも，本人は少しでも便が出たことで気がすむようだった。

　金さんはいつも猫背でうつむきがちに歩いており，振り向くときも身体をひねるような動きがほとんどない。そこで排ガスを促すために身体をひねる体操を提案したが，しんどくてできないと言う。

　そのうち下剤の要求量が増え，ほぼ毎日浣腸を希望するようになった。しかし，本人が苦しいと言うほど腹部のはりは強くなく，看護師には金さんの訴えへの対応に困るようになった。そこで，カンファレンスが開かれた。

かかわらないようにすると訴えが増える▶　カンファレンスでは，それほど腹部のはりも強くなく，医師の診察でも問題がみられないのに，頻繁に「苦しい」と訴えてくる金さんを，看護師たちがわずらわしく感じるようになっていたこと，その結果，かかわりが少なくなっていたことがわかった。そして，かかわりが減るほど，金さんの訴えが増えていたことがわかったのである。

追いつめられた状況があった▶　そこで，金さんの現在の状況を再確認してみることにした。

　入院前，金さんは兄と 2 人暮らしだったが，頼りの兄は金さんの退院をこばんでいた。金さんはそれに腹をたてていたようだが，自分も退院する自信がなかったので，兄に文句を言えないでいた。さらにこの時期，入院期間が長くなった金さんには，退院へのプレッシャーが大きくなりつつあった。つまり，金さんは「八方ふさがり」の状況だったのである。

　カンファレンスでこうした状況がわかり，看護師たちは金さんが訴えてくる前にこちらから「腹部の観察をしましょう」と声をかけ，毎朝のラジオ体操にも誘い，そのなかで体幹のひねりを入れた体操を一緒に行うことにした。そして，金さんの状況を改善するために，ソーシャルワーカーをまじえて，本人が兄と退院に向けた話し合いができる機会を設けることにした。

　金さんのように，腹部症状の訴えの背景に，本人もそれと自覚しないままの精神的なストレスや悩みがあるケースはよくある。こうした訴えが，患者の現実の問題に気づかせてくれるきっかけとなるのである。

● 退院後の生活を考慮した支援

> **事例⑬　入退院を繰り返している大木さん**
>
> 　大木さんはひとり暮らしで，何度も入退院を繰り返しているが，結腸性の便秘と直腸性の便秘の混合型の便秘をかかえていた。今回入院してきたときも，何日も便が出ておらず，落ち着かない状態だった。入院中に下剤を調整し，3 日に 1 回は便が出るようになったが，排便日誌をつけてみると，精神症状が悪化すると食事や水分の摂取量が減って浣腸をしなければ便が出なくなってしまい，便が出ないことで余計に落ち着かなくなるという悪循環が生じることがわかった。
>
> 　そこで，田中さん本人とも話し合い，なるべく在宅での生活を安定させるため，退院後は訪問介護を利用して，一緒に調理するなど食事の面の支援を受けると同時に，排便のことも相談できるように依頼することにした。

精神症状と便秘▶
の悪循環
　大木さんのように，精神症状の悪化が便秘を助長し，便秘がまた精神的な不安定を引きおこすという悪循環のせいで，ひとり暮らしが継続できなくなるケースがある。入院の際に排便日誌をつけて，排便のパターンを精神症状や食事摂取量などをふまえて把握し，本人とおこりえる問題を想定して対処方法を考えておき，困ったときに相談できる相手を確保しておくことも重要である。

⑤ 睡眠とそのケア

1 健康と睡眠

「睡眠負債」が▶
増えつづける
現代社会
　人は，人生の 3 分の 1 を眠って過ごすといわれている。身体の成長を促し，損傷した細胞を修復する成長ホルモンは夜間の睡眠中に分泌される。ストレスと代謝機能に影響を及ぼす副腎皮質ホルモンの分泌量も夜間を通じて少しずつ増加し，朝方に最高値に達する。このように，睡眠は人間の成長と健康に欠かせないものなのである。

　しかし，IT 化やグローバル化の進んだ現代社会では，自然な睡眠パターンが乱れ，睡眠時間が短くなっている。日本の国民生活時間調査[1]では，国民全体の 1 日の睡眠時間(全員平均時間)は平日 7 時間 15 分，土曜 7 時間 42 分，日曜 8 時間 3 分であり，これは OECD 加盟国の平均を大きく下まわる最短レベルである。とくに短いのは 50 代女性の平日の 6 時間 31 分である。

　デメント W. C. Dement は，必要な睡眠量から実際の睡眠量を差し引いた量

---

1) NHK 放送文化研究所世論調査部：2015 年国民生活時間調査報告書．p. 47.

を**睡眠負債**とし，蓄積された睡眠負債の量によって人々の健康が害されるだけでなく，眠けが増すことで日中の生活においてさまざまな事故をまねき，破壊的な結果を生むと述べている[1]。

睡眠は精神状態の▶
バロメータ

　たいていの精神疾患の発症あるいは再発に先がけて睡眠障害がおこることが知られている。統合失調症の急性期には何日も全不眠が続き，回復とともに断続的だった睡眠が持続するようになる。その後，回復時臨界期には一時的に悪夢が生じ，不眠となることがあるが，やがてみる夢もおだやかなものになり，徐々に熟眠感が得られるようになる。

睡眠の質を聞く▶
　中井は，回復の段階は睡眠の質（「眠りごこち」「めざめごこち」）を聞いてみればよくわかるという。回復するにしたがって，「眠れない」から「眠っていても眠っている気がしない」時期を経て，「いくら寝ても寝足りない」になり，「たっぷり眠ってさっぱり目ざめる」というふうになるという[2]。睡眠は，精神疾患のリスクのバロメータであると同時に，回復のバロメータでもある。

2 精神科でよくみられる睡眠障害

　睡眠障害は，睡眠自体に問題があるものと，精神疾患や身体疾患に付随して二次的におこるものとに大きく分けられる。心配ごとや身体の不調で2〜3日眠れないという程度は正常な生理的反応の範囲であり，睡眠障害とはいわない。

● 不眠症とそのタイプ

　睡眠障害で最も多いのが**不眠困難**であり，次のようなタイプがある。
①**入眠困難**　夜なかなか寝つけない。
②**中途覚醒**（睡眠の持続困難）　夜中に何度も目がさめる。
③**早朝覚醒**　朝早くに目がさめてしまう。
④**熟眠障害**　十分に眠っているにもかかわらず，その実感が得られない。
　このような障害によって，日中の眠けや注意集中力が低下し，生活に支障のでる状態が少なくとも週に2回以上，1か月以上続くものを不眠障害という。
　精神疾患の治療中，とくに入院患者の多くは睡眠薬を服用しているが，睡眠薬の種類によって効果があらわれるまでの時間や持続時間が異なる（▶表12-2）。そこで，患者が入眠障害なのか，中途覚醒なのか，早朝覚醒なのか，熟眠障害なのかを確かめ，処方されている薬の種類や量が適切であるかどうかを見きわめる必要がある。

● 呼吸関連睡眠障害（睡眠時無呼吸症候群）

　睡眠自体に問題のある睡眠障害で最もよくみられるのが**呼吸関連睡眠障害**（睡眠時無呼吸症候群）である。苦しげな大きないびきが特徴で，肥満した成人

1) デメント，W. C. 著，大熊輝雄訳：スリープ・ウォッチャー．pp. 15-36，みすず書房，1994．
2) 中井久夫：最終講義──分裂病私見．p. 33，みすず書房，1998．

▶表 12-2　作用時間による睡眠薬の種類

作用時間	適応・作用	一般名	おもな商品名
超短時間型 （2〜4時間）	入眠困難	トリアゾラム	ハルシオン®
		ゾピクロン	アモバン®
		ゾルピデム酒石酸塩	マイスリー®
		エスゾピクロン	ルネスタ®
		ラメルテオン	ロゼレム®
短時間型 （5〜10時間）	入眠困難・中途覚醒	エチゾラム	デパス®
		ブロチゾラム	レンドルミン®
		リルマザホン塩酸塩水和物	リスミー®
		ロルメタゼパム	エバミール®, ロラメット®
		スボレキサント	ベルソムラ®
中間型 （約20時間）	早朝覚醒	フルニトラゼパム	ロヒプノール®, サイレース®
		エスタゾラム	ユーロジン®
		ニトラゼパム	ベンザリン®, ネルボン®
長時間型 （起床後も長時間）	不安	フルラゼパム塩酸塩	ダルメート®
		ハロキサゾラム	ソメリン®
		クアゼパム	ドラール®

男性に多いが，中年期を過ぎると女性ホルモンの減少により女性にも多くなる。扁桃肥大や顎の小さい人（小顎症）にもおきやすいといわれている。また子どもでは胸郭変形（漏斗胸）などが原因となる。

　睡眠中にのどがふさがって無呼吸状態に陥るため眠りが浅くなり，脳波上も覚醒時の波形があらわれる。本人は覚えていないことが多いが，無呼吸によって眠りが妨げられるため，昼間に激しい眠けや疲労感に悩まされたり，居眠り事故をおこしたりしやすくなる。最近では，高血圧や糖尿病のリスクが高まることもわかってきた。

◉ レストレッグ症候群（むずむず脚症候群）restless legs syndrome

　睡眠中に生じる異常現象である睡眠時随伴症に分類され，慢性的な不眠の原因となる。鉄欠乏性貧血・尿毒症・電解質異常・妊娠などがきっかけとなることがあるが，原因ははっきりせず，治療はむずかしい。抗精神病薬を服用している患者でむずむず感を訴えてくる場合は，薬剤性のアカシジアの可能性が高い（▶事例⑮, 284ページ）。下肢にむずむず感が出現するとじっとしていられなくなり，眠りの態勢に入ることができない。苦痛から焦燥感を強めて，おこりっぽくなることもある。足浴などのケアが有効なことがある。

◉ 睡眠覚醒スケジュール障害（概日リズム睡眠障害）

概日リズムとは▶　ヒトが一定の間隔で睡眠−覚醒を繰り返すのは，1日周期の体内リズム

(サーカディアンリズム，概日リズム)が備わっているためである。

　通常，睡眠 - 覚醒の体内リズムは 24 時間周期である。しかし，光や温度など外界からの刺激を遮断して自然のままに睡眠 - 覚醒を実験すると，だいたい 25 時間の周期を示す。つまり，ふだんの生活では自然の眠りより 1 時間早めに寝て起きていることになる。これは，睡眠に余裕をもたせるための身体メカニズムと考えられる。つまり，自然に眠けが来るまで起きていれば，必ず徐々に寝る時間が後ろにずれて，やがて昼夜逆転してしまう。

▶ **眠けと覚醒のピーク**　自然な体内リズムでは，1 日 2 回覚醒のピークがある。朝，目をさましてから昼までと 16 時から 17 時までで，この時間帯には体内リズムのはたらきも加わってすっきり覚醒している。この 2 つの山にはさまれた午後の早い時間は，体内リズムによる覚醒のはたらきかけが弱まるため，眠けにおそわれやすい。この時間帯に昼寝をする文化が世界中にあるのは，生理的な理由がある。

　また，睡眠 - 覚醒のリズムは体温のリズムの影響を受ける。体温は睡眠 - 覚醒のリズムとは関係なく，日中に高く夜半から明け方にかけて低くなる。体温が下降しはじめると眠けが生じ，体温が上昇をしはじめると覚醒に向かう。そのため，夜遅く寝ると長くは眠れず，睡眠の質がわるくなる。また，体温のリズムは加齢とともに周期が短縮し，上下の幅が小さくなる。そのため，朝早く覚醒し，昼間うとうとしたり夜中に何度も目ざめたりしてしまうようになる。

　このような自然の睡眠 - 覚醒のリズムにそわない生活スタイルが続く場合，体内リズムがうまくはたらかなくなり，その結果，不眠や昼間の眠け，倦怠感，集中力困難などがおこる。これが睡眠覚醒スケジュール障害である。

3 睡眠障害のアセスメントとケア

● 睡眠障害のアセスメント

▶ **生活に障害を及ぼす原因と睡眠障害の種類をさぐる**　睡眠と覚醒は一連の流れをもつ活動であり，DSM-5 においても睡眠 - 覚醒障害群とされている。よって，睡眠と覚醒の両方の側面から，生活に支障を及ぼしている原因をさぐり，睡眠障害の種類をアセスメントすることが重要となる。

▶ **「生活への支障」という視点でみる**　睡眠障害をみる場合には，単にどれほど睡眠をとっているかだけではなく，生活にどれほど支障があるのか，どれほどの苦痛があるのかという視点でみなければならない。たとえ十分に寝ていると思っていても，日中，強い眠けにおそわれ，目をさましていられないような場合は睡眠障害なのである。

● 睡眠障害のケア

▶ **睡眠衛生を整える**　睡眠障害の第一のケアは，睡眠のための健康な環境(睡眠衛生)を整えることである。入院中はむずかしいことも多いが，次のような工夫をするとよい。

- カフェインの入ったコーヒー，紅茶，コーラや喫煙(ニコチン)は入眠を妨げるので，寝る前は控える。
- 部屋の明かりを暗くしたり，温度を調節したりして環境を整える。遮光と防音機能のついたカーテンにするのもよい。
- 就床前にぬるめの湯にゆっくりつかる，歯をみがく，リラックスできる音楽を聴く，趣味の本を読む，日記をつける，あたたかいミルクを飲むなどの一定の習慣(入眠前儀式)をつくる。
- 入眠前には激しい運動や頭を使う仕事，ゲームやパソコン・スマートフォンなどの使用は避ける。
- 入眠前 3 時間は食べ物をとらない。

　不眠に悩む人のなかには，睡眠薬を嫌って，かわりにアルコールを飲む人がいる。しかしアルコールはレム睡眠を減少させて深い眠りが増加するため，寝つきはよくなるが，睡眠の後半に交感神経の活動が高まって眠りが浅くなってしまう。そのうえ慢性的にアルコールを摂取すると，耐性ができて寝つきがわるくなり，睡眠が分断されやすくなり，日中の眠けに悩まされるようになる。そして当然，アルコール依存症のリスクも高くなる。

　このほか，アルコールと睡眠薬の併用は過剰反応をおこすため，絶対に避けるべきである。

　睡眠薬を服用しても不眠が続く場合は，昼間の過ごし方を見直す必要がある。とくに，日中太陽の光を浴びることや食事時間を規則的に保つこと，午後 3 時以降は昼寝をしないことなどは，睡眠 - 覚醒のリズムを整えるために有効である。昼間外出もせず，閉じこもる生活は，不眠を生み出す。睡眠薬の使用を減らすためには，日中のプログラムを見直すことが不可欠である。

**不眠の訴えに▶　**眠れないと訴えて看護師のところへやってくる患者のなかには，実際には眠
対するケア　れているのに，今夜も眠れないのではないかという不安やあせりがあり，そのために寝つけなくなったり，ぐっすり眠った気がしなかったりという悪循環に陥っている人が多い。その場合は，不安や緊張をときほぐす方法を模索しよう。なにか気がかりなことがあったり，夜半に孤独感がつのってきたりする患者もいて，少し話をすると気分がやわらいで眠れる人も多い。

　精神疾患の急性症状からの回復には，とくに良質の睡眠が必要である。しかし，病棟では，ほかの患者のいびきや気配，非常灯の明かり，巡回する看護師の足音などがしばしば眠りを妨げる。「9 時消灯，6 時起床」という，現代社会の日常とはかけ離れた就寝時間の設定も，入院直後の患者には寝つけないあせりのもとになる。

　不眠の訴えに対しては，睡眠障害の種類について正しくアセスメントすることと同時に，看護師が睡眠薬のかわりになる言葉や姿勢でケアすることが大切である。

C 精神科の治療に伴う身体のケア

① 薬物療法を受ける患者のケア

1 抗精神病薬の有害反応

薬の不適切な使用▶
による新たな疾患

　精神科で内科医として勤務してきた長嶺敬彦は，統合失調症の患者は3つの病気とたたかっていると述べている。第1は統合失調症そのもの，第2は統合失調症をわずらうことで負わされるスティグマ(社会的烙印_{らくいん})，そして第3が抗精神病薬によって身体にあらわれる有害反応である[1]。

看護師の責任も▶
大きい

　最近では，有害反応の少ない第2世代抗精神病薬(非定型抗精神病薬)が主流だが，それでも有害反応はある。また，精神症状の改善を目的として処方されるはずの抗精神病薬が，実際には鎮静を目的として使われることも多い。

　しかも，抗精神病薬が鎮静目的で使われるのは，たいてい看護師が患者におびやかされたと感じ，不安になったときである。そして，いったん増量されるとなかなか減量されないため，服用量や種類が必要以上に増えていく。つまり，処方するのは医師であっても，看護師の責任も大きいのである。

なぜ「有害反応」▶
というか

　なお，一般には薬の有害反応をさして「副作用」という言葉がよく使われるが，化学物質である抗精神病薬には本来は主作用も副作用もなく，単なる作用があるだけである。したがって，副作用というよりは，本来の治療の目的に反して患者にとって害をもたらす反応という意味で有害反応(有害事象とよぶこともある)というほうが適切であるため，本書ではこちらを使っている。

　ここからは代表的な有害反応を，事例を通して看護の視点からみていく。

2 服用の初期あるいは増量の際にみられる有害反応

● パーキンソン症候群(パーキンソニズム)

> 事例⑭　傷だらけの今岡さん
>
> 　前傾姿勢で小きざみに歩く今岡さんは，身体の筋肉がかたくこわばっていて，しょっちゅう転倒したり，壁やドアにぶつかったりするために，身体のあちこち

---

1) 長嶺敬彦：抗精神病薬の「身体副作用」がわかる——The Third Disease. p.3, 医学書院，2006.

に青あざや切り傷がある。立っていても小きざみに指先がふるえ，よだれをたらしている。それを今岡さんは，体力が衰えたせいだと思っており，腕力をきたえるために一生懸命に腕立て伏せをしたり，椅子を持ち上げたりしている。

自分の身体が思う▶ ように動かない 　抗精神病薬を服用している患者のなかには，今岡さんのような特徴的な歩き方をする人が多い(▶図12-3)。これは**錐体外路症状**と総称される有害反応の1つの**パーキンソン症候群(パーキンソニズム)**でみられる症状である(▶1巻：第6章，271ページ)。

　腕や指先がふるえて文字が書きにくくなったり(書痙），眼球の動きが制限されて無表情になり，脂ぎった仮面様顔貌になったりする。いずれの症状にせよ，自分の身体が思うように動かないのは，患者にとっては苦痛なものである。

　パーキンソン症候群などの錐体外路症状の副作用どめとして，抗パーキンソン薬が使用されているが，その弊害は大きい(▶NOTE「『副作用どめ』としての高パーキンソン薬の害」)。

● アカシジア

事例⑮ 「足がソワソワする」の岡田さん

　岡田さんは，毎晩のように消灯時刻を過ぎると，落ち着かず，イライラして眠りにつけないと訴えてナースステーションにやってくる。そんなとき，岡田さんは足がソワソワする，ムズムズすると言って，その場で足踏みしたり，両足をこすり合わせたりしている。以前は抗パーキンソン薬を服用していたが，最近，ぬるめのお湯で足浴したり，マッサージをしたりしているとしだいにおさまってい

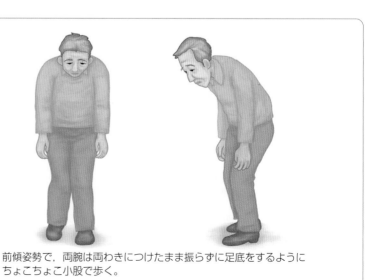

前傾姿勢で，両腕は両わきにつけたまま振らずに足底をするようにちょこちょこ小股で歩く。

▶図12-3　パーキンソン症候群の小きざみ歩行

くことがわかった。

じっとして▶
いられない

これは**アカシジア**という有害反応である。**静止不能・着座不能**などともいう。気分にはとくに変化がないのに，身体がイライラしてじっと座っておれず，足踏みしたり，ひたすら廊下を往復したり，デイルームやホールをグルグルと歩きまわったりするため，「徘徊」と記録されていることがある。

また，精神症状としての不安・焦燥感と誤解され，「不穏」とみなされ，薬が追加されてしまうこともある。

● ジストニア

> **事例⑯** 突然，身体に異変がおきた橋本さん
>
> 橋本さんは30代の統合失調症の男性である。長いこと自宅で部屋に閉じこもり，入浴もせず，運ばれた食事をとる生活を続けていたが，家族が決断して精神科病院に連れて行き，そのまま入院となった。
>
> 入院してすぐに薬物療法が始まった。ところが，突然，橋本さんの眼球が上がり，身体が斜めに傾いて，話そうとすると舌がべろんと出てしまうようになった。橋本さんは自分の身体の異変に驚き，「ぐあいがわるい」「自分は病気だ」とふとんを頭からかぶって寝込んでしまった。面会に来た母親も，あまりにもかわりはてた息子の姿をみて，「どうしてこんなことになったのですか」と主治医に詰め寄った。

身体が突っぱり▶
ねじれてしまう

これは，**ジストニア**とよばれる有害反応である。抗精神病薬の投与開始後や増量後に突然おきるので，急性ジストニアともいう。口・舌・顎・顔面・頸部・体幹・四肢の筋肉がかたくなったり収縮したりして，不随意にねじれるのが特徴である（▶図12-4）。

急激に生じ，異様でもあるので，患者はもちろんのこと家族もたいへん

NOTE
「副作用どめ」としての抗パーキンソン薬の害

日本の精神科で最も多量に使われている薬は，抗パーキンソン薬である。どのような抗精神病薬が使用されても「副作用どめ」としてはじめから使われることが多いために，必然的にそうなる。

しかし，抗パーキンソン薬の安易な使用は，かえって口渇・便秘・麻痺性腸閉塞・尿閉・複視（物が二重に見える）・頻脈・認知障害・精神症状など，新たな有害反応を引きおこすことがある。また，急な減量によって悪性症候群などを引きおこすため，長期連用は避けるべきとされている。

抗精神病薬の有害反応を減らすには，減量もしくは薬剤を変更するしかないのである。

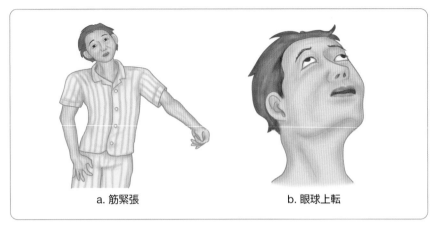

a. 筋緊張　　　　　　　　　　　b. 眼球上転

▶図 12-4　ジストニア不随意運動の例

ショックを受け，場合によっては医療不信を引きおこしかねない。投与前にあらかじめおこりうる一過性の反応として伝えておく必要がある。

3　長期服用の患者にみられる有害反応

● 遅発性ジスキネジア

> **事例⑰　舌が出てしまう井川さん**
>
> 　井川さんは 20 代で統合失調症を発症して以来，抗精神病薬を長年服用している。いつも，なにかを食べているように顎をもぐもぐと動かしたり，口をすぼめたり，舌をべろんと突き出したりしている。口を閉じてと言えば，一瞬は閉じることはできるが，すぐに戻ってしまうので，しゃべることもままならなかった。

長期服用の患者に
多い ▶
　これは，抗精神病薬を長期に服用しているときにおきる**遅発性ジスキネジア**である。自分の意志とは無関係におきる不随意運動で，口・頬・舌・下顎にみられることが多く，脳性麻痺などにみられるアテトーゼ[1]のように，首や身体がゆっくりとねじれるように動くこともある。

いったんおきて
しまうと戻らない ▶
　遅発性ジスキネジアは急性ジストニアと違い，いったんおきると不可逆的で，薬を中止しても効果がない，やっかいな有害反応である。患者は自己イメージを傷つけられ，かなりの苦痛と不利益をしいられるため，訴訟問題に発展することもある。

---

1) アテトーゼとは，脳性麻痺や脳血管障害によくみられる不随意運動のこと。ゆっくりとねじるような運動が休みなく続く。四肢に生じることが多い。

4 生命の危険を伴う有害反応

● 悪性症候群

> #### 事例⑱ 高熱を発し，ベッドでかたまってしまった山田さん
>
> 　山田さんはこのところ調子がわるく，抗精神病薬が追加された。翌々日，朝食を食べに来なかったので部屋まで見に行ってみると，山田さんは仰向けに寝たまま顔面を紅潮させ，大量の汗をかいていた。目はさめていたが，声をかけても反応はなく，昏迷状態のようだった。急いで熱をはかると 38℃ 以上あり，筋肉が硬直して，頻脈と血圧の変動がみられた。さっそく血液検査を行うと，白血球と血清クレアチンキナーゼ(CK)の値が高くなっていた。
>
> 　すみやかに抗精神病薬が中止され，両腋窩に 氷 囊をあてて体温を下げるとともに，補液とダントロレンナトリウム水和物(筋弛緩薬)の点滴が開始された。一時的に透析も検討されたが，幸いにもそこまでいたらずに回復に向かった。

すみやかな処置を
とらないと死亡も ▶ 　抗精神病薬の有害反応のなかで最も生命の危険を伴うのが，この山田さんにおこった**悪性症候群**である。抗精神病薬の投与後数日から 2 週間以内や，長期投与あるいは増量の場合におこりやすい。

　山田さんのような症状がみられた場合には，すみやかに投薬を中止して身体を冷やし，輸液を行う。もし，処置が適切に行われなければ，意識障害・呼吸困難・循環虚脱・急性腎不全へと移行し，ついには死にいたることもあるため，異変をいち早く見つけることが重要である。とくに身体的疲弊，脱水，精神症状の増悪，抗精神病薬の増量，抗パーキンソン薬の急激な中止や減量の場合は注意が必要である。

● 肺血栓塞栓症

> #### 事例⑲ 突然倒れた池野さん
>
> 　うつ状態で入院した池野さんは，何日も前から不眠で消耗が激しく，食べ物も水分も十分とれていなかった。そこで，一時的に身体的拘束をして点滴を行うことになった。
>
> 　しばらくして食事のために拘束帯を外すと，池野さんは立ち上がろうとして大きな音をたててベッドに倒れ込んだ。意識がなく，あえぐような呼吸となり，チアノーゼ状態となった。すぐに医師がかけつけ，救急蘇生術が施された。肺血栓塞栓症と診断された池野さんは，ヘパリンを投与後，総合病院に搬送された。

　精神科では突然死の頻度が高い。その要因と考えられているのが**不整脈**と肺

血栓塞栓症である。

下肢静脈の血栓が▶
肺動脈へ飛ぶ

　肺血栓塞栓症は，飛行機での長時間の移動などの際に生じることから，エコノミークラス症候群ともよばれる循環障害である。狭い場所で長時間身動きがとれない場合，それに軽度の脱水状態が加わることで下肢の静脈に血栓ができ，それが肺動脈に飛んで詰まることで生じる。災害時の避難所や車中などでもしばしばおこる。

拘束や隔離で▶
おきやすい

　精神科では池野さんのケースのように，身体的拘束の際に生じやすい。池野さんのように食事も水分も十分とれていない患者は，脱水状態から血液の粘度が高くなり血栓ができやすいため，ハイリスクである。さらに，抗精神病薬の多剤併用や肥満・糖尿病・脂質異常症をおこしやすい抗精神病薬の投与がリスクを高める。

　予防の第一は身体的拘束の早期解除であるが，それができない場合は次のような予防法をとる。

(1) 早期歩行と積極的な運動：下肢の自動・他動運動，マッサージ，足関節の背屈，早期離床

(2) 弾性ストッキング，弾性包帯の着用

(3) フットポンプを用いた間欠的空気圧迫法

(4) 低用量未分画ヘパリンの皮下注射などの薬物的予防法

● 多飲症と水中毒

> **事例⑳　大量の水を吐いて倒れた夏川さん**
>
> 　無口でおとなしい夏川さんは，病棟ではあまり目だたない患者である。いつもコップを持ち歩き，水道から水をガブガブ飲むために，おなかがぷっくりふくれている。就寝前に体重をはかると，朝食前より4kg以上増加していることもある。また，大量の尿失禁や下痢をすることもしばしばである。
>
> 　ある日，突然廊下でバタンという大きな音がしたので飛んでいくと，夏川さんが口から噴水のように水を吐いて倒れていた。「夏川さん！」と呼びかけても意識はもうろうとしており，痙攣しはじめた。急いで処置室へ運び，電解質補正のための点滴が開始され，夏川さんはようやく意識を回復した。

多飲傾向の▶
患者は多い

　精神科では，コーラなどの甘い炭酸飲料や砂糖をたっぷり入れたコーヒーをがぶ飲みする患者の姿をよくみかける。こうした多飲傾向は，抗精神病薬を服用している患者に多い。大量の尿失禁や下痢があっても飲水をやめない夏川さんのように，多飲傾向が高じて日常生活に支障が出るほどになると，**多飲症**とよばれる。

　川上らは，多飲症を「飲水に関するセルフケア能力が低下しているために，体重が著明に増加するほどの飲水をしてしまうことであり，過剰な水分摂取に

より日常生活にさまざまな支障をきたすこと」と定義している[1]。入院患者に限らず，在宅患者にもみられる。

多飲には理由がある▶ 多飲する患者にその理由を聞くと，「のどが渇く」「コーラを飲むと目がさめる」「頭がスッキリする」と言う。「のどが渇く」のは，抗精神病薬の抗コリン作用によって唾液の分泌が低下する**口渇**[2]とよばれる症状である。また，大量の水分は薬の血中濃度を薄め，さらにコーヒーやコーラはカフェインが大量に含まれるために，抗コリン作用により眠けやかすみ目などをふりはらう効果があると考えられる。

死にいたることもある▶ 多飲は低ナトリウム血症をまねき，やがて意識障害をきたす。この状態を**水中毒**という。夏川さんが倒れたのは，この状態であった。水中毒の発症には，向精神薬などによる抗利尿ホルモン不適合分泌症候群（SIADH[3]）の関与も考えられている。

水中毒になると，意識がもうろうとしたり，イライラしておこりっぽくなったりする。深刻な場合は失神したり，痙攣発作が出現したり，うっ血性心不全をおこしたりして生命の危険もある。ただし，電解質を急激に補正するとかえって危険な状態になりかねないので，安易な塩分補給には注意が必要である。

ベース体重とリミット体重を設定する▶ 水中毒のアセスメントには，血中ナトリウム濃度をはかるのが最も正確だが，簡便なのは，体重の増加を目安にする方法である。朝食前に測定[4]した体重をベース体重（基準体重）として，その5%増をリミット体重に設定し，それを目安に飲水量を自己管理する。

悪循環を絶つかかわりが必要▶ 水中毒のやっかいなところは，飲水制限のために行動を制限しようとすると，患者は隠れて飲もうとするため，ますます管理が厳しくなり，しまいには隔離にまでいたるような，管理と逸脱の「いたちごっこ」になってしまうことである。こうなると，飲水制限と体重測定だけが患者とのかかわりとなってしまいかねない。看護師のほうから，この悪循環を絶つ工夫が必要となる（▶Column「水中毒への対応」）。

● 横紋筋融解症

> **事例㉑ 赤い尿が出た堤さん**
>
> タバコとコーヒーが手放せない堤さんには，水中毒の傾向があった。その堤さんが，「尿が赤い」と訴えてきた。彼女は生理ではないと言い，「身体中が痛い」

---

1) 川上宏人・松浦好徳編：多飲症・水中毒——ケアと治療の新機軸．p.139，医学書院，2010.
2) 口渇は，齲歯（むし歯）になりやすく，嚥下障害をきたしたりする。とくに乾燥する冬季には，室内の加湿にも配慮する必要がある。
3) SIADH：syndrome of inappropriate secretion of antidiuretic hormone の略。
4) 朝食までの間に飲水していない「ドライな状態」であることを確認してから測定する。

と訴え，ぐったりしてしまった。

　血液検査で，血清クレアチンキナーゼ(CK)値の著しい上昇と，腎機能の低下がみられたため，すぐに血液透析の設備のある病院に転院となった。

だるい，尿の色などの訴えに要注意▶　これは**横紋筋融解症**という，筋肉が破壊される深刻な有害反応である。低ナトリウム血症・低カリウム血症・ウイルス感染などによっておこるもので，「筋肉が痛む」「手足がしびれる」「手足に力が入らない」「こわばる」「全身がだるい」「尿の色が赤褐色になる」などの訴えが特徴である。抗精神病薬や抗パーキンソン薬のほか，脂質異常症治療薬・ニューキノロン系合成抗菌薬(クラビット®など)などの薬剤でもおこるが，夏季には脱水や熱中症によっておこる場合もある。

　精神科では，堤さんのように水中毒から横紋筋融解症へと移行する例がよくみられる。

● リチウム中毒による消化器症状

> **事例㉒　気分がわるくなった西山さん**
>
> 　双極性障害の西山さんは，躁状態をコントロールするために炭酸リチウムを服用していた。その西山さんが，めずらしく食事の時間になっても食堂に来なかった。病室に行ってみると，西山さんはふとんにくるまって寝ていた。声をかけると，「胸やけがする。気分がわるいから食べたくない」と言う。そのうちに西山さんは嘔吐しはじめ，ろれつがまわらなくなり，身体がふるえだした。血液検査で，リチウムの血中濃度が高くなっていることがわかった。
>
> 　すぐに炭酸リチウムを中止し，体内からリチウムを早く排泄させるために生理食塩水の点滴が行われ，症状は落ち着いた。

炭酸リチウムによる消化器症状は危険▶　炭酸リチウム(リーマス®など)は，精神科では気分安定薬としてよく用いられている。西山さんのように炭酸リチウムを服用している患者に食欲不振や嘔吐などの消化器症状がみられた場合，まずは**リチウム中毒**を疑う必要がある。これはリチウム濃度の高い状態が長く続いたときに生じる中毒症状であり，筋強剛・反射亢進，痙攣・発熱などの症状があらわれ，昏睡から死にいたることもある。

　炭酸リチウムは，とくにほかの薬との併用により血中濃度が大きく変化するので注意が必要である[1]。定期的に血液検査を行い，薬物濃度をモニタリング

---

1) 利尿薬(チアジド系利尿薬・ループ利尿薬)，アンジオテンシン変換酵素阻害薬(エナラプリルマレイン酸塩など)，アンジオテンシンⅡ受容体拮抗薬(ロサルタンカリウムなど)，メトロニダゾールなどが併用注意にあげられている。

する必要がある。

5 そのほかの有害反応

● 神経・運動系の障害

> **事例㉓** いつも疲れている福原さん
>
> 　福原さんは，日中，横になっていることが多く，行事や買い物に誘っても，「疲れてるんだよ」と言って参加したがらない。唯一の運動は，毎日必ず大きなおなかを突き出して病棟外の自動販売機にコーラや砂糖入りのコーヒーを買いに行くことである。最近では糖尿病の心配も出てきたため，コーラやコーヒーは控えてお茶にしてみないかと提案したが，「コーラを飲むと頭がすっきりするんだよ」という答えだった。

なまけていると▶
誤解されやすい

　精神科の病棟では，福原さんのように日中でも臥床している患者をよく見かける。その理由は，「やることがないから」「暇だから」「お金がないから」「やる気がおこらない」などというものもあるが，「からだが重い」「からだがだるい」「疲れる」などと訴える患者も多い。

　抗精神病薬を服用している患者は，「30 kg の荷を背負っているようなもの」

Column 水中毒への対応

　山梨県立北病院では，多飲症の患者を専門に治療するための設備を整えた病棟をつくり，集中的なケアを行った。それは，飲水を管理するこれまでの方法とは180度異なる方法だった[*1]。

　まず，やみくもに飲水を制限するのではなく，多飲水教室を開いてなぜ制限が必要なのかを患者が学習する機会を設けた。

　さらに，スタッフの言葉づかいをかえることに取り組み，患者を「ちゃん」づけで呼ぶのをやめた。隠れて水道から水を飲んでいる患者を見つけても，「おいしそうですね」と声をかけるようにした。そして看護室に冷水を入れたヤカンを用意して「よく冷えたお水がありますよ」と誘い，看護室で飲むようにした。

　その際，いくら飲みすぎと思ってもとめず，体重測定をしても，増加したからといってとがめないことにした。そして，ほんのわずかでもリミット体重を下ま

わったらほめるのである。こうして，飲水はわるいことという対応をやめ，そのかわり，飲んだ量を自己申告してもらうことにした。患者自身が飲む量をコントロールできるようしていったのである。

　それだけではない。日中はスポーツなどの活動プログラムを設け，夜間の睡眠確保に努めた。そして退屈から飲水に向かうことがないように，準夜帯にもカラオケやゲームなどの楽しみを用意した。さらに「多飲症ミーティング」を設けて，患者どうしで日々感じていることを話し合う機会とした。

　その結果，看護師の多飲症患者に対する陰性感情は減り，開放的処遇が広がった。同時に，患者のストレスも減って，多飲行動の改善がみられるようになった。

　こうした工夫は1人でできるものではない。また，継続しなければ，すぐにもとに戻ってしまう。看護のチームとしての力が問われるところである。

*1 吉浜文洋：精神科臨床を「システム論」で見てみると．精神看護 3(4)：16-13, 2000.

と中井久夫はいう[1]。それほどからだも頭も重くなり，思うように動かなくなるのである。その結果，なまけているように誤解されることもある。

作業療法やプログラムへの参加をすすめる際には，処方にも配慮しなければ，患者は薬によって抑制されながら活動を促されるというつらい状況となる。

● セクシュアリティにかかわる有害反応

> **事例㉔**　**生理のとまった新井さん**
>
> 新井さんは30代の女性で，結婚・妊娠・出産の話題をよく口にする。しかし，長年にわたって薬を服用しているせいか，生理は長いこととまったままで，身近な人が結婚したり妊娠したりするたびに調子をくずしていた。ところが主治医がかわり，抗精神病薬を変更したところ，何年かぶりに生理がきた。以来，新井さんはいずれ子どもを産みたいからと，薬をこばむようになった。

患者は口にしづらく軽視されがち▶ 抗精神病薬を長期間服用していると**高プロラクチン血症**がおこる。女性では新井さんのように無月経・無排卵などの月経異常があらわれる場合がある。男性の場合も，乳房がふくらんだり，乳汁が分泌されたりする女性化乳房や性機能障害(勃起障害・射精障害)が生じることがある。

こうしたセクシュアリティにかかわる有害反応は，患者も口にしづらく，ひそかに悩んで拒薬の理由となっていることがある。看護師のこまやかな気づかいが必要とされるところである。

Column　**持効性注射薬とその注意点**

持効性注射薬は，第1世代抗精神病薬のフルフェナジンマレイン酸塩やハロペリドール，第2世代抗精神病薬のリスペリドンやアリピプラゾールの長期持続型の筋肉内注射剤のことであり，デポ剤ともよばれる。デポ depot とは，もともとフランス語で軍用資材を集める兵站基地をさす。

持効性注射薬は薬効成分が徐々に体内に吸収されるため，1回の注射で2〜4週間は効果が持続する。毎日服用することができない人や服薬が不規則になりがちな人に適しており，退院後の統合失調症の再発予防に役だつため，欧米ではデポ剤の注射だけを専門に行うデポクリニックもある。

持効性注射薬は，通常の筋肉内注射とは手技や留意点が異なり，油性のため注射部位に疼痛や硬結を生じやすいため，十分な注意が必要である。

---

1) 中井久夫・山口直彦：前掲書．p. 72.

② 電気けいれん療法を受ける患者のケア

1 電気けいれん療法の歴史

人工的に痙攣▶
発作をおこす
治療法
　電気けいれん療法（ECT[1]）は，頭部に電極をあてて電流を流し，人工的に痙攣発作と同じ変化を脳内におこすことで精神症状の改善をはかろうとする治療法である[2]。うつ病，双極性障害，統合失調症などが適応である。

　1930年代に開発され，その後，急速に広まったが，①効果の機序がわかっていないこと，②全身痙攣やその後のもうろう状態により脊椎や四肢の骨折・脱臼などの身体的ダメージを引きおこすおそれがあること，③逆行性健忘などを引きおこすおそれがあること，などがこの治療の大きな問題点であった。

　また，これらに加えて人道上の問題も指摘された。とくに映画『カッコーの巣の上で』[3]でのECTのシーンは有名である。ここでは精神科病院に入院中に問題をおこした主人公への懲罰としてECTが用いられ，身体的拘束を受けた主人公が電気ショックによって全身痙攣を引きおこす様子が生々しく描かれている。ECTにはこのような残虐なイメージがつきまとい，また実際に懲罰的使用も横行したため，1960年代には精神医療の非人間性の象徴として批判の対象となった。

即効性による▶
再評価
　こうした批判を受け，抗不安薬の投与など施術上の改善が重ねられたほか，1970年代後半には懲罰的使用の禁止を含むガイドラインが作成された。そして，薬物療法の限界が明らかになるにつれて，ECTを即効性[4]のある治療として再評価する動きが出てきた。

修正型ECTの▶
登場
　そこに登場したのが，全身痙攣をおこさない**修正型電気けいれん療法（m-ECT）**である。これは，有けいれん法ともよばれるそれまでのECT対して無けいれん法ともよばれる方法で，筋弛緩薬で筋肉を弛緩させ，麻酔科医師が全身管理を行いつつ，全身麻酔下で電気刺激を与えるものである。有けいれん法に比べると，精神的にも身体的にも侵襲性が低い。

　これにより，それまでは適応外とされていた身体合併症をもつ患者や高齢者なども適応対象となった。さらに，外科手術と同等の保険診療点数が得られるうえに入院期間の短縮化もはかれるため，日本でも1980年代以降に普及し，現在は施行件数も増加傾向にある。

---

1) ECT：electroconvulsive therapy の略。
2) Gelder, M. ほか著，山内俊雄監訳：オックスフォード精神医学. p.248, 丸善, 2007.
3) 『カッコーの巣の上で』は，ケン＝キージー Ken Kesey が1962年に発表しベストセラーになった同名の小説を映画化したもの。アメリカのオレゴン州立精神科病院を舞台に，刑務所から送られてきたマックという患者を中心にドラマが進行する。当時のアメリカ社会がかかえる問題を浮きぼりにした映画として評判をよび，1975年アカデミー賞の主要部門を独占した。
4) 通常2〜3回で効果があらわれはじめ，5〜6回でほぼ症状が改善する。

2 m-ECT の問題点

有害反応と合併症▶　ECT には即効性があり，ときに劇的な回復をもたらす。しかし，ECT も当然ながら万能の治療法というわけではなく，さまざまな問題点を改善した m-ECT にも，いくつかの問題が残っている。まず，次のような有害反応や合併症の存在がある。

(1) **循環器系の障害**：徐脈，それに引きつづく血圧上昇と頻脈，ときに不整脈

(2) **疼痛**：頭痛・頭重感，全身の筋肉痛，ECT 時の歯牙損傷に伴う痛み

(3) **認知機能の障害**：もうろう状態，失見当識，せん妄など。通常は一過性のもので，麻酔覚醒後の数分～数時間以内に消失する。高齢者に出現しやすく，持続期間も長くなりやすい。せん妄は通常，ECT 後の 1 時間内外で回復するが，まれに長引くことがある。

(4) **記憶障害**：健忘症状が出現することがあるが，通常は数日から数週間で消失する。しかし，個人差があり，長期化する場合もある。

(5) **その他**：身体違和感，倦怠感，麻酔に伴う嘔吐・吐きけ，肺炎などの合併症がおこることがある。

効果の持続性▶
の問題　もう 1 つの問題点として，効果が持続しない点があげられる。施行 3 か月後の成果は，抗うつ薬と同じ程度ともいわれている。ECT で症状が落ち着いたあとも薬物の調整や精神療法などを適切に行い，症状の再燃を予防することが必要不可欠である。それでも再燃を繰り返す場合は，維持療法として，週 1 回から月 1 回程度で，定期的に ECT が使用されることがある。

即効性ゆえの問題▶　このほか，即効性がもたらす問題として，うつ状態の急速な改善により，ときに患者の自殺リスクを急激に高める危険性がある。そのため，施術後は精神状態に十分に注意する必要がある。

3 ECT とインフォームドコンセント

文書による説明と▶
同意が必要　痙攣の有無にかかわらず ECT を行う際は，ほかの治療と同様，手順と危険性および有益な効果についての文書による説明と同意を得ることが原則である。しかし，昏迷状態などで患者が同意できる状態にない場合は，家族などに同席してもらい，本人のかわりに承諾を得て治療を導入することがある[1]。この場合でも，回復の状態をみながら説明を行い，患者本人の同意を得る。

本人の同意が得ら▶
れない場合　m-ECT であっても，患者の多くは不安や恐怖におびえるものである。主治医は，事前に本人の同意が得られない場合も，m-ECT を行うこと，早く回復してほしいためにこの治療法をとること，状態がよくなったら詳しく説明することなどを手短にわかりやすく説明し，患者の状態を見まもっていることを伝

---

1) アメリカやイギリスなどでは，患者が拒否した場合，裁判所が必要と認めれば ECT を許可する法的手順がある。

える。

　その際，看護師は必ず同席し，患者の不安やとまどいに適切に対応できるようにする。

4　m-ECT の実施に伴う看護

　m-ECT を実施する際の看護は，基本的に全身麻酔下で手術を実施する際と同様である。

◉ 施行前

(1) 事前に血液検査・心電図検査，胸部 X 線検査・頭部 CT 検査などの検査や，全身状態の診察が行われる。前日に，これらの検査データがすべてそろっていることを確認しておく。

(2) 嘔吐による窒息や誤嚥性肺炎を予防するため，実施前 6〜8 時間以上は禁飲食とする。

(3) この禁飲食期間は内服薬も原則的に中止する。とくに，抗痙攣作用のある薬剤は ECT の効果を減退させてしまうため，通常は数日前から減量もしくは中止する。この処方変更によって患者の状態が変化する可能性があるため，身体面・精神面についてきめ細かい観察を行う。

(4) 直前に排泄誘導を行い，眼鏡・コンタクトレンズ・義歯などを外し，バイタルサインのチェックを行う。

◉ 施行中

　手術室で実施するのが一般的である。手術前の状態を手術室の看護師へ申し送り，患者は一般状態が安定したのちに病室に帰室することになる。

◉ 施行後

(1) バイタルサインや全身状態の観察を行いながら，輸液や酸素を管理する。

(2) 患者がもうろう状態になることもあるので，十分に覚醒するまではそばで見まもる。

(3) 覚醒したら，治療が終了したことと，現在の時間と場所を告げる。

(4) 少量の水を飲んでみて吐きけがないか，嚥下状態に問題がないかを確認し，その後に食事や服薬などを援助する。

(5) 施行後の最初のトイレ歩行時には付き添い，ふらつきやめまいなどの出現に注意する。

5　看護師として心にとめておきたいこと

　ECT を受ける患者をケアするうえで大切なことは，患者に治療の意義や限界を理解してもらうこと，薬物療法と同様に看護師のケアが重要であることを看護師が認識すること，チームに葛藤を引きおこしやすい治療法であることを念頭におくことである。

● 病気がリセットされるわけではない

> ### 事例㉕　ECT を望む牧野さん
>
> 　「僕は人生のリセットボタンを手に入れることができたので幸運だと思う。このリセットボタンがあれば，これから先の人生を心配なくやっていける」。
>
> 　これは，うつ病で入院した牧野さんがはじめて ECT を受けたあとに発した言葉である。
>
> 　30 代の牧野さんは，一流企業の営業職として精力的に仕事をこなしてきた。しかし半年ほど前，係長に昇進したころから倦怠感・不眠・意欲の低下などが出現し，近所のクリニックに通院していた。数週間前には「心臓がとまりそう」「自分には生きている価値がない」と言って発作的に自分の首を絞めようとしたため，妻が説得して精神科を受診し入院となった。
>
> 　間もなく ECT が開始され，牧野さんのうつ症状は著しく改善した。4 回目の施術後には「気分は爽快。もう退院したい。もし無理なら，ここから仕事に行けないだろうか」と主治医に言うほどであった。数か月間苦しんでいたうつ症状から解放された彼にとっては，ECT はまさに「人生のリセットボタン」と感じられたようである。

同じことの繰り返▶
しになりかねない　うつになるには，それなりの理由がある。牧野さんの場合は，責任感が強く，頼まれればいやとは言えない性格や，生活習慣，労働条件，職場や家庭での人間関係のストレスなどがからみ合っていた。よくなったからといってすぐにもとの生活に戻ったのでは，再び同じことの繰り返しになりかねない。機械のように，またぐあいがわるくなったら ECT を受けてリセットすればよい，というものではない。

　中井久夫は，「電撃療法（ECT）は，患者にとってはおのれの回復の筋道を辿り直しにくい点で，薬物療法よりもさらに精神療法から遠い」と述べている[1]。とくに m-ECT の場合は，麻酔で寝ている間に処置が終わり，爽快感が得られるため，自分から治療を望む患者が少なくない。

「爽快」と回復は▶
違う　しかし，牧野さんは ECT 後の状態を「爽快」と表現したが，これは ECT によってうつ症状が表面的に落ち着いただけであり，内面的にはまだまだ不安定な状態であった。そこで，主治医は，もう少し休息が必要であること，いまの状態を維持していくためには内服治療をしばらく継続してみる必要があること，入院以前の生活についてこれを機会に少し見直してみたほうがよいことを牧野さんに説明した。

---

1) 中井久夫：分裂病の精神療法——個人的回顧と展望．土居健郎ほか編：治療学（異常心理学講座 9 巻），みすず書房，1989.

2週間後，牧野さんは退院したが，医師がせめてあと2週間は自宅療養が必要と助言したにもかかわらず，すぐに職場復帰し，服薬もやめてしまった。しかし，調子がよかったのは最初の1週間程度で，その後は徐々に気分が重くなっていった。そして1か月後，牧野さんは再びうつ状態に陥り，亜昏迷状態で2度目の入院をすることになったのである。

● 看護師がそばにいることに意味がある

> **事例㉖　ECT から目ざめた鳥居さん**
>
> ECT を受けた鳥居さんが病室で目ざめたとき，かたわらに座っていた看護師が自分の顔をのぞき込むようにしながら「だいじょうぶですか。ご気分わるくないですか」と声をかけてきた。
>
> そのとき鳥居さんは，自分がまだ幼いころの昼寝の光景を思い出していた。目ざめてすぐ周囲を見わたして母親の姿をさがしたのに見あたらず，とても悲しく恐ろしい思いをしたときの記憶だった。
>
> 鳥居さんは，のちに「ぼんやりと昔のことを思い出しながら，目の前にいる看護師さんの姿を見ていたら，なぜかわからないけれども，自分がとても救われたような気がしたんです」と語った。

処方されるのは▶
看護師自身
　看護師が ECT を受けた患者を覚醒するまで見まもるのは，輸液や酸素のルートトラブルや転倒などの事故を予防するためだけではない。目ざめたときに看護師がそばにいること自体が，ECT の直接的効果以上に患者に対して治療的にはたらくことも多いからである。それは，抗精神病薬を投与する場合と同様である。処方されるのは薬や ECT ではなく，看護師自身であることを心にきざもう。

● チームの葛藤を引きおこしやすい

賛成派と反対派の▶
スプリッティング
がおこることも
　ECT には即効性があり，適応も広がっていることから，施行数も増加傾向にあると思われる。

　しかし，患者を手術室に送るだけの看護に疑問をもつ看護師や，精神科の治療としての ECT にためらいを感じる医師は少なくない。とくに回転の速い急性期病棟で ECT を行っていると，必要な処置や手続きに追われて患者のケアがあとまわしになるという事態がおこりやすい。

　そのため，治療チームのなかに不全感やむなしさといった葛藤を引きおこしやすく，最悪の場合は ECT の賛成派と反対派にチームが分裂することもある。こうしたことを念頭において，導入前にはスタッフが十分に話し合うことが必要である。

D 身体合併症のアセスメントとケア

増える身体合併症▶　精神科では，長期入院患者の高齢化が進み，抗精神病薬の有害反応に加えて，慢性的な活動不足や新鮮な野菜や果物の不足，間食，さらには炭酸飲料のとりすぎといった生活習慣が深刻な健康問題を引きおこしている[1]。なかには，とりたててすぐに生命の危険に結びつくわけではないが，QOL の低下や慢性疾患を引きおこすものもあり，日常的な身体面への配慮が重要となる。

① メタボリックシンドローム（内臓脂肪症候群）

> **事例㉗　食べることが唯一の楽しみの井川さん**
>
> 　井川さんは，20 年以上精神科に入院している 60 代の男性患者である。楽しみは食べることで，カップラーメン・スナック菓子・炭酸飲料がやめられない。もともと運動嫌いで，最近は少し歩くだけで息切れするため，臥床していることが多い。
> 　井川さんの体重は，小柄ながら 75 kg もある。まるで妊娠しているようなおなかをしていて，血圧も平均して 180/90 mmHg 以上と高く，中性脂肪や血糖値も高い。

1 肥満

肥満の因子は▶
3 つの "O"
　井川さんは，まさにメタボリックシンドローム（内臓脂肪症候群）である。これは，肥満・糖尿病・脂質異常症といった内分泌・代謝系の異常で，放置すると狭心症・心筋梗塞などの心血管系疾患を引きおこす危険がある。

　長嶺は，精神科の患者の肥満因子として「3 つの "O"」をあげている。①抗精神病薬の多剤大量服薬 over dose，②過鎮静 over sedation，③炭酸飲料や間食などの過食 over eating の 3 つである[2]。

　肥満は，抗精神病薬の有害反応によることもある。肥満は，ボディイメージを大きくかえるものであり，なかには肥満をいやがって薬の服用を中断してし

1）喫煙については，2018（平成 30）年の健康増進法改正によって敷地内喫煙が禁じられたため，喫煙者の数が減ってきている。しかし長年の喫煙習慣の後遺症は残っている。
2）長嶺敬彦：前掲書．p.66，医学書院．

まう患者もいる。

食べ物を取り上げ▶
るだけでは
解決しない

しかし長期入院の患者には，井川さんのように食べることだけが楽しみという人が多く，生活習慣をかえるのは容易ではない。看護師が管理しようとしても，患者たちは隠れて飲食したりするようになる。

患者の飲食行動は，単に空腹のせいではない。過食・早食い・甘い飲料水のがぶ飲みといった行動には，欲求不満や空虚感，退屈などの要因がある。心理的に奪われたと感じれば感じるほど，それにしがみつくようになる。水中毒のColumn（▶291ページ）で紹介したように，治療と看護のあり方を全体的に見直す必要がある。

2 糖尿病

メタボリックシンドロームの結果，生じやすくなるのが糖尿病である。糖尿病は動脈硬化を引きおこし，脳血管障害や心疾患などのほか，腎症・網膜症・神経障害などを合併する要因にもなる。また，うつ症状と糖尿病は双方向に影響し合っており，うつ症状があるために糖尿病の療養行動が改善しなかったり，糖尿病があるためにうつ症状が悪化するといった悪循環も課題とされている。

精神疾患患者の糖▶
尿病有病率は高い

統合失調症・うつ病をもつ患者の糖尿病の発症リスクは，一般人口に比べて高いといわれている。なかでも精神科の入院患者の糖尿病は，その大半が2型であり，おもな要因は，「3つのO」に加えて，加齢や閉鎖的な入院生活からくる運動不足などもある。

高血糖を引き▶
おこす薬がある

さらに抗精神病薬のなかには，食欲を亢進させる薬や糖尿病や脂質異常症を誘発する薬もある。とくに，第2世代抗精神病薬のオランザピン（ジプレキサ®）には高血糖を引きおこし，ケトアシドーシス[1]から昏睡にいたる危険性があり，糖尿病の傾向のある患者には禁忌である。

たいていの場合，糖尿病をもつ患者には，糖尿病教室などで糖尿病の病態や合併症の恐ろしさが教えられ，定期的に体重測定をしたり，血糖値をはかったりしながら，運動やカロリー制限などのセルフケアの促進がはかられる。

しかし，こうした教育的な指導は，感情レベルでは患者の行動をせめることになり，患者の自己非難を強める結果，かならずしも効果的な療養行動につながらず，食べたい患者とコントロールしたい看護師の「いたちごっこ」のようになっている事例も多くみられる。

第9章で慢性期病棟での食事療法をしている患者たちのグループを紹介したが（▶85ページ），患者の行動変容を求めるだけは不十分で，日々がまんを強

---

1) ケトアシドーシスとは，インスリンの絶対的不足によって，ブドウ糖を分解できなくなり，かわりに脂肪やタンパク質を分解してできる酸性のケトン体が体内に蓄積して体液が酸性に傾くために生じる病態である。多飲・多尿・体重減少・吐きけ・嘔吐・脱水・呼吸促迫・意識障害などの症状がみられる。

いられる患者たちがねぎらわれ，大切にされるようなはたらきかけが必要である。そのなかで，患者たちが，みずから食にこだわる背景にあるものに気づけるようになることが大切なのである。

② やせ（るい痩）

臨床で見逃されがちな盲点 ▶ 最近，慢性期の患者のなかに，加齢とともに体重が減少する患者がいることがわかってきた。原因ははっきりと解明されていないが，必要以上の抗精神病薬を長期間内服することでおこる有害反応ではないかといわれている。

病的なやせは精神症状，とくに陰性症状の悪化と区別がつきにくいが，肺炎などの感染症のリスクを高めるため，医師・栄養士とも相談しながら，注意深く栄養面と精神面の両面でみていく必要がある。

③ 肺炎

> **事例㉘-1　ヘビースモーカーの川野さん**
>
> 川野さんは長期入院の 70 代の男性である。院内禁煙になる前は，1 日約 40 本以上のタバコを吸っており，いつも痰のからんだ咳をしていた。また，川野さんは義歯をつくっても，合わないといってつけたがらず，食事もかまずに飲み込んでいた。
>
> ある日，川野さんがふだんより顔色がわるく，息づかいもあらいことに看護師が気づいた。すぐにバイタルサインを測定すると，体温 38℃，収縮期血圧 80 mmHg，動脈血酸素飽和度（Spo₂）は 80% であった。X 線検査の結果，誤嚥性肺炎とわかった。

誤嚥性肺炎をおこしやすい ▶ 精神科病棟で肺炎をおこす患者は多い。高齢化と抗精神病薬による嚥下力の低下，気道の咳嗽反射の低下，さらに入院生活で身についた早食いの習慣などで，誤嚥性肺炎をおこしやすいのである。歯がないためにかまずに飲み込むことが原因ともなるので，予防には口腔ケアも欠かせない。

また，抗精神病薬の長期投与によって，顆粒球減少症がおきると，肺炎などの感染症をおこしやすくなる。

肺炎予防の方法 ▶ 肺炎予防のための方法には，以下がある。

(1) 病棟の換気をよくする。とくに閉鎖病棟では病原体が蔓延しやすい。

(2) 栄養のかたよりをなくし，適度な運動・散歩・レクリエーションなどで免疫機能を高める。

(3) 手洗いやうがい，歯みがきなどの口腔ケアを励行する。

(4) 流行前にインフルエンザや肺炎球菌ワクチンなどの予防接種を行う。

(5) 誤嚥を予防するため，ゆっくり落ち着いて食事ができる環境を整える。

(6) かぜ症状を軽くみず，発熱や咽頭の発赤，喀痰，呼吸音など，こまやかな観察を行う。感染の疑いがあれば，すみやかに医師に連絡し，胸部 X 線撮影・CRP・動脈血酸素飽和度の測定などを行う。

④ 骨折

事例㉙ 老人ホームから転院してきた渡辺さん

70 代の渡辺さんは認知症で老人ホームに入所していたが，不眠・独語・徘徊がひどくなり，精神科に入院してきた。入院して 3 日目の夜，渡辺さんはトイレに行こうとして転倒した。渡辺さんはその場で動けなくなり，X 線写真をとったところ，大腿骨頸部骨折と判明した。

「転倒→骨折」の▶ パターンが多い　精神科でおこる身体合併症のなかでも，よくみられるのが骨折である。ある調査[1]によると，日本では精神科で転院が必要となった患者の年齢は「70 歳以上」が 36%，「60 歳以上」が 64% と高齢者が多い。そして，転院の原因は骨折が最も多く，ついで肺炎・気管支炎，麻痺性腸閉塞と続く。骨折の半数以上が渡辺さんのように，転倒が原因の大腿骨頸部骨折である。

なぜ転倒するのか▶　転倒する要因には，ベッドが高い，床が滑りやすいなどの物理的な条件のほかに，抗精神病薬の錐体外路症状による小きざみ歩行(▶284 ページ)でつまずいたり，起立時の立ちくらみでふらついたりして転倒してしまうことがある。立ちくらみは**起立性低血圧**によるもので，これも抗精神病薬や抗うつ薬の有害反応の 1 つである。ほかにも，運動不足や身体的拘束による筋力低下なども転倒の要因となる。

起立性低血圧に▶ よる転倒の予防　起立性低血圧による転倒は，次のような工夫で予防することができる。

(1) 起きるときには，ゆっくりとからだを持ち上げるようにする。

(2) ベッド柵などにつかまりながら起きるようにする。

(3) 起き上がる前に，拳を握ったり，四肢の筋肉に力を入れたりしてから起きるようにする。

骨粗鬆症という▶ 背景もある　さらに骨折しやすい背景として骨粗鬆症がある。その要因には，①抗精神病薬の有害反応としての高プロラクチン血症による骨密度の低下，②加齢，③日光にあたらない閉鎖的な環境，④運動不足，とくに長時間横臥していること，⑤炭酸飲料の多飲によるミネラルの喪失などがある。

精神科病棟では，骨折はいつおきても不思議ではない環境にある。とくに臥

---

1) 日本精神病院協会精神障害者身体合併症調査事業研究班：精神障害者の身体合併症の治療体制の整備に関する状況調査．日本精神病院協会雑誌 18(7)：53-59，1999．

床がちの患者には注意が必要である。同時に、予防のための運動不足や筋力低下への対応も考える必要がある。

⑤ 窒息

事例㉘-2

＜ヘビースモーカーの川野さん，倒れる＞

　誤嚥性肺炎をおこした川野さんは，義歯をつけると「他人の歯で食べているようだ」と言い，外して食事をしていた。ジャガイモの煮物でも，鶏のからあげでも，ほとんど丸飲み状態である。おまけに早食いのために，川野さんは食べ物をしょっちゅうのどに詰まらせていた。

　ある日，川野さんがのどに手をあてて苦しがっていた。顔色はチアノーゼ状態で，わきには食べかけのだんごが落ちており，口腔内を見ると，のどの奥にだんごが詰まっていた。すぐにかき出そうとしたが指が届かず，川野さんの背後にまわり，ハイムリックの手技を施行した。だんごが吐き出され，川野さんは息を吹き返した。

つねにおこりうる▶
事故
　窒息は，精神科でつねにおこりうる事故である。とくに誤嚥する患者は，窒息のリスクが高い。窒息を防ぐには，日ごろからゆったりと食事をする雰囲気が必要であり，看護師も食事中に大きな声で注意したり，配薬してまわったりしないことが重要である。

　また，食事制限を受けている患者が部屋で隠れて食べて窒息したり，窒息しそうになった患者がその場を離れて水を飲みに行こうとして洗面所で倒れたりすることがあるので，食事の場所以外でも注意が必要である。

　窒息に即座に対応できるように，学生を含めてすべてのスタッフが対処方法をシミュレーションし，何度も訓練しておく必要がある。

1 ハイムリックの3徴候

窒息の徴候に▶
気づく
　窒息すると声が出なくなるので，たすけを求めているのに気づけないことがある。そこで，窒息を示す**ハイムリックの3徴候**を覚えておこう。

＜ハイムリックの3徴候＞
①声が出ない：話そうとするのに声が出ないのは，呼吸できないしるしである。
②チアノーゼ：唇・顔面が紫色になる。
③胸やのどに手をあてる，かきむしるなどの動作：高齢の場合にはこの動作ができないこともあるので注意が必要である。

　患者がすでに意識を失っているときには，窒息か心臓発作や脳卒中などのほ

かの疾患なのかがわからないことがある。だが，この3徴候を示している場合には，すぐに窒息を考えて救急処置を行う。

2 気道内の異物除去の方法

まず口の中を▶確認して異物除去　まず，からだを動かさないようにして，口の中を調べ，食べ物や異物が詰まっていないかを確認し，詰まったものがあれば，すみやかにかき出す。

異物除去は，喉頭鏡や開口器を用いて視野を確保し，吸引器やマギール鉗子を用いて行うと効果的である。

器具を使用しない方法には，腹部突き上げ法(ハイムリックの手技▶図12-5)と背部叩打法(▶図12-6)があり，繰り返し練習しておくとよい。状況に応じて可能な方法を実施し，その効果を見て違う方法を試みるなど，異物が取れるまで根気強く行う。腹部突き上げ法と背部叩打法は組み合わせて行うと，異物除

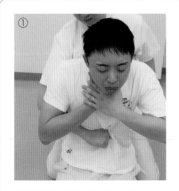

①患者の背後から腕を前にまわし，上腹部(みぞおち)に握り拳をあてる。

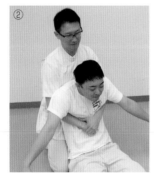

②もう一方の手で握り拳をおおうように握る。

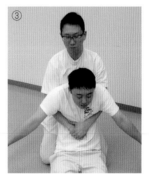

③瞬間的に患者のからだを持ち上げるようにして，拳で上腹部を圧迫する。

a. 座位または立位の場合

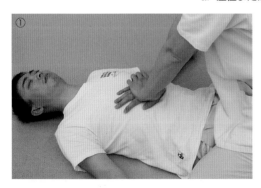

①患者を仰向けにした状態でまたがり，みぞおちのあたりに両手を重ねるようにあてる。

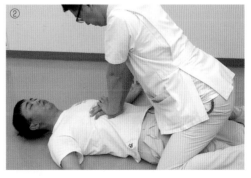

②患者の頭部に向かって空気を押し出すように勢いよく上腹部を圧迫する。

b. 身体が倒れている場合

(撮影協力：松山記念病院)

▶図12-5　腹部突き上げ法(ハイムリックの手技)

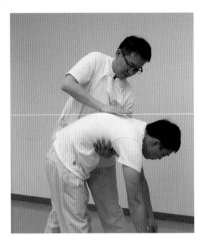

患者の後ろから，手掌の基部で，左右の肩甲骨の中間あたりを力強く何度も連続してたたく。このとき，患者の頭はできるだけ低くしておく。

（撮影協力：松山記念病院）

▶図12-6　背部叩打法

去に効果的とされる[1]。

　なお，腹部突き上げ法は腹部の内臓を損傷する可能性があるため，実施後に全身の観察と医師による身体診察も忘れずに行うことが大切である。

掃除機による吸引▶　窒息は初期対応が重要であり，異物の除去が遅れるほど，救命率は低くなり後遺症が残る確率も高くなる。腹部突き上げ法や背部叩打では異物が除去できなかった場合の最終的な手段として，掃除機を使用する方法がある[2]。在宅の場合などには最も確実な方法である。また，もちなど粘着性の高いものやドロドロにとけたパンなど，強い吸引力が必要な場合には医療用吸引器を使用するよりも有効である。

　掃除機の筒を外して，ホースの先端を患者の口にあて，自分の手で圧を調節しながら吸引を行う。この際，患者の舌を吸い込まないように注意する。掃除機のホースに接続して用いる専用の吸引ノズルも医療機関や施設向けに市販されている（▶図12-7）。

3 意識がなくなった場合

　異物が除去できないまま，意識がなくなった場合は，ただちに心肺蘇生法を行う。病院外であれば119番通報を，病院内であれば院内救急システムへの連絡，AEDの手配などを行い，胸骨圧迫を開始する。

---

1) 河原弥生・木下浩作ほか：目撃のある気道異物による窒息症例50例の検討．日本救急医学会雑誌 20(9)：755-762，2009.
2) 竹田豊ほか：気道異物に対する救急隊員並びに市民による異物除去の検討．平成11年度自治省消防庁委託研究報告書．2000.

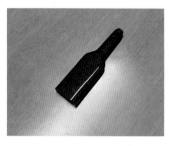
吸引平(フラット)ノズル

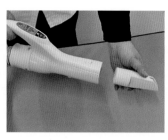
①掃除機のホースの先にすき間ノズルを装着する。

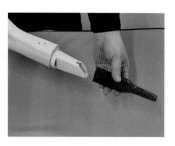
②掃除機のすき間ノズルに吸引平(フラット)ノズルをかぶせる。

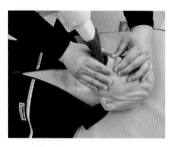
③吸引平(フラット)ノズルを口腔内に約5cm挿入し，掃除機のスイッチを入れて1秒間口と鼻をふさぐ。

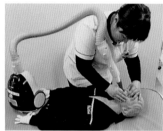

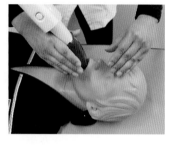
④1秒後，鼻と口をふさいだ手を離す。1回で吸引できないときは③〜④を2〜3回繰り返す。

食物や異物による窒息時，上腹部圧迫法(ハイムリックの手技)で異物を除去できない場合，口腔内をやみくもにさぐると逆に異物を押し込んでしまう危険があるため，アタッチメントをつけた掃除機で吸引するか，喉頭鏡で喉頭を開いてマギール鉗子で異物を除去する。

▶図12-7　機械(掃除機)による吸引

　　　成人の場合は100〜120回/分の速さで胸骨圧迫を行い，人工呼吸が実施できるならば胸骨圧迫30回に対して人工呼吸2回を基本とする。口腔内を確認して異物が見えた場合は除去する。異物除去のあとも自発呼吸がみられるまで胸骨圧迫30回と人工呼吸2回を繰り返す。なお，感染のリスクなどがある場合は胸骨圧迫のみでもよい。

⑥ 悪性新生物(がん)

精神科にも▶
多いがん

　　　いまや国民の3人に1人ががんに罹患する時代である。かつて精神疾患患者はがんにならないという俗説があったが，最近では精神科に入院している患者でもがんに罹患することが多くなった。

　　　がんは早期に発見すればかなりの確率で治癒可能であるが，精神科では検査をいやがったり，がんが発見されても治療を拒否したりする患者もいる。

> ### 事例㉗-3

> **＜がんになった川野さん＞**
>
> 　肺炎から回復した川野さんは，内科病院から戻って以降，再びタバコを吸いだし，あいかわらず痰のからんだ咳嗽をしていた。ある日，定期検査の胸部X線写真に白い影が写った。肺がんの可能性が考えられたので，専門医の診察をすすめたが，彼は「もうどうなってもいい」「長生きしたって意味がない」と言い，強くこばんだ。
>
> 　川野さんは幼くして母親と死別し，父親は大酒飲みで生活費にもこと欠く状態だった。中学卒業後すぐに働きはじめ，一度は結婚したものの，家族への暴力や借金などが原因で離婚，子どもは近くに住んでいるが，連絡はいっさいなかった。

生きる希望をもてない患者もいる▶　精神科病院に長期に入院している患者のなかには，川野さんのように家族や社会とのつながりもなく，天涯孤独の人も少なくない。彼らは大量の酒や水を飲んだり，タバコを吸ったり，カップラーメンやスナック菓子などを大量に食べたりすることで，その空虚感・孤独感・絶望感を埋めようとしているようにもみえる。また，将来に希望を見いだすことができなければ，自分自身をいたわるセルフケア行動もとれず，その結果，身体合併症を引きおこしても，適切な治療を行うことができないという悪循環に陥っていく。

精神障害者の身体合併症の治療▶　精神障害者が身体合併症をあわせもった場合，適切な治療が困難であることは多い。その背景には，患者が自覚症状を訴えないことや，検査・治療を拒否すること，また治療上の協力が得られにくいなどの患者側の要因がある。

　その一方で，内科や外科の病院が精神障害をもつ患者の受け入れを渋ったり，ときには家族でさえ治療を望まなかったりするなどの社会的な問題も大きい。精神科の看護師が無力感をいだくのはこのようなときである。

E｜精神科における終末期ケア

> ### 事例㉚-1　がんを否認した香田さん

> 　香田さん(50歳代，女性)は，20代に統合失調症を発症し，20年以上精神科病院に入退院を繰り返していた。だが，最近10年間は入院せず，訪問看護の支援を受けながら，ひとりで暮らしてきた。
>
> 　ある日，香田さんが「急に生理がはじまってうれしい」と話したのを不審に思った訪問看護師が近くに住む弟夫婦に連絡をとり，一緒に地域のがんセンターを受診することになった。診察したがん専門医から，「おそらく子宮がんです。治療法を決めるために詳しく検査する必要があります」と思わぬ告知を受けた香

田さんは，「私はがんなんかではありません。おなかの痛みは昔プロレスラーにけられた古傷が痛むだけです」と返答し，それ以上の精密な検査をこばんだ。

付き添っていた訪問看護師は，突然の宣告に香田さんが現実を受けとめきれず，がんであるということを否認したのだと思ったが，がん専門医は困った表情で弟夫婦と訪問看護師に，「超音波検査と触診の結果から，がんはおそらくかなり進行した末期状態だと考えられます。手術の適応にはならないかもしれませんが，精密検査と治療を受けることを勧めてください」と言った。

そこで，香田さんの弟と訪問看護師は，精神科の主治医と相談しながら説得を続けたが，香田さんはがんと聞いただけで妄想的になってしまい，精密検査や治療をこばみつづけた。しかし，日に日に出血量が増し，食欲の低下など体調の悪化が進んだ香田さんは，みずから訪問看護師に「体力を回復させるためにどうすればよいか」と相談し，たすけを求めた。

これが治療のきっかけになると考えた訪問看護師と精神科の主治医は，香田さん本人と香田さんの弟を交えて，精神科病院の内科医と話し合いの場を設けた。30年以上治療を受けてきた精神科病院に身体合併症病棟があることを知った香田さんは「元気になりたい」と，精神科病院への入院を自身で決断した。

この事例のように，精神障害者に身体治療を行おうとする場合，身体科の医師がその患者の精神疾患の経過や状態を十分理解していなかったり，精神障害者とのコミュニケーションに慣れていなかったりして，インフォームドコンセントがうまく進まないことは多い。その結果，患者が専門的な治療を受けることがむずかしくなってしまう場合もある。

従来，このようなケースでは，総合病院の精神科病棟に入院して身体治療を受けることが最も適切と思われてきたが，総合病院の精神科病棟は近年減少しており，多忙な一般病棟で精神疾患をあわせもつ患者を受け入れるのに難色を示すところも増えてきた。そのような状況から精神科医と内科や外科の医師が協働して治療を提供する身体合併症病棟を設置する精神科病院が増え，そこでがんの治療を続けたり終末期を過ごしたりする患者が増えてきている。

1 香田さんの終末期

事例⑩-2

精神科病院の身体合併症病棟に入院した香田さんは，すでに重度の貧血で，体力の低下も著しい状態だった。精神科主治医，内科医，病棟看護師たちは今後の方針について話し合い，香田さんの体力の回復をはかりながら，機会をとらえてがんの精密検査や治療を導入し，また必要に応じて疼痛や貧血への対処などの緩和ケアを行う方向でやっていくことにした。

看護師たちは毎日，香田さんの全身状態を注意深く観察し，まずは体力の回復

のために安静を促そうとした。だが，香田さんはフラフラしながらも看護師に頼ろうとせず，身のまわりのことをすべて自力で行い，作業療法も 1 日も欠かさず積極的に参加した。一方で，輸血や導尿などの治療や処置はきっぱりこばみ，バイタルサインの測定でさえも拒否的であった。医師や看護師たちは困惑し，香田さんに治療やケアを受けない理由や自分の身体の状態をどう考えているかをたずねたが，明確な答えは得られなかった。

　そこで，香田さんがなぜこのような行動をとるのか，本人の背景や日々の言葉から思いをめぐらせ，香田さんの入院時の希望だった「元気になる」ためには治療やケアが必要だと説明したが，彼女の意志はかわらなかった。本人はむしろ「元気になる」ためには自分のことは自分でして，人に頼らないことが重要と考えているふしがあった。香田さんがとても信頼していた訪問看護師にも治療やケアを受けることをすすめてもらったが，行動はかわらなかった。

　そんなある日，香田さんは訪問看護師に次のように語った。

　「先生（医師）の言うとおりになる人と，ならない人がいて，ほとんどの人は言うとおりになるんだと思う。私みたいに言うとおりにならない人はあまりいないのかもしれない。でも，私は今回はじめて自分で入院した。いままでは家族が決めた入院で納得していなかったけど，今回は身体がしんどくなってはじめて自分の意志で入院した。だから受ける治療も自分で決めたい」

　香田さんのこの言葉は，週に 1 度開催されていたケースカンファレンスで，主治医の精神科医，内科医，病棟看護師，香田さんの弟に伝えられ，話し合いが重ねられた。主治医や看護師たちは「今回は自分で決めたい」ということが香田さんの最大の意志であり，がんの末期と思われる状況から考えれば，その意志を尊重すべきではないかと考えた。香田さんの弟も「本人の思うとおりにしてあげたい」と語った。香田さんにとってなにが最善のケアなのか，何度も議論が尽くされ，その結果，治療や日々のケアを受けず，自分のことは自分でしようとする香田さんを肯定して支えるという方針が決まった。香田さんが「元気になって」退院する希望をもちつづけ，自分で決めるという意志を貫きながら懸命に生きようとしている姿を考えると，それを支えることが香田さんの一番の看取りになると考えたのだった。

　その後も医師や看護師たちは，香田さんと語り合いながら気持ちや意向の変化がないか感じとり，延命治療や緩和治療を導入する機会を模索する努力を続けながら，作業療法に励む香田さんの病棟生活を支えた。

　香田さんは日に日に身体状態が悪化するなかでも，自分の意志で動くことを決してあきらめず，生きる希望をもちつづけた。腫瘍熱にうなされ，意識消失を繰り返すようになってからも，覚醒したときには心電図モニターをみずから取り外し，最期まで病衣からふだん着に着がえて立ち上がること，口から食べることをあきらめなかった。そして，入院から 5 か月目，香田さんは亡くなった。

　香田さんを看取った医師や看護師，香田さんの弟は，入院からの 5 か月間をふり返り，香田さんは「たくましく生き抜いた」との思いを新たにした。香田さ

んの弟は,「がんの治療を受けさせてあげることはできなかったが,最期まで本人の思いを聴いてあげられてよかった」と話した。

"自分らしく生きる"ための「否認」▶ 精神障害の有無にかかわらず,自分の死に直面するような重大な局面で,すぐに合理的な判断をすることはむずかしく,一度決心した判断が揺らぐことや,くつがえることはめずらしくない。キューブラー＝ロス E. Kübler-Ross は,臨死患者が死にいたる過程でみせる5段階の心理反応の第一段階に「否認と孤立」があるとした。彼女は,たとえ患者が必死になって病気を否認し続けても,その行動を認め受け入れることが重要だと述べ,否認を続けることがそのような人の尊厳ある死に方だと述べている。

　香田さんは最期まで「自分はがんではない」と否認しつづけ,自分の意志で入院したことに誇りをもち,「自分で決めること」「ふだんどおりの生活を続けること」にこだわった。そして,香田さんが精神科病院の医師や看護師に望んだのは,自分の意志を否定せずに認めて支えることだった。香田さんのこの意志と行動の背景には,統合失調症の治療で,長年にわたりみずからの意志によらない入院を何度もしてきたことがあるようだった。

　がんの精密検査や積極的な治療をこばむという行動は,一見非合理的な判断にもみえるが,「元気になる」という希望をもちつづけることが香田さんの望んだ生き方であり,死に方であった。このような香田さんに医療者たちができたことは,彼女の否認という心理反応を受けとめ,生きる希望をもちつづけるたたかいを支えることだった。彼女の意志を受け入れながら支える存在があったからこそ,香田さんは「医師の思いどおりにならない」という自分なりの生き方を貫き,たくましく生き抜いて死ぬという生をまっとうできたのではないだろうか。

2 精神科での看取り

　精神障害者の看取りは,なにが最善の選択であるか,誰がそれを決断するのか,どこで治療を受けて人生をまっとうするか,といったさまざまな葛藤に直面する。しかし,長年にわたる精神疾患の治療プロセスに寄り添いながら患者を深く理解し,死に向き合うという重大な局面で患者本人の自己決定を尊重しながら話し合える関係性,そしてコミュケーション技術を備えている精神科の医療チームだからこそできる看取りのケアもある。

　いずれにしても大切なことは,死に向き合う患者を交えて関係者たちが対話を重ね,自分の人生に対する思いや残された生に対する覚悟を患者自身がかたちづくっていけるように寄り添うことなのである。

　高齢化社会に伴い,精神科病院における看取りは今後さらに増えていくことが予想されるなか,精神科の医療チームの特性をいかした創造的な取り組みが求められている。

ゼミナール

復習と課題

❶ 身体のケアと心のケアの関連について考えてみよう。

❷ 睡眠障害とそのケアについて，まとめておこう。

❸ 抗精神病薬にはどのような有害反応があるか，その特徴をまとめておこう。

❹ 精神疾患をもつ患者におこりやすい身体合併症について，その特徴をまとめておこう。

❺ 精神疾患をもつ患者の終末期のケアについて考えてみよう。

第**13**章

安全をまもる

本章で学ぶこと	□人権と治療とのバランスの上にたつ「安全」について，その基本的な考え方を知り，患者の安全をまもるためのリスクマネジメントについて学ぶ。
	□自殺・暴力・無断離院の3つの事態を中心として，緊急事態にどう対処すべきかを，予防に重点をおいて学ぶ。

　人間が健康に生きていくために，安心と安全は不可欠な条件である。だが，予期せぬ緊急事態はどこでもおこりうる。とりわけ精神科病院では，患者の病状や建物の構造，治療などによっても，さまざまな緊急事態がおこりうる。そのため，ひとりの医療者としても組織全体としても，日ごろから安全の意義と緊急事態の予防や対処の方法について考え，準備しておく必要がある。

　本章では病院を中心にみていくが，さまざまなリスク予防の視点や方法は，病院以外の場でも重要なものである。

A｜リスクマネジメントの考え方と方法

① 安全の条件

1 誰にとっての「安全」か

精神科病院への偏見 ▶
　治療のための施設は，利用者とスタッフにとって安全な環境でなければならないのは当然である。しかし，精神障害者を社会にとっての潜在的危険因子とみなして，精神科病院そのものを社会の「安全装置」と考える人たちからすると，精神科病院は高い塀に囲まれ，ドアには鍵がかかり，自由に出入りができないほうが「安全」と感じられるかもしれない。

社会の安全は人権侵害の理由にはならない ▶
　しかし，個人にとって行動の自由は基本的人権である。人権より社会の安全を優先すれば，かつての日本やドイツのような全体主義国家になってしまう。安全について考える際には，誰にとっての安全かを考えてみる必要がある。

安全と人権のバランスをどうとるか ▶
　安全に配慮した治療的環境とは，緊急事態に備えた物理的にも堅固な環境である必要はあるが，それ以上に必要なのは，情緒的にも安心感のある**ヒューマンな環境**であることである。すなわち，できる限りふだんの生活に近い環境で，そこにいる患者が1人の人間としてケアされ，「大事にされている」「まもられている」と感じることができる，傷つきや恐怖とは無縁の環境である。

　しかし，患者とスタッフの安全を確保する一方で，それぞれの人権をまもる

という，この2つの条件を同時に満たすのは容易なことではなく，スタッフにとってもケアか管理かのジレンマにたたされる場面も多い。

2 治療と安全のバランス

● 安全のための施設設備を再考する

急性期病棟はより▶
厳重な方向へ
　近年，日本で増加している急性期治療病棟のほとんどは閉鎖病棟である。ドアにはカード式や暗証番号の入力を要する鍵が取りつけられ，すべての窓が強化ガラス製で，わずかしか開かないシステムになっていたりする。このような安全のための施設設備は，より厳重化される傾向にある。

　こうした設備は，誰かにねらわれているといった被害妄想にとらわれている患者には安心かもしれないが，自然や社会から切り離され，患者の自由を奪うものであることを忘れてはならない。

鍵やモニターは▶
本当に必要なのか
　病棟の出入り口の鍵はなんのために必要なのだろうか，考える必要がある。日本でも，精神科病院の開放化運動がおこった1970年代に，「ブラブラ開放」という言葉が生まれた。病棟の鍵を開けても，患者が退院もせず，ぶらぶら過ごしていたことからできた言葉である。病院よりほかに行くあてがない，病院が一番安心できるという患者が多かったのである。

　患者と看護師はともに回復を目ざす対等なパートナーといいながら，患者だけが外に出るのにいちいち頭を下げて鍵を開けてもらわなければならないのは，おかしなことである。看護師も，そのたびに仕事を中断しなければならない。

　また，患者に自傷他害の危険がある場合に一時的に使用する隔離室（保護室）では，ドア・壁・床・ベッド・便器・照明などはこわれにくく，ぶつかってもけがをしないような材質や構造になっている。しかし，安全のためとして隔離室に監視カメラが設置されている場合があるが，これは患者の人権を侵害し，尊厳を無視することになりはしないだろうか。しかも，実際にはスタッフがモニター画面を24時間監視しているわけではない。監視される患者は，屈辱感と被害感を強め，スタッフを敵視するようになる危険性もある。

プライバシーか▶
安全か
　さらに精神科病院では，病棟全体がひと目で見わたせる構造になっていることが多い。これは，観察しやすく危険防止によいと思われがちだが，患者にとってはプライバシーがないことになる。患者には，他者との交流も大事だが，ときには孤独になれる空間，隠れられる場所も必要なのである。

● 治療の場におけるルールの意味

患者の処遇に▶
ついての基本理念
　厚生労働省（以下，厚労省）が定めた精神科病院に入院中の患者に対する**処遇の基準**（「精神保健及び精神障害者福祉に関する法律第三十七条第一項の規定に基づき厚生労働大臣が定める基準」昭和63年4月8日厚生省告示第130号）では，次のような基本理念が示されている。

＜処遇の基準の基本理念＞

①入院患者の処遇は，患者の個人としての尊厳を尊重し，その人権に配慮しつつ，適切な精神医療の確保および社会復帰の促進に資するものでなければならない。

②患者の自由の制限が必要とされる場合においても，その旨を患者にできる限り説明して制限を行うよう努める。

③制限は患者の症状に応じて，最も制限の少ない方法により行われなければならない。

このような基本理念があるにもかかわらず，病院には患者の行動を制限するさまざまなルールがある。

トラブルを避けることが治療的関係をそこなう ▶ たとえば，患者間のトラブルを避けるために，スタッフが患者どうしの付き合いを禁じたり，病名を秘密にするよう指示したりする病院もある[1]。デイルームでの患者どうしのちょっとしたゲームやお茶会などまでも，トラブルの原因になるからと禁止する病院も，残念ながらみられる。また，看護師のなかにも刺激になるからと，患者になるべく近づかないという人がいる。これではなんのための入院か，わからない。

そのような病棟では，患者は孤立感・疎外感を深め，場合によっては恨みをつのらせ，結果的に暴力的になることもありうる。問題をおこす患者であっても，理解されることをせつに望んでいるのであり，危険予防だけのために彼らの回復の芽をつみとるようなことがないようにしなければならない。

その制限は必要かを考える ▶ また，急性期治療病棟などの閉鎖病棟では，看護師が警備員のような仕事をすることがある。入院時に患者のボディチェックをしたり，面会家族が持ち込み禁止の食べ物や危険物を差し入れないか持ち物検査をしたりする病院もある。しかし，ふだんは日用品として使われているあらゆる物品が，危険物となりうるのである。たとえば，のどにタンポンを入れて食べ吐きをしていた摂食障害の患者が，誤ってタンポンを飲み込んでしまい窒息しそうになったり，トイレットペーパーをのどに詰め込んで自殺をはかったりする患者もいる。

やみくもに制限するのではなく，患者たちがなぜそういった危険行為に向かうのか，アクシデントを通してそれぞれの心情や状況を理解していくことこそが，リスク予防だけでなく，治療のプロセスとしても重要なのである。

定期的にコミュニティミーティング ▶ 安全は，患者とスタッフ双方にとっての願いである。安全な環境をつくり出すためには「患者の参加と協働」が不可欠である。どこまでが許容され，どのような場合が許容されないのかをともに話し合っていくことが重要である（▶ Column「ルール違反を治療的に取り扱う」）

そうした話し合いのために定期的に開かれるのが，コミュニティミーティン

1）寶田穂・武井麻子：薬物依存症者にとっての精神科病棟への初めての入院体験——1回の入院を体験した人の語りから．日本精神保健看護学会誌 14(1)：32-41，2005．

グである。コミュニティミーティングは，患者とスタッフがパートナーシップを築いていくための貴重な機会となると同時に，患者どうしのトラブルもそこでオープンに話し合えることで，解決しやすくなり，その体験から患者もスタッフもさまざまなことを学ぶことができる（▶第9章，92ページ）

多職種チームで ▶
取り組む
　安全な環境をつくり出すには，事務職も含めた多職種チームで取り組む必要もある。海外では，セキュリティ要員も看護助手として夜勤に入り，患者と話をしたりゲームをしたりしてかかわりながら，万一の緊急事態に対応する体制をとっているという。病棟定員が20名で夜勤要員5人という日本よりずっとめぐまれた人員配置をしていても，このような態勢が組まれているのである。それに比べると日本のスタッフ配置状況は貧しく，このような病棟環境が患者の人権無視を生む土壌となっているといっても過言ではない（▶1巻：第1章，19ページ）。

② リスクマネジメントと行動制限

1 リスクマネジメントとトラウマインフォームド‐ケア

● リスクマネジメント

リスクマネジ ▶
メントとは
　近年，医療の安全に対する要求が高まるなか，**リスクマネジメント**という言葉をよく聞くようになった。医療におけるリスクマネジメントとは，医療の質を保障するための，事故防止や紛争・訴訟の防止の取り組みのことをいう。同時に，病院経営への損失を抑え，費用対効果を上げる組織経営の手法でもある。

人権擁護と対立 ▶
する点もある
　精神科には，自然災害や火災，感染症や転倒，誤薬といったリスクのほか，自殺や暴力，無断離院などがあり，看護のなかにもリスクマネジメントの視点が重要となってくる。
　ただし，リスクマネジメントの名のもとに管理一辺倒になり，転倒予防のた

Column　ルール違反を治療的に取り扱う

　ある病院のアルコール依存症治療病棟では，患者が病棟ルールに違反してアルコール類を病棟に持ち込んだ場合，患者全員と病棟スタッフ全員による緊急病棟ミーティングが開かれる。そこで持ち込みのあった事実が全員に伝えられ，その後は自助グループのミーティング形式で，患者とスタッフともども，1人ひとりがそのときの正直な気持ちを語り，共有する。

　そこは，ルール違反をとがめる場ではなく，事実を他人ごととしてではなく，1人ひとりが自分の問題としてとらえ，病棟における安全な環境のありかたや治療の目標を，患者とスタッフが仲間としてともに問い直すための場なのである。

めに身体的拘束（▶320ページ）を行うなど，患者の人権を侵害することにならないよう，真に有効なリスクマネジメントになっているかを考える必要がある。

● トラウマインフォームド‐ケア

患者のトラウマに▶
配慮する

　隔離（▶319ページ）と身体的拘束に代表される拘束は，最も重い行動制限として，隔離・拘束と総称される。隔離・拘束などの行動制限を行う際には，トラウマへの配慮が必要である。精神疾患を有する人の51〜98%にトラウマがあるといわれ，とくに幼少時のトラウマは攻撃性を高める傾向がある[1]。そのため隔離・拘束が必要となる場合があるが，治療と保護のためとはいえ，そのような行動制限自体がトラウマを再体験させる可能性がある。欧米では，トラウマに注目した介入・組織的アプローチであるトラウマインフォームド‐ケアが提唱され，実践の基準とされてきている。

スタッフと患者の▶
安全を確保する

　トラウマインフォームド‐ケア trauma-informed care（TIC）とは，ストレングスモデルに基づく包括的な行動制限最小化の戦略の主要な概念である。この概念に基づき，トラウマが個人に及ぼす影響を理解したうえで，スタッフと患者の双方に身体的・心理的・感情的な安全を確保し，患者にコントロールとエンパワメントを促す機会を与えること，医療サービスによる再トラウマ体験を回避するための対策を講じ，サービスの提供，評価には患者の参加を重視することなどが提唱されている。具体的なケアとしては，「暴力や衝突には原因がある」と理解して患者をせめないこと，原因を検討することなく患者の行動を「操作的」「アピール」などと表現しないといったことが求められる。

　なお，患者だけでなく，家族にもトラウマに配慮したケアが必要であるとされる。

2　行動制限についての考え方

● 看護の課題としての行動制限

やむをえないとき▶
にだけ行う

　WHOのケアの10原則（▶1巻：資料1，371ページ）の第4原則に，最小規制の原則がある。精神障害のある患者が自分を傷つけたり他者に危害を及ぼしたりしないよう，その行動をコントロールする目的で行われる患者の隔離・拘束などの行動制限も，許されるのは言葉で説得することができず，かつ代替方法がない場合で，治療上やむをえないと判断されたときのみなのである。

行動制限は▶
スタッフの問題

　だが，現実には入院時にルーチンで隔離・拘束などが行われたり，看護師の安心のために行われることもある（▶Column「さまざまな拘束のかたち」，317ペー

---

1) 佐藤雅美ほか：興奮・攻撃性への対応. 日本精神科救急学会監修，平田豊明・杉山直也編：精神科救急ガイドライン2015. p. 55. （https://www.jaep.jp/gl_2015.html）（参照2020-10-13）

ジ）。これが日常化すると，隔離・拘束する看護師も自責の念や無力感をいだき，仕事に誇りをもてなくなることがある[1]。行動制限は患者にとっての問題であると同時に，スタッフの問題でもあるのだ。

● 行動制限と処遇の基準

行動制限の基準▶ 日本の「精神保健及び精神障害者福祉に関する法律」（精神保健福祉法）では，行動制限は次のような条件のもとで認められている。

> 「精神科病院の管理者は，入院中の者につき，その医療又は保護に欠くことのできない限度において，その行動について必要な制限を行うことができる」（第36条）

このように条件はかなりあいまいで，隔離・拘束のほかにも外出や買い物の制限などの行動制限が，スタッフの不安や思惑（おもわく）で拡大される傾向があった。

行動制限最小化▶ 行動制限最小化に向けての取り組みが始まったのは，1998（平成10）年，国
への取り組み 立療養所犀潟（さいがた）病院（現 独立行政法人国立病院機構さいがた医療センター）で，入院中の患者が医師の診察なしに看護師の判断で身体的拘束をされ，吐いた物をのどに詰まらせて窒息死するという事件がおきたことがきっかけであった。

 2004（平成16）年には診療報酬に「医療保護入院等診療料」が新設され，その算定要件として，「隔離等の行動制限を最小化するための委員会」（**行動制限最小化委員会**）の設置が義務づけられた（▶表13-1）。この委員会は，隔離・拘束を最小化し，適正にそれが行われるようにするために病院全体の取り組みを進めるためのものである。

> **Column**　さまざまな拘束のかたち
>
> 拘束は，通常，手足や体幹をベッドに固定する抑制帯を用いた物理的拘束（つまり，身体的拘束）をさす。しかし，抗精神病薬による鎮静も化学的拘束といえる。閉鎖病棟の隔離室に入室させ，身体的拘束を行って抗精神病薬の点滴を行うような処置は4重の行動制限になる。それが必要なほど本当に危険が差し迫っているのかを考えてみよう。
>
> さらに，心理的拘束という自覚なしに行われがちな拘束もある。たとえば，「薬を飲まなければ外出は許可しません」「指示をまもれないようでは，退院は無理です」といった言葉は心理的拘束になる。「外出は前もって許可をもらっておくこと」というのも行動制限である。開放病棟であってもこのようなことがあれば，実質的には閉鎖処遇と同じである。

---

1) Knox, D. K. and Holloman, G. H.: Use and Avoidance of Seclusion and Restraint: Consensus Statement of the American Association for Emergency Psychiatry, Project BETA Seclusion and Restraint Workgroup. *The Western Journal of Emergency Medicine*, 13(1): 35-40, 2012.

▶表 13-1　行動制限最小化にかかる要件

○医師・看護師・精神保健福祉士などでつくる行動制限最小化委員会を月 1 回以上開催し評価を行うこと。
○行動制限についての基本的な考え方を整備すること。
○やむをえず行動制限する場合の手順などを盛り込んだ基本方針を整備すること。
○行動制限最小化委員会は，患者の病状改善と入院形態・行動制限について検討を行うこと。
○全職員を対象に「精神保健福祉法」に関する研修や，隔離拘束の早期解除および危機予防のための介入技術などに関する研修を開催すること(年 2 回程度)。

　しかし本来，行動制限はしてはならないのが大前提であり，実施は例外なのだが，このような制度化では行動制限を最初から前提していることになる。そのため，この委員会があっても，行動制限を適正に行うことにだけに関心がいきがちで，行動制限にかわる方法が本当にないのか，どうすれば制限をしないですむのかを検討する，本来の行動制限最小化のための作業がなされないままになっている病院も少なくない。

繰り返される拘束▶による死亡事件
　最近は，急性期病棟での閉鎖処遇が当然のようになっている。2017(平成29)年には歩いて入院してきた患者に身体的拘束を行い，死をまねいた事件がおこって海外で批判を受けた(▶NOTE「ニュージーランド人患者死亡事件」)。死にいたらないまでも，隔離・拘束をされた体験をもつ患者の多くが，そのときのことを恐怖と苦痛に満ちた屈辱的な体験として記憶しており[1]，本人，家族ともにトラウマになっているという証言も多い。

隔離拘束をしない▶文化をつくり出す
　行動制限をできる限りしない治療を実現するためには，新しい組織文化をつくり出していく必要がある。それには，スタッフが行動制限は少なくできると認識しておくこと，そして，患者とラポールを形成しておくことが重要である。海外では，何年にもわたり隔離・拘束を減らすことに成功した病院では，スタッフへの暴力の件数も減ったという報告がある。その要因の 1 つは，隔離・拘束は治療ではなく，治療の失敗と考えるようになったことであるという[2]。

● おもな行動制限についての決まり

　個々の行動制限については，次のように定められている。

● 通信・面会の制限

　院外にいる者との通信および来談者との面会は，基本的に自由であり，検閲したり制限したりしてはならない。

　ただし，医療または保護のうえで合理的な理由がある場合，合理的な方法と範囲に限って通信および面会の制限が行われる場合がある。その場合は，制限

---

1) 松本佳子ほか：精神科入院患者にとっての身体拘束の体験患者と家族とのインタビューから．日本精神保健看護学会誌 11(1)：79-84，2002.
2) Knox, D. K. and Holloman, G. H.：前掲論文.

した旨とその理由を診療録（カルテ）に記載し，患者と家族等に知らせる。

手紙・電話・面会▶ はどうするか ①**信書**　患者の病状から判断して，家族などからの信書が患者の治療にとって好ましくないと考えられる場合には，差出人と連絡を保って信書を差し控えさせたり，主治医あてに送ってもらったり，患者の病状をみて主治医から患者に連絡させたりすることができる。刃物・薬物などの異物が同封されていると判断される場合には，スタッフの前で患者に開封してもらい，異物を取り出したうえで信書を渡し，そのことを診療録に記載する。

②**通信**　患者が自由に利用できるような場所に，公衆電話などを設置する。また，精神保健福祉センターや精神医療審査会，人権擁護機関や人権相談ダイヤルなどの電話番号を，見やすいところに掲げる。

③**面会**　患者には，できる限り早期に面会の機会を与える。入院直後，一律に面会を禁止するような措置はとらない。また，スタッフの立ち会いなく面会できるようにする。

◉ 隔離

隔離とは，本人の意志によって出ることができない部屋へ患者を1人だけ入室させ，ほかの患者から遮断する行動制限をいう。

制裁や懲罰で▶ あってはならない 隔離は，患者の症状からみて，本人または周囲の人々に危険が及ぶ可能性が著しく高く，隔離以外の方法ではそれを回避することが非常に困難であると判断される場合などに，その危険を最小限に減らすために行う処置である。あくまで，患者本人の医療または保護が目的であり，制裁や懲罰あるいは見せしめのために行われるようなことは決してあってはならない。

隔離の対象となる▶ 場合 隔離の対象となるのは，次の(1)〜(5)の場合である。

(1) ほかの患者との人間関係を著しくそこなうおそれがあるなど，その言動が患者の病状の経過や予後に著しくわるい影響を及ぼしている場合

(2) 自殺企図または自傷行為が切迫している場合

(3) ほかの患者に対する暴力行為や著しい迷惑行為，器物破損行為がみとめら

📖 **NOTE**
ニュージーランド人患者死亡事件

2017（平成29）年，20代のニュージーランド人英語教師が神奈川県内の精神科病院で身体的拘束中に心臓発作で死亡した。遺族によれば，患者はもともと精神疾患をもっていたが，来日して英語教師として働いていたときに症状が悪化し，兄が付き添って精神科病院に入院した。

入院後，この患者は腰や肩，両手両足を10日間拘束され，そして心臓発作をおこして心肺停止になり，市民病院に搬送されたが死亡が確認された。遺族側は身体的拘束による深部静脈血栓症が死因と考えて，病院側に診療記録を公開するよう求めている。この事件が海外でも報道され，日本の精神科医療の実態と人権意識の希薄さが世界的に注目され，批判を浴びることになった。

れ，ほかの方法ではこれを防ぎきれない場合

(4) 急性精神運動興奮などのために不穏・多動・爆発性などが目だち，一般の精神病室では医療または保護をはかることが著しく困難な場合

(5) 身体的合併症があり，検査および処置などのために隔離が必要な場合

医師の判断が必要▶ 　隔離の要否の判断は医師が行う(つまり，看護師の判断で隔離してはならない)。12時間をこえる隔離については**精神保健指定医**の判断が必要である。隔離にあたっては，患者に理由を知らせるとともに，隔離を行ったこと，その理由，開始した日時，解除した日時を診療録に記載する。

　医師は隔離中，原則として少なくとも毎日1回は診察を行う。また，スタッフは定期的に患者と会話するなどして臨床的観察を注意深く行い，適切な医療と保護が確保されるようにしなければならない。洗面・入浴・清掃などの衛生の確保にも配慮が必要であり，この場合は，看護師の判断で隔離を一時的に中断することができる。

● 身体的拘束

生命保護と身体▶ 損傷防止が目的 　身体的拘束は，そのために特別に配慮してつくられた衣類(拘束衣)または綿入り帯(拘束帯)などを使用して一時的に当該患者の身体を拘束し，その運動を抑制する行動の制限をいう。患者の生命の保護，または重大な身体損傷の防止のために選択される処置であり，隔離より厳しい自由の制限となる。

身体的拘束が▶ 対象となる場合 　身体的拘束は，代替方法が見いだされるまでの間のやむをえない処置であり，できる限り早期にほかの方法に切りかえるよう努めなければならない。対象となるのは，①自殺企図または自傷行為が著しく切迫している場合，②多動または不穏が顕著である場合，③精神障害のために，そのまま放置すれば患者の生命にまで危険が及ぶおそれがある場合であり，絶対に制裁や懲罰あるいは見せしめのためであってはならない。

診療録への記載が▶ 義務 　身体的拘束の要否の判断は精神保健指定医が行う。身体的拘束にあたっては，患者に理由を知らせるとともに，身体的拘束を行ったこと，その理由，開始した日時，解除した日時を診療録に記載する。

　身体的拘束を行っている間は，原則として常時観察を行い，適切な医療と保護が確保されるようにしなければならない。そのうえで，身体的拘束が漫然と行われることがないように，医師は頻回に診察を行なわなければならない。

3 行動制限を回避する方法——ディエスカレーション

まずはディエスカ▶ レーションを 　隔離・拘束などの行動制限は行わないのが原則ではあるが，救急で運び込まれた患者や急性期の混乱状態の患者の場合など，どうしてもせざるをえない状況のときがある。それでも，すぐに隔離・拘束を行うのではなく，まずは段階的にディエスカレーションを行い，行動制限までいかないようにする[1]。

　ディエスカレーションとは，言語的・非言語的なコミュニケーション技法によって怒りや衝動性，攻撃性をやわらげ，患者をふだんのおだやかな状態に戻

す技法である。まず言葉によるディエスカレーションが基本であり，無言で制圧するようなことがあってはならない。

> ＜ディエスカレーションの７段階＞
> ①いらだちや興奮をみせる患者に安全な距離から言葉をかけ，落ち着かせる。服薬や注射によって落ち着く可能性があれば，それをすすめる。
> ②患者がそれに応じない，あるいは薬によっても効果がない場合は，他害の危険性があるかどうかをアセスメントする。
> ③危険性があると判断される場合，身体的拘束を行う。本人が耳を貸すようなら，話しかける。もしくは，服薬させる。
> ④他害の危険性がない場合，自殺の危険性についてアセスメントする。
> ⑤自殺の危険性があれば隔離室に入室させ，薬が適応であれば投与し，言葉によるディエスカレーションを試みる。
> ⑥自殺の危険性がなければ，鍵のかからない静かな個室で休ませる。
> ⑦最後にできごとの流れをふり返って評価し，患者の治療計画やケアプランをたてる，あるいは修正する。

4 行動制限を行う場合のケアプラン

行動制限を行う場合，看護師は早期に行動制限を解除できるようケアプランをたてる。プランは患者の変化に合わせて何度も見直し，修正しなければならない。

なかには，行動制限をみずからへの関心のあらわれと感じ，同じ行動を繰り返すなど，「行動制限の嗜癖(しへき)」となってしまう患者もいる。その場合は，できる限り行動制限を避け，患者が落ち着きしだいその経緯をふり返りながら，どうすれば行動制限せずに対処できるのかを一緒に考え，ケアプランを見直していく必要がある。

● 隔離を受ける患者へのケアプラン

隔離室は個室で防音機能があり，患者には落ち着く環境となりうる。しかし，看護師の目が届きにくいため，自殺のリスクが高くなる。また，見捨てられ恐怖がよびさまされて不穏状態になる患者もおり，それが隔離の長期化や再トラウマ体験をまねくこともある[2]。

必ず行わなくてはならないこと ▶ 必要不可欠なケアプランは，次のようなものである

> ①どうして隔離になったのかについてわかりやすく納得できるまで説明し，どのような状態になったら隔離が解除となるのか，目標を伝える。

1) Knox, D. K. and Holloman, G. H.：前掲論文.
2) 当事者Aさんによる隔離室入院体験記. 精神看護 21(5)：453-455. 2018.

②15〜30分を目安に訪室し，身体状態，活動や睡眠状態，精神状態を観察し，記録する。その際，静かに声をかけて見まもっていることを伝える。
③水分の補給，食事の援助，排泄の援助，口腔や身体の清潔の援助を行う。これらの生理的要求については，遠慮なく伝えられるよう配慮し，要求があった場合には迅速に対応する。
④室温・日光・照明を調整し，においの除去や室内の清潔保持に努める。また，室内へのひも類や危険物の持ち込み，配膳やケア後の物品の置き忘れがないよう厳重に注意する。一時的にはさみなど危険物を貸し出した場合，使用中は必ず付き添い，回収を忘れずに行う。
⑤隔離室への入室は，スタッフの安全を確保するため，原則として2人以上で行う。

● 身体的拘束を受ける患者へのケアプラン

　身体的拘束は，患者の心身の苦痛はもとより，二次的な心理的・身体的障害を引きおこす危険性も高い。看護師はこのことに留意し，きちんと手続きをとったうえで，きめ細かなケアを提供する必要がある。

必ず行わなくては▶
ならないこと
　必要不可欠なケアプランは，次のようなものである。

①どうして拘束になったのかについてわかりやすく納得できるまで説明し，どのような状態になったら拘束が解除となるのか，目標を伝える。
②5〜15分を目安に訪室し，安全に抑制がなされているかどうかを確認し，拘束の適否をアセスメントするために，バイタルサイン・睡眠状態・精神状態を観察し，記録する。麻痺・拘縮・浮腫・皮膚の損傷・呼吸障害がおきていないかも観察する。
③拘束が長時間に及ぶ場合は，褥瘡や便秘，肺血栓塞栓症に注意し，最低2時間ごとにわかりやすい言葉で説明しながら，体位変換や下肢の運動・マッサージを行う。
④水分の補給・食事の援助・排泄の援助・口腔や身体の清潔の援助について，ほぼ全介助で行う。これらの生理的要求については，遠慮なく伝えられるよう配慮し，要求があった場合には迅速に対応する。
⑤室温・日光・照明を調整し，においの除去や室内の清潔保持に努める。

5 行動制限を必要としない環境づくり

患者の力を▶
強める援助
　隔離・拘束などの行動制限をなくすためには，それを必要としない環境をつくることが重要である。医療者だけの取り組みでは限界があり，当事者やアドボケイト(▶第10章，146ページ)の参加を求めることも有用である。とくに当事者によるピアサポートは，患者のエンパワメントを高め，患者の行動変容を促す効果がある。こうした活動を通して，患者どうしがたすけ合って回復に向かうような動きが生まれれば，行動制限の必要はなくなっていく。

NOTE

隔離・拘束防止のための 6 つのコア戦略

　アメリカでは 1998 年の知的障害者施設での死亡事件が端緒になり，それ以来，国の政策として患者・利用者の隔離・拘束を減らす取り組みを進めている。看護師ハクショーン K. A. Huckshorn は，そのための「6 つのコア戦略」を提唱している[*1]。

①組織改革のためのリーダーシップ：管理的・医療的環境の整備，治療方針の見直し，リスクマネジメントのための組織づくり。

②説明可能な実践のためのデータ活用：事例の評価を予防にいかす。

③スタッフの成長と発展：心的外傷の理解とケアのあり方の理解。

④隔離・拘束防止のためのツールの使用：早期介入法，ディエスカレーション法，コンフォートルーム（鍵のかからない安全な個室）の使用など。

⑤入院環境における消費者の役割：治療やリスクマネジメントへの患者・利用者の積極参加，スタッフとの協働。

⑥ディブリーフィングテクニック：施行後の心理的ダメージ緩和のための，当事者を含めたふり返り。

　これらは，症状コントロールよりも患者の尊厳をまもり，患者と協働して回復を目ざすことに焦点をおく「リカバリーモデル」を基本とするもので，実証的な研究もされている。

*1 ハクショーン，K. A. 著，吉浜文洋ほか訳：精神保健領域における隔離・身体拘束最小化．精神科看護 37：6-9，2010.

　アメリカの隔離・拘束防止の取り組みにおいても，患者の参加と協働が重要視されている（▶NOTE「隔離・拘束防止のための 6 つのコア戦略」）。

B｜緊急事態に対処する

① 緊急事態とはなにか

　緊急事態 critical incident とは，早急な対応が必要であり，かつ個人の通常の対処能力をこえるような危機的なできごとをさす言葉である。ここでは，自殺，暴力，無断離院など，精神科病院や地域ケアの施設などで遭遇する危機的なできごとを取り上げる。多くは突発的な非常事態である。なお，災害も緊急事態に含まれるが，これについては第 15 章で学ぶ（▶373 ページ）。また，窒息や薬物の有害反応などについては，第 12 章の身体合併症の項（▶298 ページ）で取り上げた。

患者の側には▶
理由がある
　緊急事態は，たとえ突発的にみえても，理由なくおこることはほとんどない。少なくとも，患者にとってはその事態をおこすにいたったわけがあり，患者からの SOS としてとらえる必要がある。

看護師個人にとっ▶
ても危機となる
　緊急事態の際は，看護師がとっさの判断で対応しなければならないことも多くある。そのときに適切に対処できないと，患者とのかかわりに恐怖心をもってしまったり，仕事に自信を失ったりして，看護師個人にとっても危機となることがある。しかし，たとえ適切に対処できなくても，緊急事態を看護師が自

身のこれまでの看護や患者との関係についてふり返るよい機会とすることができる。

　緊急事態では安全を確保することが第一であるが，患者がとらざるをえなかったその行動の背後にある感情を取り扱わない限り，同じような事態が繰り返されかねない。ここでは，それぞれの緊急事態について，予防に重点をおいてみていくことにする。

② 自殺

1 自殺をどのようにとらえるか

なにを自殺と▶
するか
　自殺の定義はむずかしい。明らかに自殺とわかるもの以外にも，潜在的に自殺とみなしうる死がある。アルコール依存や薬物乱用には「慢性的自殺」ともいえる側面がある。このほか，糖尿病患者の暴飲暴食，限度をこえた過労や不摂生，命を危険にさらす冒険，自動車の無謀な運転，死刑を覚悟の重大犯罪などは「否認された自殺」とみることもできる。さらに，繰り返されるリストカットや過量服薬などの自傷行為が，死に結びつくことも多い。

自殺にはスティグ▶
マがつきまとう
　国や文化を問わず，自殺のリスクファクター(危険因子)は誰しも多かれ少なかれもっているが，自殺には精神障害と同様，スティグマがつきまとう。とくにキリスト教圏では自殺は神への罪とされ，たとえばイギリスでは 1960 年代まで犯罪として取り扱われたほどである。

　このような自殺をめぐるむずかしさは統計調査にも反映されていて，うつ病や統合失調症による自殺を「病死」として，「自殺」とみなさない国もあるため，統計をみるときには注意が必要である。

2 国レベルでの自殺予防

WHO による▶
よびかけ
　世界の自殺者は年間 80 万人以上と推定されている(WHO：2012 年)。1 人の自殺既遂者の背後には 20 人の未遂者がいるといわれ，「死にたい」と考える自殺念慮(希死念慮)をもつ人はさらに膨大な数に上る。そこで WHO は，2014 年に初の自殺予防に関するリポート「自殺の予防——世界の優先課題 Preventing suicide: A global imperative」を発表し，自殺予防対策をよびかけた。

自殺は予防できる▶
　自殺が世界の重要な健康問題とみなされるなか，先進諸国を中心に自殺予防の取り組みが進められ，一定の効果を上げている。たとえば，1990 年代に世界有数の高自殺死亡率国であったフィンランドでは，国家プロジェクトとして自殺未遂者への公的ケアやアルコール依存症対策などの自殺予防に取り組んだ結果，自殺死亡率が 10 年間で 3 割減少した[1]。また，日本の自殺死亡率も 2003(平成 15)年をピークに減少傾向ではある(▶1 巻：第 7 章，362 ページ)。

　このように自殺は，政策的な取り組みによって予防が可能である。その際に

は，心理学的剖検（▶NOTE「心理学的剖検」）などによる自殺のリスクファクターの解明が重要になる。

3 病院における自殺予防

自殺は最も多い▶
医療事故

精神科に限らず，病院では自殺（企図）は最も頻繁におこる医療事故であり，病院は自殺リスクの高い場所という認識が必要である。救急外来などでは，自殺企図で搬送されてくる患者は多く，何度も繰り返す患者も少なくない。

イギリスの研究によると，入院患者の自殺の約 25% は，入院後 1 週間以内におきているという[2]。ただし，混乱やうつ状態にある患者の場合，ピークから脱して回復に向かう時期に自殺が多い。院内における自殺予防対策を組織的に進めるためには，日本医療機能評価機構の「院内自殺の予防と事後対応」などが参考になる（▶表 13-2）。

また，退院後 6 か月間も自殺のリスクは高く，入院期間が短くなればなるほど，退院後の自殺に注意が必要である。

▶表 13-2 院内自殺の予防と事後対応

1. 自殺事故は深刻，かつ主要な医療事故であることを知り措置を講ずる。
2. 病院内における自殺手段を制御する。
3. 自殺のリスクアセスメントを行う。
4. 自殺（希死）念慮を尋ねる。
5. 精神科へのコンサルテーションを推進する。
6. 自殺予防の視点をもってがん患者の治療とケアに取り組む。
7. 精神科病床における自殺事故対策を推し進める。
8. 統合失調症の自殺予防に注力する。
9. 自殺事故予防のための研修機会を設ける。
10. 事故の当事者となった医療者に専門的なケアを導入する。
11. 自殺事故を多職種による患者の包括的支援により予防する。

（公益財団法人 日本医療機能評価機構 認定病院患者安全推進協議会：院内自殺の予防と事後対応. 2017 ＜https://www.psp-jq.jcqhc.or.jp/post/proposal/3192＞＜参照 2020-10-13＞）

NOTE
心理学的剖検 psychological autopsy

自殺をとげた者が残した日記や手紙，家族や友人など周辺の人々の証言などの情報を収集し，自殺にいたる状況を明らかにしようとする一連の調査のことをいう。事例レベルでの自殺研究でよく用いられている。

1) 高橋祥友：自殺の危険——臨床的評価と危機介入，第3 版. pp. 296-319，金剛出版，2014.
2) Harrison, M. et al.: *Acute Mental Health Nursing: From Acute Concerns to the Capable Practitioner*. SAGE Publications, 2004.

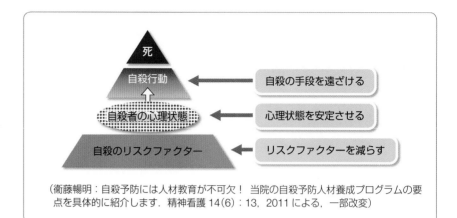

（衞藤暢明：自殺予防には人材教育が不可欠！　当院の自殺予防人材養成プログラムの要点を具体的に紹介します．精神看護 14(6)：13，2011 による，一部改変）

▶図 13-1　自殺行動の階層モデル

4 自殺のリスクアセスメント

　　衞藤は，個人が自殺に及ぶまでの行動にいくつかの段階があることから，その段階に応じた予防対策を提唱している[1]（▶図 13-1）。これにみるように，自殺予防の第 1 歩は，個人の自殺のリスクファクターを同定し，その危険度をはかるリスクアセスメントである。

● 自殺のリスクファクター

自殺には複数の▶
リスクファクター
がからむ

　　おもな自殺のリスクファクターには，次のようなものがある。実際には，たいてい複数のファクターがからみ合っている。

　　①健康問題　健康問題は自殺の主要な動機であり，がんをはじめ，さまざまな身体疾患が自殺と関連している。

　　②精神疾患　自殺者の 80% 以上に精神障害があるといわれている。とくに，うつ病や依存症，統合失調症，パーソナリティ障害などが多いが，精神科の患者のほとんどに自殺のリスクがあると考えたほうがよい。イギリスの研究では，統合失調症患者の自殺率は一般人口の 9 倍に上っている[2]。

　　③喪失体験とトラウマ　近親者や親しい友人・知人の死，経済的損失，失業などの喪失体験も，重要な自殺のリスクファクターである。また，身近な人の自殺や虐待の経験，災害や犯罪の被害などの過去のトラウマ体験も，大きなリスクファクターとなる。

1）衞藤暢明：自殺予防には人材教育が不可欠！　当院の自殺予防人材養成プログラムの要点を具体的に紹介します．精神看護 14(6)：14，2011.
2）Harris, E. C. and Barraclough, B.: Excess mortality of mental disorder. *British Journal of Psychiatry*, 173: 11-53, 1998.

④家庭問題と社会経済的問題　家庭内の葛藤や職場でのトラブルが背景にあることも多い。これに経済的困窮や社会的・心理的孤立状況が重なれば，自殺のリスクは一層高まる。

● 自殺に追い込まれる人の心理

ここで，原田さんの事例を紹介しよう。

事例①　企業戦士だった原田さん

原田さんは，50代の男性である。一流企業の人事部長として，最近はリストラの先頭にたって，社員の退職勧告をするのがおもな仕事だった。

もともとまじめな性格で，部下からの人望も厚かったが，その部下の首を切らざるをえないことに悩んで夜も眠れず，酒量が増え，食欲も減って，胃薬が手放せなくなった。毎朝，出勤前に大きくため息をつき，会社をやめたいと妻にもらすこともあったが，大学生の娘2人をかかえてそうもいかず，はってでも行かなければと冗談めかして話すこともあった。あまりにもつらそうな夫の様子を見かねた妻が精神科の受診をすすめ，一緒に精神科の外来にやってきた。

原田さんは憔悴^{しょうすい}しきった表情で，やめさせた若い部下の顔が毎晩目に浮かび眠れないこと，毎朝，電車に飛び込みたい衝動にかられていることをポツリポツリと語った。そして，もう少し自分がしっかりしていれば，ここまでおおぜいの首を切らずにすんだかもしれないのにと，自分をせめる気持ちを語った。

医師が自殺の危険性が高いとみて入院をすすめると，本人もホッとした表情を浮かべた。

生きたい気持ちも▶
あり揺れ動く

図13-2に示したように，自殺に追い込まれる人は，**心理的な視野狭窄**に陥り，自分からたすけを求めることができないことが多い。しかし，その一方で，死をおそれる気持ちや自殺はいけないという思いもないわけではなく，死にたい気持ちと生きたいという気持ちの間で振り子のように揺れ動くのである。

- 絶望感を伴う極度の孤立感
- 無価値感（自分は生きる価値がない）
- 強烈な怒り（自分や他者に対して）
- 窮状が永遠に続くという確信（なにも役にたたない）
- 心理的視野狭窄（死ぬことしか考えられない）
- あきらめ（もう，どうなってもいい）
- 全能の幻想（死ねばすべてが解決する）

⬌

- 自殺はいけない
- 迷惑をかける
- 死ぬのはこわい
- わかってほしい
- 生きたい

（高橋祥友：自殺の危険──臨床的評価と危機介入，第3版．p.31，金剛出版，2014による）

▶図13-2　自殺に追い込まれる人の心理

▶表13-3　自殺のサイン

希死念慮・絶望感	●「死にたい」「この世から消え去りたい」などと言う。 ●「生きているのに疲れた」「死んだほうがらくだ」と言う。 ●自殺するための方法や道具をさがす。 ●「もうだめだ」「将来に希望がもてない」「生きていてもしかたがない」などと言う。
心の痛み・気分の動揺	●どうにもならない耐えがたい痛みやつらさを訴える。 ●落ち込んだかと思うと，明るく元気になるなど，極端な気分の揺れがある。 ●爆発的な怒りをあらわしたり，誰かに復讐するなどと言う。 ●強い不安・焦燥感を訴え，落ち着いていられない。
自責の念	●「自分が誰かの重荷になっている」「迷惑をかけている」と言う。 ●「生きていても申しわけない」「自分なんていないほうがいい」と言う。
孤独感	●「自分はひとりぼっちだ」「誰にもわかってもらえない」などと言う。 ●人付き合いのよかった人が1人でいたがるようになる。
死へのとらわれ（心理的視野狭窄）	●健康や身だしなみに無関心になる。考え込む。 ●不注意になり，事故やけがが多い。
そのほかの行動上の変化など	●自分の身辺を整理したり，物をほかの人に分け与えたり，久しく会っていない知人に手紙を書いたり，面会を希望したりする。 ●アルコールや薬物（睡眠薬，精神安定薬，鎮痛薬など）の使用が増える。 ●「眠れない」「眠りが浅い」あるいは「眠ってばかりいる」。

5　自殺を防ぐケア

● 自殺のサインを見逃さない

自殺願望を軽く▶
受け流さない

　表13-3のような言動がみられたときはたすけを求めるサインと考えよう。人が自殺念慮や絶望感を口にするときは，つねに警告的なサインとして受けとる必要がある。

　事例②の原田さんのようなタイプの人は，他人の気持ちに配慮するあまり，わざと冗談めかして言ったりするので，本気ではないと誤解されがちである。また，何度も自殺をほのめかしたり，自殺未遂を繰り返したりする人は，ただまわりの関心を引こうとしているだけだと思われやすい。しかし，自殺既遂者の多くは，過去に自殺企図の既往をもつ。したがって，このような訴えはつねに真剣に受けとめる必要がある。

● 自殺についてオープンに話をする

話題にすることで▶
心配を伝える

　自殺予防の第2のステップは，自殺についてオープンに話をすることである。とくにリスクの高い患者の入院時には，必ず面接して自殺に対する気持ちを確認しておく。しかし，患者と「死」について話すのは，死を誘発することになりはしないかと不安になり，ためらいを感じるだろう。しかし，こちらがその話を避けていると，患者は自殺について語ることはわるいことと思ってしまいかねない。自殺を話題にすることで，本当に気にかけていることをはっきりと

▶表13-4　TALK の原則

Tell	「あなたのことを心配している」とはっきりと言葉にして伝える。
Ask	「死にたい気持ちはあるか」と率直にたずねる。 「ある」と答えた場合，「いつごろから」と聞き，順に「自殺の方法を考えたことがあるか」，「その手段を手に入れようとしたことがあるか」，「さらに実際に試みようとしたことがあるか」と，順にていねいに聞いていく。
Listen	相手が絶望的な気持ちを語るのをしっかりと受けとめ，聞き役に徹する。
Keep Safe	あぶないと思ったら，まず本人の安全を確保し周囲の人の協力を得て，適切な対処をする。

伝えることが重要なのである。

　医療者のほうから勇気をもって話すことで，心理的視野狭窄に陥った人に現実検討を促すことができるのと同時に，相手の気持ちをときほぐして絶望的な気持ちを言葉として表現してもらうことができるのである。

TALK の原則▶　自殺予防のためのかかわり方に，**TALK の原則**とよばれるものがある[1]。TALK は，'Tell' 'Ask' 'Listen' 'Keep Safe' のイニシャルである（▶表13-4）。

自殺の連鎖を▶　1人の自殺は，周囲に大きな影響を及ぼす。自殺者と親しかった人や同じ
くいとめる　ような境遇の人で自殺のリスクの高い人に対しては，連鎖自殺や群発自殺の危険もあるため，事実を隠すことなく可能な限り知らせたうえで，こちらの懸念を伝え，感情を表出する機会を提供することが自殺の連鎖をくいとめるたすけになる。

● 自殺の手段を遠ざける

　自殺のリスクを確認したら，自殺の手段となる危険物（コード・ひも・ガラス・鏡・刃物・薬など）を身辺から遠ざけ，備品の点検を行うことで予防をはかる。入院中の自殺には圧倒的に縊首(いしゅ)（首つり）が多く，続いて投身（高所からの飛びおり）である。ハンガーなどをかけるフック・ドアノブ・カーテンレールなどは，大きな荷重がかかると外れるようなものにしておくことが必要である。投身に対しては，院内の非常階段の安全管理や環境整備を行い，死角となる箇所の確認と観察を怠らないようにする。また，自殺のリスクの高い患者は無断離院のリスクも高いので，つねに居場所に注意しておく。

　自殺するしかないという思いにとらわれてしまえば，人はどんな手段をとってでも実行する可能性があり，予防していても避けられないことがある。しかし，そのような人でもどこかに「生きたい」気持ちもあるので，すぐにその手段が手に入らなければ，「死にたい」気持ちが少しずつおさまることもある。

---

1) 高橋祥友：自殺予防プログラムとは何か．高橋祥友編著：新訂増補 青少年のための自殺予防マニュアル．金剛出版，pp.29-45．2008．

自殺の手段となりうるものはできるだけロッカーなどにしまっておくなどの対策をとるだけでも，リスクの低減につながる。

● 自殺企図をした患者への対応

自殺しようとして▶
いる患者を見つけ
た場合

　まさに自殺しようとしている患者を見つけた場合は，騒ぎたてず，落ち着いた低い声でゆっくりと話しかける。そして，患者の緊迫感がゆるみはじめたと感じたら，エスカレートする可能性がないかどうか，患者の精神状態を慎重にアセスメントする。

　当座の危機が去ったとしても，自殺の事実がなかったかのようにふるまってはならない。未遂に終わった人が再び自殺をはかる確率は高い。落ち着いたところで，患者にあらためてなぜ死にたくなったのかを聞く。その際も，せめたり，説教をしたり，安易に励ましたりすることのないように気をつける。

自殺を企てたあと▶
の患者を見つけた
場合

　自殺を企てた患者を見つけた場合，バイタルサインを確認し，医師に連絡する。病棟で救命処置を行う際は，尊厳がそこなわれないよう配慮する。

死亡が確認された▶
場合

　死亡が確認された場合は，現場を保存し警察へ通報しなければならない。警察の現場検証の際は立ち入りが制限され時間もかかるため，看護師はほかの患者の不安や動揺に配慮しつつ療養環境を整え，誤った情報が広がらないよう早期に正確な情報伝達を行うなど，チームで連携して対処することが重要である。

● 危機介入の具体例──クライシスグループ

関係する人が▶
集まって話し合う

　自殺に限らず暴力や事故などの緊急事態が生じたとき，関係する人々が集まって話し合うミーティングを，クライシスグループ（グループディ〔デ〕ブリーフィングともいう▶347 ページ）という。

> **事例②**　**患者の自殺について語るクライシスグループ**
>
> 　患者が自殺した。夕食前から姿が見えず，スタッフが手分けをしてさがしていたところだった。なにか異変がおきたことを察知した患者たちは，ひそひそとうわさし合っていた。そこで，翌日，病棟担当医と看護師長が病棟の患者全員とスタッフに呼びかけ，デイルームで臨時の病棟ミーティングを開くことになった。
>
> 　冒頭，医師から自殺の事実が簡単に伝えられた。患者たちは黙り込んで聞いていたが，1 人の患者が「病院に殺された！」「自分も殺される！」と叫び出した。そのとき若い看護師が，その患者が離院してどれほど必死にさがしたか，一緒にがんばってよくなろうとしていたのに，くやしくてたまらないと語った。
>
> 　すると，最後に会ったという患者が，興奮ぎみに「こっちのほうを見もしないで，前をスーって歩いて行っちゃったんだよ」と繰り返しそのときの様子を話した。看護師長が，「ほかにも同じように死にたいと思っている人がいるのではないかと心配している」と話したのに続いて，医師が「そんな気持ちになったときには，医者でも看護師でもいいから，すぐに言ってきてほしい」と言った。重た

い沈黙ののち，ある患者が「お葬式はどこでやるのか」と聞いた。家族が遺体を引き取って，自宅で葬儀が行われることが伝えられた。

現実を隠さず▶
率直に示す

　もし，ここで患者の自殺という事実が隠されてしまったなら，患者たちは，自分たちはいてもいなくても同じ存在なのだと思ってしまいかねない。妄想的になって叫んだ患者のように，外傷体験を重ね，不信感や被害的な世界観をもつ患者は多い。そうした患者の反応を病気だからとかたづけるのではなく，思いを表出させ，現実検討ができるように援助していくことが回復への支援になるのである。そのためには，スタッフも正直な気持ちを表現することが求められている。

③ 暴力

1 暴力の予防と組織的な対応の必要性

医療現場での暴力▶
に対する取り組み

　暴力は必ずしも精神科特有のものではない。2002 年 10 月，ジュネーブで国際労働機関(ILO)，世界保健機関(WHO)，国際公務員労組連盟(PSI)，国際看護師協会(ICN)からなる合同対策委員会が，「保健医療部門における職場暴力に対処するための枠組みガイドライン」を作成した。その目的は，「世界の4000 万人の保健医療労働者の約半分が，職場内暴力に悩まされている。医療専門職を職場での恐怖，暴行，屈辱や，殺人との闘いから救済する」というものであった。また，2007 年には ICN による「職場における暴力対策ガイドライン 2007 年改訂版」が公表され，日本でも周知されている。

暴力は医療や福祉▶
制度を破壊する

　暴力には，身体的暴力と精神的暴力(言葉による威嚇やおどし，侮辱，いじめ，その他のいやがらせ)，および性的暴力であるセクシャルハラスメントがある[1, 2]。どのようなかたちであれ，保健医療福祉の場における暴力は治療的環境を破壊するだけでなく，職員を傷つけ休職や退職に追い込み，保健医療福祉の制度そのものをあやうくするものである。

その場にいる▶
全員が被害者

　暴力には，図 13-3 のような要因がからむ。暴力がおこれば，暴力をふるった側もふるわれた側も，その場面を目撃した人，話を聞いただけの人にも強いトラウマ体験となる。暴力はその場にいるすべての人が被害者となるのである。

組織全体として暴▶
力をなくす努力を

　そのため暴力は，発生したときの対処方法に力を入れるより，それを生み出す要因を分析し，予防に向けて取り組むことのほうがはるかに重要である。

　「精神障害だから暴力はなくならない」と決めつけることがスタッフの無力感を刺激し，それがさらなる暴力を生むこともある。どんなかたちの暴力であ

---

1) 日本看護協会：保健医療福祉施設における暴力対策指針. p.4, 2006.
2) 国際看護師協会(ICN)では，看護師への暴力に劣悪な労働条件も含めている。

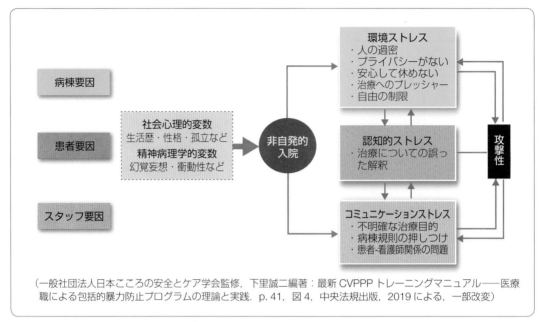

▶図 13-3　精神科病棟における攻撃性の発動過程

れ，組織全体としてなくしていくという断固とした姿勢が必要である。

　これまではスタッフが患者から受ける暴力を中心に述べたが，その逆のスタッフから患者への暴力は，いかなる理由があっても許されない虐待である。2012（平成 24）年に施行された「障害者虐待の防止，障害者の養護者に対する支援等に関する法律」（障害者虐待防止法）では，虐待を受けたと思われる障害者を発見した者にすみやかな通報を義務づけており，虐待をおこした施設・事業所（病院は対象外）が，みずから通報する例も増えた。正直な通報により，おこってしまった暴力の連鎖を最小限にとどめ，予防に向けての取り組みにつなげることが求められる。

2　暴力のリスクアセスメント

HCR-20などの▶
リストを用いる

　暴力の予防の基本はアセスメントである。暴力のリスクアセスメントツールとして，欧米の司法精神医学領域で最も広く用いられているのは HCR-20[V3] である[1]。これには，①病歴や職歴，トラウマ経験など，過去の履歴に関連する項目，②病識や精神疾患，暴力傾向など現在の臨床的な内容に関する項目，③専門的治療やサービス利用，生活状況，個別支援，治療と指導への反応，ストレスコーピングといった今後のリスクマネジメントに関連する項目があり，

---

1)　HCR-20[V3]：historical clinical and risk management 20, version 3 の略。司法精神科における患者の暴力のリスクの包括的評価を目的として開発された評価スケール。ただし，これは暴力を短期的に予測するものではなくリスク傾向を評価するものに過ぎない。

「なし」0点，「ありうる」1点，「確実にある」2点でコーディングをする[1]。スコアが高いほど，暴力のリスクが高い。

生育歴や生活史も ▶ HCR-20^V3 の項目をみても，過去の虐待やネグレクトなどのトラウマ経験が
知っておく 暴力のリスクファクターになっていることがわかる。また，そうした経験から，暴力を愛情のあかし，強さのしるしと思い込んでいることがある。入院時のアセスメントに成育歴や生活史の項目があるのもそのためである。

患者の病理と暴力 ▶ さらに，幻覚・妄想や認知のゆがみから適切な現実検討ができず，恐怖や絶望感を暴力という行動に移してしまうこともある。周囲は敵ばかりと感じている患者は，警戒するあまり危険に対する感覚だけをとぎすませ，自分をたすけてくれようとするポジティブなサインをなかなか受け取れない。そして，自分をまもる唯一の防衛手段が暴力ということになってしまうのである。

不安が暴力を生む ▶ 不確かな状況におかれると極度に不安になる者もいる。急な予定変更やあいまいな説明しかされないときに暴力的になりやすい。不安が暴力を生むのである。混乱のなかにあってもていねいな説明が必要なのは，そのためでもある。

3 暴力のサイクルとディエスカレーション

日本で開発された「**包括的暴力防止プログラム（CVPPP**[2]**）**」は，医療の場でおこる暴力や攻撃性に適切に介入すること，その後に生じるストレスを軽減させることを目的としたプログラムである。

当事者をたすける ▶ このプログラムは，単なる身体的介入技術ではない。ケアとして真剣に当事
プログラム 者のことをたすける，パーソンセンタード person centred に（その人の立場にたって）かかわることを基本理念とし，攻撃的な患者にいかに治療的にかかわるかというケアの視点と，当事者が安全・安心を感じることができるようにたすけるという擁護の視点をあわせもつプログラムである[3]。

エスカレートする ▶ 暴力による攻撃にはサイクルがある（▶表13-5，図13-4）。このプログラムで
前に介入する は，看護師がこのサイクルを知ったうえで，患者特有のパターンを把握し，暴力を予兆の段階でとらえ，エスカレートする前に介入する。

そして，暴力のリスクが高まった場合は，当事者が安心して落ち着きを取り戻せるようにコミュニケーションをはかるディエスカレーションを行い，それでも暴力が発生したら，いったん適切に距離をとるブレイクアウェイ，チームで身体的介入をはかるチームテクニクスなどを行い，患者とスタッフの安全を

---

1) HCR-20^V3.com: Rating Sheet for Version3 of the HCR-20（http://hcr-20.com/hcr/wp-content/uploads/2013/03/HCR-V3-Rating-Sheet-1-page-CC-License-16-October-2013.pdf）（参照 2020-09-17）
2) CVPPP：Comprehensive Violence Prevention & Protection Programme の略。「シーヴィートリプルピー」と読む。
3) 一般社団法人日本こころの安全とケア学会監修，下里誠二編著：最新 CVPPP トレーニングマニュアル．中央法規，pp.5-6，2019．

▶表13-5 暴力のサイクル

サイクル	患者の行動
誘因期 (不安)	患者が暴力をふるう前には，その予兆としてイライラ感や不眠，落ち着きのなさがあらわれる。
エスカレート期 (怒り)	徐々に，言葉や動作があらくなったり，訴えが多くなったりする。また，むちゃ食いや金のむだづかいといった，患者によって特徴的な行動パターンがみられることも多い。
危機相 (攻撃)	行動をとがめられたり，トラブルに発展したりしたときに暴力が生じる。通常，暴力に発展するほどの激しい怒りの爆発は，数分ほどしか持続しないものである。
停滞・回復期 (怒り)	危機が去ったあとしばらくは怒りがくすぶって残り，ちょっとした刺激で再爆発することもあるので，見まもりが必要である。
抑うつ期 (不安・抑うつ)	興奮がおさまったあとは，自分の攻撃性で関係を破壊してしまったという後悔や自己嫌悪がおき，見放され不安がつのる。

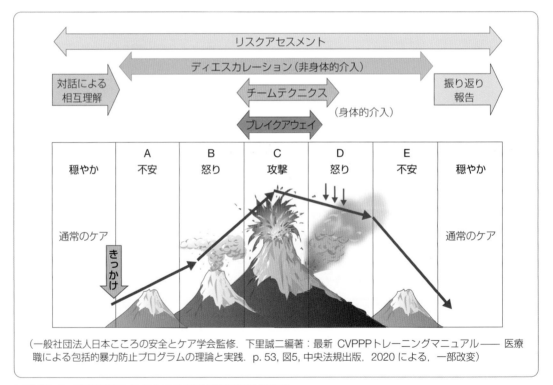

(一般社団法人日本こころの安全とケア学会監修．下里誠二編著：最新 CVPPPトレーニングマニュアル── 医療職による包括的暴力防止プログラムの理論と実践．p. 53, 図5, 中央法規出版，2020 による，一部改変)

▶図 13-4　攻撃が始まりおさまるまでの過程(CVPPP)

まもる。

アンガーマネジ
メントの方法▶　暴力の発生を防ぐためには，怒りの対処方法(**アンガーマネジメント**)について学んでおくこともたすけになる。たとえば，深呼吸をする，数を数える，おこっていることを言葉にする，自分への肯定的なメッセージ(例：「私はとてもおこっている。でも私は，暴力はふるわない」など)を繰り返すことによって，

怒りのピークをやりすごすなどの方法である。

　患者とスタッフが，自身がどのようなときに怒りを感じるかを知り，そのようなときに緊張をやわらげるスキルを学び，自己コントロール感を向上させれば，暴力の発生しにくい環境がつくられていく。

4　患者が暴力をふるうとき

　次に事例を通して，「暴力のサイクル」と暴力の要因がどのようにからみ合うかをみてみる。

事例③　三木さんの爆発

　三木さんは，60代の統合失調症の男性患者である。小野看護師が担当して3年になるが，最近話し合うことといえば，金銭管理のことばかりだった。

　三木さんはほかの患者にお金を貸して返してもらえなかったり，スーパーマーケットでお菓子を買ってきては，気前よく病棟の仲間に配ったりしてしまう。そのため，持ち金をその日のうちに使いきってしまい，逆に借金することもしばしばだった。

　そこで，小野看護師の提案で，1週間に使う金額や使いみちを毎週相談して決め，週1回，小野看護師が三木さんに決まった額のお金を渡すことになった。

　ところが，三木さんは1週間分のお金をすぐに使い果たすと，小野看護師に前借りの相談に来た。けれども小野看護師は，相談して決めたことを安易にくずしては三木さんのためにならないと考え，応じなかった。そして，そのつど計画性のないいきあたりばったりの金銭管理を注意したが，三木さんは何度も同じことを繰り返していた。

　三木さんにしてみれば，「自分のお金をどのように使おうと勝手だ」と思い，年下で女性の小野看護師から指示されることが気にくわなかった。しかし小野看護師は三木さんの気持ちに配慮し，なぜ渡せないかをていねいに説明していたため，最後には三木さんが根負けしてあきらめるというパターンが続いていた。

　ところが，この日は違った。三木さんは大好きなタバコが切れて，朝からイライラしていた。そしてナースステーションで小野看護師と小づかいの前借りにつ

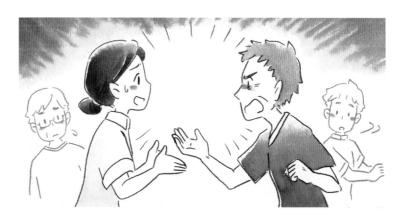

いて押し問答を続けていたとき，とうとう三木さんが大声でどなった。

「いいから，よこせよ！」「いちいちうるさいんだよ！」

　小野看護師はいつになく鋭い目つきをした三木さんに恐怖を感じて一瞬たじろいだが，驚いた表情でこちらを見ている同僚看護師や患者たちの目に自分がどう映っているかも気になった。そこで，即座に平静を装い，三木さんに同じ説明を繰り返そうとした。その瞬間，三木さんが小野看護師に向かって手を振り上げた。

　すぐにそばにいた看護師がほかの看護師を呼んだ。そして，三木さんを刺激しないよう，静かに「三木さん，落ち着いて」「大きな声を出さなくてもわかるよ」「暴力はやめて」と話しかけながらゆっくりと近寄ると，三木さんも少しずつ緊張をといた。小野看護師もほっとしてその場にへたり込んでしまった。

5　暴力がおきたときの援助の原則

　暴力の危機が差し迫った際，第一にすべきことは身体的な外傷から患者と看護師双方をまもることである。同時に看護師は，患者が気持ちと行動のコントロールを取り戻せるように援助する。そのための原則は，「**おびやかさない**」「**追いつめない**」「**おとしめない／はずかしめない**」ことである。これは，トラウマインフォームド-ケアの考え方にもそった，かかわりの原則でもある（▶第8章，7ページ）。

● おびやかさない

「受け身」の対応▶
が基本
　暴力に対しては，大声で威圧したり，力で制圧したりしない，受け身の対応が基本である。患者の言いなりになるのではなく，自分の行動の意図を自覚し，患者を無用に「おびやかさない」対応である。患者は，怒りの陰におびやかされる不安や無力感をおぼえていることが多いからである。

　三木さんが小野看護師に思わず大声をあげたときも，理路整然と正しいことを言う小野看護師を前に，三木さんは勝ち目のない状況だった。こうした屈辱的な状況を打破するには，攻撃的に出るしかないと思ってしまうのである。このとき小野看護師がいったん引き下がれば，それ以上のエスカレートは回避できたのかもしれない。しかし周囲の目が気になった小野さんは，あえて動揺を隠し説明を続けてしまった。そのためにいよいよ三木さんは追いつめられて，手を振り上げてしまったのである。

情緒的な緊張を▶
取り除く
　受け身の対応をする第一の目的は，患者の情緒的な緊張を取り除くことである。それには，受け身をあらわすボディランゲージを示すことが有効である。

<受け身をあらわすボディランゲージの例>
● 患者に正面から向かっていかない。近づくときはゆっくりと。
● 患者に近づきすぎない。ある程度の距離を保って立つ。

- 手を上げたり大声を出したりしない。制止しようとして手を出すと，攻撃と勘違いされることもある。
- 患者の目を凝視しない。周辺視野で患者をとらえる。

エスカレートし▶
そうなら退避する
　患者の興奮とその場の緊張がいよいよエスカレートして危機相に入った場合の第一選択は，周囲の患者や医療者とともに**退避**することである。けっして，怒りをやわらげようとつくり笑顔を見せてはいけない。バカにされたように感じられることがある。

1人で対応しない▶
　また，緊急事態のときは1人で対応せず，なるべく多くのスタッフを呼ぶようにする。それはおおぜいで患者を制圧するためではなく，その場がコントロール可能なまもられた環境であることを示すためである。チームワークがとれなかったり，無用なプライドにとらわれて1人で対応しようとしたりすると，おおごとに発展しかねない。

身体的介入は安全▶
に，そして確実に
　興奮がおさまらず他害の危険性が高い場合には，チームで身体的介入を行うこともある（▶NOTE「患者の興奮がおさまらない場合の対応：受動的拘束 passive restraint の方法」，338 ページ）。身体的介入は，けっして医療者からの懲罰や報復と受け取られないよう，暴力性を排して安全に確実に行う。

● 追いつめない

理屈で追いつめて▶
もいけない
　孤立無援と感じている患者をさらに追いつめてしまうと，絶望的になり，より破壊的な行動に出ることがある。小野看護師の説得に理屈では勝てないと感じていた三木さんは，カッとして手を上げてしまったが，同僚看護師が静かに話しかけるうちに，しだいに緊張がとけた。

言葉でなく感情に▶
意識を向ける
　患者の怒りがエスカレートしそうなときは，なるべく低い声で，短く，わかりやすい言葉で話しかけるとよい。また，相手の気持ちをくむような表現を心がける。小野看護師は，三木さんがいつもよりイライラしていることに気づいていたが，説得しようと意地になっていたため，三木さんの感情に配慮することができなかった。

　小野看護師としては，「間違ったことは言っていない。三木さんのためを思ってしていることなのに……」という思いがあった。さらに，自分の善意がふみにじられ，みんなの前で無力な姿をさらしているようにも感じていた。

スタッフの「プラ▶
イド」が火に油
　もしこのとき，小野看護師が三木さんの「言っていること」にではなく，「感じていること」に意識を向けていれば，三木さんががまんの限界にきていることに気づけただろう。そうすれば，もっと三木さんの気持ちにそった対応ができたかもしれない。

　しかし，小野看護師の対応は結果的に，三木さんに逃げ場を与えないものになってしまい，緊張が一気に高まってしまったのである。

● おとしめない／はずかしめない

自尊心を傷つけて ▶ 　人は自己愛が傷つけられたとき，しばしば怒りが爆発する。これは**自己愛憤**
はいけない **怒**(▶1巻：第3章，108ページ)とよばれるものである。また，人は甘えが満たさ
れないとき，恨みが生じることもある。患者として無力な立場に屈辱を感じな
がら，あきらめてしまっている人もいる。そうした感情への無理解が，破壊的
な怒りを誘発するのである。

言葉で「説得」 ▶ 　小づかいさえも自由にならなくなったとき，三木さんの自己愛はますます傷
するのではない ついたと思われる。三木さんにどなられたとき，小野看護師が「そんなに大き
な声を出されたらこわいです」「これまで三木さんと一緒に考えてきたつもり
だったのに悲しい。残念だ」と，自分の気持ちを率直に伝えられていたなら，

NOTE
患者の興奮がおさまらない場合の対応：受動的拘束 passive restraint の方法

　患者が興奮し，自傷他害の危険性が高まった場合の
方法として欧米で用いられているチーム技法方法に，受
動的拘束がある。それは，次のような手順で行われる[1]。
① 離れたところから声をかける。話しかけるのは1人
（リーダー）だけである。最初に患者の名前を呼び，
短い言葉ではっきりとどうしてほしいかを伝える。
たとえば，「○○さん落ち着いて。暴れるのはやめて
ください」などと言う。その際，患者に対して正面
からではなく，やや斜めの角度で向き合う。
② スタッフは二手に分かれ，リーダーの合図で患者の
右腕，左腕，頭をそれぞれ押さえ，壁や床に向かっ
てうつぶせとなる状態に固定する。顔は横向きにし
て呼吸を妨げないように注意し，腹部（または背部）
はけっして圧迫しない。また，患者のセクシャルな
部分に触れることも厳禁である。
③ 左右の足をそれぞれ1人が押さえる。ただ押さえて
いるだけだが疲れるので，1人がリーダーとなり，患
者を落ち着かせるために声をかけながら，スタッフ
に順に手や指の組みかえの指示を出す。
④ 押さえたまま，その場で緊張がとけるのを待つ（15～
20分ほど）。緊張や攻撃性が減少する目安は，呼吸
や筋肉の状態でみる。途中，交代するときにはリー
ダーが指示を出す。

⑤ 緊張がとけたところで隔離室に連れて行き，みんなで
押さえたままリーダーが話しかけ，落ち着くのを待
つ。
⑥ 興奮がおさまったところで1人ずつスタッフは退室し，
部屋のそばに控える。リーダーは患者にゆっくりと
した呼吸を促し，患者がこの瞬間も自分の力で暴力
をコントロールできていることを評価する。リー
ダーは，①利き足，②利き手ではないほうの手，③
反対側の足，④利き手の順に緊張がほぐれているか
をスタッフに確認しながら，ゆっくりと押さえた手
を外すよう指示する。
　この方法では，患者1人に最低5人のスタッフがか
かわるが，場合によっては追加の人数が必要になるこ
ともある。そのため病棟の看護スタッフだけではなく，
医師や事務職員，ほかの職種のスタッフも含め，全員
がこの手順の講習を受け，緊急の際にはこのメンバー
に加わる。
　ただし，この方法は，ディエスカレーションを試みて
も興奮がおさまらない場合の「最終手段」である。
　「本来は絶対にしてはいけないもの」という意識をも
たずにこの技法を用いようとすれば，いつの間にか力を
使ってねじ伏せるようになってしまい，危険である。

*1 一般社団法人日本こころの安全とケア学会監修，下里誠二編著：最新 CVPPP トレーニングマニュアル——医療職による包括的暴
力防止プログラムの理論と実践．中央法規出版，2019.

三木さんの怒りもエスカレートせず，再び話し合える雰囲気が生まれたかもしれない。

善悪の判断にとらわれず，患者の言いぶんに耳を傾けていれば，虚勢をはった患者の声に心細さを感じとれるようになる。暴力の予防には，患者の怒りの背景にある言葉にできない感情を知ろうとする努力が必要なのである。

6 精神的暴力への対処

身体的暴力以上に▶ 傷つくときもある　暴力には，身体的な暴力のほかに，暴言，威嚇，脅迫，たちのわるいからかいや中傷といった精神的暴力がある。たとえば，「大声で罵倒する」「能力や適性をけなし無能扱いする」「尊厳をふみにじるような言葉を浴びせる」「しつこく非難する」「危害を加えるとおどす」といった言動は，直接身体に危害を及ぼすものではない。しかしその影響は深刻で，PTSDとなって長期に及ぶことも多い。最近では，直接暴言を浴びせるかわりにソーシャルネットワーキングサービス(SNS)に書き込むというかたちのハラスメントも増えてきた。

言語による暴力は精神科において，身体的な暴力に比べて害が少ないとみなされやすく，十分な対策もアフターケアも受けられないまま忘れられがちである。だが，言葉の暴力は，病棟の治療的雰囲気を破壊し，モラール[1]を荒廃させる。やがては身体的暴力や虐待に発展したり，医療事故をまねく遠因となったりすることもある。精神的暴力に対しても，その背景を解明し，今後の防止方法を考えるとともに，被害にあった人や関係者への支援に組織全体で取り組む必要がある。

みずからを傷つけ▶ る言葉にも注意　また，患者が自分から「私はバカだから」「どうせ患者なんて」「だめな人間」などと卑下して言うときも，けっして聞き流さず，そうは思っていないこと，自分で自分をおとしめるようなことは言わないほうがよいことを伝える。すべての人が尊重されることが暴力を防ぎ，回復への道にもなるのである。

7 性的暴力としてのセクシャルハラスメント

医療現場における▶ セクシャル ハラスメント　セクシャルハラスメント(セクハラ)は，精神科に限らず，医療現場では頻繁におこるインシデントである。厚生労働省では職場でのセクハラについて，上司や同僚などのほか，病院などにおける患者なども行為者になりえるとしている[2]。地域でも，とくに単独でケアを提供することが多い訪問看護では，暴言や暴力のほか，セクハラにもさらされやすい。

セクハラを受けた看護師は，言葉にできないほどの屈辱と苦痛を体験し，身体的暴力，言語による精神的暴力以上に，深く傷つく。しかし，セクハラをす

---

1) モラールとは，チームや集団の士気，やる気，意気込みのこと。
2) 厚生労働省：職場のセクシュアルハラスメントおよび妊娠・出産等ハラスメント防止のためのハンドブック．2008.

るほうは，それが暴力とも，医療や組織を揺るがす緊急事態とも思っていないことも多い。とくに相手が患者の場合，看護師は清拭や入浴介助や処置で裸体や性器を見たり触れたりすることが日常的にある。そうした状況でなければ恥ずかしい，いやだと感じるようなことがあっても，相手が患者であるとそう感じてはいけないとも思う。また，意図的なセクハラかそうではないのかの判断もむずしい。密室状態で，身体ケアにかこつけて行われることもよくある。しかも，セクハラは精神的暴力と同様，即座に命にかかわるわけではない。

　そのため，看護師は患者の行為がセクハラかどうかの判断に迷ったり，人に話すのは恥ずかしいと感じたりして報告しないことも多い。だが，本来はみずからの尊厳が傷つけられたと感じたらセクハラであり，性的暴力である。

性の問題の複雑さ ▶　一方，性の問題は，黒か白か割り切れないのも事実である。人間存在にとって生と性は切り離せないものであり，単なる行為ではない。だからこそ，葛藤も生まれやすい。そのうえ，精神科病院の入院患者のなかには，性的な意味合いを含む好意などの感情をどのように表現してよいかわからない人や，コミュニケーションに困難をかかえているために唐突と思われるような行動をとる人もいて，問題は複雑である。次の例をみてみよう。

> ### 事例④　受け持ち患者田所さんの性的反応に驚いた学生柳さん
>
> 　学生の柳さんが受け持ったのは，50代後半の男性患者田所さんだった。10代半ばで発病し，40年近くも入院生活を送っている。身寄りもいなくなり，いまはたいてい病棟の片隅でしゃがんで，ほとんど誰とも口をきくことがなかった。
>
> 　柳さんは授業で学んだとおり，田所さんのそばで黙ってボーとしゃがみこんでみることにした。やがて田所さんは，ひと言，ふた言，言葉を発するようになった。
>
> 　ところが2週目に入り，田所さんが学生の前で服を脱いで下半身を露出するという事件がおこった。すぐにそばにいた看護師が気づいて田所さんを制止し注意したが，柳さんはショックのあまり，そばに行けなくなった。そこで，指導教員の藤岡先生は柳さんが実習を続けられる状態かどうかを気づかい，話をきいてみることにした。すると，柳さんは自分のせいで田所さんにそうした行動をさせてしまったように思っており，責任も感じていると話した。
>
> 　実は，その前日，柳さんが田所さんに服薬を促すために「薬，飲んでくれたらうれしいんですけど」と言ったところ，田所さんがめずらしくすなおに薬を飲みに行ったという場面がプロセスレコードに記されていた。いま考えれば，柳さんのこの言動には操作的なところがあった。柳さんは，自分への好意を利用して服薬を勧めたことがいけなかったのではないかとふり返った。
>
> 　藤岡先生は，たしかに田所さんの気持ちにふみ込みすぎた面があったかもしれないけれど，長く入院している田所さんが若い女性に反応してああいう行動をとるのは理解できないことではない，むしろこのできごとをどういかすかのほうが

大事だと伝えた。柳さんは,「私は田所さんの好意をあてにしてあんな言い方を
してしまいましたが,田所さんが男性だということをあまり意識していなかった
と思います」と言った。

　翌日,柳さんは田所さんのところへ行き,「昨日,田所さんが私の前でズボン
を脱いだことにとっても驚いてショックだったんです。田所さんが男の人なん
だっていうことに気づいて,どうやって接したらいいのかよくわからなくて,少
し避けてしまいました」と正直に話した。田所さんは真剣に話を聞いていたが,
やがて学生に背を向けて寝てしまった。その後,田所さんが性的な言動をとるこ
とはなく,最終日には柳さんが「赤とんぼ」を口ずさむと,田所さんも一緒に
歌った。

行為の背景や意味▶
を考える
　看護は,患者の身体に直接触れることが多く,「性」を意識するとやりにく
いことが多い。そのため,「性」がないふりをしたりすることで自分をまもろ
うとする傾向があり,だからこそ性的な反応が返ってくるとショックを感じて
しまう。田所さんのような行為が正当化されるわけではないが,そうした行為
にどういう背景や意味があるのかを真剣に考える必要がある。

　田所さんのように長期入院で退行した患者が,性器を露出したり,看護師の
体に触ろうとしたりする行動を示すことはままあることではある。だが,そう
した行為も,なんらかのかかわりを求めてのことかもしれない。それを頭ごな
しに叱ったりせず,それが相手を傷つける行為であり,社会では許されないこ
とを知らせたうえで,お互いにかかわりをふり返ってみる必要がある。

　この事例では,田所さんの突然の性的行動にショックを受けた柳さんは,一
時的に田所さんにかかわれなくなってしまった。だが,教員が話を聞くと,柳
さんは自分がこうした行動を誘発してしまったと責任を感じてもいた。ハラス
メントをされた側が自責的になるのは,よくある反応である。しかし,柳さん
はそこから自分自身をふり返り,田所さんに接近する際に自分が彼を男性とみ
なしていなかったことに気づいた。そして,翌日には田所さんのもとへ行き,
田所さんの行動に対する思いを率直に伝えることができた。田所さんとのその
後のかかわりをみると,両者ともわだかまりは消え,つながりをとり戻すこと
ができたようである。

8 暴力のリスクを減らすために

　ここまでさまざまな暴力についてみてきたが,暴力のリスクを減らすには,
患者とともに取り組む体制をつくることが重要である。暴力のリスクアセスメ
ントに患者本人が参加することで,患者の自尊感情と自律性が高まり,暴力の
リスクが減るという効果がみとめられている。

　浦河べてるの家の当事者研究のように,同じような傾向をもつ患者のピアサ
ポートがたすけになることもある。過去のトラブルについて本人に聞いていく

と，暴力をふるうきっかけとなりやすい対人葛藤のパターンがわかり，予防的な対処がしやすくなる。重要なのは，患者が暴力以外の方法でみずからの欲求や感情を表現できるよう，真の意味でのエンパワメントを支援することである。

④ 無断離院

1 無断離院の危険性と病院の責任

信頼関係の問題▶
でもある
　無断離院とは，入院患者が家族や医療者に無断で病院から出て行き，所在不明となってしまうことである。無断離院は患者を予測のつかない危険にさらす可能性があり，自殺のリスクも高い。実際には，自宅に戻るケースが大半で，自分から病院へ戻って来ることも多いのだが，スタッフになにも言わずに出て行くこと自体，治療の前提となる信頼関係の問題でもある。

病院の管理責任が▶
問われる
　無断離院は一律に事故として扱われ，病院の管理責任が問われる。とくに，自傷他害のおそれがある入院中の患者が無断離院し，行方がわからない場合には，「精神保健福祉法」第39条で，所轄の警察署に探索保護願を出さなければならないとされている。

2 無断離院に注意が必要な患者

　無断離院の理由はさまざまであるが，次のような患者はハイリスクである。

● 本人の意志に基づかない入院形態の患者

離院後の自傷他害▶
の危険性
　措置入院や医療保護入院などの患者の場合，入院の意味や必要性を感じられない，もしくは「精神病扱いされたくない」という思いが強く，離院することがある。そして，入院させられたことを恨んで，離院したあとに家族を暴言や暴力で困らせたり，自暴自棄になって自殺を企てたりして，結果的に退院をむずかしくしてしまうこともある。

● 精神状態が悪化している患者

妄想や幻聴に支配▶
されていることも
　「ここにいると殺される」といった妄想や「ここから逃げろ」「○○へ行け」といった幻聴に支配されて離院する患者がいる。また，アルコールや薬物の依存症をもつ患者が，飲酒や薬物への渇望から離院をはかることもあり，こうした場合は，離院後に事件や事故をおこす危険性も高い。
　また，自殺のリスクの高い患者も，無断離院のリスクが高い。

● 見当識障害や記憶障害，重い知的障害のある患者

事件や事故に巻き▶
込まれる危険性
　見当識障害や記憶障害，重い知的障害や認知症をもつ患者は，病院を飛び出たものの，自力では病院にも家にも戻れない可能性があるので，とくに離院に

は注意が必要である。行くあてもなく徘徊するうちに、事故や暴力沙汰に巻き込まれたり、無銭飲食や万引きで警察に通報されたり、飲食もせずに歩きまわって体力を消耗し、最悪の場合はそのまま生命を落とすこともある。

● 病院での処遇に不満を感じている患者

自由になりたい▶
患者たち

なにかと制約の多い入院生活で、患者が病院を飛び出し自由になりたいと思うのは、むしろ自然な感情といえる。閉じ込められれば逃げ出したくなるのが、人間の心理である。まして、いつまで入院していなければならないのか、どうすればよくなり退院できるかもわからなければ、なおさらである。かえって、外に出ようという意欲がなくなるほうがやっかいである。

● 家族の受け入れのわるい患者

家族に見放されま▶
いと離院する

家族の面会がなかったり、外泊や退院をさせてもらえなかったりする場合、患者は見放されまいと、無断離院してまでも家に帰ろうとすることがある。また、自宅に気がかりがある場合にも、無断で帰ってしまう可能性がある。家族関係の調整をはかり、場合によってはスタッフが付き添って自宅まで外出したり、自宅以外の場所に外泊を試みたりすることも無断離院の予防となる。

3 無断離院の予防

無断離院を防ぐにも、リスクアセスメントと日ごろのかかわりが重要である。そのポイントをあげておこう。

● 入院治療の必要性と退院の目標についての説明

見通しを示し▶
不安を軽減する

自分は病気ではないと思っている患者の離院を防ぐには、入院が自分のためになると理解してもらうしかない。患者がなにに困っているか、なにが入院の目的なのかを本人が納得するまで話し合う。患者の悩みや不満に耳を傾け、入院治療は閉じ込めることが目的なのではなく、患者自身の苦痛や悩みを軽くするのに役だつことを理解してもらう。

とくに初回入院の患者は、このまま家族と引き離され、一生退院できないのではないかと不安に思っていることがあるので、家族に面会に来てもらったり、入院期間や退院の目標を明確に伝えることが有効である。年齢が近く、似たような問題をかかえる患者に引き合わせて、話をしてもらう方法もある。

● 日常的な予防

予測がむずかしい▶
こともある

入院治療の必要について言葉をつくして説明しても、どうしても患者が納得しない場合もある。また、見当識障害や記憶障害をもつ患者が気づかないうちに飛び出したり、配膳車や面会者の出入りにまぎれて、出て行ってしまったりすることもあるので、定期的に所在確認をする必要がある。

　また，お金を少しずつためたり，荷物をまとめたり，隠れて離院の準備をしている患者もいるので，ふだんからそうした徴候に注意を向けておく。しかし，本人も必死の思いで行動するため，看護師が事前に予測したり，制止したりすることがむずかしい場合もある。

事例⑤ **退院要求と離院行為を繰り返す松田さん**

　女性閉鎖病棟に入院して 5 年になる松田さんは退院要求が激しく，実在しない婚約者に会いに行くと言い，いつもドアの前に立っていた。そして，配膳車やスタッフが出入りするたびに，開いたドアのすきまからするりと逃げ出そうとしてはスタッフにつかまり，大騒ぎで病棟に連れ戻されるのだった。

　毎日のように繰り返されるこのやりとりに，スタッフはうんざりしていた。だが，担当看護師の茂木さんには，どうも松田さんが逃げ出してはスタッフにがっしりとつかまえられ，連れ戻されるのを楽しんでいるように感じられた。

　そこで，そのことを松田さんに言ってみると，松田さんはニヤリと笑った。松田さんの離院行為は，松田さんと看護師のゲームと化していたのである。

　それがわかってから，「退院させてください」と言ってくる松田さんの声や態度からとげとげしさが薄れ，やがてふつうの日常会話もできるようになった。

● かかわりのなかでの予防

無理やり閉じ込めても意味はない ▶ 　離院したいと思っている患者を無理やり病棟に閉じ込めておくことは，治療的にみても意味はない。無断離院の前には，幻聴や妄想，酒や薬物への渇望などの症状悪化のサインや，患者なりの理由や気がかりを訴えてくることが多い。そこで，ていねいに対応することが症状をやわらげ，落ち着くことがある。

患者の訴えは真剣に聞く ▶ 　とくに，病院での処遇に不満がある場合は，真剣にその話を聴くことである。患者の言いぶんには，病室環境のあり方，看護師の接し方，治療内容など，スタッフ側が改善すべき内容が含まれていることも多い。とくに，病棟の規則や行動制限が適切かどうかについて，定期的に見直すことも効果がある。

なんでも話せる関係をつくる ▶ 　行動制限を厳しくすると，かえって無断離院のリスクを高めてしまう。むしろ，出かけたい気持ちになったときには，すぐ行動に移さず，まずは看護師に相談に来るように伝え，こちらも真剣に対応することで，無断離院を防ぐことができる。たとえば，昔住んでいた場所や家族の墓所など，特定の場所にこだわりをもち，そこへ行きたがる患者もいる。妄想だとしても，スタッフが一緒に出かけて確かめることで，患者の現実検討をたすけることができ，患者がみずから入院治療にかかわる姿勢を生み出すことができる。

多忙なときに離院がおこりやすい ▶ 　一方，患者の様子に気づく余裕のない多忙な時期や，患者への関心が薄れているときには離院がおこりやすい。そんなときは，保護願を出すにも，その日の患者の服装を思い出せなかったりする。看護師はときどき立ちどまって自分

たちの状況をふり返り，まわりに目を配る余裕を取り戻す必要がある。

4 無断離院がおきたときの対処

日ごろの行動▶パターンからも考える　無断離院とわかった場合，患者の自宅（もしくは保護者の連絡先）に連絡を入れつつ院内をくまなくさがし，病院周辺や患者が行きそうな場所にも問い合わせる。たとえば，自宅への外泊を強く希望していた場合には自宅へ向かう可能性が高いし，仕事のことを気にかけていたなら，職場に行った可能性もある。この段階で，患者が自宅に戻っていることが判明することもある。

保護の必要な場合▶は至急警察へ　捜索がむずかしいのは，幻覚・妄想状態の患者，認知や見当識に障害のある患者，動機が不明な離院の場合などである。加えて，そのような患者ほど自分の身の安全を確保できない可能性が高いため，保護の緊急度は高い。このような場合には，主治医や保護者と相談のうえ，早急に警察に探索保護願を出す。

戻ってきたとき▶どうするか　次に患者が無事保護されるか，あるいはみずから病院に戻ってきた場合の対応も重要である。せっかく帰ってきたのに，いきなり隔離室に入室させたり行動制限をしたりするのは懲罰にあたり，絶対にしてはいけない。

　まずは，患者の無事を喜び，冷静に迎え入れることである。患者は無断離院した先で「帰れ」と言われたり，心細く恐ろしい思いをしたりして疲労困憊していることが多い。そこで，患者の身体的・精神的な健康状態を確認したうえで，たいへんな思いをしたことをねぎらい，十分休息がとれるようにする。

次の看護に▶つなげるチャンス　患者の心身の状態が回復した段階で，少しずつ，どのようにして過ごしていたか，どうして無断離院しなければならなかったのかを聞き，あらためて入院の必要性について患者と一緒に考え，話し合う。その際，スタッフがどれほど心配したか，無事に帰ってきてどれだけ安心したかを話すのも重要である。自分を気にかけてくれる人がいるとわかるだけでも，人は落ち着くものである。

　こうして，無断離院という緊急事態を次の看護につなげ，患者との信頼関係を再構築していくのである。

⑤ 感染症

　精神科でとくに考慮すべき感染症にはインフルエンザやノロウイルス感染症，流行性角結膜炎，疥癬，結核などがある。

　2019年12月に中国ではじめて確認されたCOVID-19[1]の感染拡大は，世界の医療機関に重大な緊急事態を引きおこした。精神科においても状況は同様であり，感染症対策は病棟の安全をまもるための重要な課題となっている。

患者のリスク要因▶　精神科の患者のなかには，高齢であったり糖尿病や高血圧などで免疫機能が

---

1) coronavirus disease 2019 の略。2019年に確認された新型コロナウイルス感染症という意味。

低下している患者や，歯みがきや入浴，爪切りといったセルフケアが習慣化されていない患者も多く，感染をおこしやすい。さらに，身体症状を言葉で訴えることのむずかしい患者や，診察や検査の協力が十分に得られない患者もいるため，感染症の発見が遅れる可能性も高い。

環境のリスク要因▶　とくに閉鎖病棟では，窓が全開できないよう固定されている場合もあり，換気が十分にできない。また，多床室やデイルーム，浴室や脱衣室など，複数の患者が接近する場所も多く，感染経路を遮断しにくい。

　閉鎖環境で感染症が発生すると，一気に広まってしまい，病棟全体を隔離せざるをえない事態となることもある。それが入院患者の妄想的な不安や不信感を高め，かえって病棟環境の清潔の保持，十分な手洗い，マスク使用などの感染防止策への協力が得にくくなることもある。

感染症の予防▶　感染症の予防のためには，標準予防策（スタンダードプリコーション）を徹底するほか，ふだんからバイタルサイン測定の際に発熱・呼吸器症状・下痢・嘔吐・発疹などの感染症症状がないか注意をはらい，感染症を早期発見することが重要である。

３つの危険性▶　COVID-19のような未知の感染症は，３つの危険性があると日本赤十字社は警告を発している。１つ目は「病気」それ自体，２つ目は「不安」，３つ目は「差別」である。この３つの危険性に対しても，看護師は立ち向かっていかなければならない[1]。

C 緊急事態とスタッフの支援

① 当事者となったスタッフへのケア

スタッフにも▶
大きな脅威となる　緊急事態が生じた場合，それにかかわったスタッフには支援が必要である。直接被害にあわなくても，その場面を目撃したり聞いたりしただけでも，スタッフの心にいやしがたい傷を残すものである。もし適切なサポートがなければ心的外傷後ストレス障害（PTSD）に発展してしまう危険性もある（▶1巻：第2章，43ページ）。

暴力を自分の恥と▶
感じて孤立する　たとえば患者に暴力をふるわれた看護師は，それを自分の落ち度のように感じたり，同僚からそう思われるのではないかと不安になったりして，誰にも話せなくなることがある。その恐怖や屈辱感は，話してもわかってもらえるはずがないと思ってしまうのである。

---

1) 日本赤十字社：新型コロナウイルスの３つの顔を知ろう！　〜負のスパイラルを断ち切るために〜（http://www.jrc.or.jp/activity/saigai/news/200326_006124.html）（参照 2020-09-17）

これこそがトラウマ反応なのだが, 結局, 孤立無援のままうつになったり, 逆に患者に対する共感を失い, 防衛的になって管理的な態度をとるようになったりして, ますます患者の怒りをかってしまうこともある。いずれにしても, 看護師として機能できなくなってしまうのである。

自殺や事故は▶
スタッフ個人を
追いつめる

自殺の場合, たとえ未遂であってもその影響は大きい。発見者や担当看護師はもちろん, 患者と最後に話をした, 外出する姿を見たというスタッフも, なぜ気づけなかったかと自分をせめる気持ちになる[1]。しかも, 自殺や事故の際には, 警察の現場検証で繰り返し状況を再現させられたり, 細かく問いただされたりすることで, 二重のトラウマになることがある。

前もっての教育と▶
研修が重要

そこで, スタッフには前もって, 緊急事態の際には誰にでも急性ストレス反応がおきうることを教育しておく必要がある。そして, 日々の実践のなかでいかにして緊急事態をまねかないようにするか, いざというときにどう自分をまもるかということについて, 繰り返し研修を行う。

組織的な支援が▶
必要

緊急事態でけがをしたり, ショックを受けたりしたスタッフには, 当分の間, 公式に休暇をとらせ, 深刻な場合には専門的な相談サービスの利用をすすめる。また, 当の患者とスタッフとの直接的な接触を避けるような配慮も有効であるが, 安易な配置がえは, かえってスタッフの不適格感や自責の念を高めることがある。あくまで一時的な処置として, いつか仕切り直しをするチャンスをつくることを病棟全体として考えていくほうがよい。必要に応じて他病棟からの応援体制や支援チームを組むなど, 組織的な支援が必要である。

インシデント▶
レポートは反省文
ではない

事件や事故がおきた場合, インシデントレポートや事故報告書などの提出を求められる。しかし直後には, ショックで記憶もあいまいなことがあり, 無理やり正確に想起させることは当事者の心の傷をさらに深くしかねない。本人が信頼できる管理的立場のスタッフが安全な場所で本人に事情を聞き, それをレポートにまとめるようにしたほうがよい場合もある。その際も, 聞くことは事実関係にとどめ, そのときの対応を批判したり, 問いつめたりしないことが大切である。

② ピアサポートとしてのグループディブリーフィング

グループディブ▶
リーフィングとは

緊急事態は, 病棟チームの人間関係や治療的雰囲気がそこなわれているときにおこりやすい。逆に, 緊急事態が発生すると, 責任の所在をめぐってスタッフ間の対立が激化したり, 無責任なうわさが飛びかったりして, 組織を揺るがすような危機に発展することもある。

そうした際に役だつのが, できごとにかかわったスタッフ全員が集まって話

---

1) 青戸由理子：看護者の孤独や心の外傷は周りの人から"とり扱われる"必要がある. 精神看護 4(1)：28-30, 2001.

し合う**グループディブリーフィング**である。緊急事態ストレスディブリーフィングについては第15章の災害時のメンタルヘルスで詳しく説明しているので，そちらを参考にしてほしい(▶388ページ)。

安全感が▶
なによりも重要
　衝撃的なできごとの直後に自分の感情を言葉にすることはむずかしい。互いに不信感や敵意をもっていればなおさらである。そこで，直後には，緊急事態が引きおこすストレス反応やその対処についての教育的な内容にとどめ，その後，落ち着いてきたころに，できごとの経緯を具体的にふり返り，率直な感情を言葉にできるよう支援するディブリーフィングを行うとよい。

参加は自由意志で▶
　ただし，衝撃的な体験をふり返るには，個別の面接であれ，グループであれ，安全感が必要であり，あくまで個人の自由参加が前提である。また，責任を追及する動きになったり非難の応酬になったりしないよう，なにを言っても非難されず受け入れてもらえるという雰囲気をつくり出すことが，スタッフのピアサポートのためには必須条件である。

　そして，こうした危機をスタッフの成長やケアの質の向上にとっての好機としていくことが重要なのである。

ゼミナール
復習と課題

❶ 患者の行動制限を最小限にするために重要なことはなんだろうか。

❷ 通信・面会，隔離，身体的拘束について，どのような基準が定められているだろうか。

❸ 自殺のリスクが高い人には，どのような対応が必要だろうか。

❹ 患者の暴力を予防するために，患者とのかかわりのなかで気をつけておかなければならないことはどういうことだろうか。

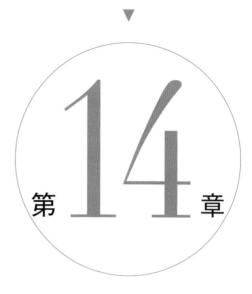

第14章

医療の場における
メンタルヘルスと看護
——リエゾン精神看護

□一般診療科において身体疾患の治療を受ける患者が陥りやすい精神保健上の問題には，どのようなものがあるかを学ぶ。

□精神科以外で精神保健看護の知識や技術をいかして活躍するリエゾンナースの役割について学ぶ。

□看護師にかかるストレスはどのような精神保健上の問題を引きおこすのか，そうした看護師をどのように支援していくことができるのかを学ぶ。

広がる精神保健▶
看護のニーズ　近年，精神科だけでなく，あらゆる診療科で，精神看護の知識や技術が求められている。社会の高齢化に伴い，身体的な基礎疾患のうえに加齢に伴う慢性的な障害や心理・社会的問題をあわせもつ患者が増えてきているのに加え，身体疾患を併発して，内科や外科などで治療を受ける統合失調症や気分[感情]障害などの精神疾患をもつ患者も増えてきたためである。

　一方，今日の病院では入院期間の短縮化が進み，看護師は入退院の業務や治療・検査への対応に追われ，患者や家族の心理・社会的ニーズにまで，十分には対応しきれなくなっている。同時に，看護師のストレスも増大している。こうしたなかで注目されているのが，リエゾン精神看護師(リエゾンナース)とよばれる専門看護師の活動である[1]。

　ここでは，リエゾン精神看護が求められる背景，リエゾンナースの役割と活動について学ぶ。

A 身体疾患をもつ患者のメンタルヘルス

　日本における自殺の原因の第一が健康問題であるように，身体の健康はさまざまなメンタルヘルス上の問題とつながっている。心理的ストレスから身体疾患を発症することもあれば，逆に身体疾患になったために精神的な不調をきたし，それがさらに病状や予後を悪化させるという悪循環に陥ることもある。とくに，進行性や慢性の身体疾患をかかえる患者は，精神的にも大きく影響を受ける。

---

1) 日本の専門看護師 certified nurse specialist (CNS) は，「精神看護」「がん看護」「小児看護」など13分野で養成されており，「リエゾン精神看護」は「精神看護」のなかのサブ専門領域である。

① メンタルヘルスと慢性身体疾患

慢性身体疾患患者▶へも精神科治療を　2010 年の世界精神保健デー（10 月 10 日）にあたり，世界精神保健連盟（WFMH[1]）は「精神保健と慢性身体疾患」と題するレポートで，慢性身体疾患患者への継続的かつ統合的な精神科治療の必要性を呼びかけた[2]。

　おもな疾患ごとにその内容の要点を紹介しよう。

◉ 心臓疾患

- うつ病は心臓疾患の発症のリスクを高める。心臓疾患患者の最大 15%，冠動脈バイパス術を受けた患者の最大 20% が，大うつ病を発症する。
- うつ病は，治療に対する意欲やアドヒアランスにネガティブな影響を与え，予後（死亡率）にも影響する。
- 不安障害も，心臓疾患患者の心臓発作，脳卒中，心不全，死亡のリスクを高める。

◉ 糖尿病

- 糖尿病患者の 4 人に 1 人がうつ病を経験している。
- うつ病に糖尿病を合併すると，どちらの疾患もより重症になり，死亡のリスクが 2 倍となる。
- 糖尿病では一般の人々に比べて，不安障害が約 3 倍，うつ病が最低でも 3〜4 倍となる。

> **Column**　世界的健康リスクとしてのアルコール関連問題
>
> 　アルコールによる臓器障害は，肝臓・膵臓・脳・神経・心臓・筋肉・骨など全身の臓器に及び，口腔・咽頭・喉頭・食道・肝臓・大腸・乳房などのがんのほか，糖尿病・感染症のリスクを高める。WHO は，世界の健康リスクのなかでもアルコールを上位の問題ととらえ，2010 年 5 月の総会で「アルコールの有害使用低減のための世界戦略」が決議された。それに続き，日本でも 2013（平成 25）年に「アルコール健康障害対策基本法」が成立し，翌年施行された。
>
> 　アルコールの問題はアディクションの問題と切り離せないが，効率が求められる現在の医療の場では，主たる疾患の症状に注目するばかりで，その陰にあるメンタルヘルス上の問題まではみない傾向がある。そのために回復が思うように進まないということもしばしばである。そこで，心身両面にかかわるリエゾン精神看護がますます求められるようになっているのである。

---

1) WFMH：World Federation of Mental Health の略。国際連合や国際保健機関（WHO）と同時期の 1948 年に設立された国際的非政府組織（NGO）である。精神保健にかかわるさまざまな職種，一般市民，当事者が参加している。
2) World Federation for Mental Health : Mental Health and Choronic Physical Illenesses-The need for continued and Integrated care, *World Mental Health Day*, 2010.

◉ **がん**

- 成人，小児，若年者を含む，がん患者の4人に1人が抑うつを経験する。
- 終末期あるいは進行性のがん患者の約半数が抑うつ，不安障害，適応障害をもち，その半数が「通常反応」とみなされて治療を受けていない。
- がん患者は，自分がうつ病であることを認めない傾向がある。その一方で，治療を拒否するような行動に出ることがあり，その結果，予後がわるくなる。
- がんとその治療が抑うつの原因になることもあるが，抑うつの原因(たとえば喪失体験)ががんを引きおこすこともある。
- がん患者にとっての心理的苦悩には，適応障害，抑うつ，不安，せん妄，物質乱用などがある。

◉ **呼吸器疾患**

- 喘息と慢性閉塞性肺疾患(COPD)の20%が，うつ病や不安障害をもつ。

② 身体疾患患者が示す精神症状

身体疾患患者が示す精神症状には，次のものがある。

(1) 心理的要因によって影響される身体疾患による精神症状
(2) 身体疾患が引きおこす精神症状
(3) 治療による薬剤が引きおこす精神症状
(4) 身体疾患になったことに対する反応としての精神症状
(5) 環境に対する反応としての精神症状

それぞれの原因になるおもな身体疾患・薬剤などを**表14-1**に示した。入院治療が必要とされる身体疾患の大半が，精神症状を示す可能性があることがわかる。

▶表14-1　身体疾患とメンタルヘルス

分類	原因になるおもな身体疾患・薬剤など
(1)心理的要因により影響される身体疾患	狭心症，喘息，膠原病(全身性エリテマトーデス，関節リウマチなど)，炎症性腸疾患，消化性潰瘍，代謝性・内分泌性疾患，レイノー病，変形性関節症，蕁麻疹，神経皮膚炎
(2)精神症状を引きおこす身体疾患	後天性免疫不全症候群(AIDS)，甲状腺機能亢進(低下)症，副甲状腺機能亢進(低下)症，クッシング症候群，アジソン病，悪性貧血，頭蓋内腫瘍，膵がん，褐色細胞腫，多発性硬化症，全身性エリテマトーデス
(3)精神症状を引きおこす薬剤	副腎皮質ステロイド薬，降圧薬，β遮断薬，抗パーキンソン病薬，免疫抑制薬，抗がん薬，消炎鎮痛薬，抗潰瘍薬，抗菌薬，抗不整脈薬，ジギタリス，インターフェロン，抗痙攣薬，向精神薬，抗コリン薬
(4)罹患したことへの反応として精神症状を引きおこしやすい身体疾患	がん，慢性疾患，難病
(5)精神症状を誘発しやすい環境など	入院，手術，ICU，MRI検査，透析療法

B | リエゾン精神看護とその活動

① リエゾン精神看護とはなにか

リエゾン精神看護 psychiatric liaison nursing とは，精神看護の知識や技術を応用し，精神科以外の一般診療科において患者や家族の精神的ケアにあたる精神看護の一分野である[1]。それを実践する精神看護専門看護師をリエゾン精神看護師（略してリエゾンナース）とよぶ。

「リエゾン」とは，もともとは「連絡」「連携」「つなぎ」を意味するフランス語であり，リエゾン精神看護は「精神保健看護の知識と精神科以外の場面での患者ケアあるいは家族ケアを統合する」[2]という意味ももつ。

② リエゾン精神看護の歴史

人間理解の不足▶ への反省から
歴史的にみると，リエゾン精神看護の源流は，1920 年代のアメリカにさかのぼる。当時，医学の専門分化によって人間の理解がなおざりになっているとの反省から，ヨーロッパで生まれた心身医学の考え方が取り入れられ，総合病院において精神科と一般診療科の医師が協力して共同診察を行う体制がつくられた。そのような実践のなかから，一般診療科などの精神科以外の領域での包括的な精神医療を専門とする**コンサルテーション - リエゾン精神医学**（以下，C-L 精神医学，リエゾン精神医学とよばれることもある）が誕生した。

その後，1960 年代になって地域精神保健活動が活発になるなかで，C-L 精神医学は全米に広がっていった。これは，C-L 精神医学が環境と心の相互作用に着目するコミュニティ心理学の考え方を取り入れていたためである。

独自の実践モデル▶ を開発
リエゾン精神看護という看護の分野が生まれたのもそのころで，大学院教育を受けた看護師が，病院内で患者の心理社会的問題に関するコンサルテーション（▶354 ページ）活動を行うようになった。

その後，リエゾン精神看護は独自の実践モデルを開発し，高度実践看護としての専門性を高め，看護スタッフ自身を支える機能をもつなど，活動の幅を広げていった。

C-L 精神医学は 1970 年代後半に日本に紹介され，リエゾン精神看護は 1980 年代後半から徐々に導入されるようになった。いまでは精神科リエゾンチーム

1) American Nurses Association.: *Standards of Psychiatric consultation-liaison nursing practice.* American Nurses' Association, 1990.
2) Pamela A, Minarik.: リエゾン精神看護——その学的基盤と実践．日本精神保健看護学会誌 11(1)：85-100，2002.

に対する診療報酬が認められており，リエゾンナースが一般診療の場で活躍するようになった（▶NOTE「精神科リエゾンチーム」）。

③ リエゾンナースの役割

リエゾンナースは，専門看護師として次の6つの役割をもつ。

1 直接ケア（実践）

精神疾患と身体疾患をあわせもつ患者やその家族，または深刻な心理社会的問題をかかえた身体疾患患者や家族に対して，アセスメントを行ったうえで個別に専門的ケアを提供する役割である。具体的には，支持的面接を行ったり，不安や緊張をとくためのリラクセーション法を指導したり，レクリエーション活動を促したりする。

また，より専門的な治療が必要と判断した場合には，精神科への受診をすすめる。とくに自殺の危険がある場合は，医療スタッフ間における連携の強化をはかりながら，精神科医師とともに自殺予防の専門的介入を行う。

2 コンサルテーション（相談）

コンサルテーションとは，問題解決のための知識や技術をもっていない人，すなわちコンサルティを，その問題解決に必要な能力をもっているもう1人の人，すなわちコンサルタントが援助するプロセスのことをいう。あくまで問題解決の責任はコンサルティにあり，コンサルタントはコンサルティのエンパワメントを支援する。

コンサルティの▶
相談から始まる

コンサルテーションは，契約に基づいて行われる。そのプロセスは，コンサルティによるコンサルタントへの相談依頼から始まり，依頼を受けたコンサルタントはコンサルティと面接し，問題を明確にしたうえで，どのような援助が可能かをコンサルティに提示する。場合によっては，問題の患者や関係者とも会って，問題のアセスメントをすることもある。そして，期間や目標を設定したうえで，コンサルテーションを行い，その成果を評価して終結するか継続す

NOTE
精神科リエゾンチーム

一般病棟における精神科医療のニーズが高まるなか，2012（平成24）年度の診療報酬改定で精神科リエゾンチーム加算が新設された。

一般病棟に入院する患者のうち，せん妄や抑うつ，精神疾患のある患者，自殺企図で入院した患者に対し，精神科医，専門性の高い看護師，精神保健福祉士，作業療法士，臨床心理技術者などからなる多職種チーム（精神科リエゾンチーム）が連携して診療を行う場合に支払われる。

るかを決定する。

グループを対象と▶
することもある 　コンサルテーションには，個人だけでなく，同じ問題をかかえる複数の患者やスタッフ，あるいは家族などを対象とする**グループ‐コンサルテーション**もある。たとえば，新人看護師の支援と教育を目的とした集団研修，患者から暴力の被害にあったスタッフ，あるいはマネジメントに悩む看護師長を支援するグループ‐コンサルテーションなどがあげられる。

3 コーディネーション（関係調整）

　コーディネーションは**リエゾン活動**ともいい，異なる部署や職種，病院スタッフと地域の関係者などをつなぎ，コミュニケーションを円滑にしたり，協力体制を強化・推進したりする調整・連携活動のことをさす。具体的には，関係者を集めてカンファレンスを行ったり，サポートグループを行ったりする。また，患者・家族とスタッフ間のコミュニケーションの改善と関係調整をはかることもある。

4 倫理調整

　臨床現場では，治療をめぐって倫理的ジレンマに直面することがある。たとえば，「これ以上の積極的な治療は望まない」と主張する患者と，「医学的には十分改善する可能性があり，積極的に治療を受けさせたい」と考える家族とが対立していて，受け持ち看護師も治療の可能性があると思い，悩んでいるような場合である。患者の意志を尊重するのか，家族の意見を尊重するのかは，むずかしい判断である。

　このような場合，リエゾンナースは，双方の価値観や信念，おかれている状況などから問題を整理し，患者と家族，受け持ち看護師，医師などによる話し合いの場を設定するなどの活動を行う。

5 教育的支援

　現場の看護師たちが，心理社会的問題や精神的問題をかかえる患者・家族に対して適切なケアが提供できるよう，さまざまな教育的支援を行う。集団教育や個別教育の場面で専門的な知識や技術を提供するだけでなく，実際に面接やリラクセーションなどの直接ケアを看護師と一緒に行い，ロールモデルを示すなどの活動も行っている。

6 研究

　専門知識および技術の向上，ならびに開発をはかるために，実践の場における研究活動を行う。また，看護の質の向上をはかるため，研究に関する専門知識やスキルを現場の看護師に提供したり，協力して研究活動を行ったりする。

C リエゾンナースの活動の実際

ここでは，ある総合病院に勤務する岸さんの事例から，リエゾンナースがどのようなケースに取り組んでいるのかをみてみよう。

① 精神疾患をもつ患者が一般病棟で治療を受けるとき

> **事例①-1** 精神科病院から消化器内科病棟に入院した杉下さん
>
> ＜胃管の挿入時に暴れだす＞
>
> 杉下さん(50代男性)は，20代から精神科病院に入退院を繰り返している統合失調症の患者である。精神症状は落ち着き，病棟での生活も自立していた。
>
> ある日，朝食後に杉下さんが急に嘔吐した。腹痛と腹部膨満があったため主治医は腸閉塞を疑い，総合病院に救急搬送することになった。
>
> 外来で麻痺性腸閉塞と診断された杉下さんは，消化器内科病棟に緊急入院となった。内科医は個室のほうが刺激が少なくてよいのではという意見だった。しかし差額ベッド代がかかることから，付き添ってきた精神科病院の看護師に意見を求めると，「杉下さんは，いまはとても落ち着いていて，精神科病院でも大部屋で過ごしているため，個室でなくてもだいじょうぶ」とのことだった。
>
> そこで4床部屋に入室することになった杉下さんだったが，看護師が輸液の点滴の針を刺そうとすると，「なんで？」といやがるしぐさをみせた。「食事のかわりですよ」という説明で点滴についてはなんとか納得したが，次に胃管を鼻から挿入しようとすると，杉下さんは突然ベッドから起き上がって手を振り上げ，どなり声をあげて看護師をけろうとした。すぐに看護師長に連絡が行き，リエゾンナースが呼ばれることになった。

1 精神疾患をもつ患者の心理と医療者の反応

患者の身になって考えてみる▶ 緊急入院となった患者は，ただでさえ不安のなかにいる。急激な身体の変調と環境の変化が重なれば，精神疾患をもたなくても不安や恐怖心でいっぱいになるだろう。点滴や胃管の挿入は医療者としてはごく日常的な処置でも，患者からすれば「なにをされるかわからない」と思える恐ろしい処置である。杉下さんが自分の身をまもろうとする反応をみせたのは，自然なことである。

互いが恐怖にとらわれる▶ このとき，医療者側に，「統合失調症患者は幻覚や妄想があって説明を理解できない，いつ暴れだすかもしれない」といった先入観があると，この反応をすぐさま暴力とみなして対応しがちである。おおぜいに取り囲まれたり拘束さ

れたりすれば，患者はますます恐怖にかられて抵抗することになる。つまり，患者 - 医療者の双方が恐怖にとらわれてしまうのである。

2 リエゾンナースのかかわり

リエゾンナース▶
の判断
　消化器内科病棟の看護師長に呼ばれ，かけつけたリエゾンナースの岸さんは，「杉下さんが暴れたのは，痛みで不安になり，状況の理解ができずにさらに不安になったため」と判断した。そして，こわがっているスタッフより自分がかかわったほうが安全だろうと考え，杉下さんに声をかけることにした。

事例①-2

＜杉下さんが暴れた理由＞

　岸さんは杉下さんにゆっくり近づき，自己紹介したうえで，「この前，吐いたのは腸が詰まってしまったからなので，しばらくは食べたり飲んだりしないで安静にする必要があります」と話しかけた。そして，そのために管を入れたり点滴したりする必要があることを，杉下さんの反応をみながら，絵に描いてわかりやすい言葉で説明をした。

　さらに岸さんは，点滴も管も苦しいしわずらわしいのはわかるが，しんぼうしてほしいこと，点滴は痛みを軽くするために入れてあるので，抜かないでほしいこと，針先に痛みがある場合は教えてほしいことを，杉下さんが了解できたことを確かめながら伝えた。

　杉下さんは岸さんの説明を聞いて，こう話した。

　「わかった。おなかは痛いし，食べればもどしてしまうし，身体がどうかなってしまうんじゃないかって心配で，『おなかをみてもらいましょう』って言われて，来たらそのまま入院になってしまった。お医者さんも看護師さんも知らない人ばかりで，手に針を刺されて……。説明してくれたからなんとかがまんしたけど，鼻からなにか入れられそうになって，びっくりして手で振り払ったんだ。そしたら，白衣の人たちがわぁーっと来て，こわかった。はじめて精神科の病院に入院したときと同じ。注射されて保護室に入れられるのかと思った」

　岸さんが，「それであんなに暴れてしまったんですね。看護師さんたちもびっくりしていましたよ」と返すと，「足げりしたのはわるかった。でも，ほんとにこわかった。こんなふうに説明してくれたらよくわかったよ。腸が詰まるなんてことがあるんだね」と申し訳なさそうに小さな声で語った。

　杉下さんに必要だったのは，このような説明と対話だったのである。

事例①-3

＜かかわりを担当看護師にみてもらう＞

　リエゾンナースの岸さんは，杉下さんに，腸の動きが戻ってきたら管を抜いて

食事がとれるようになるが，はじめは流動食で，徐々におかゆになり，ふつうの食事ができるようになったら退院できることを説明した。

そこで，担当看護師が再び胃管の挿入を試みると，今度はスムーズにいって直後に多量の排液があり，杉下さんは「らくになった」とホッとした表情になった。そこで，岸さんは，苦しいのをこらえてくれたことをねぎらい，挿入部位を鏡に映して見せて，杉下さんに管を触ってみるようにすすめた。杉下さんはおそるおそる触ってみて，納得したようだった。

岸さんは，今後しばらくは日中毎日，杉下さんの顔を見に来るが，なにか落ち着かなくなったり，ぐあいがわるくなってきたりしたら，病棟の看護師に伝えてほしいと話した。杉下さんは「昔は幻聴が聞こえて，イライラしたことがよくあったけど，いまはまったく聞こえないよ。そうだ，なにも飲めないのなら薬も飲めないんだね。調子がわるくなったら知らせるよ」と話して，ウトウトしはじめた。

担当看護師は，岸さんに「あんなに落ち着いて会話ができるんですね。表情もやわらいで別人のようでした。不安だったこともよくわかりました。胃管を入れるときは苦しいですよね。私たちもちゃんと説明しているつもりなんですが，早口で間がないとよく言われます。今回も確認しながら話していたつもりだったんですが……。杉下さんへの対応については，記録にきちんと残して，看護計画にも反映させて看護師の間で共有していきますが，わからないことや不安なことがでてきたら，また相談させてください。毎日来てもらえるのは安心です」と話した。

このように患者だけでなく，看護師が安心して対応できるように支援することも，リエゾンナースの重要な役割である。

その後，杉下さんはいったん退院したが，今度は食思不振となり，精査目的で再入院することになった。このとき杉下さんは，なじみの岸看護師(リエゾンナース)に会えると期待しながら病院へ向かったのだった。

② 手術後の患者にせん妄がみられるとき

事例②　外科病棟の金井さん

＜頻繁にナースコールを鳴らす＞

金井さんは60代の会社経営者である。前立腺がんの手術が無事に終わった翌日の午後には，「部下と仕事の打ち合せをしないといけない」と言って，病室(個室)で会議をしていた。

だが，夜になると，何度もナースコールを鳴らし，「身体が熱い。氷を持ってこい」「もっと軽い毛布はないのか」などと命令口調で，自分の手の届くところ

にあるティッシュを取ることまで看護師に要求した。そして，看護師が病室を出るとすぐにナースコールがあり，「毛布の位置がわるい」などというので，夜勤の看護師は疲労困憊していた。

　午前3時過ぎには妻に電話をして，「パソコンを持ってこい。会社がつぶれてもいいのか」とどなるので，妻があわてて面会に来たという。妻は，「入院する前は『仕事のことは問題ないからだいじょうぶ』と言っていたのに」と，当惑していた。

受け持ち看護師は，入院して仕事が思うようにできないストレスで金井さんが易怒的になっているのではないかと思ったが，これが続くと困ると思い，リエゾンナースに相談をしてみることにした。

　相談依頼を受けたリエゾンナースの岸さんは病室に金井さんを訪ね，「患者さんたちの睡眠の問題などに専門的にかかわっている看護師です」と自己紹介し，前の晩の睡眠状況について聞いた。すると，金井さんは「眠れなかった。俺がパソコンを持ってこいと電話したと，今朝，妻から聞いたが，自分では覚えていない」と話した。

　金井さんは，口調は穏やかだが，病衣がはだけていても気づかないようで，点滴ルートをしきりに気にしていた。そこで，点滴ルートが不快なのかと聞くと，「この管の黒いのは虫じゃないのか」と言う。また，長い会話になると，話にまとまりがなくなっていった。

　別室で妻から話を聞くと，「どなるような人ではないんです。会社は順調ですし，昨日はなんのために職場の人を何人もよんだのかわからなくて。先ほどは虫がいると言ってショックでした。認知症が始まったのでしょうか」と不安気な表情をしていた。

　岸さんはこのやりとりからせん妄を疑い，せん妄を引きおこす可能性のある飲酒の問題や，入院前から服用していた薬剤を確認したが，そういった問題はなく，入院前の生活で軽度認知障害を疑うエピソードもなかった。ただし，その日の血液検査データでは電解質異常が認められた。

1 せん妄とは

せん妄とは▶
軽い意識障害

　せん妄は，軽い意識障害により，周囲の状況を十分に認識できなくなる状態である。せん妄の発症には，①準備因子，②直接因子，③促進（誘発）因子の3つがからむ（▶表14-2）。

　せん妄の発症率は，年齢や基礎疾患により異なる。病院などでの臨床場面で多くみられるにもかかわらず，認知症やうつ病と間違われやすく，発見率は低いのが現状である。せん妄には，過活動型，低活動型，混合型の3つのタイプがあるが，とくに低活動型せん妄は気づかれにくい。

　せん妄と認知症との鑑別を表14-3，低活動型せん妄とうつ病との鑑別を表14-4に示す。

▶表 14-2　せん妄の 3 因子

因子	内容	代表例
①準備因子	器質的脳障害の罹患や既往などによる本人の発症しやすさ	高齢，認知症（認知機能障害），脳器質性疾患の既往（脳梗塞，脳出血，頭部外傷など），アルコール多飲，せん妄の既往
②直接因子	せん妄の発症に直接つながる因子	身体疾患，薬剤，手術，アルコール（離脱），電解質異常
③促進（誘発）因子	せん妄の発症を促進（誘発）する因子	身体的苦痛（不眠，疼痛<ruby>疼痛<rt>とうつう</rt></ruby>，便秘，尿閉，視力・聴力低下など），精神的苦痛（不安，抑うつなど），環境変化（入院，ICU，騒音，不動化など）

（井上真一郎：せん妄とは？──薬物療法の前提となる臨床事項．月刊薬事 62（8）：14，じほう，2020 を参考に作成）

▶表 14-3　せん妄と認知症の鑑別

	せん妄	認知症
意識障害	あり	なし
発症	急性	ゆるやか[1]・慢性
症状の動揺	多い（夜間に増悪）	少ない[2]
経過	多くは一過性[3]	慢性かつ進行
身体的要因	あり	なし
会話	まとまりがない	繰り返しが多い
幻視	ときに出現	少ない（レビー小体型認知症を除く）
脳波	徐波化	正常～軽度徐波

1）脳血管性認知症，レビー小体型認知症などでは，急性の発症がある．
2）アルツハイマー型やレビー小体型認知症では，経過中に症状の変動がみられる．
3）せん妄で，持続した認知機能障害や，認知症への移行もまれではない．
（井上真一郎：せん妄とは？──薬物療法の前提となる臨床事項．月刊薬事 62（8）：14，じほう，2020 を参考に作成）

▶表 14-4　低活動型せん妄とうつ病の鑑別

	低活動型せん妄	うつ病
意識障害	あり	なし
発症	急性	亜急性（週単位でゆるやか）
日内変動	夕方～夜間に増悪	午前がわるい
抑うつ気分	なし	抑うつ気分，悲哀感，罪責感
表情	ぼんやり，無表情	暗い，元気がない
認知障害	より重度で広汎	軽度
脳波	徐波化	正常

（井上真一郎：せん妄とは？──薬物療法の前提となる臨床事項．月刊薬事 62（8）：14，じほう，2020 を参考に作成）

2 リエゾンナースのかかわり

● リエゾンナースのアセスメントと計画・目標の提案

せん妄の悪化・ ▶
遷延化の予防

転倒事故などの二次的な障害を予防するためにも，せん妄に，いち早く気づき，悪化したり遷延化したりしないように対処することが重要である。

図14-1は，せん妄へのアプローチを，前述の3因子をもとに図解したものである。せん妄の発症の予防には，①準備因子に着火させないようにする，②原因となる直接因子を取り除くことが必要である。一方，せん妄の悪化および遷延化の予防には，③促進(誘発)因子にはたらきかけることが必要になる。薬物による対処は，この図でいえば，放水をして一時的に火の勢いを抑えるようなものであり，ケアによって促進因子である油の注入をとめることのほうが重要であることがわかる。

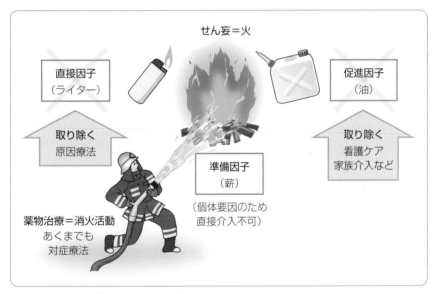

▶図 14-1　せん妄の3因子とアプローチ

📖 NOTE
せん妄とベンゾジアゼピン系薬剤

睡眠薬や抗不安薬として用いられるベンゾジアゼピン系薬剤には，いくつかの使用上の注意点があり，せん妄の発症もその1つである。しかし急に中止すると，かえって強い不眠になる反跳性不眠が発生したり，ふらつきによる転倒の危険性が高まったりするため，とくに高齢者の場合は注意が必要である。

日本ではベンゾジアゼピン系薬剤の安易な処方が問題となっており，2018(平成26)年4月以降，1年以上連続して同一の成分を1日あたり同一量で処方した場合，処方料・処方箋料が減算されることになった。

リエゾンナースの▶
見たて
　金井さんは手術後であり，電解質異常も認められること，病室を会社だと思い込んだり，昼夜逆転して幻覚もあることから，せん妄を発症していると考えられた。せん妄は，手術後にさまざまな要因が重なると生じやすい。金井さんは，せん妄による混乱で自分自身のおかれた状況が把握できないまま，術後疼痛や出血，膀胱留置カテーテルによる激しい苦痛から不安や焦燥感が増し，易怒的になっていると思われた。

計画・目標の提案▶
　岸さんは，病棟の看護師からの情報，妻から聞いた金井さんの性格や病歴，生活習慣などをふまえ，受け持ち看護師に以下の 4 つの計画と目標を提案した。
　(1) せん妄を改善するため，せん妄の促進因子を減らしていく方策を考える。
　(2) 金井さんと妻の不安軽減をはかるため，リエゾンナースが直接 2 人に面接し，せん妄について説明する。
　(3) 精神科医へ相談し，精神科的治療を導入する。
　(4) 看護師が金井さんのケアで直面している困難さを改善するため，リエゾンナースを含めたカンファレンスの機会をもち，金井さんとスタッフ双方の状況理解を進めて，ともにせん妄予防・改善の環境調整に取り組めるようにする。

● せん妄を改善するためのケア

基本的ニーズの▶
充足と環境調整
　せん妄の促進因子を減らすために，岸さんは受け持ち看護師とともに次のケアを計画した。
　①電解質異常や発熱，痛みや不快感の早期発見と対応を行う　せん妄をおこした金井さんは，軽い意識障害から苦痛や不快を適切に伝えられない可能性があるため，フィジカルアセスメントをていねいに行う。膀胱留置カテーテルの固定位置を工夫したり，かぶれにくい絆創膏にかえたりするなど，痛みや不快感をできるだけ減らす。
　②本人の生活習慣を聞き，不安を軽減できるものがないか検討する　金井さんに日ごろ大事にしている生活習慣はないかを聞く。すると，「これまで就寝前と起床時に 1 杯の白湯を飲む習慣を欠かしたことがなかった。白湯を飲むとホッとできる」との発言があったため，その習慣を続けられるようにスタッフで話し合う。
　③病室を安心できる環境に近づけ，現実検討を高める工夫をする　環境の変化は不安を高めるため，金井さんが毎日読んでいた新聞や，自宅で使っていた枕やタオルケット，白湯を飲んでいたコップなどを持ってきてもらい，病室を安心できるなじみのある環境に近づける。また，せん妄状態をアセスメントする際には，本人の自尊心を傷つけないよう，日付や時間を直接質問するのではなく，「日が長くなったので，18 時でも明るいですね」などと，日常会話のなかでさりげなく時間に関する話題を盛り込むなどの方法をとる。

● カンファレンスの開催

リエゾンナースの岸さんは，病棟の看護師が金井さんのケアで直面している困難さを改善するため，金井さんの主治医，精神科医，受け持ち看護師などによる合同カンファレンスの開催を提案した。

合同カンファレンスでは，まず岸さんから，受け持ち看護師と計画したせん妄を改善するためのケアについて説明し，「夫が認知症になったのでは」と不安がっていた妻への対応として家族面接を行うことを提案した。次に，受け持ち看護師が，せん妄の促進因子を減らすために，①ルート類が気にならないよう，できるだけ患者から見えない位置に固定すること，②夜間の睡眠確保のため，点滴は日中だけにすることを提案した。

つづいて，精神科医が，抗精神病薬の服用によって精神運動興奮をしずめ，睡眠を改善することを提案した。

主治医は，これらの提案に賛同し，処方される抗精神病薬の作用・有害反応について，全員で情報を共有した。

● 家族面接

合同カンファレンス後，岸さんと受け持ち看護師は，金井さんの妻と面接し，せん妄についての情報提供を行った。すると妻は，「認知症ではないのですね」と安堵した様子で，早速，自宅の枕やタオルケットなどを持参して病室の環境づくりを看護師と一緒に行ってくれた。また，金井さんが白湯を飲んでいたコップ，自宅で使っていた卓上ポットを持ってきて，いつもの時間に白湯が飲めるようにしたりして，日中の覚醒を促すためのはたらきかけに協力してくれた。

● せん妄の改善と退院

その後，金井さんはぐっすり眠れるようになり，「寝る前の白湯と薬のおかげかな。しっかり眠れたら，頭がすっきりしたよ」と笑顔を見せた。そばにいた妻も「ホッとしました」と言った。その後の術後経過はよく，検査データも改善したため，順調に退院することができた。

③ 痛みのために患者が「死にたい」と訴えているとき

事例③-1 整形外科病棟の本田さん

＜生きていてもしかたがない，死んだほうがまし＞

本田さんは，80代の女性である。5年前から膝の痛みで整形外科を受診していた。2年前には脚のつけ根の痛みや股関節の動きのわるさを感じるようになり，

変形性股関節症と診断された。医師は手術をすすめたが，「この歳だし，いまさら手術なんて，それも人工関節だなんてこわいし，第一痛い思いはしたくない」と乗り気ではなく，手術の件を先のばしにしてきた。そして，痛みに耐えつつ，自分のことは自分でするなど，自立した生活を送っていた。しかし，娘たちから「まだまだ元気でいてほしい，孫の成長も見まもってほしい」と説得され，今回はしぶしぶ手術に同意したのだった。

　手術は無事に終了し，術後せん妄も軽くすみ，出血や神経麻痺もみられなかった。ところが，痛みどめの薬を服用しても，痛みがなかなか引かなかった。本田さんは「痛い，動けない」と言って，起き上がろうとしなかった。毎日のリハビリテーションも拒否し，離床は進まなかった。

　術後 1 週間が経過したが，状況に変化はなかった。本田さんは「もっと動けるようになると思っていたのに，痛くて痛くて。こんなはずではなかった」と言い，食欲も落ちていった。そして，「生きていてもしかたがない，死んだほうがまし」などと死を口にするようになった。病棟の看護師たちは「うつ病ではないか」「自殺してしまうのではないか」と不安をつのらせて対応に困り，精神科リエゾンチームに相談することにした。

1 痛みのためにリハビリテーションをこばむ患者の心理

　整形外科の治療は，かなり痛みと出血が伴うことがあり，疼痛管理をしながらリハビリテーションを進めていく必要がある。本田さんが受けた人工関節置換術の場合，手術翌日には離床し，2 日目からリハビリテーションを開始するのが一般的であり，リハビリテーションが進めば，逆に痛みも軽減していくものである。

▶早期リハビリテーションが負担となることも
　そうはいっても，高齢者にとって早期の離床とリハビリテーションは心身ともに負担が大きく，「痛くてどうにもならない。これでどうやって動けっていうのか」といらだちをぶつける患者も多い。

　また，術中・術後の出血により，術後 1 週間ほどはヘモグロビン値の低下が続くことがある。その場合は，倦怠感やふらつきが強く，自分の身体が「なにかおかしい」と感じるにもかかわらずうまく訴えられず，その結果，「動けない」という表現につながる場合もある。

▶患者と看護師のすれ違い
　しかし看護師たちは，動こうとしない患者に対して，「痛みどめの薬はきちんと飲んでいるから，疼痛管理はできているはず……」「もっとリハビリテーションをすればよくなるのに……」などと考えがちである。そして，筋力低下やリハビリテーションが進まないことにあせるあまり，患者にいらだちさえおぼえるようになってしまうこともある。このような患者と看護師のすれ違いは，患者の意欲をますます低下させる。

2 痛みのために「死にたい」と訴える患者の心理

痛みは意味づけ▶によってかわる　疾患や治療に伴う痛みは，たとえばがん性疼痛など，整形外科以外のさまざまな領域で生じ，不安や抑うつなどの反応を引きおこすことも多い。これらの反応が生じたときは，痛みそのものへの対応よりも，本人が痛みをどう意味づけているかが重要になる。たとえば，痛みを自分への罰や攻撃のように受け取っている場合は，ますます抑うつ的になる。

本田さんの発言の▶背景　本田さんのように手術に乗り気でなかった人が，手術後の痛みに直面して「手術をしなければよかった」と悲観的になってしまうことはよくある。とくに本田さんの場合，手術前は，膝や股関節の痛みが数年来ありながらも，身のまわりのことは自力で行うことができていた。それが手術後，一時的にせよ，自分の身体が思うように動かなくなり，なにをするにも他人のたすけを借りなくてはならないという状況になったのである。そのため，これからの生活に悲観的になり，「生きていてもしかたがない。死んだほうがまし」という発言につながったことが想像できる。

看護師たちの反応▶　一方，病棟の看護師たちは，本田さんの食欲が落ち，死を口にするようになったことに不安をつのらせた。「うつ病ではないか」「自殺してしまうのではないか」とこわくなり，そして，「どのように声をかけてよいのかわからない」「自分の発言で傷つけてしまうのではないか」というおそれから，本田さんへのかかわりに消極的になってしまった。看護師のなかには「精神科に転棟させたほうがいいのでは」と言い出す者もあらわれた。このような状況で対応に困り，精神科リエゾンチームに相談することになったのである。

3 リエゾンナースのかかわり

事例③-2

＜本田さんの状況と看護師の不安＞

　精神科リエゾンチームが本田さんを回診したところ，本田さんに術後せん妄はみられず，その様子から死にたい気持ちはそれほどせっぱつまったものではないと判断された。本田さんは手術前，比較的活発な生活を送ってきたようなので，現在の状況にとまどって悲観的になり，その結果，意欲が低下しているのではないかと思われた。そのため，抗うつ薬は処方せず，まずはしっかりと疼痛管理をしながら支持的にかかわっていくのがよいという結論になった。

　リエゾンナースの岸さんから回診の結果を聞いた病棟の看護師は，抗うつ薬は必要ないというリエゾンチームの判断に，「確かにそこまでうつが強いとは思いませんが，死にたいって言っているので，いちおう危険なものは棚にしまい，ナースコールはコードの短いものにしています。頓用の痛みどめの回数はもう少し増やせると思います」と言った。

　　岸さんは，病棟の看護師の不安げな様子が気になった。実は，数年前にこの病棟でがん患者が自殺したことがあったのである。岸さんは，本田さんの心身の状態を共有する目的で，看護師長にカンファレンスを提案した。このカンファレンスには，患者の希死念慮に対する病棟の看護師の不安を受けとめるという，もう1つの目的があった。そうすることで，病棟の看護師たちが本田さんに落ち着いた対応できるようになることを期待したのである。

看護師たちの不安や葛藤にも対応▶　　リエゾンナースの役割は，コンサルティの直接的な相談内容に対応するだけでない。そのなかでコンサルティの教育的支援や，コンサルティのケアも重要な役割である。そのため，看護師たちの不安や葛藤にも目を向け，対応する必要がある。

事例③-3

＜看護師たちのエンパワメント＞

　　カンファレンスは，リエゾンナースの岸さんと看護師長，病棟の看護師たちが参加して行われた。まず岸さんが本田さんの回診の結果を報告したあと，「変形性股関節症の人工股関節全置換術後のケアや疼痛管理については皆さんのほうが専門家で，私が言うまでもないのですが……」と前置きしたうえで，次のように続けた。

　　「患者さんは何年もの間痛みをがまんしつづけてきて，手術でやっと痛みから解放されると期待していた人が多く，手術後も痛みやだるさが続くことにとまどったり，裏切られたような気持になったりすることがあります。とくに，本田さんのようにあまり乗り気でないまま手術を受けた人は，『こんなに痛いならば手術をしなければよかった』と後悔し，うらみに思う気持が出て，余計に痛みを強く感じるということもありえます」

　　本田さんが痛みを理由に動かないこと，死にたいと口にすることの背景に気持ちを向けたいためだった。

　　すると，1人の看護師が「でも，痛いからって『死にたい』っていうのは，ちょっとひどくないですか」といらだった口調で言った。

　　岸さんは，「たしかに『死にたい』と言われると不安になりますよね」と受けとめ，「でも，本田さんが『死にたい』と言うとき，私にはそんなに差し迫った感じはしませんでした。自殺を考えているというよりは，身体が自分の思うように動かないことにやけをおこしているというか，やつあたりをしているというか……。そんな感じがするのですが，皆さんはどうですか」と言った。すると，看護師たちはうなずいていた。

　　岸さんは，次のように続けた。

　　「本田さんは，これまで痛みをかかえながらも他人に頼ることはせずに自力でやってきた人なので，排泄や移動など日常的なことにいちいち看護師の手を借りなくてはならないこと自体が受け入れられず，自分にいらだっているのかもしれ

ません。それに，『これからどうなるのか』と不安になって，なにもする気になれないのかもしれません。だから，本当に死にたいと思っているわけではないにしても，落ちこんでうつ的になっているのは間違いないと思います」

しばらく岸さんの話を黙って聞いていた先ほどの看護師は，「本田さんが『死んだほうがまし』と言うのは，『思うように動けなくてもどかしい』ということかもしれませんね」と言った。ほかの看護師からは，本田さんが日常生活のなかで少しずつ「自分でできるようになった」と感じられるようになることが大事なのではないかという意見が出てきた。

そして，「理学療法士に，痛みが軽くなるようなポジショニングを教えてもらったらどうか。日常生活でリハビリテーションになるような活動はないか聞いてみてもいいかも」「食べものはなにが好きなのか，少しでも口に入りそうなものはないか，本人に聞いてみよう」「自宅ではなにをして過ごしていたかをケアマネジャーに聞いてみるのもいいんじゃないか」といったアイディアがつぎつぎと出てきた。こうして，看護師たちが意欲と希望を取り戻していくのがわかった。

看護師がみずから ▶ 患者の痛みには，身体的な痛みのほかに，それを増強させる心の痛みやスピ
乗りこえていける リチュアルペイン（▶NOTE「スピリチュアルペイン」）とよばれる生や死にまつわる
ように 痛みがある。それらを理解したうえで，それぞれにはたらきかけることが痛みのケアには不可欠である。しかしそれは，看護師に身体的にも精神的にも余裕がなければできるものではない。リエゾンナースは，痛みのケアについて直接助言するのではなく，看護師たちの自身の不安や苦痛などを理解したうえで，看護師たちがみずから乗りこえていけるように支援するのである。

📖 NOTE
スピリチュアルペイン

痛みには「身体的な苦痛」「精神的な苦痛」「社会的な苦痛」，そして「スピリチュアルな苦痛」（スピリチュアルペイン）があり，それらが相互に影響し合ってさまざまな痛みとなってあらわれる。

人は心身ともに健康なときには死のことなどを忘れて生活しているが，死に直面するような事態のなかで，人生の意味や生きる目的への疑問，価値の変化，罪の意識，死の恐怖，その人の死生観からくる恐怖などの，人間の存在そのものにかかわる実存的な苦痛を経験する。これがスピリチュアルペインである。これらはがんの終末期だけでなく，大きな病気や喪失を体験したときにいだく葛藤のなかで生じる。すなわち，自分らしさを喪失し，こうありたいと思う自分とは異なる自分を生きていく苦痛や，おきてしまったことに対する後悔，なんの役にもたたないという無力感，誰もわかってくれないと感じる孤立無援感などの苦しみ，死んだらどうなるのかという恐怖などがそこにはある。認知症では，言語化できず，行動・心理症状（BPSD）の悪化で表出されることもある

痛みのケアでは，患者自身がありのままの自分を受け入れられるように，その人のトータルな痛み「全人的な苦痛」を理解したケアが必要になる。

④ 怒りで患者がチームを分裂させるとき

事例④　緩和ケアを目的として入院した中村さん

＜看護師に怒りをぶつける＞

　中村さんは70代の男性患者である。70歳で大腸がんの手術後，外来で化学療法を受けていたが，骨転移が見つかり，積極的治療が困難と告知された。今回は，緩和ケアを目的に2週間前に入院してきた。

　中村さんは，幼少期から経済的に恵まれず，家計を支えるために若いころから働きづめで，病気になるまではみずから創業した店を経営していた。病気の治療を機に経営権を息子にゆずったものの，闘病中もずっと店に顔を出していた。しかし，今回は激しい痛みのため動くこともできなくなり，精査した結果，骨転移が見つかって入院になったのである。

　相談に来た看護師長によると，中村さんは入院時より緩和ケアチームがかかわり，痛みはやわらいでいたものの，表情はけわしく近寄りがたい雰囲気だったという。看護師に怒りをぶつけることも多く，よくナースコールを鳴らしては文句を言うとのことだった。とくに若い看護師がかかわると，血圧をはかる際に声をかけただけで「さっさとやれ！」とどなったりするが，ベテラン看護師の場合は会話に応じることもあるとのことである。また，看護師長が病室のラウンドをした際に，「昨日と今日では看護師の対応が全然違う」と苦情を言い，「ベテラン以外の看護師は受け持ちをさせないでくれ」と要求したとのことだった。

　そんな中村さんに若い看護師たちがおびえてしまっていることに気づいた看護師長は，このままではチームが機能不全になりかねないと心配して，リエゾンナースに相談することにしたのだった。

1　おこる患者の心理と看護師の反応

**中村さんの▶
怒りの理由**　中村さんのような易怒的で「どなる患者」に対し，看護師はつい「どなられないように」「おこらせないように」と身構えてしまい，なるべく接触する時間を少なくしようとしてしまいがちである。また，患者をおこらせまいとすればするほど，緊張してミスが生じ，患者をますますおこらせるという悪循環も生じやすい。

　こうしたときに，患者の状況を思いやることはなかなかむずかしい。けれども，中村さんは「もはや積極的な治療はできない」と聞かされ，骨転移があって激しい痛みのコントロールが必要な状況の人である。「どうして自分だけがこんなつらい思いをしないといけないのか」という怒りや，死への不安と恐怖，そして自分ではどうすることもできないという無力感，絶望感をいだいていてもおかしくはない。

中村さんのように，元来しっかり者で，人に頼ることをしないでやってきた人は，自分からたすけを求めることに慣れていないことが多く，痛みや症状でしか不安を訴えられないことがある。ところが本当のつらさはそこにはないので，痛みを軽くしようとする看護師にさえも，どうしてわかってもらえないのかといらだつのである。

なぜ，対応を▶
分けるのか

一方，若い看護師は，なにをしてもおこってばかりの中村さんへの対応におびえ，困り果てていた。しかも，中村さんはわざわざ，受け持つのはベテラン看護師だけにしろと，チームを分裂させるような要求をしてきたので，若い看護師は中村さんと接触したくなくなっていた。

このように，周囲の人々を「よい人」と「わるい人」に分ける患者はめずらしくない。こうした行動は，感情を2つに分裂（スプリッティング）させることで無意識の葛藤が生み出す不安を防衛しようとする心の動きと関連している。

中村さんの場合は，死に直面して誰かに甘えてすがりたいという気持ちと，自分の無力さを感じながらも甘えることができず，いらだつ気持ちとが葛藤していたのではないだろうか。ベテラン看護師は中村さんの甘えの対象となり，若い看護師はいらだちの感情の対象となったと考えられるのである。

しかし，このような中村さんの対応をこのままにしておくと，チームの分裂を生んでしまう。中村さんから「嫌われた側」は，自分がだめなスタッフとレッテルをはられた屈辱を感じながらも，かかわらずにすむという思いをもつかもしれない。一方，「気に入られた側」は，いつ嫌われる側になるかもしれないとおそれながら，また自分ばかりと負担を感じながら受け持つことになる。

2 リエゾンナースのかかわり

計画と目標の提案▶
リエゾンナースの岸さんは病棟におもむき，看護師たちそれぞれの思いを聞いた。そして，中村さんの性格や病歴などの情報と照らし合わせて，以下の3つの計画と目標を看護師長に提案した。

(1) 中村さんの不安を低減するため，岸さんが定期的に支持的面接を行う。

(2) 病棟看護師の不安や緊張をときほぐし，中村さんのおかれている状況を理解できるよう，岸さんと緩和ケアチームとが同席した話し合いの機会を病棟で定期的にもつ。

(3) 妻も中村さんの言動に困惑している様子なので，退院後，妻が患者を支えることができるよう，岸さんが面接を行い，病棟看護師も積極的に妻に声をかけるようにする。

● リエゾンナースの個人面接

岸さんとの病室での個人面接が始まると，最初のうち中村さんは自分からはなにも語りたがらず，背中を向けて寝てしまうこともあった。だが，病室訪問を繰り返すうちに雑談ができるようになり，「若いころから苦労をしてきて，

どうして何度もこんな苦しみにあわなければならないのか」とこぼすようになった。そして，「考えると腹だたしく，どうしてよいかわからなくなる」と言うのであった。どうやら，そういう気分になったとき，ナースコールに手がのび，看護師に文句を言うようであった。

また，これからどうしたいかと聞くと，「家に帰ると家族に迷惑をかけるだけだ……」と，言葉をにごした。

● 病棟でのカンファレンス

緩和ケアチームと合同のカンファレンスでは，看護師たちは口々に中村さんとのかかわりについて，「何回もナースコールで呼ばれ，訪室するとどなられてばかり。どうかかわったらいいのかわからずいやになる」「昨日と今日では看護師の対応が全然違うと苦情を言われる」「できればかかわりたくないと思うけれど，そういうわけにもいかない」と，ふだんは口にしないネガティブな感情を語りだした。

ひととおりつらい思いを語った看護師たちは，自分だけが患者に対して怒りや嫌悪感をいだいていたわけではないことに気づいて安心する一方で，中村さんがめずらしく感謝の言葉を口にしたことがあったことを思い出した看護師もいた。

そこで，岸さんは，中村さんが昔から甘えたくても甘えられないできた人であること，死に直面したことで不安や恐怖，無力感を感じているだろうこと，妻にさえ痛み以外のつらさを言えずにいることについて説明し，中村さんは自分でもどうしてよいかわからず，頼りになる看護師を求めているのだろうという考えを伝えた。看護師たちは，全部とまではいかないまでも，中村さんの思いが少し理解できたようで，今後，目に余るようなときには看護師長に入ってもらうとして，「もうしばらくがまんしてかかわるしかないわね」ということになった。

その後も，中村さんは看護師たちを困らせる行動を続けていたが，そのつど岸さんは看護師たちが互いの感情を語り合えるよう話し合いの場を設け，情緒面でサポートした。

● 家族面接

リエゾンナースの岸さんは妻との面接も始めた。すると，妻も中村さんの骨転移に心を痛めていたが，その一方で，おこって痛みばかりを訴える中村さんに対して，どうすればよいのか途方に暮れ，入院できたことでほっとしているようだった。いまはなんとか痛みがやわらいでいるが，1人で歩くこともむずかしい状態であり，おこりっぽくなってもいるので，自宅でみるのはむずかしいとのことだった。

岸さんは，妻の当惑と苦しみを受けとめるとともに，「そんな中村さんにど

のように対応していけばよいかを一緒に考えていきましょう」と伝えた。その後，妻は退院後の療養生活についても，少しずつ現実的に検討することができるようになっていった。

D｜看護師のメンタルヘルスへの支援

1 看護師のストレスとメンタルヘルス

看護師のさまざま▶
なストレス

看護師は，人間の生死にかかわり，しかもけっしてミスの許されないという，ストレスフルな状況につねにさらされている。

不規則な交代勤務は，生活リズムの乱れや疲労を引きおこす。ワークライフバランスをめぐる私生活上の問題も生じやすく，通常よりも大きな家族葛藤にさらされ，それがストレスを増幅させることもある。

職場の人間関係も，看護師のストレスの一因である。医師をはじめとする他職種との関係はむずかしく，治療とケアのいずれを優先するかをめぐる価値観の衝突が生じることも多い。同僚・先輩・上司との人間関係上のトラブルなどもある。

さらに近年は，医療にも市場経済原理の導入が進み，効率化が求められ，病棟の急性期化が一層進むなど，看護を取り巻く環境が急激に変化し，新たなストレスを生み出している。

このような状況のもと，看護師のメンタルヘルスの維持・向上が，燃えつき症候群(バーンアウト)や離職防止のためだけでなく，患者へのケアの質向上のためにも不可欠の重要課題となっているのである。

2 看護師のメンタルヘルスへの支援

日本では，2000(平成12)年の「事業場における労働者の心の健康づくりのための指針」をきっかけに，職場における労働者の心の健康への支援の取り組みが始まり，医療の現場でも積極的なストレスマネジメントの必要性が認識されはじめた。

リエゾンナースに▶
よる支援

医療の現場の看護師のメンタルヘルス支援は，リエゾンナースの大きな役割の1つである。リエゾンナースが行う看護師のメンタルヘルス支援は，組織的取り組みと個別的取り組みに大別される。

組織的取り組みとしては，リエゾンナースは組織の一員として看護管理者が行う職場のラインによるケアを支援し，看護師のサポート体制の整備などを行

う。

　個別的取り組みとしては，看護師個人のセルフケアを高める活動や，一般の事業所では産業医や衛生管理者が行うようなスタッフの個別相談，復職前後のフォローアップ，ストレスマネジメント研修などの教育的支援を行う。

　職場における看護師のメンタルヘルス支援の重要性が高まるなか，リエゾンナースに期待される役割は大きくなっている。たとえば，リエゾンナースが新卒看護師の入職時オリエンテーションの際，看護師の心の健康に関する講義を行ったり，新卒看護師のセルフケア能力向上と職場への適応促進を目的としたピアサポートグループを企画・実施したりすることが多くの施設で行われ，新卒看護師の離職防止に効果を上げている。中途採用者の職場適応を促進するためグループをリエゾンナースが企画・実施している例もある。

看護師の支援者▶
でもある
　このように，リエゾンナースは医療の現場において「看護師の支援者」という役割も果たす。現場で看護師がいきいきと意欲をもって働きつづけることができるよう，個々の看護師が組織のなかで「自分は意味ある存在」と感じられるよう，ストレスにさらされながらも孤立無援の状態にならずにつながりを実感できるような支援を行う。こうした看護師の支援を通じて，ケアの質向上に寄与しているのである。

┃┃ ゼミナール

✎ 復習と課題

❶ 身体疾患患者の示す身体症状にはどのようなものがあるか，まとめておこう。

❷ リエゾン精神看護とはなにか，リエゾンナースにはどのような役割があるか，まとめておこう。

❸ 看護職のメンタルヘルスへの支援で，リエゾンナースはどのような役割を果たしているだろうか。

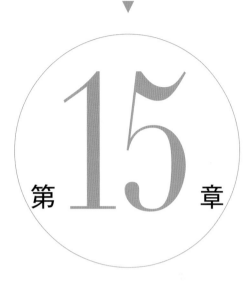

第 15 章

災害時の
メンタルヘルスと看護

本章で学ぶこと　□災害とはなにか，災害がもたらす身体的・精神的・社会的影響について学ぶ。
　　　　　　　　　□災害時の心のケアとはなにか，危機に直面した人々への支援の具体的方法について学ぶ。

　災害 disaster とは，さまざまな原因によって，多くの人々の命や安全がおびやかされ，社会生活に深刻な被害がもたらされて支援を必要とする事態をさす。

　一方，災害に似た言葉に緊急事態 critical incident という言葉がある。日本語では「惨事」と訳されることもある。欧米では身近な人の自殺，暴力，大規模な事故，犯罪，事件への遭遇なども含めて，個人の通常の対処能力をこえる危機的なできごとを，心のケアが必要な緊急事態ととらえている。

　本章は災害時の心のケアを中心に取り上げるが，このような緊急事態や危機に遭遇した人々にも同様のケアが必要であることを念頭においてほしい。

A 災害時における心のケア

　災害の規模は，死傷者の数や被災した土地建物の数や面積などではかられることが多い。しかし，2011(平成 23)年の東日本大震災の直後に公刊されたランセット誌の論説には，1991 年のチェルノブイリ原子力発電所事故の心理的影響は，放射線被曝による生物学的なリスクに比べて不つり合いに大きなものであったとする国際原子力機関の調査結果が紹介されている。国連のチェルノブイリフォーラムの報告でも，事故の公衆衛生への影響のうち最大のものはメンタルヘルスへの影響であったと記されている[1]。

① 災害時における心のケアの必要性

きっかけは阪神・▶
淡路大震災
　日本で災害時の「心のケア」が注目されるようになったきっかけは，1995(平成 7)年 1 月の阪神・淡路大震災であった(▶1 巻：第 1 章，9 ページ)。

　発災直後には，突然の大災害で命の危険にさらされたり家族を失ったりした人たちのトラウマによる急性ストレス反応への対応が課題であった。

長期的な心のケア▶
の必要性
　その後しばらくすると，それに現実生活のストレスが加わった。生活物資の不足や情報の混乱，避難所での集団生活のストレス，復興住宅での孤立，家屋の復旧や仕事の見通しがたたないことの苦悩などから，飲酒によるトラブルや

---

1) Kirsten, B. at all.: 25 years after Chernobyl: lessons for Japan?. *The Lancet*, 12(5): 416. 2011.

うつ病，さらには自殺などの問題が表面化してきた。

こうして，生活支援も含めた被災者とその地域全体への中長期にわたる心のケアの必要性が明らかになってきたことから，2004(平成16)年に全国にさきがけて災害時の心のケアに関する研究や相談，人材育成，情報発信などにあたる「兵庫県こころのケアセンター」が開設された。

以後，東日本大震災後には「ふくしま心のケアセンター」が，2016(平成28)年の熊本地震後には「熊本こころのケアセンター」が設けられている。

② 災害時の心のケアにおける個人とコミュニティの視点

コミュニティ全体が危機にさらされる ▶ たとえ直接的な被害が一部の人にとどまったとしても，災害はコミュニティ[1]全体に大きな影響を及ぼす。

最近では，2019年に中国武漢市付近で発生し，やがてパンデミックとよばれる世界的な感染拡大がおこった新型コロナウイルス感染症(COVID-19)においてみられた，感染者や医療従事者へのバッシング，自粛警察とよばれた地域住民の敵意に満ちた過剰な不安反応などもその1つである。

コミュニティ全体がケアの対象となる ▶ そこで，支援する場合も，被害を受けた個人だけでなく，コミュニティ全体の文化や歴史，経済，社会状況なども考慮に入れた，社会学や地政学[2]的な視点や公衆衛生的なアプローチが求められる。

アメリカの精神科看護師であり，ロサンゼルス郡の精神科救急チームの一員でもあるロモ D. Romo は，被災者とコミュニティの回復プロセスを以下のように示している(▶表15-1)。

被害の内容や程度の違いによって，幻滅期などには同じ被災者のなかに分裂が生じ，相互不信におちいることもある。

また，1人ひとりの反応は，①経験したできごとの性質と深刻さ，②過去のつらい体験，③日常生活での周囲の人々からのサポート，④身体的健康，⑤本人や家族のこれまでのメンタルヘルス上の問題，⑥文化的背景や伝統，⑦年齢などによっても違ってくる[3]。こうしたことから，災害時には被災者1人ひとりに合ったケアが求められる。

---

1) ここでいうコミュニティとは，自治体などの地域社会だけではなく，病院あるいは病棟，施設，会社，学校，教会などの場や組織，団体を含む。

2) 地理的な環境が国や国際社会などに与える政治的・軍事的・経済的な影響を研究するもの。たとえば，首都直下地震の影響の規模と広がりは，人里離れた地域での地震とは違ってくる。

3) 世界保健機関，戦争トラウマ財団，ワールド・ビジョン・インターナショナル編著，国立精神・神経医療研究センター訳：心理的応急処置(サイコロジカル・ファーストエイド)フィールドガイド，2011年(https://saigai-kokoro.ncnp.go.jp/pdf/who_pfa_guide.pdf)(参照 2020-08-19)

▶表 15-1　被災者とコミュニティの回復プロセス

英雄期 災害直後	自分や家族・近隣の人々の命や財産を守るために，危険をかえりみず，勇気ある行動をとる。
ハネムーン期 1 週間〜6 か月	劇的な災害の体験を共有し，くぐり抜けてきたことで，被災者同士が強い連帯感で結ばれる。援助に希望を託しつつ，がれきや残骸を片づけ助け合う。被災地全体が暖かいムードに包まれる。
幻滅期 2 か月〜1, 2 年	被災者の忍耐が限界に達し，援助の遅れや行政の失策への不満が噴出する。人々はやり場のない怒りにかられ，けんかなどのトラブルも起こりやすい。飲酒問題も出現する。被災者は自分の生活の再建と個人的な問題の解決に追われるため，地域の連帯や共感が失われ，被災者への差別や排斥が起こることもある。
再建期 数年間	被災地に「日常」が戻り始め，被災者も生活の立て直しへの勇気を得る。地域づくりに積極的に参加することで，自分への自信が出てくる。ただし復興から取り残されたり，精神的支えを失ったりした人には，ストレスの多い生活が続く。

(デビッド・ロモ：災害と心のケアハンドブック，第 2 版. p. 14, アスク・ヒューマンケア，2011 による)

③ 災害弱者としての精神障害者

　　災害時には，高齢者や障害者が犠牲になる割合がそれ以外の人々に比べて高くなることがわかっている。東日本大震災では，犠牲者の過半数を高齢者が占めた。また，宮城県沿岸部の大震災による死亡率は，総人口あたりでは 0.8% であったが，障害者手帳所持者では 3.5% となっている[1]。

　　なかでも精神障害者は，権利を侵害されやすい社会的弱者であると同時に，**災害弱者**(▶Column「災害弱者と人権問題」)でもある。もちろん，精神障害者が災害において皆なにもできない無力な存在であるという意味ではない。むしろ，災害にみまわれた精神科病院で，患者たちが積極的に職員に協力してくれたという証言は数多くある[2]。

精神科病院が ▶
機能を失う
　　しかし，精神科病床数の多い日本では，いったん大規模な災害がおこると，多くの精神科入院患者が巻き込まれることになる。まして鍵がかかった建物からの迅速な避難は容易ではない。

　　東日本大震災では，東北地方の多くの精神科病院が倒壊したり，電気やガス，水道などのライフラインが遮断され，食料もないまま何日間も孤立状態に陥ったりした。具体的な数は公表されていないが，地震や津波の直接の被害だけでなく，その後の停電などによる飢えと寒さで肺炎などをおこして死亡した高齢患者も含めると，震災により死亡した精神障害者はかなりの数に上るものとみられている。

---

1) 宮城県：東日本大震災に伴う被害状況等について(2012 年 2 月 28 日現在). なかでも聴覚障害者の死亡率が最も高かった。
2) 一般社団法人日本精神保健看護学会：精神科病院で働く看護師のための災害時ケアハンドブック. 2015.

故郷を追われた▶
患者たち
　また，福島第一原子力発電所の周辺地域にあった精神科病院では，入院患者は着の身着のままカルテもなく，診断名や治療内容はおろか，氏名，住所，家族の連絡先さえわからないまま，東京や近県の病院に移送された患者もいた。

　一方，地域で暮らす精神障害者のなかには，環境の変化や刺激の多い場所を嫌って避難所に入ることをこばんだり，逆にほかの被災者から拒否されたりして入所できない人もいた。入所できたとしても，慣れない避難所生活で不安定となったり白い目で見られたりして，避難所にいられなくなった人も多く，障害者のための福祉避難所（▶NOTE「福祉避難所」）が設けられた[1]。

　しかし，人に対して警戒心の強い精神障害者が，見知らぬ人の支援をすぐに受け入れるのは困難な場合が多い。当時，被災地へ救援におもむいた精神科看護師は，福祉避難所で出会った精神障害者について次のように語っている。

> 　現地スタッフからの情報では，指がちぎれているらしいということだったのですが，声をかけても毛布から出てこない。それでしかたなく，そばに1日中付き添って……。2日目にやっと指だけ出してくれて，それで処置することができたんです。それから，現地のスタッフがケアできるところまでつなげることができました。

　このように，災害時には，被災して動揺する人々へのケアと，精神障害をかかえる被災者のためのケアが同時に求められる。これは，精神看護の神髄が発揮される場面でもある。また，心のケアを必要とするのは，被災者だけではな

Column　災害弱者と人権問題

　災害弱者 disaster vulnerable population とは，災害からの影響をほかの人々に比べて不当に大きくこうむる人のことをいう。「弱者」という用語は差別的で，避けるべきという意見があり，「災害対策基本法」では，「要配慮者」「避難行動要支援者」という言葉が使われている。しかしそれは，「弱い」ことを「わるい」こととみなすにひとしい。そこで，本書ではあえてこの言葉を用いることにした。

　東西冷戦後の1993年6月にウィーンで開催された世界人権会議で採択された「ウィーン宣言および行動計画」では，あらゆる人権侵害に対する勧告がなされ，自然災害と人為的災害についても国連憲章と国際人道法の原則にのっとって被災者に人道支援を行うことの重要性が強調されている。

　2000年9月，国連総会で決議採択された国連ミレニアム宣言では，「自然災害，ジェノサイド，武力紛争，その他の人道的緊急事態」において不つり合いに被害をこうむる「弱者の保護」がうたわれた。つまり，配慮や行動支援の問題ではなく，人権の問題としてとらえるべきなのである。

1）内閣府：福祉避難所の確保・運営ガイドライン．2016．

い。救援におもむいた人々も同様に必要となる(▶381 ページ)。

④ 災害派遣精神医療チーム(DPAT)の活動

災害時に派遣され▶
る精神科医療専門
チーム

阪神・淡路大震災の際に,初期医療体制の遅れから数百名もの「避けられた災害死」があったと推定されたことから 2005(平成 17)年に創設されたのが,災害派遣医療チーム(DMAT[1],ディーマット)とよばれる「災害急性期(おおむね 48 時間以内)に活動できる機動性をもつ医療チーム」である。

これに対して,被災者と支援者を対象として精神科医療を専門的に行うのが,**災害派遣精神医療チーム(DPAT[2],ディーパット)**である。東日本大震災を機に 2013(平成 25)年,厚生労働省は DPAT を各都道府県に整備することを決定し,国立精神・神経医療研究センターが DPAT の活動拠点となる「災害時こころの情報支援センター」(以下,センターという)を設置した。

その後,DPAT の活動はセンターから DPAT 事務局に引き継がれ,センターは 2018(平成 30)年より「ストレス・災害時こころの情報支援センター」に名称を変更し,災害以外のさまざまなトラウマや重度のストレスに関しても活動の範囲を広げることになった。現在は WHO と連携して災害時の心理的応急処置(PFA▶382 ページ)の研修,普及活動を行うとともに,災害後の心理的リカバリープログラムにも取り組んでいる。

自然災害だけで▶
なく,事件・事故
にも対応

一方,DPAT も自然災害だけでなく,航空機・列車事故,犯罪事件などの集団災害の際に被災地域に入り,精神科医療および精神保健活動の支援を行う専門チームとして再編されている。

NOTE
福祉避難所

福祉避難所とは,市町村が「災害救助法」に基づき必要に応じて開設する二次的な避難所である。保健福祉センターや民間の福祉施設などに設置され,障害者や高齢者,妊産婦や乳幼児,難病をかかえた人や病弱な人とその家族らのうち,一般の避難所生活が困難な人が対象となる。福祉避難所に入るかどうかは,まずは一般避難所で生活したうえで,自治体側が判断し選考する。

しかし,福祉避難所が設置された施設にも本来の業務があり,介護や特別な配慮を必要とする人を多く受け入れる余裕がないことも多い。そのため,利用者が押し寄せたりしないよう,福祉避難所についての情報を住民に公表しない自治体もあり,災害のたびに問題となっている。

---

1) DMAT:disaster medical assistance team の略。
2) DPAT:disaster psychiatric assistance team の略。

　　　DPATは，専門的な研修・訓練を受けた精神科医[1]，看護師，業務調整員（ロジスティクス▶NOTE「ロジスティクス」）を含めた数名で構成され，各都道府県および指定都市が管轄する。

　とくに，被災地域の精神科医療の供給体制が壊滅的な被害をこうむった際に派遣され，個々の被災者への専門性の高い精神科医療の提供や精神保健活動の支援のほかに，その地域全体の精神保健医療ニーズのアセスメント，ほかの保健医療体制との連携，各種関係機関などとのマネジメントなども担う。1チームの活動期間は，移動の2日を含めて，1週間が標準である（▶図15-1）。

B｜災害にみまわれた人の心理とケア

① 災害にみまわれた人の心理

1 被災直後の心的反応：急性ストレス反応

　　　被災した人の反応は，基本的には心的外傷（トラウマ）への反応（▶1巻：第2章，43ページ）としてとらえられる。

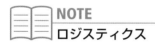

NOTE
ロジスティクス

　ロジスティクスとは，もともとは軍事用語で兵站と訳され，武器や食料などの物資を後方から前線へと補給する活動のことを意味する。ビジネス用語としても用いられるが，災害救援においては医療救援チームが活動するうえでのマネジメントを担う。自治体や病院などの事務職員が選ばれることが多いが，その任務は車の運転から輸送路の確保，関連機材や必要物資の調達と管理，本部や派遣先との連絡，情報の収集と記録，伝達，データ管理など多岐にわたり，優秀なロジスティクスの存在が救援活動の成否を握っていると言っても過言ではない。それだけ心身のストレスも大きいが，専門家チームのなかではその役割が十分評価されなかったり，職場に戻ってからの心理的影響への配慮がなされなかったりする現状がある。岩手医科大学に災害時地域医療支援教育センターが設置され，災害医療ロジスティックの研修が行われている。

---

[1] とくに先遣隊のリーダーを担う精神科医は精神保健指定医であることという条件がついている。

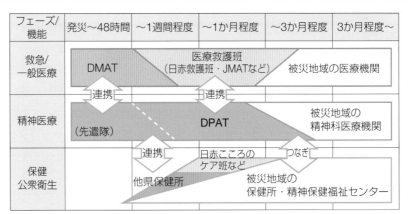

▶図 15-1　DPAT の活動時期とおもな連携体制

直後の急性スト▶
レス反応

被災直後には，発汗，動悸（どうき），頻脈，徐脈，吐きけ，めまい，過呼吸などの生理的な反応の一方で，「自分は死んでしまうと思い込む」「強度の不安や恐怖に圧倒され，身体も心もかたまってしまう」といったことがおこる。失立，失歩，失声などに加えて，失聴，失明などの知覚の喪失がみられることもある。

さらに，心理面では以下のような反応がみられる。

①解離症状　上記の麻痺症状のほか，現実感がなくなる，周囲でおこっていることに対して無関心・無感動になる，被災した際の記憶がない，ものごとの動きがゆっくりに感じられたりするなどの症状がみられる。

②侵入症状　寝ていても，苦痛で恐ろしい場面が悪夢となってよみがえってくる。苦痛な体験につながる場所，光景，人物，音，におい，振動などに反応し，あたかも，いまそれがおこっているような感覚（フラッシュバック）が繰り返し生じる。

③過覚醒症状　たえず警戒し緊張しており，ちょっとしたことに驚く。いつもピリピリして，ときに怒りを爆発させる。眠れない，すぐ目がさめるなどの睡眠障害，集中力低下，注意散漫などがおこる。

④回避症状　苦痛なできごとについて思い出したり，考えたり，話したりすること，思い出させる場所や場面を避けようとする。人との接触を避け，引きこもる。

⑤抑うつ症状　気分が落ち込み，わけもなく涙が出る，喜びや興味関心がもてなくなる。自分はひとりぼっちと感じる。空虚感，無力感，絶望感，生きのびたことへの「生存者の罪悪感」（サバイバーズギルト）などもあり，希死念慮

がわく。

　　⑥**軽躁状態**　被災直後には，生きのびるのに必死のあまり，あるいは対応に追われて，疲れや眠け，空腹感を感じない，時間の感覚もなくなり不眠不休で働く，といったことはよくある。これらは抑うつへの防衛反応（反動形成）ともみられる。気分が高揚し眠らなくても平気になる，多弁・多動になる，危険をかえりみず英雄的な行動にかられるといった状態がみられる。ときに衝動的な買い物，ギャンブル，性行動などにはしったり，アルコールや薬物への依存が生じたりすることもある。これらも抑うつや過覚醒状態に対する対処行動とも考えられる。

非常事態への ▶
自然な防衛反応

　　こうした急性ストレス反応は苦痛なものではあっても，非常時における自然な防衛反応である。誰にでもおこりうるものであり，たいていは時間の経過とともに軽くなっていく。精神医学的には，3日以上1か月ごろまで続く場合は急性ストレス障害，1か月以上持続するようであればPTSDとみなされることになる。

2 災害により大事な人と死別したり多くの犠牲者が生じたりしたときの反応

　　とくに災害により大事な人を失ったり，おおぜいの死者が出た場合には，以下のような反応がみられ，一部は何年も続いたり，年月を経てPTSD様の反応が出てくることがある。

> ・茫然自失し途方にくれる。感情が麻痺する。
> ・亡くなった人や，その死に責任があると思う人に強い怒りを感じる。
> ・吐きけ，倦怠感，ふるえ，脱力感などの強い身体的反応がおこる。
> ・自分が生き残ったことに対して，罪の意識をもつ。
> ・痛切な悲しみ，怒り，恐怖など，嵐のような感情がわいてくる。
> ・病気やけがをしやすくなる。
> ・仕事の能率が低下する。決断することが困難になる。
> ・望まないときにまで，亡くなった人のことが心にうかぶ。

　　思春期や子どもの場合，自分や生き残った親が死ぬかもしれないと不安になったり，愛着の対象から離れることを極度に不安がるようになったりすることがある。

　　なお，直接被害はなくても，ニュースなどで繰り返し被害の様子を見たり，聞いたりするだけでも同じような反応がおこりうるので，注意が必要である。

3 支援者の二次的外傷性ストレス

　　災害においては被災者だけでなく，その支援にあたる人々も，すさまじい被害を目撃したり，被災者の痛ましい経験を聞いたりして，二次的なトラウマを負う可能性が高い。ときには，当の被災者から罵倒されたり，拒絶されたりして傷つくこともある。

　これらは**二次的外傷性ストレス**，あるいは**共感ストレス**とよばれるものである。なんとかたすけたい，なにか役にたちたいと思うがゆえに，なにもできないことに大きな無力感と罪の意識をもち，打ちのめされてしまうのである。そして，救援にあたる人々への社会の称賛が，かえって自身の無力感と罪悪感に追い打ちをかける。しかも，被災者に比べれば自分の苦しみはなにほどのものではないと思うために，誰にも打ち明けられず，うつ状態になってしまう人も少なくない。

　つまり，心のケアは支援者にも必要不可欠なのである。この二次的外傷性ストレスについては，終章で詳しくみていくことにする。

② 災害急性期の心のケア
——サイコロジカル‐ファーストエイド(PFA)

1 PFA とはなにか

PTSD にまで ▶
発展しないように
　災害時における心のケアの目的は，被災者の苦痛や不安をやわらげ，適応的な対処を促すことでレジリエンスを高め，回復を支援することにある。そうして，一時的な急性ストレス反応が PTSD やより深刻な病態にまで発展するリスクを低めようとする。

　災害直後に提供されるのが，**心理的応急処置**(サイコロジカル‐ファーストエイド，**PFA**[1])とよばれる急性期ケアである。日本では，WHO の『心理的応急処置フィールドガイド』[2]と，アメリカの支援団体による『災害時のこころのケア——実施の手引き』[3]が出版されている[4]。

援助者の役割 ▶
　両方とも，スタッフとしてであれ，ボランティアとしてであれ，なんらかの組織だった災害救援活動の一員が行う活動が想定されており，被災者がその場で支援にあたるようなケースや，個人として現地で有志のボランティア活動をするようなケースは想定されていない。とくに後者の『手引き』では，PFAの提供者は自分の専門家としての役割をこえるようなことはしてはいけないと

---

1) PFA：psychological first aid の略。
2) 世界保健機関，戦争トラウマ財団，ワールド・ビジョン・インターナショナル編著，国立精神・神経医療研究センター訳：心理的応急処置(サイコロジカル・ファーストエイド)フィールドガイド，2011 年(https://saigai-kokoro.ncnp.go.jp/pdf/who_pfa_guide.pdf)(参照 2020-08-19)
3) アメリカ国立子どもトラウマティックストレス・ネットワーク，アメリカ国立 PTSD センター著，兵庫県こころのケアセンター訳：災害時のこころのケア——サイコロジカル・ファーストエイド 実施の手引き，原著第 2 版. 医学書院，2011.
4) WIIO 版は，おもに戦争や内戦に伴う難民などを対象とした国際的な救援活動を想定しているのに対して，アメリカ版はおもにアメリカ国内の災害やテロの被害者を対象としており，内容的にも多少の違いがある。

明記されている。

　一方，WHO のフィールドガイドでは，PFA は専門家にしかできないものではなく，「同じ人間として行う人道的で支持的な対応」であると記されている。

　以下は，おもに WHO のフィールドガイドを参考にみていく。

2 PFA で行うこと

　PFA では，以下のことを行う。

◉ 安全，尊厳，権利を尊重する

　PFA を提供する場合，安全，尊厳，権利をまもることが第一である。ときには，差し迫った危険を避け，安全を確保することが優先されることもある。

　コミュニケーションをとるに際も，無理じいしないこと，侵入的にならないことが重要である。しかし救援者は，つい気がはやってしまうので，「はりきらない」「出しゃばらない」ということを肝に銘じておくとよい。

◉ 相手の文化を考慮して，それに合わせて行動する

　自分の知らない土地へおもむく場合はとくに，その文化や伝統を尊重し，服装や言葉づかい，あいさつの仕方やふるまい方(身体に触れることなど)についての決まりごとや慣習にならう必要がある。

　日本でもところによっては精神障害への偏見が強く，「心のケア」という言葉にさえ拒否反応をみせる人がいることもある。被災者の反応を「症状」として語らないことも重要である。病気扱いされたと感じて怒りだす人もいる。

◉ そのほかの緊急対応策を把握する

　救援におもむく前には，被害の状況や，自分たちがこれから行くのはどのような地域か，どのような活動を行うのかについてだけでなく，現地で利用できるサービスや支援についても情報提供(ブリーフィング)を受ける必要がある。命にかかわる重傷者や，混乱して自分を傷つけたり他者を傷つけたりする危険性がある人などを見つけた場合には，緊急に専門的な支援につなげることが最優先されるからである。そして，現地で自分に必要となるものはすべて自分で持って出かける。

◉ 自分自身のケアを行う

　責任ある支援を行うには，自分自身の心身の健康を保つことも任務のうちである。支援にはさまざまなストレスがあり，自分で自分をケアすること，ケアされることが重要なのである(▶386 ページ)。

3 PFA の活動原則

　PFA の活動の原則は「見る」「聞く」「つなぐ」である。

◉ 見る

　「見る」目的は，①安全確認，②明らかに急を要する基本的ニーズがある人の確認，③深刻なストレス反応を示している人の確認である。

よく見てから▶
行動する

　まずは自分の気持ちを落ち着け，ひと呼吸おいてから周囲の状況を見きわめ，行動する。1人ひとりに注目するだけでなく，その場の雰囲気や全体の動きに注意をはらうことも大切である。

● **聞く**

　支援を要すると思われる人を見つけたときは，様子を見て自己紹介し，話しかけてもよいか聞いてから，安全な距離を保ちながら近づく。簡潔な言葉でおだやかに，思いやりをもって接することを心がける。

　いきなり気がかりなことはないかと聞くよりは，食事や水，衣類や毛布など，現実に必要としていそうな物についてたずねることから始めると，比較的受け入れられやすい。また，被災者が皆，援助を求めていると思い込まないことも大事である。本人ができることや望まないことまで，行うべきではない。

つらい体験に▶
ついて無理に
語らせない

　また，つらい体験を無理に語らせることはしない。しかし，話をしてはいけないわけではない。相手が話したいことをきちんと受けとめて聞くことは，気持ちを落ち着かせるためのたすけになる。ただ，本人が話すことで疲れてしまったり，あとになって話しすぎたと後悔したりしないよう，適度なところで話をきり上げるのも大切である。深刻な反応をみせている人には，ただ黙ってそばにいるだけで十分なこともある。

● **つなぐ**

必要なニーズが▶
満たされるよう
手だすけをする

　食べものや水，衣料品，安全で衛生的な環境などの基本的ニーズが満たされるような援助につなげることも「心のケア」となる。ただし，できるだけ自分で問題に対処できるように援助することも，無力感に圧倒されている人の支援では重要である。

適切な対処法を▶
知らせる

　また，適切な対処法について話し合い，飲酒や喫煙，1日中寝ている，どなる，引きこもる，働きつづけるなどの対処の仕方はやめてもらうようにする。必要な情報を提供したり，人々を結びつけたり，社会的支援につなげたりする。とくに活動に期限がある場合には，次の支援者につなげる必要がある。

倫理的配慮も大事▶

　話を聞くときにはプライバシーに配慮することや，聞いたことをむやみにほかの人に話さないことも重要である。ただし，例外もあり，任務上，聞いたことを記録したり報告したりする場合や，ほかの専門家につないだり，スーパーヴィジョンを受けたりする場合には，チームや関係者間で情報が共有されることになる。この場合，共有される個人情報は必要最小限のものに限り，関係者全体で守秘義務をもつことになる。このように，専門家集団全体で守秘義務をもつことを「集団守秘義務」という。

③ 病院が被災したとき

　日本精神保健看護学会では，東日本大震災で勤務中に地震と津波被害にあった精神科病院の看護師たちにインタビューし，その証言をもとに『精神科病院

で働く看護師のための災害時ケアハンドブック』[1]（以下，ハンドブック）を作成した。そこには，発災直後から72時間を直後期，それから1か月程度を急性期として，その時間経過にそった必要な対応が示され，さまざまな事例も紹介されている。

　ここではハンドブックを参考に，精神科病院における災害時の対応とケアについて，みていくことにする。

1 直後期（発災直後～72時間）の対応

　災害発生時には，生命の危機に対処することが最重要課題となる。ここでは精神科ならではの援助の留意点を示す。

患者に応じた避難誘導を行う▶　まずは，患者の身体機能のレベルと認知機能や不安のレベルに応じた避難誘導を行う。しかし，大きな災害がおきたときは，誰もがパニック状態になり，訓練もマニュアルも役にたたなくなることが多い。安心感を高めるために，患者のそばに落ち着いていること，声をかけつづけることが重要である。スタッフがきちんと事態を説明することも心がける。

ときには患者の力を借りる▶　ときに患者の力を借りながら協力してことにあたるのもよい。ハンドブックでも，長期入院の患者が互いに注意し合ったり，スタッフに協力してくれたりしたと記されている。

ケアにあたる際の注意点▶　自身も被災者であることをかえりみず，不眠不休で救護にあたるスタッフが多い。だが，あとになって体調をこわしたりうつ状態になったりする可能性があるので，意識的に時間を決めて休息をとり，交代するようにする。空腹や疲労感を感じだすのは，発災から2日～4日ほどたってからといわれている。

2 急性期（72時間～1か月程度）の対応

新たな日常を取り戻す▶　直後の生命の危機を脱したころの時期には，清潔で安全な生活環境の確保と新たな日常の再構築が課題となる。できるだけ早く日々のルーティーンを復活させ，患者が参加できる活動を工夫する。また，避難生活では孤独と付き合いのバランスにも配慮が必要である。

3 次なる災害に備えて

　災害後は，次なる災害に備えて問題点を洗い出し，さまざまな防災・減災対策を講じる。

日常をかえていくことが災害予防になる▶　なかでも，地域の防災計画と連携して，協力体制をつくっておくことも重要である。東日本大震災の際，地域との交流があまりない精神科病院では，外部からの援助をなかなか受け入れようとしないところもあった。

1）一般社団法人日本精神保健看護学会：精神科病院で働く看護師のための災害時ケアハンドブック，2015.

閉鎖病棟の患者をいざというとき鍵を開けて逃がすのは，スタッフにとっても勇気がいることだが，ふだんからスタッフの指示なしに自発的に行動することに慣れていない患者は，こうした災害時には逃げおくれてしまう。日常的に開放的な処遇をこころがけ，患者が自主的に行動するような習慣をつくっておくことが，最良の防災対策なのである。

C 支援者のメンタルヘルスとケア

① 緊急事態ストレスマネジメント(CISM)の方法

大規模な緊急事態では，救助にあたる消防士や救命救急士，警察官，救急部門の医師・看護師，救援ボランティア，さらには研究者や報道関係者などもPTSD を発症する危険性がある。

そこで，その危険性を最小限にするための体系的で包括的な介入プログラムとして考案されたのが，①事前の準備，②危機状況での介入，③事後のケアの3 段階からなる**緊急事態ストレスマネジメント(CISM**[1])である(▶表 15-2)。アメリカでは聖職者がチームに入っていることも多く，教育や産業などの分野でも緊急時の標準的ケアとして用いられている。

② CISM の介入方法

CISM に含まれる介入方法について説明する。

● ブリーフィング

緊急事態が発生した際に行う状況説明や情報提供のことをいう。救援におもむく前には，現地の状況についての情報と今後おこりうる身体的・心理的反応と対処法についてのブリーフィングが行われる。また，緊急事態に巻き込まれた人々には，できごとをめぐるうわさや誤った情報が流れるのをできるだけ抑えるため，明白な事実だけを伝え，複雑な心理的反応については簡潔に伝える。さらにケアが必要と思われる人には，ディブリーフィングや個人カウンセリングをすすめる。病棟などでのクライシスグループもこれに近い。

● ディモビライゼーション[2]

現場から離れたところで，心理的・生理的な極度の緊張をひとまずときほぐす過渡的な介入であり，もとの生活に戻れるように心理的な移行期を設け，区切りをつけさせるために行う。

---

1) CISM：critical incident stress management の略。
2) ディモビライゼーション demobilization は「動員解除」「役割解除」という意味である。

▶表 15-2 緊急事態ストレスマネジメント（CISM）の主要な要素

介入方法	時期	実際の行動	目標	対象
危機前準備	危機が生じる前の段階	危機に対する準備	生じうる事態に備える対処法を改善するストレスマネジメント	グループ組織
危機管理ブリーフィング（被災者・救援者以外の人々に向けて）	いつでも	緊急事態発生時対応（45～75分間）	全員集合，情報の提供，反応についての教育，対処するための資源の説明	大グループ組織
ディモビリゼーション（任務解除）スタッフのコンサルテーション（救援者に向けて）	任務のシフト交代時	緊急事態発生時対応（10～20分間）	情報提供と助言，心理的な支援，栄養のある食事の提供ストレスマネジメント	大グループ組織
ディフュージング	危機が去ったのち（6～12時間以内）	一般的には症状に焦点をあてる（20～45分間）	情報の提供，症状の緩和トリアージ	小グループ（6～8人）
緊急事態ストレスディブリーフィング	危機発生後（1～10日後）（大災害時は3～6週後）	一般的には症状に焦点を当てる緊急事態に焦点をあてることもある（1～3時間）	心理的な安定，症状の軽減，教育トリアージ	中グループ（10～30人）
個人を対象とした1対1の危機介入	いつでも，どこでも	症状に焦点をあてる	症状の緩和できれば以前の機能の回復必要があれば専門家への紹介	個人
聖職者による危機介入	いつでも，どこでも	必要な時にいつでも	信仰に基づくサポート	個人グループ
家族 CISM	いつでも	症状，あるいはできごとに焦点をあてる	サポートとコミュニケーションの促進症状緩和可能ならば心理的な安定をはかる必要に応じてさらに専門家を紹介する	家族組織
組織に対するコンサルテーション				
フォローアップ，紹介	いつでも	一般的には症状に焦点をあてる	精神状態の評価，必要に応じてさらに高いレベルのケアを提供する	個人家族

（J・T・ミッチェル，G・S・エヴァリー著，高橋祥友訳：緊急事態ストレス・PTSD 対応マニュアル——危機介入技法としてのディブリーフィング．金剛出版，2002 による，一部改変）

　　食事と休憩をとり，身体的な極度の緊張をほぐすとともに，これからおこりうる心理上の問題について説明し，ストレス解消法や相談機関について情報提供する。この場で緊急ケアが必要な人を見つけることもできる。

● ディフュージング[1]

　緊急事態発生後 12 時間以内に，心理的緊張と不調和の緩和を目的として，交代で救援活動を行う場合などで，シフトが終わるごとに集まって話し合う。「荷下ろし」作業でもある。

● 緊急事態ストレスディブリーフィング(CISD[2])

　ミッチェル J. T. Mitchell によって開発された 7 段階の治療計画からなるグループ介入の方法である。おもに救援や治療にあたった人々を対象とし，目的や危険性をよく理解し方法に習熟したチーム[3]により実施される。

　グループディブリーフィングは，緊急事態が終結して 1〜10 日が経過し，同じ経験をしたチームや職場のメンバーが集まってできごとをふり返る準備が整ったころに行う。大災害の場合は 3〜4 週間たってから行われることが多い。トラウマをもたらすようなできごとに心理的に終止符を打つことが目的であり，導入→認知的介入→感情的介入→認知的介入→知的なガイダンスへと進むように，緻密に構成されている。この方法は参加者にはおおむね好評であるが，PFA の推進者からは効果が実証されていないとの批判も出ている。CISM においては，ディブリーフィングは体系だった介入の一部であり，直後に感情について深く聞きだすようなことは推奨していない。

大切なのは▶
信頼と安全感　どの方法でもつねに欠かせないのは，信頼と安全感を取り戻すための配慮である。深刻な危機を体験した人は，意識的・無意識的に記憶に封をしてしまったり，罪の意識から口を閉ざしてしまったりしがちである。無理じいはせず，自分はひとりぼっちではないこと，自分の反応は正常なもので時間とともに軽減する可能性があることを知ると，緊張がやわらぎ事態を正確に認知できるようになり，再び心理的にも行動的にも適応的に機能できるようになる。

▥ ゼミナール
✐ 復習と課題

❶ 災害が人々にストレスをもたらす要因にはどのようなものがあるだろうか。
❷ 心理的応急処置(PFA)を提供する際，とくに注意すべきことはなんだろうか。
❸ 精神科病院において，災害の危険から患者をまもるためには，どのような対策が必要だろうか。

---

1) ディフュージング defusing は，爆弾から信管 fuse を取り除くという意味から，緊張をゆるめるという意味で使われる。
2) CISD：critical incident stress debriefing の略。
3) 対象となる人々と同職種で，同じようなトラウマ体験のサバイバーが行うことが多い。

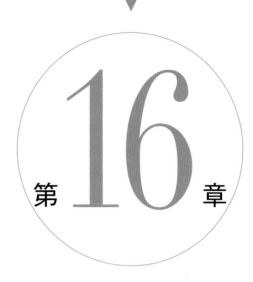

第16章

看護における感情労働と看護師のメンタルヘルス

本章で学ぶこと	□対人援助には不可欠の感情労働とはなにかを理解し，看護師がいかにして日々の実践のなかで感情の管理（感情ワーク）を行っているかを知る。
	□看護における感情労働の代償としての共感疲労の概念とその症状について知り，それに対処する方法を学ぶ。
	□感情労働は組織のあり方にも影響を及ぼすことを学ぶ。

白衣の天使か，▶
理想の母親か…？

「看護師」と聞いて，あなたはどのようなイメージを思い浮かべるだろうか。「白衣の天使」？　「ナイチンゲール」？　それとも「マザー＝テレサ」？

たいていの人が思い描くのは，やさしいほほえみと思いやりをもって，傷つき病む人々を癒し，献身的に尽くす人（とくに女性），その一方で，どんなに悲惨で目をおおいたくなるような場面にもたじろがず，勇気をもって沈着冷静に立ち向かっていく人でもあろう。

こうしたイメージは，看護という職業を，専門的な知識や技術に基づく「プロフェッション」としてではなく，「無償の愛の実践」として描き出す。それは人間にとっての理想の母親の原イメージであり，ファンタジー（幻想）でもある。看護を職業としようとする皆さんも，幼いころからこうしたイメージを刷り込まれているかもしれない。

いつも天使では▶
いられない

しかし，看護の現場に出てみると，そこには天使のイメージとはおよそかけ離れた現実がある。思いやりも大事だが，それよりもてきぱきと，しかもミスなく業務をこなしていくことが優先される現実である。それを知ったあなたは自信を失い，看護師には向いていないと思ってしまうかもしれない。

だが，考えてみよう。もし看護師が本当に天使であるならば，何年もの厳しい教育も，もちろん研究なども必要なく，ましてや高い報酬や社会的評価などを要求することもないのではないか。

看護師として生き▶
のびていくために

看護師は天使ではない。肉体も感情ももった人間であり，恐れることも傷つくこともある。限界もある。看護師として生きのびていくためには，そのことを認めたうえで，看護という仕事の特性を知っておく必要がある。それは，看護の質を向上させていくためにも，看護の仕事を社会に正しく認識し理解してもらうためにも重要なことである。

A｜看護師の不安と防衛

看護の世界に衝撃▶
を与えた報告書

1959年，ロンドンのある総合病院で調査が行われた。その病院は教育病院として高度な医療を提供していたが，看護師の離職率が高いという問題をかかえていたのである。

　　その要因をさぐるよう看護部から依頼された心理学者メンジーズ゠リス I. E. P. Menzies-Lyth（1917〜2008）は，院内でフィールドワークを行い，看護師の仕事をつぶさに観察した。その結果を精神力動的観点から分析し考察した彼女の報告書[1]は，公表と同時に激しい論争を巻きおこすことになった。多くの看護師が，その内容を自分たちへの批判と受け取ったのである。

　　その結果とは，看護師たちの仕事が業務中心で，機能別に仕事が分割され，その多くがルーティン化されていること，また，患者を名前ではなく，「腎臓の患者」あるいは「オペの患者」などと呼ぶ習慣があることなどで，彼女はこれらを患者やケアの**脱人格化**[2]と分析した。

刺激を遮断する▶
ための脱人格化
　　だが，メンジーズ゠リスは，そのことで看護師をせめているわけではない。その背後には，看護という仕事につきものの，死や患者との接触が生み出す不安があり，すべてはその不安に対する防衛なのだと彼女は分析した。看護師は身体的にも心理的にも密着した関係のなかで，患者からさまざまな転移感情を向けられる（▶第8章, 45ページ）。とくに，看護に特徴的な患者との肉体的接触は性的なファンタジーを刺激し，看護師のなかに不安や葛藤を生じさせる。看護師が能率的に仕事をこなすためには，こうした感情的刺激をある程度遮断して防衛する必要があり，その1つが脱人格化だというのである。

看護師の不安への▶
組織的防衛
　　また彼女は，看護部という組織にも注目した。その強固なヒエラルキー（階層）構造や，個人の判断よりも上からの指示やルールが優先されること，全員がユニフォームを着用すること，細かい規則やマニュアルがあることなど，軍隊とも比較される特徴をもつ看護部だが，両者に共通するのは危機に対応しなければならない組織だということである。そのうえで，短期間での病棟異動や専門性への強いこだわり，変化をきらうことなども含め，すべてが看護師たちの不安に対する組織的な防衛と彼女はみたのだった。

B｜感情労働としての看護

① 感情労働とは

　　1990年代になり，メンジーズ゠リスの論文は**感情労働** emotional labor という視点から，あらためて注目されることになった。

---

1) Menzies-Lyth, I. E. P.: A case study of the functioning of social systems as a defense against anxiety: A report on the study of a nursing service of a general hospital. *Human Relations*, 13: 95-121, 1960.
2) 脱人格化とは，相手を人格をもった人とみなさず，単なる作業対象のようにみること，または，そうした見方に基づく行為である。没個性化ともいう。同時に，そうしたケアを行う看護師自身も脱人格化される。

感情ルールにそっ ▶
て感情を管理する

　感情労働という概念は，1970年代にアメリカの社会学の分野で生まれた。肉体労働，頭脳労働につぐ，第三の労働形態である。その提唱者の1人であるホックシールド A. R. Hochschild は，感情労働を「感情が労働内容の不可欠な構成要素としてあり，適切／不適切な感情のあり方が規定されている仕事」と定義した[1]。感情労働には職務上，感情の適切さに関する感情ルールがあり，感情労働者はそのルールに従って適切に自分の感情を管理しなければならないのである。

　また，感情労働には以下のような条件がある。

(1) 対面あるいは声，もしくは文字による顧客との接触が必ずある[2]。

(2) 感情労働者は，顧客(クライエント)になんらかの感情変化を引きおこさなければならない。

(3) 雇用者は研修や管理体制を通じて，労働者の感情活動をある程度コントロールする。

客室乗務員の商品 ▶
としての"笑顔"

　対人サービスにかかわる仕事は，ほとんどが感情労働だが，ホックシールドが研究対象としたのは，ある航空会社の客室乗務員(フライトアテンダント)と事務部門の集金担当者であった。

　航空会社の第一の任務は，乗客を無事に目的地まで運ぶことである。しかし，客室乗務員の任務は，乗客が安心してくつろぐことができ，快適な旅だと感じるよう世話をすることである。そうすることで，乗客がまた次もこの航空会社を利用しようと思ってくれることが重要なのである。そのために客室乗務員はいつもほほえみを浮かべ，無理な要求をする客にも不快な表情を見せず，緊急時にも沈着冷静にふるまえるように，繰り返し訓練される。つまり，そうして維持管理される感情に商品価値があるのである。

　一方，同じ航空会社の社員でも，客から未払いの航空運賃を回収するための部署では，こわもての顔や声で客に恐怖を感じさせることもいとわない。同じ会社でも職種によって感情ルールは異なるのである。

望ましい感情を ▶
導き出す仕事

　看護という仕事は，肉体労働でもあり頭脳労働でもあるが，患者の不安をやわらげ，治療と回復への意欲を高めるために自分の感情を管理することが職務として求められている点で，感情労働でもある。そして，感情管理が上手な看護師は，自然とまわりの評価も高くなる。感情管理の仕事には，陰に陽に報酬が与えられるのである。

---

1) ホックシールド，A. R. 著，石川准・室伏亜希訳：管理される心——感情が商品になるとき．世界思想社，2000．
2) 声は電話，文字は手紙やインターネットを通じた接触のことをいう。

② 看護における感情ルール

**「看護師はおこっ▶
てはいけない」**
病院の「接遇マニュアル」には，「患者(様)にはやさしく親切に」「つねに明るくさわやかな笑顔で接しましょう」「言葉づかいはていねいに」といった項目がのっている。これこそが**感情ルール**である。看護師はこのルールにそって，自分の感情を管理しなければならない。これを**感情ワーク**という。

**暗黙のうちに▶
刷り込まれていく**
ただ，客室乗務員と違い，看護師は感情ルールを授業で教えられることも，感情ワークの演習があるわけでもない。しかし，実習中に学生が不きげんな顔をしていたり患者の前で泣いたりすると，教員や臨床指導者からたしなめられ，「顔を洗ってきなさい」などと指導される。そして学生も，いつも沈着冷静で笑顔を絶やさない(ように見える)看護師を見て，あのようになりたいと思う。看護の感情ルールはこうして伝えられ，再生産されていくのである。

**人間疎外としての▶
感情労働**
ところで，ホックシールドは，感情労働を人間疎外の1つの形態として批判している。すなわち，感情労働は，その人本来の感情を犠牲にすることでなりたっているからである。だからといって，看護から感情労働の要素を取り除くことは，現実的に可能だろうか。

③ なぜ，感情ワークが必要になるのか

**「こわい」と「た▶
すけたい」の葛藤**
仏教では，生・老・病・死の四苦を人間にとって逃れられない根本的な苦しみとしている。生まれること，老いること，病むこと，死ぬことに起因する苦しみである。医療や福祉にたずさわる者は，この四苦と向き合う仕事といってよい。

精神科でも，患者の語りを聞いていると，この世にそんな悲惨なことがあるのかと，聞いているだけで苦しくなるようなことがある。急性期の不安と混乱は，見ていてもつらく恐ろしい。

だが同時に，傷ついた人や苦しむ人を見ると，「なんとかしてあげたい」「なんとかしてあげなければ」という強い感情もわいてくる。一種の救世主願望[1]なのかもしれないが，手だすけした相手のぐあいがよくなれば自分もうれしくなり，感謝されればなおさらやってよかったと思う。こうした感情の動きは，人として自然なものであり，対人援助の基本的な動機づけともなる。

このように，患者をケアしようとするとき，無意識のうちに「見たくない」「逃げ出したい」という感情と，「なんとかたすけたい」「たすけなければ」という感情とが同時におこり，葛藤が生じるのである。その葛藤を処理すること

---

1) 自分が世の救済者になるという願望のこと。メサイアコンプレックス，救世主妄想ともいう。強い無力感からの反動形成であることもある。人を救うことで，自分が価値ある者になれると感じるのである。

が，看護師としてまずしなければならない感情ワークとなる。

　しかも，病いや障害によってみずからの無力さに直面した患者も，あたかも奇跡の万能薬を求めるように，全知全能の治療者や理想の看護師を求めようとする。そして現実がその願望にそむくものであるとわかると，裏切られたように感じる。その結果，医療者が患者から感謝されるどころか，怒りをぶつけられたり侮辱されたりすることもある。

**関係が近いほど▶
複雑な感情労働に**
　また，メンジーズ＝リスが指摘したように，患者と身体的にも心理的にも接触することになる看護師は，自分のケアが性的な親密さや個人的な好意と受け取られないよう気をつかう。ホックシールドは，「つながりが深くなればなるほど，感情ワークは多くなり，そして私たちはそのことにますます気づかなくなる」と述べている[1]。

　このように，患者をケアする限り，看護師の感情労働は避けられない。

C｜看護師の感情ワーク

① 表層演技

事例①-1　笑顔でいるのに疲れた田代看護師

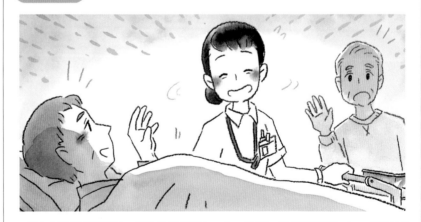

　新人の田代看護師は，朝から気が重かった。昨日，田代看護師にとってはじめてのケアが重なり緊張していたため，別の患者さんに話しかけられたのに気づかず，プリセプターに注意されてしまった。しかも，家に帰って母親に自分の状況をわかってくれないプリセプターへの不満をぶつけたところ，「注意されて当然」「看護師なんだから」と逆に叱られてしまったのだ。田代看護師は「お母さんな

1）ホックシールド，A. R. 著，石川准・室伏亜希訳：前掲書，2000.

ら私がどれだけたいへんか，わかってくれると思ったのに」と，腹がたってしかたがなかった。

　翌日，田代看護師は昨日のようなことがないようにと，いつも以上にまわりに気を配り，患者さんを見るとにっこり笑っていねいにあいさつをするようにした。すると，お昼ごろにはなんだか頭が痛くなってきた。顔もこわばり，涙が出そうになった。

やさしい看護師の▶
ふりをする
　ここで田代看護師が行っていたのは，どんなにつらくても明るい笑顔で，つねに「やさしく」「親切な」看護師のふりをするという感情ワークである。

　このように，本音とは異なる，職務上ふさわしいとされる感情を装う感情ワークを，ホックシールドは**表層演技**とよんだ。

② 深層演技

「つくりものの▶
笑顔」ではダメ
　田代看護師がこころがけた「笑顔」は，対人サービスの基本ルールでもある。航空会社の CM では，たいてい客室乗務員が乗客に笑顔をふりまいている。しかし，営業用スマイルとして公然と認められているそうした笑顔も，看護師の場合は「つくりものの笑顔」として，かえって評価を落としかねない。看護師の感情ルールとして，「まごころ」が求められているからである。

感じ方そのものを▶
かえる
　そこで，看護師は単によい看護師の「ふり」をするのではなく，自分の感情を「自然」で「心からの」ものにしようと努めることになる。感じるべきではない感情を感じないように，感じるべき感情を感じるように，感情を加工したり，ひき出したり，ときには押し殺したりするのである。こうした，感じ方そのものをかえようとする感情ワークを**深層演技**という。

> **事例①-2**
>
> **<感情を押しとどめる>**
> 　田代看護師は，大きく深呼吸して，込み上げる怒りや涙を押しとどめようとした。「看護師なんだから」という母親の言葉を心のなかで反芻して，「しっかりしなくては」と自分を励ました。そして，ナースステーションに戻って患者のカルテを見直し，もっと患者の気持ちを理解しようと決心した。

③ 「職場での自分」と「本当の自分」の分割

職場では別人格に▶
　感情労働には，「職場での自分」と「プライベートでの自分」とを分けて，ふだんとは違う仕事用の人格(仮面)を身にまとうという感情ワークもある。

事例①-3

<「個人的にとらないほうがいいわよ」>

　田代看護師は，患者への言葉づかいにも気をつかっていた。しかしある日，末期がんの患者から「その態度はなんだ！　新人看護師のくせに」とどなられてしまった。どなられる理由に心あたりはなく，ナースステーションに戻った田代看護師は師長に事情を話しているうちに，また涙がこみあげてきた。

　すると師長は，「あの患者さんはね，予後の告知をされたばかりで動揺していたと思うの。あなた個人が憎くってどなったわけではないのよ。あなたが看護師だからどなったの。個人的にとらないほうがいいわよ」となぐさめてくれた。

　師長は，ここで「個人としての私」と「看護師としての私」を切り離すことをすすめている。そうすれば，患者がどなったのは「看護師の私」であって，「ほんものの私」にぶつけているわけではないと割り切ることができ，「ほんものの私」が傷つかないですむというわけである。

感じないふりには▶
限界がある
　しかし，いくら「職場での自分」と「本当の自分」とを分けようとしても，理由なくどなられれば傷つき，腹もたち，悲しくもなる。感じないふりをすることは，自分を否定することになる。田代看護師が無理に笑顔をつくっているうちに，なぜか頭痛がして涙が出てきたように，傷ついた自己はいったん押し込められても，どこかでその存在を自己主張するようになる。

患者をあざむいて▶
いるという感覚
　しかも，職場で理想的な看護師としてふるまえばふるまうほど，「職場での自分」は「偽りの自分」という意識が強くなり，自分は患者をあざむいているという感覚がたまっていく。それは「まごころ」とは正反対の態度であり，ますます看護師失格のように思えてくるのである。

事例②　感謝されてつらくなった宮崎看護師

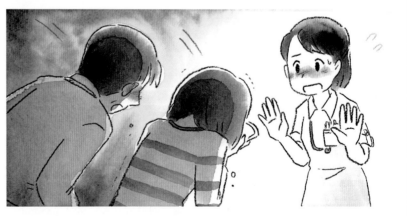

　宮崎看護師は20代の女性患者を受け持っていた。だが，病気の進行は思いのほか早く，入院してまもなく息を引き取った。数日後，その患者の両親が病棟に

宮崎看護師を訪ねてきた。娘が宮崎さんという看護師にとてもよくしてもらったと話していたので，お礼を言いに来たというのである。

宮崎看護師は，自分がその患者にほとんどなにもやってあげられなかったと後悔していたくらいだったので驚き，申しわけない気持ちになった。そして，患者の話を聞いてはいたものの，聞きながら申し送りの時間が気になったり，早く帰って夕飯のしたくをしなくてはと考えたりしていた自分が，嫌いでたまらなくなった。

偽りの自分▶
という感覚　ここで，宮崎看護師は患者や家族から感謝されたのに，逆にせめられたように感じている。患者に「よい看護師」とみられたことが，「偽りの自分」を演じていた結果であるとわかっていたために，若くして亡くなった気の毒な患者をだましていたような気がして，強烈な罪悪感をおぼえたのである。

④ 感情麻痺

恐怖を感じないよ▶
うに自分をまもる　患者の急変や事故，自殺といった緊急事態に遭遇したとき，看護師の感情も一瞬にして凍りつく。急激なストレスに対する防衛反応としての解離，つまり**感情麻痺（心的感覚麻痺）**がおこり，恐怖と動揺は瞬時に押し殺され，訓練された自動操縦モードに切りかわるのである（▶1巻：第2章，43ページ）。そして，すべてが終わってほっとしたとたん，恐怖心がわいてきたりする。

しかし，この防衛機制のおかげで，看護師は混乱することなく，てきぱきと必要な処置を確実に進めることができるのである。

D 看護における共感の光と影

① 看護師を悩ませる共感とは

目に見えない疲労▶
を残す感情ワーク　看護師の感情ルールとして最も浸透しているのは，患者に対して「共感しなければならない」というルールだろう。「共感」は「傾聴」や「受容」という言葉とセットで使われることも多い。だが，この共感 empathy という言葉ほど，実体がつかめないまま，多くの看護師を悩ませているものはない（▶第8章，47ページ）。

「共感する」とはどういうことをいうのだろう。最も単純な答えは，患者の気持ちがよくわかり，同じように感じるというものだろう。喜ぶ患者を見て自分もうれしくなる，悲しむ患者に自分も涙するといったことである。

だが，病棟には，危機的な状態から奇跡的に回復した患者もいれば，突然の死にぼう然とする家族もいる。看護師は患者の回復を心から喜んだ次の瞬間，

悲しみに暮れる家族と悲しみを共有しなければならないのだろうか。実際そういう事態はしばしばおこるが，患者の在院日数が短い病棟では，いちいち感じてはいられないということも多い。

　こうした感情ワークは，看護師の自己アイデンティティを揺るがし，目に見えない疲労を残す。それが蓄積すれば，**バーンアウト症候群（燃えつき症候群）** burnout syndrome として知られる，対人援助職者のメンタルヘルス上の問題につながっていく危険性もある。

②共感のさまざまなかたち

巻き込まれずに共感できるか ▶ さまざまな感情の渦巻く臨床の場には，「共感せよ」というルールと矛盾する，「巻き込まれてはいけない」という感情ルールもある。それは，「感情的になってはいけない」「つねに冷静で，理性的に」「客観性と根拠に基づく判断を」といったルールとセットである。そのうえ，「能率よく，てきぱきと」「間違いやミスはあってはならない」というルールも強調される。

　「巻き込まれてはいけない」というのは，情緒的な疲労から身をまもるためでもあるのだろう。だが，巻き込まれることなく，共感することはできるのだろうか。

　それに，一見すると共感しているとは思えない状況でも，実は共感しているということもある。次の事例をみてみよう。

事例③　**自己主張できない患者にイライラする坂部看護師**

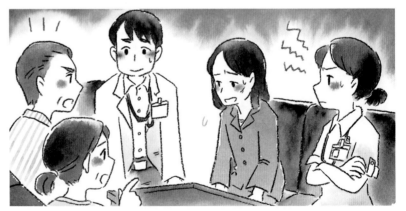

　松田さんは，30代のやせて小柄な統合失調症の女性である。4度目の入院から2か月がたち，いよいよ退院に向けて両親と主治医の面接が行われることになった。

　同席した受け持ちの坂部看護師は，これまで松田さんはすでに何度か自宅への外泊を試していて，退院には問題がないと思っていた。ところが，両親はこれまで何回も退院してはすぐにぐあいがわるくなって再入院しているので，完全に治

してからにしてほしいと主張した。これに対し，松田さんは不安そうに足踏みしながら弱々しく笑みを浮かべ，「今度はだいじょうぶだと思うんだけど……」とつぶやくように繰り返すばかりだった。

　その様子を見ていた坂部看護師はイライラし，いたたまれなくなった。はっきりと自己主張できない松田さんが情けなく，腹がたってきたのだ。

隠された怒りに▶
共鳴していた

　坂部看護師はなぜ，両親に対してではなく，松田さんに腹がたったのだろうか。このとき，松田さん自身は怒りをみせておらず，笑みさえ浮かべていた。そんな松田さんに憤りを感じた坂部看護師は，松田さんに対して共感していたといえるだろうか。

　しかし，坂部看護師がいだいた情けなさや怒り，いたたまれない思いは，おそらく松田さんのなかにもあった感情ではないだろうか。松田さんは身体全体でそれを示していた。坂部看護師は，松田さんの感情にどこかで共鳴していたのだろう。

感情の容器になる▶

　それは，第8章で学んだ，ビオンの「内容 - 容器」モデルによる「感情の容器」になるという経験にほかならない（▶47ページ）。すなわち，患者からの**無意識のコミュニケーション**である。

　坂部看護師は，松田さんから両親に対する怒りや無念さといった自身ではどうすることもできない感情（内容）を，無意識のうちに流し込まれる容器となっていたのである。このとき坂部看護師のいだいた怒りの感情は，坂部看護師自身の感情であって，同時に松田さんのものでもあり，どこか押しつけられたような圧迫感がある。まさに「かきたてられる」感じがするのである。

容器にも▶
特性がある

　次の事例もみてみよう。

事例④　若い看護師に嫌われた患者

　病棟で，最近入院した村田さん（20代男性）のカンファレンスが開かれた。

　村田さんは入院前，家族に暴力をふるうことがあったという話だが，病棟でも不きげんでいることが多く，ちょっとしたことでスタッフに文句を言ってくるため，看護師はあたらずさわらずの対応をするようになっていた。とくに同世代の若い看護師は，村田さんがいつも自分たちのあらさがしをしているようだと言い，彼のいる部屋の担当になることをいやがっていたので，話し合うことになったのである。

　ただ，高島看護師（40代男性）だけは，彼のことを「あれでけっこうかわいいところもあるんだよ」と言っていた。実際，村田さんはほかの看護師には見くだしたような態度をとるのに，なぜか高島看護師にだけは自分から寄っていき，なにかと用事を頼むのだった。そのときは笑顔を見せることさえあり，ほかの看護師たちは「なんなんだあれは」と驚き，あきれていた。

　しかし，中堅の看護師たちは，村田さんをとくに脅威には感じていなかった。

> むしろ，村田さんには強迫的なまでに完璧主義のところがあり，そのせいで彼の基準に合わない看護師のやり方が許せないのだろうと見ていた。

どれが本当の
村田さん？ ▶

　村田さんのように，同じ患者であっても，看護師によって見方や感じ方が違うことはめずらしくない。若い看護師たちは村田さんに脅威を感じていたが，高島看護師は彼のなかにどこかかわいらしいところがあると感じていて，村田さんも彼に甘える様子をみせていた。また，中堅看護師たちは，村田さんのあまりにも完璧を求める性格が問題だとみて，やっかいだとは思っていても，脅威には感じていなかった。

　さて，威嚇する村田さん，甘える村田さん，完璧主義の村田さん。どれが本当なのだろうか。答えはおそらく，「どれもが本当の村田さん」なのだろう。

それぞれが内面の
一部を感じていた ▶

　村田さんは，両親とも教師という家庭の長男に生まれた。とくに父親からは期待されて育ったという。しつけも厳しく，体罰もあったようだ。母親は，村田さんによると教師の仕事と家事をりっぱに両立させている「完璧な母」だそうである。村田さんの「完璧主義」は母親から受け継いだもののようだった。高い基準に合わない人が許せないのは，おそらく村田さんの家庭の文化でもあったのだろう。

　若い看護師が村田さんに感じていた，厳しく評価されおびやかされる感じは，おそらく村田さん自身がこれまで両親との関係のなかで体験しつづけてきた感情といえるのではないだろうか。しかし，高島看護師が感じとったように，そんな村田さんにも甘えたい気持ちがあったのである。村田さん自身は，自分のそうした複雑な感情を言葉で表現することができないようだった。

　こうして，スタッフはそれぞれに，村田さんの複雑な内面の一部を感じとっていた。村田さんは自分のかかえる複雑な感情を別々のスタッフに流し込んでいたのである。

容器の特性も ▶

　どのような感情をどの程度感じとるかは，容器となる看護師自身の特性がかかわってくる。若い看護師たちは自信がなく，いつも間違いをしないかとビクビクしていたし，中堅看護師たちは完璧さを求められる苦しさを，いやというほど味わってもいた。高島看護師には年の離れた弟がいて，村田さんのつっかかるところが「似ている」と語っていた。彼らの器としての特性が，流し込まれる感情の内容や感じ方の違いを生むのである。

患者を全体として
理解するには ▶

　だが，高島看護師のように患者をかわいいと思えたり，その境遇に同情したりするときには，患者に共感していると思いやすいが，患者をこわがったりいやがったりするときは，そうは思えないものである。しかも，そうした否定的な感情をいだいていることを人に言うには，なかなか勇気がいる。しかし，看護師がどのような感情であってもそれを認め，言葉にすることによって，はじめて村田さんを全体として理解することができる。1人ひとり違いがあったほうが，多面的にとらえることができるのである。

③ 共感ストレス

> **事例⑤ 祖父に似た患者にひかれる木下看護師**
>
> 　看護師になって2年目の木下看護師は，1日中カーテンを閉めきって誰とも口をきこうとしない男性患者，野田さんが気になってしかたがなかった。うつ病と診断された野田さんはまだ30代で若いのだが，木下看護師がかつて一緒に暮らしていた祖父にどことなく雰囲気が似ていた。
>
> 　祖父は木下看護師が中学生のころに寝たきりになり，高校3年生のときに亡くなっていた。ちょうど大学受験の時期だった木下看護師は，祖父の最期を看取ることができず，ずっとそのことが心残りだったのだ。
>
> 　ほかの看護師たちは，野田さんが取りつく島がなく苦手だと言って，近づきたがらなかったが，木下看護師は野田さんが孤独なように感じ，ほうっておけない，なんとかしてあげたいという思いにかられていた。けれどその一方で，話しかけても反応のない野田さんに，なにもしてあげられない自分の非力さを感じて，申しわけないような気持ちになるのだった。

**なんとかして▶
あげたいという
プレッシャー**
　野田さんに孤独を感じとった木下看護師は，「ほうっておけない」「なんとかしてあげたい」という思いにかられた。こうした心理的プレッシャーを，**共感ストレス** compassion stress とよぶ[1]。

**逃げてはいけない▶
という倫理意識**
　先にも述べたように，こうした感情はたすけを必要としている人を目にしたときに自然に生まれてくるものであり，古代中国の儒学者孟子（もうし）はこれを「惻隠（そくいん）の情」と名づけた。しかも，「逃げてはいけない」という援助職者としての倫理意識が，プレッシャーとなって共感ストレスをさらに強めるのである。

④ 共感疲労と二次的外傷性ストレス障害

1 共感疲労とは

　看護師が患者に「なんとかしてあげたい」と思っても，自分ではどうすることもできないということはよくある。一生懸命ケアしても，よくならないこともしばしばである。まして，人間はいつか死ぬ運命であり，「神の手」と称賛される名医でさえ，100パーセント成功する手術はなく，すべての病気にきく万能薬もない。

---

1) フィグレー，C. R.：共感疲労ケアの代償についての新しい理解に向けて．スタム，B. H. 編著，小西聖子・金田ユリ子訳：二次的外傷性ストレス——臨床家・研究者・教育者のためのセルフケアの問題．pp.3-28，誠信書房，2003．

共感ストレスから▶
くる疲弊状態

　だが，そうしたとき，人は無力感や罪悪感，むなしさ，いらだちなどをおぼえる。このように，他者の傷つきを目撃したり，聞いたりした際におきる共感ストレスからくる心理的疲弊状態が**共感疲労** compassion fatigue である[1,2]。傷ついた人を対象とすることで二次的に傷を負うことから，**二次的外傷性ストレス障害(二次的 PTSD)**，あるいは**代理トラウマ**ともいわれ，医療関係者をはじめ，救急隊員や消防職員，警察官，セラピスト，弁護士などのほか，報道関係者や研究者，災害救援ボランティアなども陥りやすい。

2 共感疲労の症状

過覚醒と回避▶

　共感疲労の症状には次のようなものがある。心的外傷性ストレス障害(PTSD)の症状と重なるものも多い。

- 患者の痛みや苦しみの様子や語ったことが，フラッシュバックや悪夢となって繰り返しよみがえる。不眠となる。(侵入)
- 刺激に過剰反応し，いつもびくびくしている。(過覚醒)
- 患者と接することや，刺激的な場面や場所を避けたくなる。(回避)
- 仕事に対する気力や能力が落ち，自分がこの仕事に向いていないと思う。
- 家族や友人，同僚にイライラする，疎外感や孤立感がつのる。
- 心身の変調：腰痛，片頭痛などの慢性の痛み，飲酒や喫煙，ギャンブル，浪費などのアディクションや摂食障害などの問題。

　苦しいときには，家族や同僚などに話を聞いてもらえばよさそうなものなのだが，共感疲労になると逆に身近な人にイライラして，なぜか話せないと感じてしまうことが多い。誰よりわかってほしいのに，わかってもらえないと思ってしまうのである。そして職場の人間関係もギスギスしてしまう。これはトラウマを負った人にあらわれる典型的な心理状態でもある(▶1巻：第2章，44ページ)。

3 バーンアウト症候群と共感疲労

感情が機能不全に▶
なる

　共感疲労に似たものに，先ほどふれた**バーンアウト症候群**がある。バーンアウト(燃えつき)という言葉はもともと，薬物依存症者が陥る無感動・無気力な状態のことをさす俗語であったが，やがて支援者側の消耗状態をさすようになった。おもに対人援助に従事する人びとが精神的に消耗し，仕事に対する意

---

1) Freudenberger, H. J.: Staff burn-out. *Journal of Social Issues*, 30: 150-165, 1974.
2) 共感疲労という言葉は，もともと看護師たちが日常使っていた言葉であった。はじめて学術論文に登場したのも，1992 年のジョインソンの看護師のバーンアウトに関する論文(Joinson, C.: Coping with Compassion Fatigue. *Nursing*, 22(4): 116-121, 1992)である。

欲や対象への関心を失ってしまった状態をいう[1]。

　マスラック C. Maslach らが「感情的疲弊」「現実感の消失」「個人的な達成感の低下」の3側面で測定するバーンアウト尺度（MBI[2]）を開発してから実証的な研究が急速に進み，この言葉は世界中に知られるようになった[3]。

　前述したメンジーズ＝リスが指摘した看護師による患者やケアの**脱人格化**は，まさにバーンアウトの症状でもある。バーンアウトが進むと，自分の仕事にやりがいが感じられなくなり，離職につながることも多い。

共感疲労は瞬時に▶
おこることも
　一方，共感疲労は，バーンアウトのように長期の経過をたどるとは限らず，なんの前触れもなく瞬時におこることも多い。したがって，新人や学生でも共感疲労をおこす可能性がある。

　共感疲労は，適切に対処すれば回復も早いのだが，なにが原因か自分でもわからず，自分をせめてしまい，たすけが必要だとは思えないことが多いので，対処が遅れてしまうこともよくある。

⑤ 共感疲労をおこしやすい人，おこしにくい人

感受性の高さには▶
個人差がある
　世の中には，共感疲労をおこしやすい人と，そうではない人がいる。ビオンは感情の容器になる人の感受性の度合いを，**ヴァレンシー valency**（結合価）と名づけた。仕事がら，高いヴァレンシーを求められる看護師は，もともと共感疲労に陥りやすい傾向があるといえる。

　事例⑤（▶401ページ）で，野田さんに対してなんとかしてあげたいと感じた木下看護師は，自分がなにもできないことに強い無力感と罪悪感をもった。木下看護師の目には，野田さんとかつて自分がなにもしてあげられなかった祖父とが二重写しになって，共感疲労をおこしていたのだった。

📖 NOTE
共感の原語は？

　共感ストレスと共感疲労の「共感」は，英語では compassion である。これに対してロジャーズが共感的理解というときの「共感」は，empathy である。

　compassion には「思いやり」や「思い入れ」のニュアンスがあり，「同情」に近いが，同情は sympathy とも訳されるので，話はややこしくなる。しかし，肯定的な意味で使われることの多い「共感」という言葉の裏側をあらわすという意味合いも込めて，compassion stress や compassion fatigue をそれぞれ共感ストレスや共感疲労と訳されているとすれば，この訳語も納得がいく。

---

1) Freudenberger：前掲論文.
2) MBI：Maslach Burnout Inventory の略.
3) Maslach, C., et al：Maslach Burnout Ineventory Manual. *Consulting Psychologists Press*, 1996.

過去の自分自身▶
だった

　事例③（▶398 ページ）で自己主張できない松田さんにイライラした坂部看護師にも，実はかつてがんで支配的な親に反抗した時期があった。親の前ではっきりと自分の意志を伝えられない松田さんの姿は，過去の自分自身でもあった。坂部看護師はそんな自分がいやで，親から早く自立しようと思い，看護師を目ざしてがんばってきたのだった。

なんでも自分で▶
解決しようとする
人は危険

　このように，過去に同じような未解決の葛藤（かっとう）をかかえている人ほど，共感ストレスを強く感じ，共感疲労に陥りやすくなる。さらに，人に頼らない，なんでもひとりで解決すると考える人ほど，共感疲労のリスクは高くなる。

E｜感情労働の代償と社会

　共感疲労は，ケアという感情労働の代償といえる。だが，そこには医療保健福祉をめぐる社会経済状況が反映している。

① 現代社会がつくり出す「むずかしい患者」という存在

医療者に怒りが▶
向く社会状況

　現在，精神科に限らず，病院に入院してくるのは，重症でしかも複雑な問題をかかえた患者が大半である。とくにひとり暮らしや高齢の夫婦の 2 人暮らしという家庭が増え，人々を支える家族やコミュニティの機能が低下し，その機能を医療や福祉の専門家に求める傾向が強くなっている。

　つながりを失い，孤独のなかで不安と苦しみをかかえた患者・家族は，特別にやさしくされたいと願い，やさしくされて当然と感じる。だが，現在のシステムでは，病院も患者・家族のニーズをすべて満たすわけにはいかない。疾患の治療がすめばすぐに退院を迫られ，特別扱いをされることはめったにない。それどころか，待たされたり，がまんさせられたりすることばかりである。しかも，治療が疾患そのものよりもひどい苦痛をもたらすことさえある。医療者に怒りが向けられる条件がそろっているのである。

医療の場での暴力▶
に立ち向かう

　いまや，医療保健福祉の場での暴力は世界的な社会問題となっている。国際看護師協会（ICN）が 2006 年に出した所信声明「看護職員に対する虐待および暴力」では，このまま放置すれば誰もが適切なケアが受けられなくなる可能性があり，社会全体がこの問題に早急に取り組むよう警告している[1]。

1）ICN ガイドライン 職場における暴力対策ガイドライン，2007 年改訂版（https://www.nurse.or.jp/home/publication/pdf/icn/2007/boryokutaisaku_guideline.pdf）（参照 2020-09-30）

②「むずかしい患者」とトラウマ

第2章では，心的外傷(トラウマ)がいかに人の心と身体と脳に影響を及ぼすかをみてきた。さらに第3章では，とくに人生早期の愛着関係におけるトラウマが，のちの人間関係にも重大な刻印を残すことを学んだ。

すなおに甘える▶
ことができない
患者たち

そうした傷つき体験をもつ人々は，自己評価も低くなり，不安のなかでも他者を信じることができなくなる。それによって，人に頼ったり，たすけを求めたりすること，すなおに甘えることができない。そのため，社会のなかで孤立し，不適応に陥る危険性が高く，結果として，精神科で治療を受けることになる確率も高くなるのである。そして，第8章でみたような，「攻撃する患者」や「拒否する患者」「ふりまわす患者」，あるいは第13章でみた，「自殺」「暴力」「無断離院」といった緊急事態を引きおこす患者となってしまうこともしばしばである。

複雑な感情労働を▶
しいる患者たち

こうした患者は，ケアする者に無力感や無意味感，怒り，罪悪感などを引きおこし，うつ状態から退職にまで追い込むことがあり，海外では「むずかしい患者 difficult patient」として，医学教育のなかで課題の1つとして取り上げられている。「むずかしい患者」とは，とりわけ感情的に巻き込む力が強く，援助者に複雑な感情労働をしいる患者たちなのである。

③感情労働が看護師のメンタルヘルスに及ぼす影響

虐待はなぜ▶
おこるのか

残念ながら，精神科病院や障害者施設，高齢者施設などでの職員による患者や入所者への虐待事件のニュースがあとを絶たない。なぜなのだろうか。

精神科病院でも犠牲になるのは，たいてい退院のあてのない慢性期の患者か認知症や知的障害をもつ患者である。寝たきりであったり，言葉によるコミュニケーションがとれなかったり，なによりこれからよくなるという期待がもてない患者たちである。

こうした患者のケアにやりがいを感じることはむずかしく，むなしく，報われないと感じてしまう。それどころか，逆に暴言や暴力が返ってくることさえあるとしたら。そうなると，自分がケアをしている意味がわからなくなり，むなしくなる。患者と自分との間に「つながり」が感じられず，まるで自分のほうが患者から見放されたように感じられ，無力感から怒りさえもわいてくる。

実はこうした感情は，おそらくもの言わぬ患者たちから流し込まれた感情と考えられるのだが，そうした感情は看護師に「あってはならない」感情である。そこで，そうした感情は押し隠される。しかし，感情を押し殺すということは，自分を否定することである。そのとき，患者の存在自体が，無力な自分をあざ笑っているかのように感じられる。憎しみまでもがわいてくるのはそういうときなのだろう。

感情のギブアンド▶
テイクができない

　一般社会では通常，**感情のギブアンドテイクで人間関係がなりたっている。**親切にすれば感謝され，怒りをぶつければ相手も腹をたてるのが自然である。相手からのこうした映し返しがあってこそ，人は自己アイデンティティを保っていられるのである。

感謝を期待しては▶
いけないという
ルール

　ところが，医療福祉の場の感情ルールは，自然な感情のギブアンドテイクをむずかしくする。たとえば，看護には「感謝や見返りを期待してはいけない」という暗黙のルールがある。それは，看護師は患者のために働いているのであって，自分の満足のためではないという職業的倫理規範のようなものだが，実際には，患者からの「ありがとう」というひとことが励みになるという看護師は多い。そのひとことが，「つながり」と「意味」を感じさせてくれるのである。

　また，「感情的になってはいけない」「つねにやさしく親切に」といった感情ルールは，とくに否定的な感情を抑制する方向にはたらく。事例①（▶394ページ）の患者にどなられた田代看護師のように，「患者は看護師だからどなったのであって，自分に対してではない」と自分に言い聞かせ，怒りや恐怖や屈辱感をがまんしてのみ込むしかないと思っている看護師は多い。

よい関係でなけれ▶
ばならないという
思い込み

　そこには，「患者とはよい関係でなければならない」という看護師の思い込みもある。患者をおこらせたり，文句を言われたりすることは自分の失敗と感じてしまうのである。患者にもスタッフにも，おこりたいときにおこる権利があるという考え方は，日本の文化にはあまりないようである。

逃げてはいけない▶
というルール

　そして，恐怖や限界を感じたときには，いったん距離をとる（逃げる）のが，双方が傷つかずにすむ最良の方法なのだが，「逃げてはいけない」という感情ルールが無言のプレッシャーとなって，看護師を追いつめていく。

生きているという▶
感じが失われる

　こうして「よい看護師」でいるために「偽りの自分」を演じたり，感情を凍りつかせたりして働いていると，徐々に感受性が鈍くなり，なにごとにも動じなくなる。それで仕事の能率は上がるかもしれないが，反面，世界は色を失い，すべてが味けなく，自分が生きているという感じが失われてしまう。看護師自身に脱人格化がおきてしまうのである。行きつく先は，患者や入所者への虐待かもしれない。これもケアという感情労働の代償といってよいのである。

④ 感情労働が職場の人間関係に及ぼす影響

同僚にも「いい▶
人」でいると……

　「よい看護師」の表層演技をしていると，患者をあざむくだけでなく，同僚をもあざむくことになる。とくに新人看護師の目には，先輩看護師がいつも沈着冷静でいるように見え，自分と同じような無力感や怒りを体験しているとは思えないために，自分だけが未熟でだめな看護師のように思ってしまうのだ。

　また，自分にオモテとウラがあるとしたら，同僚にもまたウラがある可能性がある。心を割って話す時間も場もないような忙しい職場では，本当のところ

はどう思っているのだろうと疑心暗鬼になってしまうのである。

個人の問題より▶
組織の問題として
　こうして，看護師はチームで働いていながら，実は互いに心からは信頼し合えず，不安なのである（この不安も，もとはといえば患者から流し込まれたものでもある）。そして，その不安を防衛するために，厳しい規則と規律を課してまとめようとしたり，問題患者がスケープゴートにされたり，スタッフ間や部署間に対立がおこったりして，職場の人間関係がますます悪化することになる。それが，虐待や医療事故へとつながることもある。これらは個人の問題というより，「組織の問題」として取り扱うべきなのである。

F｜共感疲労を予防するためのいくつかのヒント

　感情労働を生きのびるためには，その代償である共感疲労を予防することが重要である。それには，感情労働者 1 人ひとりの対処と，組織や社会が対応すべきことがある。

① レジリエンスを高める

　まず，1 人ひとりの対処として個人のレジリエンス（▶1 巻：第 2 章，47 ページ）を高めることが必要である。
　レジリエンスとは，あらゆる苦難にもかかわらず，自分自身を修復していこうとするしなやかさと持続性をもった回復力，復元力である。それを高めるために必要なことをあげていく。

1 健康な「自己中心性」をはぐくむ

子どものころに▶
はぐくまれる
愛他精神の功罪
　看護師を目ざす人には，自分の欲求より他者の欲求を優先しようとする愛他的な傾向をもつ人が多い。とくに，幼いうちから自分の欲求をがまんして，周囲の求めるものに合わせなければならないような環境のもとで育った人は，往々にしてめんどう見のよいしっかり者に育つ。愛他的傾向は一般的には賞賛すべき特質ではあるが，人の世話をするのは得意でも，人に頼ることが苦手な傾向を生み出す。しかし，がまんとがんばりだけでは限界があるのである。
　重要なのは**健康な「自己中心性」**であり，具体的には次のようなことである。
- 境界（時間的／空間的／心理的）をはっきりさせること。自他の区別をつけること。
- 自分の限界（できること／できないこと）を認めること。

- 人との関係を保ちつつ，自己主張する力をもつこと。
- 趣味や楽しみなど自分のためだけの時間をもつこと。

　とくに，十分な睡眠と食事をとる，仕事以外に没頭できる趣味をもつなどの，健康的なストレス対処法をいくつか身につけ，セルフケアをすることは非常に大事である。

　共感疲労に陥ると，楽しむことさえ申しわけなく思えたり，興味関心がわかなくなったりする。そのときは要注意である。勤務時間をまもれるよう，適切に休みがとれるよう，組織の管理体制も問われなくてはならない。

2　感情リテラシーを高める

　感情リテラシーとは，感情にふりまわされず，感情を使いこなす能力である。まずは自分の感情や欲求に気づき，それを言葉にしていく能力であり，次に相手の感情や欲求に気づく能力でもある。そして，感情を手がかりに，自分と相手の関係になにがおこっているかを考える能力である。

言葉にできなけれ▶
ば対処も困難
　感情は基本的に身体に根ざす感覚であり，もともと言語化することがむずかしいうえに，社会の感情規範にしばられていることが多い。たとえば私たちは日常生活でもお葬式では悲しくなり，結婚式では（自分のことでなくても）喜びを感じなくてはならないと思い，自分の感情を加工する感情ワークを行っている。だが，それを自覚することはあまりない。

　しかも，強烈な感情を体験しているときには，思考もはたらかなくなる。感情をうまく言葉で表現することができなければ，対処することもむずかしいのである。

無意識のコミュニ▶
ケーションの理解
　そこで，看護師が患者の「感情の容器」になるという考え方を理解しておくと，どのような感情であれ，自分のいだく感情を受け入れやすくし，必要以上の傷つきを防いでくれる。

自分が自分で▶
いられるために
　しかし，第8章でみたように（▶24ページ），こらえていた感情が思わずあふれ出てしまったとき，意外にも患者との関係が好転するというようなことはよくおこる[1]。患者は，医療者が偽ることなく，正面から対応してくれることを期待しているのである。これこそがロジャーズが治療者の条件として一番にあげている**自己一致**である。

3　リフレクションの機会をもつ

自分の感情と欲求▶
に気づく
　感情リテラシーを高めるには，自分の体験をふり返ってみるリフレクションが有用である。リフレクションは，ただ頭で考えるのではなく，誰かに話してみる，あるいは文章にして書いてみることが重要である。いったん自分から感

1）小宮敬子：看護師がケア場面で体験した否定的感情の様相に関する研究．御茶ノ水医学雑誌53(4)：77-96, 2006.

情を外に出してみると, それまで気づかなかった自分の感情や欲求に気づくことがある。これを繰り返していくと, 自分にどのような対人関係上の癖があるかについても気づくことができる。

かかるときも感▶
情を意識しながら

また, 相手の感情や欲求にも思いをめぐらすことで, 自分と相手との思いのズレに気づくことができ, 関係を修復する可能性もみえてくる。感情を読みとることが苦手な人も, 徐々に自分や相手の感情に対してより敏感になり, 感情を意識しながらかかわっていけるようになる。

リフレクションの▶
具体的な方法

リフレクションには個人で行う方法とグループで行う方法がある。

● 個人で行うリフレクション

これには, プロセスレコードや「異和感の対自化」[1]などの再構成の方法がある(▶第8章, 41ページ)。日記やフィールドノーツ[2]といった個人的な記録も役にたつ。

● グループでのリフレクション

◉ 事例検討会・ケースカンファレンス

気がかりなことに▶
ついて話し合う

事例検討会やケースカンファレンスは, 関係者が集まって, 気がかりな患者や問題の事例について話し合うミーティングである。第8章でみた, 実習カンファレンス(▶66ページ)もこれに含まれる。

事例(ケース)とは, 個々の患者をさすのではなく, 患者にかかわるすべての人々の関係や, 場合によっては医療状況なども含めて, できごとの全体をさす。事例検討会は, 診断を下したり, 治療方針を決めたりすることが目的ではない。事例④(▶399ページ)のように, スタッフそれぞれが自分の感情や考えを語り合って問題を多角的にとらえることで, 行きづまったかかわりに新たな視点を取り入れることに意味があるのである。

物語としての▶
患者をとらえる

もちろん, 患者の問題や病歴・生育歴・家族背景などについても話し合われるが, 重要なことは患者と自分たちのかかわりをふり返ることであり, 問題解決のための知識を競い合うわけではない。感情に焦点があてられ, 参加者は同じ仲間(ピア)として, その場で自分の思ったことを率直にフィードバックし合う。あちこちに話はとぶかもしれないが, やがて自分が気づかなかった患者の別の面に気づくことができると, 患者を1つの物語をもった人として立体的にとらえられるようになり, 混乱した感情も整理されていく。あるいは, 話し合うなかで, スタッフの問題や病院や病棟など, 組織の問題が浮きぼりになっ

---

1) 宮本真巳:「異和感」と援助者アイデンティティ. 日本看護協会出版会, 1996.
2) フィールドノーツとは, フィールドワーク(参加観察)する際に, 現場で見聞きしたり体験したりしたことを詳細に書き記した記録のことをいう。客観的データだけでなく, 自分の感情や解釈といった主観的データについても詳しく記す。

てくるかもしれない。

相互の信頼を▶
回復する　　　そうすることによって，たとえその場で具体的な解決策が見つからなくても，相互の信頼を回復させることができ，ケアのモチベーションを維持し高めることができる。結論よりも，そのプロセスに意味があるのである。

　かつては日々の申し送りがこうした機能を担っていたが，最近では能率を追求するあまり，こうした話し合いの意義が十分理解されず，時間を短縮あるいは廃止しようという傾向にあるのは残念なことである。

● 体験グループ

教育とサポートの▶
ためのグループ　　体験グループとは，看護師など対人職種の感受性を高め，言語化を促すトレーニングやサポートのためのグループである。Tグループともいい，メンバーが集まって，それぞれが「いま，ここで」心に浮かんだこと，感じたことを自由に言葉にしていくなかで，自分や他者に気づいていく（▶第4章，134ページ）。また，こうしたグループは，人間的なつながりをもつという意味でも重要な意味をもつ。

　なお，日本集団精神療法学会では，職種を問わずグループサイコセラピストの養成を行っているほか，各地で研修のための体験グループを開催しており，学会ホームページで情報提供を行っている。

4　人間的なつながりをもつ

雑談が大事▶
　　お互いに気づいたときに教え合える同僚や，気楽に話せる友人とのつながりを確保することは重要である，職場でも，なにげない雑談が創造性を高め，生産性を上げることが証明されている。

ケアするためには▶
ケアされること　　さらに，必要なときには，ためらわず専門家に相談してみよう。前章でみたように，職場にはスタッフのメンタルヘルスの相談を受けるシステムがあるはずである。話を聞いてもらうだけで気持ちがらくになることを自分で体験すると，患者の話を聞くことが安心してできるようになる。ケアするためにはケアされる体験が重要なのである。

② 新たなケアの文化を創造する

　　共感疲労を予防するためには，個人の対処だけでなく，職場や社会が取り組むべきことがある。

1　看護基礎教育において共感疲労を学習する機会を設け，社会にも理解を広げる

　　まず1つは看護が感情労働であることを認め，その代償である共感疲労について看護基礎教育のカリキュラムのなかに位置づけて学習機会を設けると同時に，社会にも理解を広げることである。

看護師にもケアが▶
必要

看護師も人のためにつくすばかりでは，いつか生きるエネルギーも枯渇してしまう。自分らしさを失わず，看護師としていきいきと働きつづけるためには，ケアされることが必要不可欠なのである。本書で，患者の回復について語ったことは，看護師にも同じくあてはまることである。十分にケアされることでしか，ケアを学ぶことはできないことも知っておこう。

感情労働や共感▶
疲労について知る

また，個人が自分の身体や行動にあらわれる疲労やうつの徴候（たとえば疲労感，ちょっとした身体の異変，不眠，イライラ，過食，飲酒，ギャンブルへの渇望など）に気づけることだけでなく，周囲も共感疲労がどのようなとき，どのような症状をとってあらわれるのかを知っておくことで，本人も周囲も早めに異変に気づき対処することができる。

② 組織と社会の文化をかえていく

次に必要なのは，組織と文化をかえていくことである。

看護へのニーズが▶
高まるなかで

高齢社会を迎えて，今後，社会的に満たされない患者や家族が増えていくなか，看護へのニーズは高まるばかりである。看護師が心身の健康を保ち，ケアの仕事を続けるためには，まずは，看護師に「まごころ」を押しつけ，1人ひとりの「がまん」と「がんばり」に頼る管理の仕方や，感情は排除すべきとする組織文化をかえていく必要がある。

看護の感情ルール▶
を問い直す

患者との関係のなかで生じる感情は，ポジティブな感情もネガティブな感情も，すべてに意味があるのであり，治療的にいかすことができるのである。ただ，それにはこれまでの感情ルールを問い直し，看護師自身の感情を大事にすることがなによりも重要である。

そして，組織としても看護師がひとりで問題をかかえ込まないよう，プライベートな生活を充実できるよう，職場環境やシステムを整える必要がある。さらに，職場の人間関係や，医療ミスや医療事故を組織のダイナミクスの観点から理解することは，原因を個人のせいにするよりも，はるかに建設的なことである。

こうして，人々との真のパートナーシップに基づく新しいケアの文化を創造していくことが，組織にも社会にも求められているのである。

ゼミナール
復習と課題

❶ 看護における感情労働とはどのようなものだろうか。
❷ 共感疲労とはどのような現象をさすのだろうか。
❸ 看護師のメンタルヘルスを保つための方法について考えてみよう。

索引